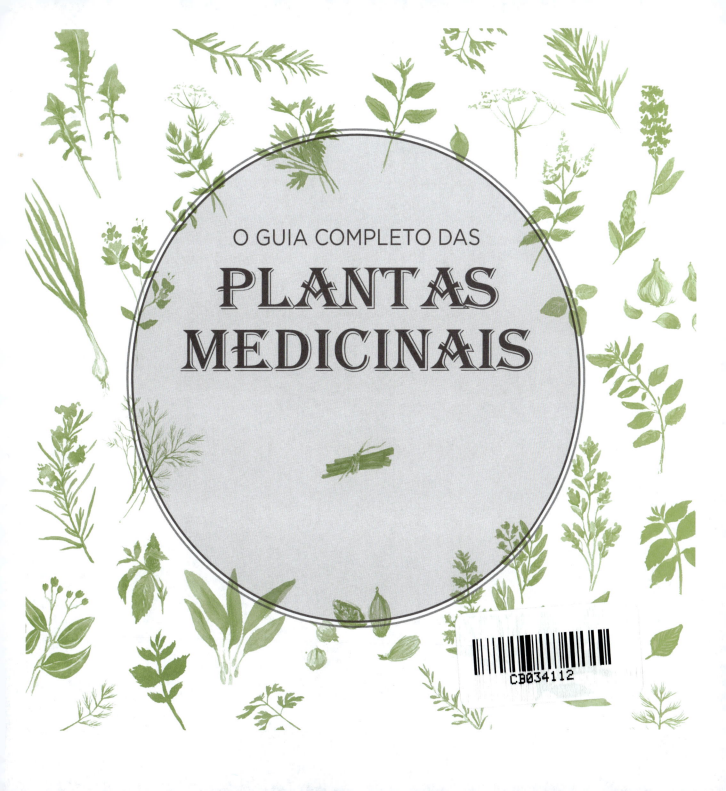

O GUIA COMPLETO DAS

PLANTAS MEDICINAIS

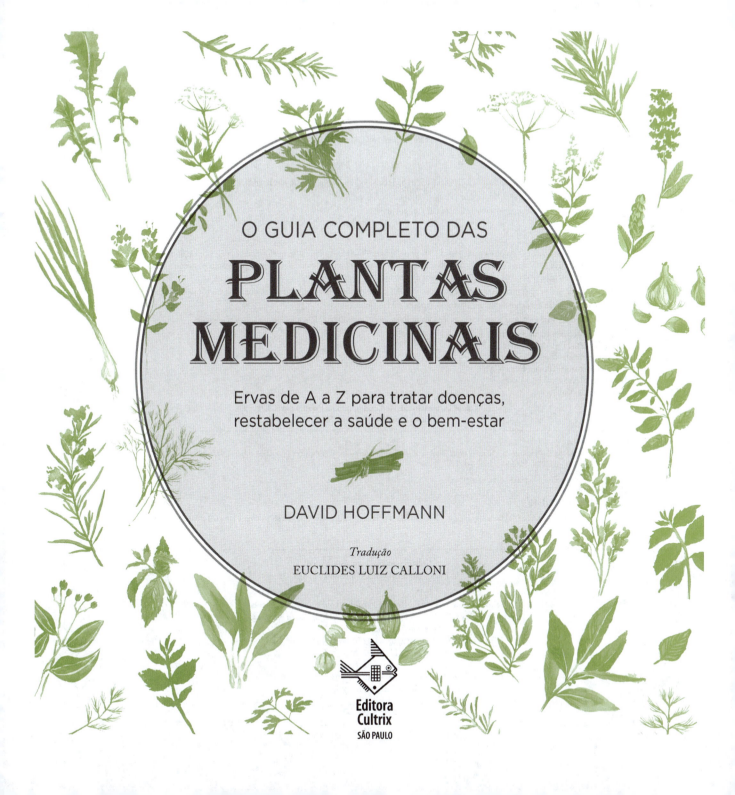

O GUIA COMPLETO DAS
PLANTAS MEDICINAIS

Ervas de A a Z para tratar doenças, restabelecer a saúde e o bem-estar

DAVID HOFFMANN

Tradução
EUCLIDES LUIZ CALLONI

Editora Cultrix
SÃO PAULO

Título do original: *The Complete Herbs Sourcebook*.
Copyright do texto © 2013 David Hoffmann.
Copyright das ilustrações © 1983 Ronald Morton e John Button.
Originalmente publicado em inglês por HarperCollins Publishers Ltd.
Ilustrações de Miranda Gray.
Ilustração da p. 140 de Jennifer Jones.
Ilustrações das páginas 176, 254, 258, 265, 271, 280, 285, 315, 316, 351, 356, 358 e 379 de Joe Bright.
Copyright da edição brasileira © 2017 Editora Pensamento-Cultrix Ltda.
Texto de acordo com as novas regras ortográficas da língua portuguesa.
1ª edição 2017.
4ª reimpressão 2022.

Todos os direitos reservados. Nenhuma parte desta obra pode ser reproduzida ou usada de qualquer forma ou por qualquer meio, eletrônico ou mecânico, inclusive fotocópias, gravações ou sistema de armazenamento em banco de dados, sem permissão por escrito, exceto nos casos de trechos curtos citados em resenhas críticas ou artigos de revistas.

A Editora Cultrix não se responsabiliza por eventuais mudanças ocorridas nos endereços convencionais ou eletrônicos citados neste livro.

P.S. Este livro não pode ser exportado para Portugal, Angola e Moçambique.

Obs.: Antes de usar qualquer uma das ervas contidas neste livro, favor consultar a "Parte usada" na seção Herbário.

Editor: Adilson Silva Ramachandra
Editora de texto: Denise de Carvalho Rocha
Gerente editorial: Roseli de S. Ferraz
Produção editorial: Indiara Faria Kayo
Editoração Eletrônica: Join Bureau
Revisão: Nilza Agua

Dados Internacionais de Catalogação na Publicação (CIP)
(Câmara Brasileira do Livro, SP, Brasil)

Hofffmann, David
  O guia completo das plantas medicinais: ervas de A a Z para tratar doenças; restabelecer a saúde e o bem-estar / David Hoffmann; tradução Euclides Luiz Calloni. – São Paulo: Cultrix, 2017.

  Título original: The complete herbs sourcebook
  Bibliografia
  ISBN 978-85-316-1382-1

  1. Ervas – Uso terapêutico – Manuais, guias, etc. 2. Medicina 3. Plantas medicinais – Uso terapêutico – Manuais, guias, etc. 4. Saúde I. Título.

17-01116   CDD-615.321

Índices para catálogo sistemático:
1. Ervas: Uso terapêutico: Fitoterapia   615.321

Direitos de tradução para o Brasil adquiridos com exclusividade pela
EDITORA PENSAMENTO-CULTRIX LTDA., que se reserva a
propriedade literária desta tradução.
Rua Dr. Mário Vicente, 368 – 04270-000 – São Paulo, SP
Fone: (11) 2066-9000
http://www.editoracultrix.com.br
E-mail: atendimento@editoracultrix.com.br
Foi feito o depósito legal.

PARA LOLO, HOJE E SEMPRE

AGRADECIMENTOS

Eu gostaria de agradecer à minha família de Findhorn por toda ajuda e estímulo recebidos, em especial a Peter Königs, Robyn Gaston e John Button nas Publicações. Também a Kathy Thormod, Jane Crosen, Taras e Moia, Sabrina Dearborn, Doc. Monocle, Erica Cook, Michael e Linda Gardiner, Joy Drake, Kathy Tyler, Angé Stephens, Phoebe Reeves, The Game Deva, Michael Lindfield, e Binka Popov e o Anjo de Findhorn.

Obrigado, Amanda; sem você, este livro não teria sido concluído.

SUMÁRIO

Prefácio	9
Introdução a esta Edição	11
Como Usar este Livro	15
Farmácia Fitoterápica Caseira	17

ABORDAGEM HOLÍSTICA 20
Gaia – a Terra Viva 21
Ervas e Ecologia 25
Ecossistemas e a Biosfera 26
Ervas na Cura 27
Homeostase 28
Autocura 29

SISTEMA CIRCULATÓRIO 36
Prevenção de Doenças Circulatórias 37
Ervas para o Sistema Circulatório 39
Padrões de Doenças do Sistema Circulatório ... 42
Sistema Linfático 47

SISTEMA RESPIRATÓRIO 50
Prevenção de Doenças Respiratórias 51
Ervas para o Sistema Respiratório 52
Padrões de Doenças do Sistema Respiratório ... 53

OLHOS, OUVIDOS, NARIZ E GARGANTA ... 60
Ervas para os Olhos, os Ouvidos, o Nariz e a Garganta ... 61
Olhos 61
Ouvidos 62
Nariz 63
Garganta 67

SISTEMA DIGESTÓRIO 70
Prevenção de Doenças 71
Padrões de Doenças do Sistema Digestório ... 74
Boca 77
Estômago 78
Intestino Delgado 81
Intestino Grosso 84
Fígado e Vesícula Biliar 86

SISTEMA NERVOSO 92
Ervas para o Sistema Nervoso 93
Padrões de Doenças do Sistema Nervoso ... 97

A PELE 110
Ervas para a Pele 111

Padrões de Doenças de Pele	112
Causas Internas	112
Reações Internas a Fatores Externos	115
Causas Externas	118
SISTEMA MUSCULOESQUELÉTICO	122
Ervas para o Sistema Musculoesquelético	122
Padrões de Doenças Musculoesqueléticas	125
SISTEMA GLANDULAR	132
Saúde e Glândulas	133
Ervas para as Glândulas	134
Padrões de Doenças do Sistema Glandular	134
Pâncreas	134
Tireoide	136
Glândulas Suprarrenais	137
SISTEMA REPRODUTOR	140
Ervas para o Sistema Reprodutor Feminino	141
Padrões de Doenças do Sistema Reprodutor Feminino	143
Ciclo Menstrual	143
Gravidez e Parto	146
Menopausa	148
Infecções	150
Ervas e Sexualidade	151
SISTEMA URINÁRIO	154
Ervas para o Sistema Urinário	155
Padrões de Doenças do Sistema Urinário	156
INFECÇÕES E INFESTAÇÕES	162
Antibióticos	163
Ervas para Infecções e Infestações	163
Tratamento de Infecções	166
Tratamento de Infestações	167
CÂNCER	170
Ervas e Câncer	171
Nutrição e Câncer	172
Fatores Psicológicos e Câncer	173
SAÚDE INTEGRAL E PREVENÇÃO	176
QUÍMICA DAS ERVAS	186
AÇÕES FITOTERÁPICAS	198
PREPARO DAS ERVAS	208
Remédios Internos	209
Remédios Externos	215
COLHEITA DAS ERVAS	222
HERBÁRIO	232
RECURSOS E FORNECEDORES	375
BIBLIOGRAFIA	377
REPERTÓRIO	381
ÍNDICE REMISSIVO	391

PREFÁCIO

Este é um livro maravilhoso e fascinante, um portal encantador para um reino deslumbrante. O iniciante pode compreendê-lo e o especialista pode adotá-lo sem restrições. David, parabéns pela sua façanha.

Das sete leis definidas pela Sabedoria Hermética, a primeira é a Lei do Mentalismo, segundo a qual o universo é Mente, um oceano de inteligência viva, pois toda a criação existe e teve início como uma ideia na mente divina. A segunda é a Lei da Correspondência, assim expressa: como em cima, assim embaixo; como no grande, assim no pequeno; como no macrocosmo, assim no microcosmo.

A cura holística revela a grande verdade. Assim, é possível detectar todos os desequilíbrios presentes no organismo físico: a reflexologia, pelo exame dos pés; a iridologia, pela observação dos olhos; a frenologia, pelo estudo da configuração do crânio. Cada parte contém o todo, como bem o demonstra uma chapa holográfica fragmentada. E agora o herbalismo revela todas as dádivas secretas da natureza para a cura holística.

A nossa mente ainda se esforça para vencer séculos de condicionamento ao modo de pensar "separador". A visão de mundo holística transcende toda separação. Estamos aprendendo a ver a Verdade como uma estrutura cristalina multifacetada pairando acima de nós. Você capta um reflexo; eu, outro; e a razão separativa pode imediata e facilmente concluir que você deve estar errado, uma vez que eu sei e posso provar que estou certo. Todos os reflexos somados constituem a Verdade, e nós estamos descobrindo que a verdadeira "conversação" (um "voltar-se juntos", um convergir) é a arte de ajudar um ao outro a ver o prodígio do todo revelado em cada parte. Essa ajuda eleva a conversa acima do debate intelectual ou daquela forma menor de intercâmbio chamada discussão.

Com uma atitude holística, tornamo-nos ecléticos e aprendemos a extrair a nossa verdade de muitas fontes complementares. Assim o herbalismo se apresenta como um extraordinário campo para a cura natural, e este belo livro de David Hoffmann introduzirá muitas pessoas nesse espaço, pois trata-se de um aspecto essencial da terapia natural.

Nesses tempos de substâncias e medicamentos químicos, esse é um caminho para um tratamento seguro que respeita a Unidade da Vida. Este livro está maravilhosamente bem ilustrado e produzido. Todos os que se sentem atraídos ao nosso movimento de revitalização desejarão consultá-lo com frequência.

GEORGE TREVELYAN

INTRODUÇÃO A ESTA EDIÇÃO

A TRANSFORMAÇÃO ESTÁ NO AR. Ela é a tônica de tudo o que vemos, ouvimos e fazemos. A nossa vida está sendo transformada interna e externamente, ora de maneira amorosa, ora de maneira dolorosa, mas sempre no fluxo. O propósito da vida e a direção da sociedade não são mais como antes, pois a base da nossa realidade e crenças coletivas está mudando. Os nossos tempos são de caos, de crises, mas também de grandes oportunidades. Uma mudança fundamental de perspectiva e de contexto está ocorrendo em toda a sociedade, fato que já produziu múltiplos e diferentes efeitos no campo do herbalismo e da cura holística no curto período decorrido desde a primeira edição deste livro, publicado com o título *The New Holistic Herbal*.

O herbalismo se fundamenta numa relação – entre reino vegetal e ser humano, reino vegetal e planeta, ser humano e planeta. Fazer uso das ervas para tratar a saúde e curar-se significa participar de um ciclo ecológico. Essa participação nos oferece a oportunidade de estar conscientemente presentes no mundo vivo e vital de que fazemos parte; de trazer o todo e o mundo para a nossa vida por meio do conhecimento dos remédios que usamos. As ervas podem inserir-nos no contexto maior da totalidade planetária, de modo que enquanto elas realizam sua tarefa fisiológica/médica, nós cumprimos a nossa e chegamos à compreensão dos vínculos e das relações mútuas que nos unem.

Considere, por exemplo, o tratamento de uma úlcera estomacal à base de ervas, sem medicamentos. Podemos usar confrei, raiz de alteia, filipêndula e hidraste para aliviar e conter essa úlcera, e com o reforço de uma dieta e um estilo de vida apropriados, podemos curá-la definitivamente. Mas essa é também uma ocasião para tomar consciência da maneira como o meio ambiente, por intermédio do reino vegetal, nos cura de fato, para que possamos estar mais *presentes* no mundo: talvez entrando em sintonia com as plantas, visitando os lugares onde crescem e estabelecendo uma relação mais profunda com a natureza através do processo de cura. Desse modo, o tratamento da úlcera insere-se num processo de transformação mais visceral.

Se pensarmos no tratamento de uma úlcera com drogas químicas, surgirão problemas. Um dos medicamentos em geral prescritos para distúrbios relacionados com a superprodução de ácido estomacal é o Tagamet ou Cimetidina. Ele é eficaz para alterar de modo rápido parte da bioquímica que leva à formação da úlcera e à irritação, reduzindo o desconforto e tornando a vida mais suportável. No entanto, num contexto mais amplo, logo percebemos que surgem inúmeras dificuldades. O processo químico de produção dessa droga é famoso pela poluição que causa. Assim, em vez de um vínculo com o todo da natureza, o que de fato existe é uma relação imediata com o sofrimento da natureza – uma ligação direta entre o seu estômago e peixes mortos num rio poluído. Pense do mesmo modo nos animais de laboratório sacrificados para desenvolver a droga e na situação de dependência de uma indústria farmacêutica multinacional cuja reputação não decorre exatamente de ações altruístas!

Se holismo implica perspectivas mais amplas do que apenas patologias internas e estilos de vida individuais, então a opção aqui apresentada entre duas formas de relações ecológicas é significativa no processo de cura.

A medicina holística só pode ser verdadeiramente holística se as perspectivas que a orientam reconhecem o contexto social e cultural em que a "doença" e a cura desejada acontecem. É um equívoco terapêutico e moral recorrer ao herbalismo para aliviar o sofrimento físico e a doença, se logo a seguir as pessoas retomam e persistem em padrões de pensamento, comportamento, trabalho e cultura que originam a doença.

Pela natureza das coisas, é quase sempre muito difícil produzir mudanças nesses campos mais amplos da medicina convencional! No entanto, é cada dia mais importante que o terapeuta holístico se manifeste, tome posição e assuma riscos. Ou bem as coisas mudam através da ação ou bem degeneram pela inação. Os avanços alcançados com os estudos na área da medicina holística reforçam as perspectivas de mudanças positivas, amorosas. Eu gostaria de sugerir que é correto e apropriado os praticantes de medicina holística contribuírem para solucionar os problemas do nosso tempo. As perspectivas criadas pelo herbalismo orientado para a ecologia têm grande contribuição a oferecer às questões do meio ambiente, da energia nuclear, das armas nucleares e a uma atitude de medo, agressão, alienação e opressão. Este planeta é o nosso lar – não temos outra alternativa senão reconhecer essa realidade. Pela dádiva dos remédios de ervas, os males da humanidade nos dão uma indicação, nos enviam um sinal que aponta para essa realidade. Somos parte de um todo admiravelmente integrado. Não se trata de idealismo vago e de misticismo, mas de uma realidade sólida. Ela é a base deste livro e a essência da medicina herbácea.

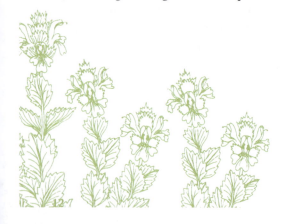

Introdução a esta Edição

PARADIGMA HOLÍSTICO

O herbalismo é praticado holisticamente, do mesmo modo que a medicina ortodoxa e outras terapias complementares podem ser praticadas. Mas o que é medicina holística, se não a palavra da moda mais recente?

Pesquisadores em todos os campos da vida estudam as implicações de uma visão de mundo holística e ecológica. Entre esses campos, a medicina está na vanguarda. Nós ultrapassamos o ideal de "tratar a pessoa toda e não os sintomas" para começar a articular a definição de uma abordagem holística da saúde.

A medicina holística se dedica aos aspectos físico, mental e espiritual dos que procuram atendimento. Ela vê a saúde como um estado positivo, não como ausência da doença. Ela enfatiza a singularidade do indivíduo e a importância de adaptar o tratamento para atender às necessidades de cada pessoa. A prioridade é a promoção da saúde e a prevenção da doença, destacando que cabe a cada indivíduo a responsabilidade de cuidar da própria saúde. As técnicas terapêuticas utilizadas têm o objetivo de mobilizar a capacidade natural da pessoa para curar a si mesma.

Embora admita a eventual necessidade de uma intervenção médica ou cirúrgica rápida, a medicina holística põe toda ênfase no apoio à pessoa para que esta compreenda e ajude a si mesma, na educação e no cuidado de si, e não no tratamento e na dependência. A doença pode ser um infortúnio, mas é também uma oportunidade para descobertas.

Uma abordagem holística da saúde implica compreender e tratar a pessoa no contexto de sua cultura e comunidade. A compreensão das condições sociais e econômicas que perpetuam a doença e o compromisso de mudar essas condições fazem parte da medicina holística tanto quanto o destaque que dá à responsabilidade individual. Ainda mais importante, a medicina holística transforma seus praticantes bem como seus pacientes.

Essas perspectivas holísticas sugerem formas estimulantes de desenvolvimento da saúde no mundo inteiro. Faz-se necessário, porém, desenvolver a relação entre as terapias complementares e a medicina ortodoxa. Esse é um passo decisivo para criar uma estrutura que possa atender às nossas expectativas de saúde e bem-estar.

A medicina herbácea tem muito a contribuir para o desenvolvimento de um serviço de saúde holístico por meio das plantas curativas fornecidas pela natureza. As ervas curativas nos põem de imediato em contato com o nosso mundo de maneira profunda e enriquecedora. Muitas doenças da nossa cultura têm sua origem no sentimento de que estamos separados da Terra, o solo do nosso ser. Sendo uma ferramenta terapêutica válida e eficaz, a medicina herbácea pode promover uma transformação pessoal e também social.

UMA NOVA EXPECTATIVA

Nos anos transcorridos desde a primeira edição deste livro, ocorreram grandes mudanças de atitude com relação ao herbalismo e à medicina complementar em geral. Por que as pessoas estão se voltando para terapias alternativas, como a medicina herbácea? Constata-se uma percepção crescente de que a atenção voltada à saúde e ao bem-estar não é a mesma que se orienta para a doença e a cura. Para o público em geral, é vago o que isso significa e o que é possível fazer na prática, mas houve um despertar de expectativas, e perguntas importantes são feitas.

Muitas são as razões, desde um desespero torpe até uma busca positiva e ativa de transformação, pelas quais as pessoas resolvem consultar um herborista ou outros terapeutas alternativos. Um fator cada vez mais importante é o medo, real ou imaginário, dos medicamentos e de seus efeitos colaterais ou do trauma de cirurgias. O herborista é muitas vezes chamado a agir como conselheiro substituto, advertindo ou orientando em lugar do médico. A questão da segurança e mesmo da necessidade de terapia medicamentosa é complexa, e este não é o lugar para abordá-la. No entanto, medos relacionados com efeitos colaterais têm quase sempre bons fundamentos. Não subestimo o valor de remédios ou de cirurgias que podem salvar vidas, mas penso que as limitações desses métodos estão se tornando cada vez mais evidentes e muitas vezes orientam inconscientemente as pessoas para alternativas mais seguras.

Na Grã-Bretanha em particular, outro estímulo para tentar alternativas é a crescente irritação com o monólito organizacional do Serviço Nacional de Saúde. Essa não é uma crítica às enfermeiras, aos auxiliares e aos médicos que se empenham bravamente em atender seus pacientes, mas apenas uma constatação dos defeitos do sistema. Uma atmosfera de alienação e impessoalidade impregna muitas salas de espera, alas hospitalares e consultas. O setor da saúde e da qualidade de vida é o epítome da área em que o negócio é ser realmente pequeno.

Pessoas que ouviram dizer que devem aprender a conviver com sua doença, ou que não há mais nada que a medicina ortodoxa possa fazer, muitas vezes procuram o médico herbalista na esperança de que algo possa beneficiá-las. A medicação herbácea pode ajudar, mas é lastimável que seja procurada tão tardiamente. É comum essa busca ocorrer em situações tão extremas, que os próprios médicos talvez levem em consideração terapias alternativas, mas se pouco ou nada pode ser feito, concluem que a abordagem não tem valor. Os defeitos dessa atitude são evidentes.

O Movimento Verde se robustece, o holismo não é mais simplesmente domínio da periferia, e o herbalismo prospera em todo o Ocidente industrializado. Por fim, a visão de mundo em que este livro se insere está sendo percebida cada vez mais como a única que oferece esperança para o futuro da nossa sociedade. Seja na saúde, na política, na economia ou em qualquer outra das incontáveis facetas da atividade humana, manifesta-se uma mudança que nos move à cooperação, tanto de uns para com os outros, como para com o mundo de que somos parte. Essa transformação não é fácil nem confortável, mas é muito, muito real. Considero-me profundamente afortunado por poder dar essa pequena contribuição ao campo da Medicina Herbácea, um aspecto do despertar da consciência humana para o abraço de Gaia.

COMO USAR ESTE LIVRO

O *Guia Completo das Plantas Medicinais* consiste em três partes. A "Abordagem Holística" situa o herbalismo em seu contexto, mostrando as plantas em sua relação com a cura e a humanidade. A parte central do livro estuda as ervas e o tratamento fitoterápico dos sistemas do corpo humano. A terceira parte contém um herbário em estilo tradicional que descreve as ervas em detalhes e oferece informações sobre sua química e ações, além de orientações para colheita e preparação.

É possível manusear o livro de diversos modos. Pode-se lê-lo do início ao fim como uma introdução ao herbalismo; pode-se consultá-lo como manual; pode-se usá-lo como fonte para um tratamento holístico de doenças e problemas específicos; por fim, pode-se adotá-lo como um herbário tradicional para conhecer melhor uma determinada planta ou erva.

A abordagem do herbalismo adotada neste livro orienta-se para plantas que, segundo suas ações, operam de maneira sinergética para propiciar ao corpo o auxílio mais oportuno para enfrentar a doença. Recomenda-se aqui o uso sinérgico das plantas. Uma combinação das ações de cada erva ou ervas deve ser cuidadosamente efetuada para resultar na melhor ajuda possível no combate à doença. Faz-se necessária uma abordagem uniforme do problema. O leitor precisa decidir que ações são necessárias para debelar uma doença, e em seguida consultar a seção "Herbário", que apresenta uma descrição geral de cada planta e de suas ações, ou então a seção "Ações Fitoterápicas".

Para mais informações sobre doenças específicas, o leitor deve consultar o capítulo que aborda o problema ou procurar referências no "Índice Remissivo". A seção "Herbário" é organizada em ordem alfabética pelo nome da erva em língua portuguesa. Pode-se localizar uma planta específica consultando também o "Índice Remissivo".

Para saber que ervas são úteis no caso de uma doença em particular, o leitor deve consultar a seção "Repertório", e em seguida a seção "Herbário" para obter informações mais detalhadas.

QUANDO USAR AS ERVAS

Podemos usar ervas de modo livre e seguro como um hábito de vida pessoal, sem considerá-las como "remédios". Para necessidades de saúde específicas, seu melhor uso é preventivo – prevenir o surgimento de problemas. Determinadas plantas fortalecem e tonificam órgãos e sistemas específicos. Essas podem ser usadas quando se constata alguma tendência para a doença, sem que esta se manifeste de modo claro. Com o uso das ervas, podemos superar inúmeros estados de fraqueza.

Cada pessoa deve identificar seu próprio "aliado" fitoterápico. Não obstante, podem-se usar as seguintes plantas com segurança por longos períodos de tempo:

Sistema circulatório	Pilriteiro (bagas)
Sistema respiratório	Verbasco
Sistema digestório	Filipêndula
Sistema nervoso	Solidéu
Pele	Urtiga
Sistema musculoesquelético	Aipo (sementes)
Sistema reprodutor	Framboeseira (folhas)
Sistema urinário	Buchu

Além de seu uso profilático e culinário, as ervas são indicadas para enfermidades específicas. Oferecemos sugestões para esses casos ao longo do livro, mas não recomendamos autodiagnósticos. Consulte um herborista, caso conheça algum, ou um médico para determinar a natureza do seu problema.

DURAÇÃO DO TRATAMENTO

No caso de uma doença específica, a duração do tratamento apropriado é variável. A prisão de ventre responde rapidamente, ao passo que a osteoartrite requer um período de tempo mais prolongado. Em geral, porém, imagine de duas a três semanas antes de observar alguma melhora. Em caso de dúvida, consulte um herborista.

DOSAGEM

Para um adulto, indica-se a dosagem normal para cada erva ou mistura de ervas na seção "Herbário". Para crianças com menos de 12 anos, deve-se reduzir um quarto dessa dosagem, e para crianças abaixo de 7 anos, diminuir pela metade. Para adultos com mais de 65 anos, a redução deve ser de um quarto, e para os acima de 70 anos, pela metade. Essas orientações são de caráter geral e serão menos importantes para uma pessoa robusta de 75 anos do que para uma pessoa frágil de 65 anos.

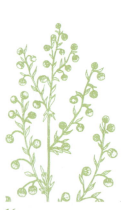
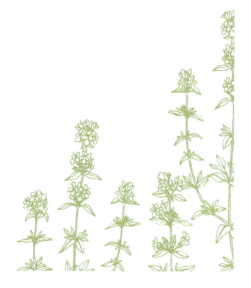

REMÉDIOS

Em geral, não há o que temer ao misturar ervas com substâncias químicas, mas algumas exceções são importantes, por isso consulte o seu médico *e* um herborista. Infelizmente, é praticamente nula a probabilidade de que o médico tenha algum conhecimento de plantas e ervas.

PREPARO E DOSAGEM DE MISTURAS

Sugerimos ao longo do livro misturas de ervas que podem ajudar o corpo a curar a si mesmo. Dependendo do caso específico, essas misturas podem ser adaptadas.

Damos para cada mistura recomendações quanto ao modo de prepará-la. Suas respectivas propriedades são dadas em *partes*, ou seja, proporções de peso de ervas secas, acompanhadas de instruções de preparo para cada caso. (Ervas secas podem ser substituídas por outras preparações, por exemplo, por tinturas, caso em que se aplicam as mesmas proporções. Para mais detalhes sobre a dosagem de tinturas, ver as informações sobre dosagem específica na seção "Herbário".) Informações detalhadas sobre o modo de preparar infusões ou decocções encontram-se na seção "Preparo das Ervas".

Farmácia Fitoterápica Caseira

Existem mais de 2 mil plantas que podem ser usadas na medicina fitoterápica no mundo ocidental. A lista incluindo o planeta todo é muito maior. Assim, em termos realistas, o que se pode ter em casa? O panorama é desanimador para o herborista principiante; todavia, praticando as ações descritas neste livro, é possível criar uma pequena farmácia fitoterápica que atenda à maioria das necessidades do dia a dia. A lista de ervas a seguir inclui representantes de todas as principais ações, além de outras mais específicas. Se você quiser criar a sua farmácia caseira, familiarize-se com as 25 plantas a seguir e use-as a seu critério. Elas podem ser armazenadas como ervas secas ou como tinturas.

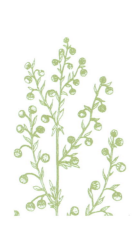
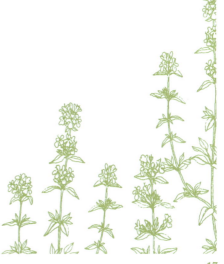

Aipo (semente)
Anis
Azeda-crespa
Camomila
Dente-de-leão
Eupatório
Filipêndula
Losna
Pimenta-de-caiena
Salgueiro-preto
Solidéu
Tussilagem
Valeriana
Alteia
Aparine
Bardana (raiz)
Confrei
Equinácea
Falso-unicórnio (raiz)
Hortelã-pimenta
Mil-folhas
Sabugueiro
Sene
Tomilho
Urtiga

Além dessas ervas específicas, é recomendável ter as seguintes, em forma de pomada:

Arnica
Calêndula
Confrei
Morrião-dos-passarinhos

Inclua também hamamélis destilada, à venda em farmácias e algumas lojas de produtos naturais.

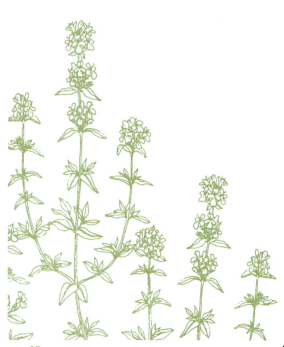
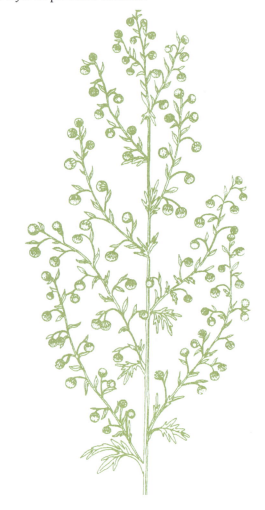

Como Usar este Livro

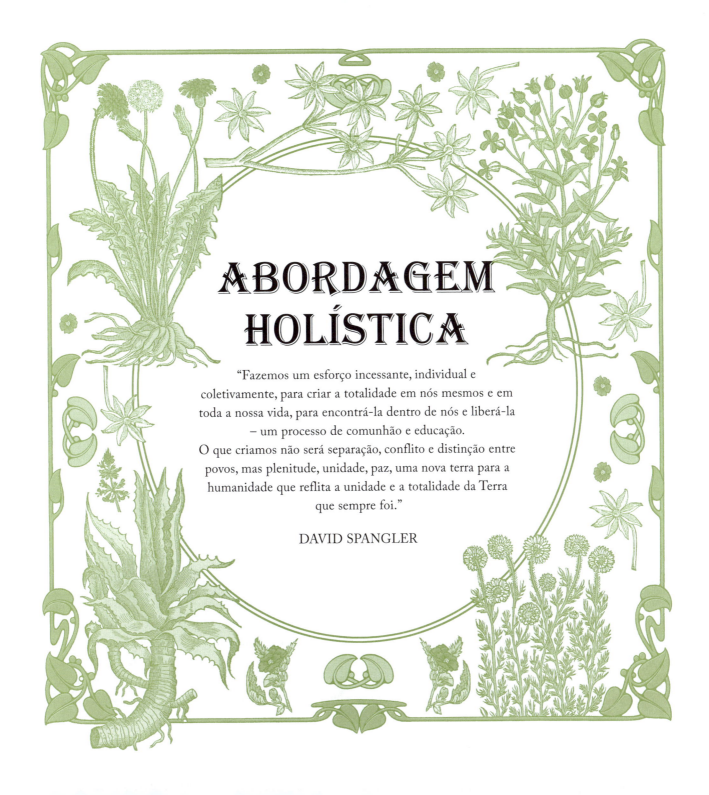

ABORDAGEM HOLÍSTICA

"Fazemos um esforço incessante, individual e coletivamente, para criar a totalidade em nós mesmos e em toda a nossa vida, para encontrá-la dentro de nós e liberá-la – um processo de comunhão e educação.
O que criamos não será separação, conflito e distinção entre povos, mas plenitude, unidade, paz, uma nova terra para a humanidade que reflita a unidade e a totalidade da Terra que sempre foi."

DAVID SPANGLER

ABORDAGEM HOLÍSTICA

Nas mãos de um terapeuta holístico, que trabalha com a força vital e com o todo integrado que o corpo representa, as ervas são uma ferramenta extraordinária. Neste livro, eu gostaria de apresentar um contexto para o herbalismo holístico. Necessitamos de um novo modelo de herbário que suplante o formato mais comum em que ervas são listadas em ordem alfabética, conhecimentos prévios são pressupostos ou sintomas são relacionados com seus respectivos remédios. Conquanto possamos usar ervas com eficácia para tratar sintomas, esse modelo será apenas uma forma orgânica de terapia farmacológica se não considerarmos a pessoa no seu todo. Ofereço este livro a todos os que usam ervas, a todos os que trabalham com a cura e a todos os que estão desenvolvendo sua consciência ecológica.

Na abordagem holística da cura, constatamos que "a doença é resultado da inibição da vida da alma, verdade que se aplica a todas as formas de vida em todos os reinos. A arte do agente de cura consiste em libertar a alma para que a vida da alma possa fluir através da... forma".* Doença é a manifestação de um distúrbio no ser como um todo. Para curar realmente precisamos examinar as inter-relações e o jogo dinâmico de todas as partes no todo – os corpos físico, emocional e mental, e a presença alentadora da alma. Em seguida precisamos ampliar a nossa visão e ver essa totalidade como parte de um todo maior: o grupo da pessoa, a humanidade, o planeta inteiro, pois todos esses operam juntos num sistema integrado e dinâmico.

Esse ideal pode ser desanimador, mas é uma oportunidade e uma dádiva perscrutar essa visão e trazê-la para a realidade. Deparamo-nos hoje em dia com inúmeras concepções de cura novas, originando atitudes e terminologias as mais divergentes; em conjunto, elas contribuem para uma mudança planetária. Como diz o Tibetano nas obras místicas de Alice Bailey: "Não existe nenhuma escola ativa hoje que não deva ser preservada. Todas elas encarnam alguma verdade, princípio ou ideia úteis. Eu diria que um grupo sintético ainda seria uma entidade separativa e separada; o nosso objetivo não é um grupo assim. O desejável é a síntese da vida e do conhecimento. Devem consequentemente existir, esperemos, centenas e milhares de grupos em todo o mundo que expressam essa nova atitude com relação à cura, que estão unidos por seu conhecimento e objetivos comuns, mas que expressam

---

* Alice Bailey, *Esoteric Healing*, Lucis Press, 1953.

essa atitude da melhor maneira possível em seus próprios campos específicos, a seu modo peculiar e com suas próprias terminologias".*

As ervas fazem parte da nossa ecologia total e assim estão à nossa disposição para integrar e curar o nosso corpo físico. Levando em consideração o contexto mais amplo do ser como um todo, vemos como essa mudança interior para o holismo reflete uma mudança global, um realinhamento completo. À medida que nos adentramos na Nova Era, percebemos um amadurecimento sempre maior da consciência, um amadurecimento em que todos estamos envolvidos. O uso de ervas pode ser um recurso para a expansão da consciência, para o reconhecimento do holismo. No processo de cura, precisamos trazer o ser todo do paciente para a nossa percepção, inclusive o contexto de sua vida. Pedimos aos pacientes que reflitam sobre maneiras de fazer com que seu meio ambiente, seus hábitos e atividades sejam fatores de sustentação da vida; assim agindo, contribuímos para uma mudança de consciência. E compreendemos progressivamente que temos a capacidade de criar de modo consciente a nossa realidade e os nossos relacionamentos. Com a expansão da nossa consciência, contribuímos para a iluminação de nós mesmos e do nosso mundo. Nossas companheiras planetárias, as plantas, põem-se a serviço da humanidade. Talvez, reconhecendo essa dádiva, a humanidade por fim comece a servir o nosso planeta de maneira apropriada, a promover a cura e a renovação. Escrevo *O Guia Completo das Plantas Medicinais* à luz dessa visão.

---

* *Ibid.*

Gaia – a Terra Viva

A grande tarefa do momento é conscientizar-nos da nossa totalidade, como indivíduos, como grupos, como humanidade e como um todo planetário. Talvez o símbolo mais emocionante do despertar dessa visão de totalidade no coração e na mente da humanidade tenha sido a primeira fotografia do planeta tirada do espaço pelos astronautas da missão *Apollo*. Esse símbolo está conosco há mais de uma década, atuando como "agente levedante" para fermentar a consciência da humanidade.

Ver o nosso mundo como um todo ajuda-nos a entender que estamos num ponto de inflexão no esforço da humanidade de "tatear para a luz", como descreveu Teilhard de Chardin. Agora é evidente que o nosso mundo não é apenas um objeto geofísico passivo em que as coisas acontecem de modo aleatório e fortuito. Com efeito, o Planeta Terra pode ser visto como um participante ativo na criação da sua própria história, um ser vivo que hoje está sendo chamado de *Gaia*, um nome da mitologia grega para a deusa da Terra. Gaia é descrita como "... uma entidade complexa envolvendo a biosfera, a atmosfera, os mares e o solo da Terra; a totalidade constituindo um sistema cibernético, ou de *feedback*, que busca um ambiente químico e físico ótimo para a vida neste planeta. Essa manutenção de condições relativamente constantes por *controle ativo* pode ser descrita de maneira apropriada pelo termo 'homeostase'".**

Essa descrição implica que o nosso mundo opera como um todo para criar e manter condições ótimas para que a vida prospere e evolua. Um aspecto essencial desse processo é a evolução da consciência em suas muitas

---

** J. E. Lovelock, *Gaia, a New Look at Life on Earth*, Oxford University Press, 1979.

formas. A oportunidade que temos diante de nós é a de reconhecer e assumir conscientemente nosso papel no ser maior de Gaia. Essa percepção não é nova; alcançaram-na místicos de todas as religiões desde que a humanidade se pôs à procura da verdade mística. No entanto, chegamos a um ponto na evolução da cultura humana em que essas percepções estão se tornando matéria de ciência, em que a "espiritualização do profano" está acontecendo de verdade.

A revelação da nossa unidade com Gaia oferece um novo contexto em que podemos ver o nosso mundo e as nossas ações humanas. Embora os detalhes da realidade em si não estejam mudando, essa ampliação de perspectiva tudo altera a partir do momento em que nos conscientizamos das inter-relações entre as partes do todo. Temos um paralelo no que aconteceu com a física quando surgiu a teoria da relatividade; esta não alterou as leis da termodinâmica ou os princípios específicos da física newtoniana, mas essas leis e a visão de mundo passaram a ser vistas no âmbito de uma percepção do mundo muito mais ampla e mais abrangente cujas implicações ainda não foram totalmente apreendidas.

A própria capacidade de perceber a Terra como um ser vivo, como Gaia, é reflexo da expansão da consciência que a humanidade como um todo está vivendo. Há pouco tempo, o único campo do esforço humano suficientemente inclusivo e holístico para apreender as revelações que apontam para a nossa unidade foi o do misticismo e da espiritualidade. Algumas dessas ideias permeiam os ensinamentos de mestres espiritualmente iluminados, ou a expressão de poetas, artistas e musicistas. Hoje não há dúvida de que mesmo no caso da ciência mais materialista, a física, os limites do reducionismo chegaram ao extremo. Para explorar mais além a natureza do nosso mundo e abranger o todo de qualquer sistema, é necessário expandir parâmetros. O todo é sempre maior do que a soma de suas partes. A análise ou redução de algo às suas partes constituintes pode nos revelar muita coisa, e para descobrirmos ainda mais, essas partes precisam ser vistas num contexto mais amplo que inclua função e relação. Quer se trate de um átomo, de uma margarida, de um operário numa montadora de automóveis, qualquer desses entes só pode ser percebido e compreendido quando visto em relação com o todo maior do qual ele faz parte. Essa é a essência do holismo.

A obra do físico teórico David Bohm é um bom exemplo de como a ciência começa a ver a realidade como uma rede dinâmica de relações que só pode ser compreendida se consideramos a consciência como parte integrante do universo.[*] A teoria de Bohm investiga a ordem que ele acredita ser inerente a um nível "não manifesto" na rede cósmica de relações que constitui a "totalidade indivisa". Ele denomina essa ordem "implicada" ou "dobrada", em contraste com a estrutura do universo "explicada" ou "desdobrada". Uma analogia útil é a do holograma, uma chapa transparente de fabricação especial que, quando iluminada por um raio *laser*, produz uma imagem tridimensional. A propriedade extraordinária de um holograma é que cada parte da chapa holográfica contém as informações da imagem toda. Se um raio *laser* ilumina uma parte da chapa holográfica, o produto é a imagem inteira (embora menos detalhada). As informações do todo estão contidas, ou "implicadas", em cada uma das suas partes.

Essa é a natureza do nosso mundo e universo, uma unidade e totalidade implicada que é a base e a natureza da criação. Essa percepção também identifica a natureza

---

[*] David Bohm, *Wholeness and the Implicate Order,* Routledge & Kegan Paul, 1980. [*A Totalidade e a Ordem Implicada*, publicado pela Editora Cultrix, São Paulo, 1992.] (fora de catálogo)

dinâmica do universo por meio do conceito do "holomovimento", observando os fenômenos dinâmicos dos quais fluem todas as formas do universo material. O foco do estudo passou da estrutura dos objetos para a estrutura do movimento, revelando a ordem implicada no holomovimento. Implícito nessa percepção da realidade é o papel essencial desempenhado pela consciência. A correlação e interdependência de mente e matéria não é uma relação causal. Mente e matéria são projeções mutuamente implicadas de uma realidade maior, projeções essas que não são matéria nem consciência.

Com esses avanços na física e com a inclusão de Gaia nas ciências da vida, fica claro que mudanças profundas estão em progresso na visão de mundo adotada pela ciência. Essa visão de mundo está entrando em sintonia fina com as revelações que místicos e filósofos espiritualistas do Oriente transmitiram à humanidade.* A palavra "holístico" descreve "todos" integrados cujas propriedades não podem ser reduzidas às de unidades menores. Atitudes e percepções holísticas estão surgindo em todos os campos da atividade humana, desde a agricultura e a medicina até a política. O termo tem suas raízes no *holos* grego, ou todo, e foi usado por Arthur Koestler para cunhar a palavra "hólon" numa tentativa de entender como os sistemas atuam como todos enquanto ainda constituem partes de todos ainda maiores. Assim descobrimos que cada hólon apresenta duas tendências opostas: uma tendência integrativa para funcionar como parte de um todo maior e uma tendência autoassertiva para preservar sua autonomia individual. Os subsistemas descritos como hólons podem ser indivíduos, ecossistemas, ou células individuais, mostrando que em qualquer nível de organização, para que haja saúde, essas tendências opostas, mas complementares, devem estar em equilíbrio dinâmico. É necessário haver uma harmonia entre integração e autoasserção que torne o sistema todo flexível e aberto à mudança.

Fica claro que quando abordamos o tema da cura em seu todo, seja em termos médicos ou sociais, precisamos ver as necessidades do indivíduo, ou do órgão, no contexto de um todo maior em que ele se insere. Precisamos destacar a relação entre indivíduo e sociedade, entre órgãos e organismo. Essa relação dinâmica entre parte e todo se revela crucial em qualquer campo da atividade humana, e suas implicações para a cura são analisadas neste livro; mas podemos chegar a conclusões mais amplas e mais profundas.

Torna-se cada vez mais evidente que está ocorrendo uma mudança fundamental de perspectiva e contexto. A transição para a visão de mundo holística não é senão a manifestação de uma profunda reorientação da consciência humana. Talvez seja a resposta a uma mudança interior na própria estrutura da humanidade. Se interpretarmos a evolução como a história da consciência em desenvolvimento em nosso planeta, o ponto alcançado pela humanidade é o limiar de expansões profundas e consistentes no conteúdo e contexto da consciência. Podemos considerar o número incalculável de crises que enfrentamos como resultado das limitações humanas, crises que só podem ser superadas com a expansão para dimensões de significado mais profundas, amplas e inclusivas. A percepção de Gaia e de um mundo é parte da transição para uma consciência planetária onde os nossos problemas podem ser abordados. Se então os resolvemos, essa é outra questão!

Nesse ponto de mudança e crise, não existem mapas promissores, não dispomos de guias de viagem, apenas

---

* Esses paralelos são aprofundados por Fritjof Capra em seu excelente livro *The Tao of Physics*, Fontana/Collins, 1975. [*O Tao da Física*, publicado pela Editora Cultrix, São Paulo, 2ª edição, 2011.]

placas sinalizadoras casuais sugerindo direções. As limitações do pensamento e da percepção que se revelaram tão úteis durante muito tempo são agora apenas causa de sofrimento e crise. Mas crise é oportunidade, e pela pressão e desconforto da nossa vida individual e social, as fissuras estão aparecendo no invólucro da vida humana. Um salto quântico de consciência e de possibilidades está ocorrendo, e, como diz Marilyn Ferguson: "Nosso passado não é nosso potencial".*

Um vento de mudança está soprando das profundezas das raízes espirituais da humanidade, impelindo-nos à frente, despertando-nos. É difícil dizer o que essa mudança significa, mas podemos discernir certos contornos. Embora os problemas continuem os mesmos, a qualidade do nosso modo de abordá-los será melhor se os examinarmos como todos dentro de todos. O segredo pode consistir em trabalhar com um fator inclusão isento de julgamentos, discriminando entre o que é ou não é *apropriado* entre as partes do todo, em vez de criticar diferenças. Como a humanidade ouve e sabe há milênios, o segredo é o amor. E cada um de nós tem um papel a exercer nessa exploração do novo, na revelação dos nossos novos parâmetros, no tatear da humanidade em direção à luz.

Uma das áreas em que essa profunda transformação espiritual está se manifestando é a dos valores culturais e das atitudes, levando a uma "mudança de paradigma", a uma mudança no padrão de pensamentos, percepções e valores que formam nossa visão particular da realidade. Ela abrange a visão completa do que a sociedade considera sua realidade. O modo como essa mudança está transformando a ciência foi rapidamente abordado, mas o impacto cultural é profundo e muitas vezes doloroso. O nosso mundo todo – indivíduos, civilizações, ou a biosfera – está passando por uma crise de origem e transição. O sofrimento desse crescimento não deve ser evitado; a transformação cultural não pode ser impedida. A impressão é que a possibilidade de se contornar a crise e o colapso está no trauma do processo de nascimento.

No caos que parece estar envolvendo esses tempos de transição, a nossa resposta pode ser totalmente livre e aberta. Podemos observar um avanço considerável para a nova visão em alguns setores, um avanço que se concretiza em certas áreas da ciência e das artes, no desenvolvimento de comunidades e na ampla expansão do aperfeiçoamento humano e da espiritualidade. Entretanto, em outras áreas, a antiga visão e o velho paradigma persistem inabaláveis, causando muita dor e sofrimento, pois os padrões anacrônicos não oferecem mais ajuda ou orientação dentro da nova situação. A política e a economia, embora tentem enfrentar bravamente a maré, são campos de pensamento presos nas percepções fragmentadas obsoletas. A menos que haja um movimento em direção a políticas e atitudes mais inclusivas, a um reconhecimento do fato do nosso mundo único, parece haver pouca esperança de solução para nossa megacrise. Entretanto, da perspectiva do novo paradigma, o panorama é totalmente diferente. Mesmo não sendo fácil, muitas são as direções que a nossa cultura pode seguir. O espírito de totalidade que o holismo oferece à humanidade pode operar como um farol a iluminar o nosso caminho enquanto nos dirigimos cambaleantes para casa.

A visão de Gaia é uma das formas pelas quais a consciência da humanidade pode reverberar com o todo planetário. A visão e o propósito da predisposição espiritual da humanidade podem sintetizar de maneira consciente o esforço científico e possibilitar uma interação dinâmica entre a humanidade e outros reinos da natureza, no abraço do ser que é o planeta, que é Gaia.

---

*   Marilyn Ferguson, *The Aquarian Conspiracy*, Granada, 1980.

Através do correto fluxo de energias em um sistema, corpo, ecossistema, chega a harmonia ecológica, chega a cura. Neste livro, desejo partilhar uma visão da medicina herbácea como manifestação de Gaia em ação, oferecendo aquilo de que necessitamos para assegurar saúde e vitalidade em nosso corpo físico, que por sua vez nos possibilita um maior envolvimento no todo. A cura holística tem à disposição uma profusão de técnicas relevantes e válidas – algo que simplesmente reflete a diversidade da consciência humana. Não é preciso separar a medicina herbácea de outras formas holísticas ou mesmo da medicina alopática; elas são todas válidas como agentes de cura. Este livro dedica-se às ervas enquanto ferramentas de cura, enquanto agentes de cura, dádivas de Gaia à humanidade.

Ervas e Ecologia

*"Ele faz brotar a relva para o gado
e ervas úteis para o homem."*
Salmo 104,14

As ervas, que compreendem grande parte do reino vegetal, são uma interface no corpo de Gaia, uma interface entre dois reinos da natureza. Onde humanidade e plantas se encontram, pode criar-se e permutar-se uma energia sinérgica. Nesse ponto a ecologia interna e a ecologia externa podem reverberar e entrar em sintonia. Temos então um processo ecologicamente integrado que cura e harmoniza o ambiente interno (o corpo humano) produzido por um ambiente externo e harmonizado (a natureza).

As plantas floríferas surgiram na história geológica durante o Período Cretáceo, cerca de 135 milhões de anos atrás. Elas precisaram de um período bem curto de tempo para diversificar-se nas principais famílias de plantas que conhecemos hoje. Esse fato desorientou os botânicos por um longo tempo, até o momento em que aceitaram que as plantas evoluíram no contexto de um todo ecológico e não como indivíduos isolados. Elas evoluíram no ecossistema em que viviam. A rápida diversificação ocorreu por meio da interação de plantas e insetos. A interface entre os reinos vegetal e animal propiciou o impulso evolucionário.

Com o conceito de Gaia em mente, podemos ver que a evolução é um exercício de cooperação e também de competição, ambos os processos formando uma rede de interações e produzindo a complexa tapeçaria da ecologia de hoje, um sistema dinâmico entrelaçado. O ecossistema só pode ser entendido como um todo – como uma unidade integrada e autopreservável. Tudo o que é necessário para a manutenção de qualquer parte do todo é suprido por esse todo; na verdade, esse necessário *precisa* ser suprido pelo sistema, uma vez que não existe nada fora dele. Se o sistema não cuidasse de si mesmo, ele não seria viável e não poderia sobreviver.

Um exemplo específico é o fenômeno dos produtos orgânicos secundários. Inúmeras plantas produzem uma variedade de substâncias químicas complexas que exercem um papel inidentificável no metabolismo da planta; nós as denominamos produtos orgânicos secundários. A única maneira de explicar em termos científicos sua função na planta individual é supor que se trata de um modo muito complexo de isolar a matéria residual acumulada produzida pelo processo metabólico da planta, e isso estaria em completo desacordo com a índole do reino vegetal em termos de eficiência e projeto.

Produtos orgânicos secundários, como os alcaloides, os glicosídeos e muitos outros grupos têm uma forte e marcante influência sobre a fisiologia humana e animal. Eles são os agentes que diferenciam as ervas de outras plantas, como os químicos farmacêuticos estão descobrindo. Isso não é um simples acaso. Na verdade, essa é a marca registrada de Gaia. Ingerindo plantas, estamos ligados a um sistema circulatório na biosfera e à fonte de energia do sol, uma vez que as plantas sintetizam sua própria nutrição por meio luz solar. Os produtos orgânicos secundários participam dessa circulação para chegar até nós e facilitar a homeostase. De uma maneira profunda e engenhosa, o nosso alimento pode ser a nossa cura.

O reino vegetal provê tudo o que o nosso corpo precisa para uma existência equilibrada e integrada. Entretanto, somos mais do que apenas um corpo; também temos consciência, o que introduz em cena outros fatores. Não só temos de levar em consideração o nosso corpo animal, mas também as nossas emoções, a nossa mente e a nossa natureza espiritual. Harmonia não é mais simplesmente uma questão de dieta correta ou mesmo de ervas corretas, mas também de sentimentos, pensamentos, estilo de vida, sintonização e ações corretos – harmonia de relação correta com nosso mundo e com nós mesmos. A escolha passa a fazer parte do processo de cura quando vemos com qual dessas áreas mais precisamos trabalhar.

É impossível generalizar sobre o valor relativo de técnicas que trabalham com o corpo físico, com as emoções ou com energias espirituais. Todas têm sua função e podem trabalhar juntas para que a cura aconteça. Pode-se dizer que a saúde está na dieta correta ou no uso correto de drogas alopáticas ou no livre fluxo da energia da alma. Todas essas afirmações são corretas e todas são relativas.

Onde entra a medicina herbácea nesse cenário? Pela natureza da forma vegetal, as ervas operam no corpo físico. Elas agem para integrar e equilibrar sua função fisiológica e para aumentar sua vitalidade inata. Quando o corpo está equilibrado, o processo de integração dos outros aspectos do nosso ser é auxiliado e catalisado.

Conquanto as ervas não substituam técnicas relevantes como aconselhamento ou meditação, elas ajudam o cálice do corpo a ser forte, receptivo e sustentador dos aspectos mais sutis da vida humana.

Ecossistemas e a Biosfera

Até muito recentemente, todas as culturas ao redor do mundo usavam plantas curativas como base de sua medicina. A filosofia e a lógica terapêutica para o uso de plantas variam, mas por milhares de anos as plantas comprovaram sua eficiência e importância.

Cada cultura teve uma flora curativa básica da qual eram extraídos remédios. Essa diversidade de plantas variava de região para região, dependendo do ecossistema local. É admirável, porém, considerar o País de Gales, o Sul da Índia, as planícies da América do Norte, ou qualquer outra região, e encontrar ervas com ações equivalentes. As espécies vegetais, ou mesmo as variedades botânicas, podem ser totalmente diferentes, mas a diversidade de problemas humanos que podem ser tratados sob o ponto de vista botânico é a mesma. Essa constatação corrobora a ideia de que Gaia oferece um contexto para a cura com ervas, mas também levanta a questão de se devemos hoje fixar-nos sempre na flora suprida pelo ecossistema local em que vivemos.

O ecossistema de que dispomos não é mais um ecossistema local, do mesmo modo que a nossa cultura e consciência humanas não são mais locais. Nós nos tornamos seres planetários, embora não necessariamente ainda por escolha nossa. O nosso alimento pode proceder de qualquer parte do mundo, e a moderna tecnologia da informação traz o mundo para dentro da nossa casa, expondo os nossos pensamentos e emoções a uma multiplicidade de influências. De muitos modos, já somos cidadãos planetários. Como seres planetários no corpo de Gaia, toda a flora do mundo está à nossa disposição.

Também devemos levar em conta o impacto humano sobre os ecossistemas locais. No País de Gales, por exemplo, era possível obter uma grande variedade de plantas em hábitats naturais. Nos dias de hoje, devido à agricultura intensa, ao desmatamento e reflorestamento com coníferas exóticas, e à expansão e industrialização das cidades, restam poucos hábitats de fato naturais e silvestres; assim, a variedade de plantas nativas está muito reduzida. Isso é resultado do impacto ecológico exercido pela humanidade, habitualmente inconsciente dos sistemas naturais e do valor de suas inter-relações.

Ervas na Cura

As potentes qualidades curativas das ervas foram usadas em diferentes sistemas terapêuticos ao longo da história. No sistema ayurvédico indiano e na medicina chinesa, encontramos plantas ao lado da acupuntura e de outras técnicas. Elas também exercem um papel de grande relevância na ecologia curativa espiritual dos nativos norte-americanos. Além disso, constituem a base de medicamentos na visão altamente científica e tecnológica da farmacologia moderna e da medicina alopática.

Com efeito, a medicina alopática, muitas vezes chamada de medicina "ortodoxa", tem suas origens no uso de ervas. Até cerca de cinquenta anos atrás, quase todos os verbetes em farmacopeias descritivas da confecção de medicamentos indicavam uma origem herbácea. Apenas a partir do aprimoramento da tecnologia e dos avanços químicos em quimioterapia é que o uso de ervas pelo visto diminuiu. Não obstante, é preciso admitir que a maioria dos medicamentos ainda tem sua origem em material vegetal. Alguns exemplos muito simples comprovam essa afirmação.

As anfetaminas, cuja base é a efedrina alcaloide, fornecem estimulantes e medicamentos antiasmáticos e exercem um papel importante na medicina. Elas passaram a ser pesquisadas depois da descoberta do ingrediente ativo efedrina na erva chinesa Ma Huang, *Ephedra sinica*. Os esteroides, as drogas milagrosas dos anos 1960, hoje conhecidas por seus efeitos colaterais nocivos, ainda são sintetizados de um extrato químico do inhame-bravo, *Dioscorea spp*, originário do oeste da África. A aspirina foi descoberta no século XIX, também a partir de várias plantas, como a filipêndula e o salgueiro-preto. De fato, seu nome deriva do antigo nome botânico da filipêndula, *spiraea*.

Vemos assim que a medicina alopática ainda utiliza ervas, mesmo que de maneira limitada. As plantas são vistas como fonte de ingredientes ativos, substâncias químicas bioativas específicas que podem ser analisadas, sintetizadas e usadas na forma de medicamentos potentes. O corpo é, na essência, de natureza bioquímica, de modo que quando alguma coisa vai mal, isso acontece no nível dos processos químicos e das moléculas. Para que o organismo volte a funcionar de modo correto, temos de usar substâncias químicas. Se essa atitude é correta, por que não utilizar componentes das plantas? Afinal, a natureza fornece agentes poderosos, como a morfina, ainda um dos analgésicos mais conhecidos; por que, então, não recorrer às plantas com essa finalidade? No contexto da abordagem científica, parece justificado e válido considerar o ser humano como um laboratório bioquímico em que substâncias químicas específicas têm efeitos específicos.

Mas podemos de fato reduzir um ser humano ao nível molecular? O ser humano extrapola qualquer descrição em sua beleza e complexidade dinâmica de forma e função, em expressão potencial e criatividade. Sem dúvida, no nível da forma física, o corpo é *também* bioquímico, mas sua organização transcende em muito os reinos dos manuais de bioquímica. Mesmo se compreendêssemos as complexidades moleculares em sua totalidade, não descobriríamos o que nos faz humanos. Existe uma força poderosa e sinérgica em ação dentro de nós – chame-a de vida, força da vida, força vital, ou o nome que quiser – que *é* nós e está envolvida com a nossa totalidade em todos os níveis, não apenas no nível bioquímico. Na morte, as mesmas substâncias químicas estão presentes, porém essa energia vital e síntese extingue-se. É impossível definir essa força, mas a abordagem holística se baseia e trabalha com uma visão de humanidade animada por ela.

A medicina herbácea em seu sentido holístico reconhece a humanidade como uma expressão da vida, animada com a força vital, e as ervas podem agir sobre esse ser todo, não apenas sobre sintomas específicos. Elas operam por meio de interações bioquímicas e aplicações específicas, mas assim procedem de modo a ampliar os processos vitais do corpo. No nível bioquímico, os diversos ingredientes de uma erva trabalham de modo sinérgico, com elementos envolvidos no processo que a quimioterapia nem sequer consideraria como ativos. Em capítulos futuros abordaremos esses assuntos com mais detalhes – por exemplo, numa comparação da dedaleira com o lírio-do-vale, na seção sobre a circulação.

Se considerássemos as ervas apenas como fonte de substâncias químicas valiosas, estaríamos limitando seu poder curativo, pois além do nível físico, elas podem também agir no nível da força vital. Do mesmo modo que curam o corpo, podem também curar o nosso coração e a nossa mente, pois predispõem o corpo para um fluxo livre de energia vital integradora e sinérgica.

Homeostase

O corpo mantém um estado interno constante, em que a temperatura, o nível de açúcar no sangue e outras variáveis são mantidos dentro de limites restritos; esse processo é denominado homeostase. Essa capacidade é fundamental para a vida, expressão de uma força interior que trabalha para a harmonia e a integração. Se o corpo não mantivesse esse estado de homeostase, não sobreviveríamos por muito tempo.

O princípio da homeostase se aplica também ao nosso ambiente. O ambiente se adapta a mudanças, mas, como nós, só o faz dentro de limites estreitos. Além desses limites, ele perece.

Como seres humanos, vivemos em contato com dois ambientes, o ecológico externo e o fisiológico interno. Podemos considerar as ervas como uma ponte entre os ambientes externo e interno: favorecendo a harmonia e a ressonância entre os dois ambientes, elas aumentam a saúde. Em equilíbrio, podemos irradiar o nosso estado elevado de saúde de volta ao ecossistema onde as ervas tiveram origem.

Deslocando ligeiramente o olhar, podemos ver que somos na verdade parte do todo da ecologia, e não seres separados dele. Quando nos curamos com a ajuda de plantas, uma parte da ecologia é curada. Ao curar nosso corpo e nossa mente, estamos mais presentes como seres integrais. A esperança é que a saúde possibilite o desenvolvimento de nova consciência para que nos tornemos cocriadores conscientes com a natureza e que não continuemos sendo os agressores e malfeitores que a história recente demonstra sermos. Um estado de totalidade e de saúde pode afetar o nosso ambiente inteiro. Pode influenciar as nossas relações, que por sua vez afetam a sociedade, promovendo assim a cura de toda a humanidade.

Com o conceito de Gaia em mente e lembrando que a Terra trabalha sem parar para manter-se em estado de homeostase, podemos ver como as ervas agem como agentes homeostáticos. Seu propósito é manter um elemento da ecologia – a humanidade – integrado e em harmonia com a ecologia toda. Podemos comparar este propósito ao objetivo dos hormônios. Os hormônios liberados em uma parte do corpo produzem uma ação específica em outra parte, integrando e harmonizando nosso ambiente interno.

A quimioterapia não consegue substituir essa ação das ervas. As substâncias químicas não trabalham para a integração de um sistema; no máximo, reconduzem alguns elementos ao seu devido lugar. Podemos imaginar a saúde como um sistema ecológico orientando-se para a homeostase. Ela está sempre em movimento, com diversos elementos externos influenciando o sistema, que faz todo o possível para manter-se em equilíbrio e assim permanecer vivo. A saúde está presente quando o ecossistema pessoal, o espaço interior que é chamado de *milieu interieur*, está em equilíbrio com o espaço exterior, e ambos são uma coisa só. Nas palavras de J. Z. Young: "A entidade que se mantém intacta, e da qual todos somos parte, não é a vida de nenhum de nós em particular, mas sim o todo da vida no planeta".*

Autocura

A palavra "healing" (cura) tem suas raízes na palavra grega *holos*, o mesmo termo que nos deu "todo" (whole) e "holístico". Cura é a expressão da totalidade; saúde *é* totalidade. A experiência e expressão dessa qualidade só podem proceder do interior do indivíduo, nunca de uma fonte externa, como um terapeuta ou um orientador. Do mesmo modo que todos os caminhos de desenvolvimento espiritual recomendam que olhemos para dentro de nós mesmos, assim também, para nos curar, precisamos olhar para o nosso ser interior.

A cura, a saúde, é também a expressão do ser integrado que uma pessoa incorpora. As emoções, o modo de pensar e a atitude espiritual são tão importantes para a saúde quanto é importante o estado dos órgãos e tecidos no interior do corpo. Quer nos preocupemos em ser saudáveis, em recuperar a saúde ou em ter uma saúde ainda melhor, o ser todo está envolvido.

Na verdade, é a própria pessoa "doente" que cura a si mesma. Ela pode procurar a ajuda de "especialistas", sejam eles alopatas ou herboristas, psicoterapeutas ou curandeiros, mas a responsabilidade pela cura cabe única e exclusivamente à pessoa que quer curar-se. A cura vem de dentro, do fato de assumirmos na realidade a vida que flui dentro de nós. Nesse processo, as ervas ajudam, mas a cura é inerente ao ser vivo. Ela é dádiva e responsabilidade nossa.

---

* J. Z. Young, *Introduction to the Study of Man*, Oxford University Press, 1979.

Essas palavras podem nos surpreender, condicionados que somos a entregar o nosso poder a "especialistas", sejam eles médicos ou políticos. Na cura, como na vida, somos livres, e somos a autoridade constituída por Deus para conduzir o processo da nossa vida em curso.

É raro a cura ser um ato de mobilização consciente da energia e da luz interiores, mas ela é sempre uma liberação e expressão desse poder interior. Embora o processo de cura seja singular, uma expressão da vida numa pessoa, várias ferramentas e técnicas podem favorecer esse evento prodigioso. Com a evolução da cultura humana, foram desenvolvidas centenas de terapias que, como artes de cura, têm muito a oferecer. Mas essas terapias não curam. Não podem curar; podem apenas ajudar o corpo em seu próprio poder de cura interior.

A enorme quantidade de técnicas de cura, muitas vezes parecendo opor-se umas às outras, pode ser vista como uma ecologia inter-relacionada de abordagens. Eu a denomino ecologia terapêutica. A observação das relações entre as diferentes linhas de cura deixa claro que uma determinada mescla de terapias pode ser na verdade recomendável para uma pessoa; para outra pessoa, porém, poderia ser mais apropriado um conjunto diferente de técnicas. Estamos assim diante da possibilidade de escolher a melhor alternativa para favorecer o processo de cura de nós mesmos.

O diagrama ao lado situa o indivíduo – âmago e centro da cura de si mesmo – no meio de uma multiplicidade de terapias. O fundamento é Gaia, nosso amado planeta, mantendo-nos e sustentando-nos. A presença iluminadora é a da graça, envolvendo-nos e iluminando-nos com o mistério da presença amorosa de Deus.

Sugiro quatro ramificações de técnicas de cura: remédio, trabalho com o corpo, psicoterapia e métodos de integração espiritual. Cada um desses ramos se divide para mostrar caminhos individuais que representam muitos outros, mas o diagrama contém limitações, uma vez que é bidimensional, sugerindo que as relações das ferramentas de autocura são lineares. Nada pode estar mais longe da verdade, pois as relações reais são complexas e numerosas, criando uma rica diversidade. É melhor ver esse diagrama como parte de uma rede tridimensional, criando um padrão geodésico de possibilidades de cura. Um exemplo seria um enfoque baseado nas ervas, na massagem, na psicossíntese e na meditação. Essa combinação pode oferecer à pessoa envolvida exatamente o que ela precisa para facilitar a cura de si mesma. Entretanto, pode acontecer que a homeopatia por si só seja apropriada. As combinações oferecem grande sutileza e diversidade.

REMÉDIO

"Remédio", aqui, significa tudo o que é ingerido – tudo o que é uma dádiva da Terra. À primeira vista, pode parecer estranha a inclusão de medicamentos no mesmo grupo das ervas e da homeopatia. Todos são *coisas*, e como tal fazem parte da diversidade e riqueza do nosso planeta. Quer se trate de hidrocortisona, raiz de falso-unicórnio ou um Remédio Floral de Bach, tudo é produzido pelo corpo da Terra. Seria um equívoco contrapor um ao outro. Todos têm seu lugar. O que é preciso é uma discriminação clara quanto ao tratamento apropriado para cada indivíduo. Não existe nada universalmente danoso com a quimioterapia ou universalmente bom com as ervas. Sejamos agradecidos pela escolha.

TRABALHO COM O CORPO

O corpo físico tem uma sabedoria profunda, superando em muito a capacidade da mente de concebê-la. Técnicas, as mais variadas, foram desenvolvidas para liberar essa sabedoria e estimular a atividade curativa do corpo. Talvez o método mais limitado e primitivo seja a manipulação cirúrgica. Mas então há ocasiões em que a única coisa a fazer é extrair o tecido enfermo. Essa é uma necessidade muito menos frequente do que os nossos cirurgiões acreditam, mas ainda é uma forma válida e às vezes apropriada de trabalho com o corpo. A acupuntura, a antiga terapia chinesa voltada ao equilíbrio da energia do corpo, é uma das formas mais proveitosas de trabalho com o corpo. Além desses dois recursos bem diferentes, podemos incluir as técnicas manipulativas da psicoterapia, osteopatia, quiropraxia, massagem e Rolfing. Acrescidas a essas práticas ministradas *a* nós estão as que nós mesmos fazemos. Essas incluiriam yoga, corrida, dança e todas as formas de exercício e expressão física.

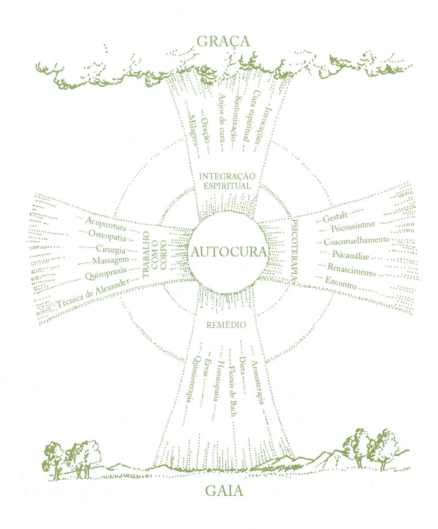

PSICOTERAPIA

Grande parte do sofrimento e dos traumas que temos na vida é consequência de problemas emocionais e mentais. Inúmeras terapias nos estimulam à busca do conhecimento interior e a um realinhamento integrador do nosso ser psicológico. Não é apenas a pessoa emocionalmente traumatizada ou mentalmente confusa que se beneficia com a análise e cura dos recessos de sua natureza emocional e mental. Há muita coisa que a pessoa comum pode aprender para promover a totalidade. A liberação do potencial de uma pessoa pode transformá-la holisticamente, o que por sua vez afeta todo o seu mundo. A revisão num contexto claro dos sistemas de crença, da autoimagem, dos padrões de comportamento e dos impulsos ou motivações arraigadas pode liberar grandes reservas de energia curativa e revigorar a vida e o propósito de uma pessoa.

O conjunto de terapias pode comportar visões distintas da constituição psíquica de um ser humano que abordam diferentes partes da nossa "geografia interna". Mas todas elas podem ajudar a liberar bloqueios mentais e emocionais. As abordagens variam desde a psicanálise tradicional até as terapias humanísticas e as chamadas transpessoais, que aceitam e trabalham com a dimensão espiritual e também com outros aspectos do nosso ser.

INTEGRAÇÃO ESPIRITUAL

Inerente à visão holística da humanidade está a percepção de um centro integrador, um núcleo espiritual, uma fonte de vida e amor. A cura pode resultar da integração das experiências da vida diária com o núcleo interior da nossa existência. Os caminhos espirituais são múltiplos e diferentes. Os caminhos para Deus são tão numerosos quanto as pessoas que os percorrem. Abordando a espiritualidade humana da perspectiva da cura, dispomos de recursos que nos ajudam a abrir-nos para o nosso eu superior e recursos pelos quais outras pessoas podem influenciar o nosso "corpo espiritual". De um lado teríamos a oração ou alguma modalidade de meditação; de outro, a cura espiritual ou as técnicas voltadas para o que se denomina "corpo sutil". Um fator que não deve ser negligenciado é a possibilidade de milagres, uma forma profunda de cura, e talvez o único momento em que a cura é feita *para* uma pessoa e só realizada pelo espírito.

Podemos ver em tudo isso como o processo interior de cura pode ser auxiliado por uma multiplicidade de perspectivas. Muitas são as maneiras de desembaraçar e libertar os poderes inatos de plenitude e regeneração do corpo. Entretanto, por mais sinceras que sejam as tentativas de cura, se também não levarmos em consideração o nosso estilo de vida e modo de estar no mundo para identificar as mudanças necessárias – a cura não se processará.

Um primeiro passo importante no processo de cura é a eliminação de juízos de valor. Estar doente não é "ruim" e estar bem não é "bom". Isso não significa negar que um seja mais preferível e apropriado, mas a rigidez e a pressão contidas num juízo sobre bem e mal contribuem por si sós para a doença. Muitas vezes a doença pode ser uma oportunidade criada na vida da pessoa para mudar e transformar, e, vista desse modo, pode ser abordada com menos resistência e desaprovação. Há ocasiões em que o problema é uma oportunidade para usar uma vontade forte e combater a doença, e ocasiões para manter-se aquietado e em paz com o processo. É impossível generalizar quanto ao modo de abordar a lição oferecida. Julgar a lição – ou a si mesmo – é um equívoco.

Vale lembrar que somos o que comemos, mas também o que respiramos, o que pensamos, o que dizemos, o que vemos. Por isso, conquanto tudo o que foi dito diga respeito à nossa vida interior, a interação com o ambiente em que escolhemos viver tem o mesmo grau de importância. A palavra importante aqui é *escolher*. Nós podemos escolher mudar. Temos força e liberdade em nossa vida. Se não podemos mudar a situação externa, podemos mudar nossa atitude com relação a ela.

O sistema de crenças pelo qual interpretamos o mundo afeta a nossa experiência tanto do mundo quanto de nós mesmos. As crenças podem limitar a nossa expressão e o livre fluxo de energia e consciência por nós. É bom examinar as nossas crenças para descobrir se sustentam a nossa vida e propósito. Em paralelo, temos a nossa autoimagem. O modo como nos vemos, as nossas qualidades e limitações, necessidades e pontos fortes, aparência física e saúde, tudo isso, em grande parte, nos cria. A autoimagem pode exercer um impacto profundo sobre a saúde, como demonstram os problemas de pele e de peso, embora outros fatores também possam contribuir.

Se os nossos relacionamentos não forem sadios, não seremos saudáveis. Podemos criar relacionamentos que nos afirmam, que reforçam o nosso movimento para a saúde e a plenitude. Escolha de maneira consciente as pessoas com quem você convive e trabalha. A sua casa, o lugar onde trabalha e o espaço de recreação irradiam alegria e otimismo para você? Se a resposta for negativa, mude-os ou mude a si mesmo. Isso pode ser muito difícil, mas é nisso exatamente que consiste a cura, em transformar a nós mesmos e ao mundo.

A relação mais importante talvez seja a que temos com a natureza e o planeta. O bem-estar depende da nossa interação com Gaia, e a totalidade pode ser expressa por meio de uma interação consciente com o todo maior de que a humanidade é parte. Quando lhe damos a oportunidade, o espírito da vida pode fluir livremente da natureza para a humanidade. Cria-se então uma reciprocidade de vida, um contexto em que se formam todas as relações saudáveis. Essa experiência da natureza pode consistir em escalar montanhas ou sentar-se debaixo de uma árvore. A forma não é importante. Importante é a abertura para uma comunhão com a natureza.

O que dizer dos livros que lemos, dos filmes e programas de televisão a que assistimos, dos painéis e cartazes que vemos, da política que defendemos? A música que ouvimos faz bem para a nossa saúde? Seus amigos são bons com você? Todas essas são perguntas relevantes, sendo que nenhuma delas tem respostas prontas. Uma música saudável é a que ajuda você a sentir sua plenitude. Para alguns, pode ser Bach, para outros pode ser The Grateful Dead. A tarefa é assumir responsabilidade pela nossa vida. Podemos escolher quem queremos ser e então criar a nós mesmos!

A chave para toda cura de si mesmo é a compaixão. O hábito de expressar compaixão por si mesmo cria quietude interior e uma perspectiva clara a partir da qual muita coisa pode mudar e curar. A compaixão se desenvolve numa abertura para o espírito na vida da pessoa. A forma não é importante. O inefável deve fazer parte da vida de cada um; sentido e significado, por mais indefiníveis ou sutis que sejam, devem estar sempre presentes na experiência e expressão da pessoa. Isso pode assumir a forma de meditação, oração ou o que quer que funcione para cada um de nós. A forma é irrelevante; o conteúdo e a atitude são cruciais. Abertura para a experiência da alma e do espírito é cura e afirma plenitude do ser.

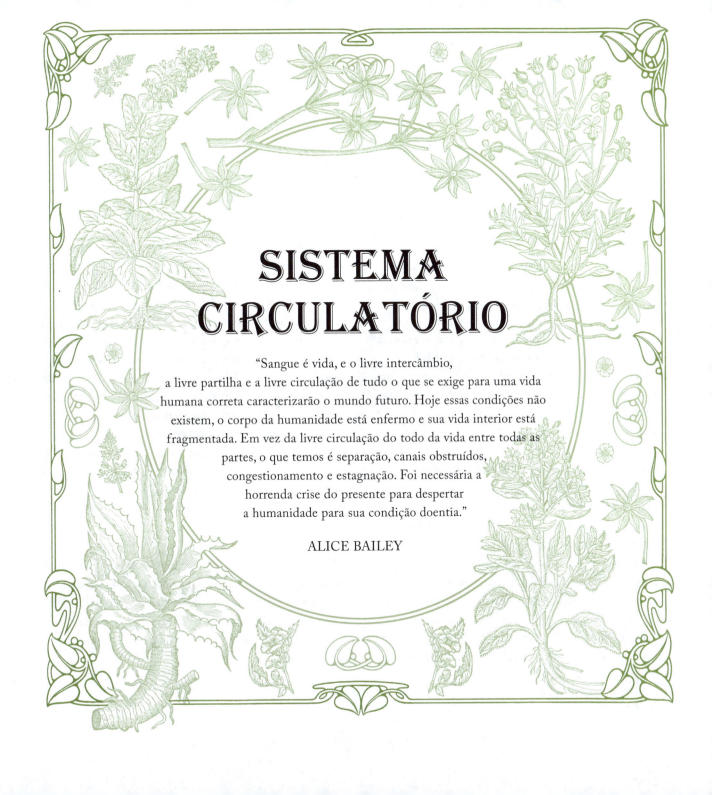

SISTEMA CIRCULATÓRIO

"Sangue é vida, e o livre intercâmbio, a livre partilha e a livre circulação de tudo o que se exige para uma vida humana correta caracterizarão o mundo futuro. Hoje essas condições não existem, o corpo da humanidade está enfermo e sua vida interior está fragmentada. Em vez da livre circulação do todo da vida entre todas as partes, o que temos é separação, canais obstruídos, congestionamento e estagnação. Foi necessária a horrenda crise do presente para despertar a humanidade para sua condição doentia."

ALICE BAILEY

SISTEMA CIRCULATÓRIO

Iniciamos a nossa viagem através dos sistemas do corpo pelo sistema circulatório, pois é um dos que interconectam todos os demais, estendendo a sua influência a todos eles.

Durante este exame, lembremos que o sistema circulatório é um *sistema de transporte*. Nesta seção, ainda não consideramos o que é transportado, ou seja, o sangue, que é uma mistura de várias substâncias elaboradas em diferentes partes do corpo. Aqui nos concentramos na saúde e na adequada função do *coração* e dos *vasos sanguíneos*.

A vitalidade e o vigor de todo o sistema circulatório é fundamental para a vida e para a integração de todas as partes do corpo. Um estado de fraqueza ou congestionamento afeta profundamente os tecidos e órgãos envolvidos. O sangue pode estar em condições perfeitas, mas se não chegar de modo adequado a todos os órgãos, problemas surgirão. Do mesmo modo, se os resíduos produzidos durante o processo metabólico não forem eliminados corretamente, os tecidos logo sofrerão as consequências.

Disso podemos concluir que uma doença que se instala num determinado órgão pode ter suas origens numa insuficiência do sistema circulatório, seja porque o órgão não está recebendo o suprimento adequado de sangue, seja porque o resíduo por ele produzido não está sendo eliminado de maneira satisfatória.

Com uma visão holística do corpo e tratando uma doença de acordo com essa perspectiva, compreendemos que todos os órgãos e sistemas estão interligados e influenciam um ao outro. Precisamos examinar a contribuição de cada um deles para o conjunto todo. Os vasos do coração podem estar associados a qualquer doença e devem ser auxiliados e tratados no processo de cura.

Na sociedade atual, o sistema circulatório é um ambiente propício para doenças, muitas vezes fatais, pois o modo como vivemos e a nossa atitude diante da vida não nos permitem cuidar adequadamente do coração e dos vasos sanguíneos. Não obstante, é fácil prevenir problemas circulatórios, conforme demonstram as diversas orientações oferecidas a seguir.

A situação é diferente quando ocorrem problemas cardíacos de maior gravidade e se tornam necessários cuidados especializados. A medicina herbácea tem muito a oferecer para a cura de doenças cardíacas, mas todo tratamento deve ser supervisionado por um profissional habilitado.

Prevenção de Doenças Circulatórias

Prevenir é bem melhor do que precisar tratar uma doença instalada. Prevenir significa proporcionar bem-estar ao corpo, à mente e ao espírito.

Uma condição passa a ser doença quando o corpo sofre um esgotamento tal, que começa a manifestar sintomas. Para a maioria das pessoas, muitos anos são necessários para chegar a esse estado, pois o corpo tem em geral a capacidade de suportar durante muito tempo antes de sucumbir. Na maior parte das vezes, o que ocorre é um declínio progressivo: não somos mais tão fortes e vigorosos como no ano anterior; a nossa saúde já não é tão boa, tendendo a um estado de doença. Mas só nos damos conta da situação quando algo mais sério acontece e já estamos doentes.

Vários detalhes pertinentes ao sistema cardiovascular devem ser considerados. Eles não só dizem respeito às pessoas que já têm problemas com esse sistema em particular ou àquelas cujo estilo de vida as inclui na categoria de "alto risco" para desenvolver doenças cardiovasculares. Aplicam-se também a todos os que não querem ter problemas nessa área.

Quatro fatores precisam ser levados em conta:

Exercício: É essencial usar e pelo menos de tempos em tempos alongar o sistema todo. A única maneira de usar de fato o coração e os vasos sanguíneos é praticando exercícios, de modo a acelerar os batimentos cardíacos e chegar a sentir falta de ar. Isso não quer dizer que seja preciso correr até a exaustão todos os dias! O segredo está em praticar exercícios equilibrados e agradáveis regularmente. Moderação em tudo, inclusive nisso.

Dieta: No que diz respeito em especial ao sistema circulatório, o fator mais importante, o maior causador de problemas é a ingestão de gorduras, consumidas em excesso pela grande maioria das pessoas. Nos últimos anos, estamos recebendo muitas informações sobre a relação entre o consumo de gorduras saturadas e o nível de colesterol (uma dessas gorduras) no sangue, resultando em inúmeros problemas cardiovasculares. Uma alternativa recomendada é consumir gorduras insaturadas em vez das perigosas saturadas, substituindo as gorduras animais por gorduras vegetais. De acordo com novas pesquisas, porém, as coisas não são tão simples. As evidências apontam para riscos também no consumo de gorduras insaturadas, e a única saída segura é reduzir por completo a ingestão de gorduras, o que na prática significa eliminá-las por completo. E isso representa uma diminuição do consumo de gordura visível (na carne, manteiga, óleos) e também invisível (no bolo, doces, sopas substanciosas, maionese, queijo, leite e seus derivados, e ovos), que muitas vezes constituem o grosso do nosso consumo de gordura. Em vez disso, a maior parte da nossa alimentação deve consistir em muitas frutas e vegetais frescos, grãos integrais, vagens e ervilhas – as duas últimos considerados capazes de reduzir o nível de colesterol no sangue. Além disso, recomenda-se o uso mínimo de sal possível.

Fumo e Álcool: É fundamental que toda pessoa preocupada com sua saúde, sobretudo com o coração e com os vasos sanguíneos, pare de fumar e só tome bebidas alcoólicas com muita moderação.

Estresse: É estreita a correlação entre o nível de estresse em sua vida e a ocorrência de problemas de saúde, em particular de problemas associados ao sistema cardiovascular. "Estresse" é um conceito relativo. Seria mais apropriado ponderar sobre a capacidade do indivíduo de lidar com o estresse em sua vida, em vez de destacar o estresse em si. São muitos os recursos hoje disponíveis que nos ajudam a assumir responsabilidade em nossa vida e a lidar com o estresse e tensões emocionais. É possível enfrentar a tensão com remédios fitoterápicos, mas é muito melhor e mais realista dedicar-nos à causa subjacente dentro de nós e tratá-la. Isso implica consciência e às vezes coragem. Relaxamento, coaconselhamento de reavaliação e psicologia humanística e transpessoal, todas essas técnicas têm muito a oferecer. É possível prevenir a doença introduzindo a serenidade na própria vida. A harmonia psicológica e espiritual criará o ambiente interior para a harmonia do corpo.

Ervas para o Sistema Circulatório

Como acontece com todos os sistemas do corpo, a identificação de ervas para este sistema é uma simplificação necessária. O corpo é um todo integrado, um conceito aceito pela abordagem fitoterápica da saúde. Um problema que se manifesta num determinado sistema pode ser causado pelo estado de saúde e vitalidade em outra parte do corpo, de modo que qualquer erva pode influenciar o tratamento de qualquer sistema. Entretanto, para que a nossa limitada compreensão humana se capacite a apreender os princípios básicos do herbalismo, convém identificar ervas que desempenham funções específicas neste sistema.

Para manter as coisas simples e evitar classificações complexas, dividiremos as ervas entre as que exercem uma ação direta sobre o coração e as que afetam os vasos periféricos.

TÔNICOS CARDÍACOS

Entre os agentes fitoterápicos mais importantes para o coração estão a agripalma, a escrofulária, a giesta, o cacto, o lírio-do-vale, o marroio-da-água e o pilriteiro.

Você perceberá que ervas como a dedaleira (*Digitalis purpurea*) e a cebola-do-mediterrâneo foram omitidas, apesar de esses fitoterápicos serem muito usados pela medicina ortodoxa como tratamentos eficazes para insuficiência cardíaca. No entanto, dada a grande periculosidade inerente ao uso da dedaleira, deixamos de incluir essa planta venenosa. Isso não significa que nos faltem medicamentos eficazes para o coração. Com grande vantagem sobre os outros, o mais importante incluído na lista é o lírio-do-vale. Faremos aqui uma pequena digressão para examinar a ação dessa erva e compará-la com a dedaleira, pois estamos diante de algumas lições importantes.

Como mencionado no capítulo sobre os constituintes fitoterápicos, os remédios muitas vezes usados para tratar

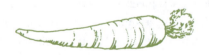

o coração são ricos em um grupo de substâncias químicas, o grupo chamado glicosídeos cardíacos. Essas substâncias químicas complexas têm a impressionante capacidade de estimular os músculos do coração de modo a fortalecer sua contração e garantir que um maior volume de sangue seja bombeado através do corpo. Com a ajuda dessas substâncias, a eficiência do coração aumenta, sem aumentar, porém, o oxigênio exigido pelo músculo cardíaco para realizar esse trabalho. Assim, não precisamos nos preocupar com uma possível deficiência de oxigênio.

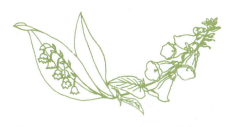

Com a dedaleira, todavia, estamos diante de um risco, pois alguns constituintes dessa erva podem acumular-se no corpo e causar envenenamento, o que não acontece com o lírio-do-vale. Como mostra a análise farmacológica, existem diferentes glicosídeos cardíacos presentes no lírio-do-vale, como a convalatoxina, o convalatoxol, a convalarina, a convalaside e a convalatoxoloside. (A raiz de todas essas palavras estranhas é o nome latino da planta, *Convallaria majalis*). Embora essas muitas substâncias bioquímicas estejam presentes, somente duas atuam diretamente sobre o coração, e dessas a mais importante é a convalatoxina.

Para um farmacêutico isso implicaria que as demais são inúteis, o que não poderia estar mais longe da verdade, uma vez que se descobriu que os outros glicosídeos aumentam a solubilidade dos glicosídeos ativos em até quinhentas vezes. O valor evidente disso é que basta uma dose menor, pois um aumento da solubilidade aumenta também a "biodisponibilidade". Além disso, descobriu-se que embora a convalatoxina tenha um efeito rápido e se oxide e excrete com rapidez, a eficácia da planta toda no corpo é mais prolongada. O corpo transforma outros glicosídeos aparentemente inativos em glicosídeos ativos quando e conforme seja necessário. Com o lírio-do-vale, não há perigo de envenenamento, pois seus glicosídeos têm uma estrutura química peculiar que os torna facilmente excretáveis, não se acumulando assim no corpo.

Temos no lírio-do-vale um bom exemplo do modo de trabalhar sinérgico das ervas. De todo esse estudo analítico e bioquímico, podemos ver que o todo é de fato maior do que a soma de suas partes. Não se consegue prever a ação da planta toda conhecendo os constituintes químicos individuais, pois os efeitos são produzidos por interações integradas complexas. Tudo isso é para mostrar que a sabedoria antiga em torno dessa erva, a nós transmitida através das gerações, encontra sustentação na ciência moderna quando se adota uma perspectiva ampla o bastante.

Examinemos agora mais de perto os tônicos cardíacos específicos mencionados antes. Todos eles agem de modo a tonificar e fortalecer a função cardíaca e serão apresentados aqui com algumas breves indicações do seu uso no sistema circulatório. Para mais detalhes, consulte a seção "Herbário".

Agripalma: Esta erva é um nervino relaxante e um emenagogo valioso. Seu valor para o sistema circulatório aparece até em seu nome latino, *Leonurus cardiaca*. Ela fortalece e normaliza a função do coração.

Cacto (flores): Usa-se em situações semelhantes às do lírio-do-vale; particularmente útil quando o ritmo dos batimentos cardíacos está alterado.

Escrofulária: Embora seja uma erva usada para tratar problemas de pele, também aumenta o vigor das contrações cardíacas.

Giesta: Pode ser considerada como o principal diurético cardíaco. Ela fortalece e normaliza o batimento cardíaco ao mesmo tempo que elimina do corpo todo acúmulo de líquido devido à insuficiência cardíaca. É preciso ter cuidado, porém, pois ela pode aumentar a pressão arterial.

Lírio-do-vale: Pode ser usado para coração fraco, como em caso de angina ou de tratamento do coração em processo de envelhecimento, em especial quando há depósitos nos vasos sanguíneos.

Marroio-da-água: Esta erva intensifica a força do batimento cardíaco e também reduz seu ritmo. É ainda um valioso relaxante.

Pilriteiro (bagas): Este é um dos remédios mais valiosos para o sistema cardiovascular, pois fortalece as contrações do músculo cardíaco ao mesmo tempo que dilata os vasos da circulação coronária. Por ser anfótero (isto é, relaxar ou estimular o coração conforme a necessidade) e normalizar a função cardíaca, pode ser usado para a maioria dos problemas circulatórios.

ERVAS PARA A CIRCULAÇÃO

Como no caso das ervas para o coração, é grande a variedade das que podem ser usadas para tratar os vasos do sistema circulatório; aqui nos limitamos a algumas mais específicas.

Os agentes herbáceos mais importantes para a circulação são os seguintes: castanha-da-índia, dente-de-leão, gengibre, giesta, mil-folhas, pilriteiro, pimenta-de-caiena, tília, trigo-sarraceno e visco-branco.

Como se pode ver, algumas dessas ervas são também tônicos cardíacos, enquanto outras são diaforéticas e estimulam a circulação periférica (gengibre, pimenta-de-caiena), e outras ainda são diuréticos (mil-folhas). De novo, isso remete ao fato de que o corpo pode manifestar problemas numa região devido a toda uma variedade de causas e fatores coadjuvantes decorrentes da interdependência de todos os sistemas.

DIURÉTICOS

Diante de problemas circulatórios, em geral é necessário ajudar o corpo a eliminar a água depositada no sistema. Quando o coração, por estar fraco, não promove com eficiência a circulação do sangue pelos rins ou quando os vasos sanguíneos (em particular no sistema venoso das pernas) estão enfraquecidos, pode ocorrer um acúmulo de líquido em algumas partes do organismo; nessas circunstâncias, diuréticos como dente-de-leão, giesta, lírio-do-vale e mil-folhas podem ajudar. O diurético mais importante para problemas circulatórios talvez seja o dente-de-leão. Quando outro remédio é usado para aumentar a força do coração, há sempre o perigo de ocorrer uma deficiência de potássio no corpo, o que por sua vez agrava o problema cardíaco. Por isso, sempre que a medicina ortodoxa prescreve um diurético, indica também um suplemento de potássio. No entanto, como o dente-de-leão já contém um alto nível de potássio, há um ganho geral sempre que é usado como diurético, o que aumenta ainda mais o seu valor.

As ervas cardioativas giesta e lírio-do-vale são incluídas aqui porque ambas são diuréticos fortes, sobretudo se a causa do problema está no coração.

NERVINOS

A ansiedade e o estresse podem levar a problemas cardiovasculares, sendo muitas vezes impossível detectar uma causa específica. Qualquer problema específico é uma manifestação de toda a rede interagente formada pelo estilo de vida, pela realidade interior e pelas tendências físicas. Sempre que há um problema cardiovascular, deve-se levar em consideração o uso de nervinos relaxantes, pois em muitos casos a ansiedade e o estresse estão envolvidos e às vezes inclusive constituem a causa do problema.

Os nervinos mais eficazes para problemas cardiovasculares são os seguintes: agripalma, anêmona, erva-cidreira, lúpulo, solidéu, tília e valeriana. As ervas mais apropriadas para uma pessoa devem ser escolhidas na seção "Herbário" deste livro, comparando suas respectivas ações.

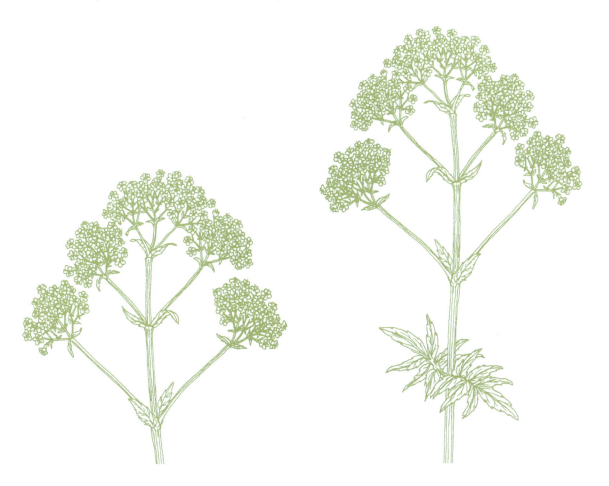

Padrões de Doenças do Sistema Circulatório

O uso holístico consciente da medicina fitoterápica tem muito a oferecer no tratamento de problemas circulatórios. É preciso enfatizar, porém, que os problemas cardíacos mais graves devem ser tratados com orientação médica.

Ao abordar essas condições específicas e padrões de doenças, precisamos ter em mente que cada pessoa é única. As pessoas não são manuais operacionais!

INSUFICIÊNCIA CARDÍACA

A medicina convencional divide os problemas cardíacos em muitas categorias. Não precisamos fazer isso quando recorremos às ervas, pois elas exercem um efeito tonificador geral. Ressaltamos mais uma vez que a insuficiência cardíaca crônica deve ser tratada por profissionais habilitados e experientes.

Para fortalecer o coração, recomenda-se ingerir a seguinte mistura durante um bom tempo:

Agripalma	2 partes
Lírio-do-vale	1 parte
Pilriteiro (bagas)	2 partes

Beba uma xícara desse chá três vezes ao dia.

Ao mesmo tempo, é preciso assegurar uma ingestão adequada de potássio – por exemplo, comendo uvas e tomates. Havendo retenção de água, deve-se acrescentar à mistura uma parte de dente-de-leão. Se houver tensão ou ansiedade, use o seguinte:

Erva-cidreira	1 parte
Tília	1 parte

Beba esse chá três vezes ao dia ou conforme for necessário.

Se essa mistura não for forte o bastante, substitua essas ervas por uma combinação de solidéu e valeriana, como descrito no capítulo sobre o sistema nervoso.

PALPITAÇÕES

Diferentemente de uma doença cardíaca orgânica, a aceleração do batimento cardíaco pode ocorrer e ser causada por inúmeros fatores, desde menopausa e alergias até o medo e a excitação sexual.

Além de tomar uma atitude com relação à causa específica sempre que apropriado, vários medicamentos eficazes reduzem batimentos erráticos e descompassados sem prejudicar o coração. Além dos remédios específicos para normalizar a atividade cardíaca, são indicadas as seguintes ervas: agripalma, giesta, marroio-da-água, passiflora, valeriana e visco-branco.

Uma ocorrência comum é a aceleração do ritmo cardíaco devido à ansiedade e ao estresse, condição que recebeu o rótulo de "taquicardia nervosa". Uma mistura básica excelente para esse problema é esta:

Agripalma	2 partes
Valeriana	1 parte
Visco-branco	1 parte

Beba esse chá três vezes ao dia ou conforme necessário.

Havendo qualquer indicação de pressão arterial elevada ou de problemas cardíacos, acrescentar bagas de pilriteiro.

ANGINA PECTORIS

Essa condição dolorosa e angustiante se manifesta quando o suprimento de sangue para o próprio coração é deficiente e provoca escassez de oxigênio aproveitável no tecido cardíaco, muitas vezes em consequência de esforço físico ou estresse emocional. É possível resolver e reverter esse problema de modo eficaz estendendo-se o tratamento por um período adequado de tempo.

O objetivo do tratamento é levar mais sangue, rico em oxigênio, para o coração, por meio das artérias coronárias. Consegue-se isso com um duplo processo. No início, dilatam-se os vasos para possibilitar um fluxo maior de sangue. Depois, como um tratamento mais prolongado, é preciso remover toda obstrução que esteja prejudicando os vasos. Para realizar essa dupla ação, recorre-se às bagas do pilriteiro, cujo chá deve ser ingerido regularmente e pelo tempo que for necessário.

A adição de tília produz excelentes resultados, pois ela tem a capacidade peculiar de eliminar depósitos de colesterol nos vasos e prevenir acúmulos futuros. Uma mistura básica:

Agripalma	2 partes
Lírio-do-vale	1 parte
Pilriteiro (bagas)	3 partes
Tília	2 partes

Beba esse chá três vezes ao dia por um longo tempo; ele não alivia de imediato a dor de um ataque.

Se o problema se agravar com manifestações de pressão alta, acrescentar visco-branco à mistura.

A angina precisa ser tratada no contexto do estado de saúde geral; o indivíduo deve ser tratado como um ser inteiro, de modo que outros problemas que possam existir também devam ser levados em conta. O estado do sistema nervoso deve ser avaliado e tratado de modo apropriado. Além disso, as condições do sistema digestório podem exercer uma influência enorme. A constipação deve ser tratada com prioridade, pois pode pressionar desnecessariamente o coração.

É recomendável seguir as orientações dadas no início do capítulo a respeito da prevenção, sobretudo as restrições alimentares, que são fundamentais; é também de suma importância identificar uma condição de estresse. Os exercícios devem ser moderados e suaves até que a condição esteja controlada, do contrário pode desencadear-se um ataque mesmo com a ingestão de medicamentos fitoterápicos. Alho natural adicionado à dieta pode ser de grande utilidade no tratamento desse problema, como em todas as condições envolvendo o sistema cardiovascular.

PRESSÃO ARTERIAL ALTA

A pressão arterial alta (hipertensão) é um problema muito comum em nossa sociedade. Inúmeros problemas podem causá-la, de início físicos, caso em que devem ser devidamente tratados, mas ela também pode se manifestar sem nenhuma causa aparente. E é sobre a chamada "hipertensão essencial" que abordaremos aqui. Embora essa variedade bem comum de hipertensão não apresente nenhuma causa definida, é possível identificar com certa facilidade alguns fatores concorrentes. Muitas vezes há uma predisposição genética, herdada dos pais, mas essa pode ser controlada se forem tomadas algumas medidas preventivas.

O estresse e a ansiedade contribuem de modo decisivo para essa doença. Problemas emocionais, sobrecarga de trabalho e a situação do mundo (*em especial* a situação do mundo!), tudo isso agrava um estado mental que repercute no corpo por meio de sintomas como tensão, inflexibilidade e constrição, contração do ser todo, elevando assim a pressão sanguínea. Os nervos efetuam uma intermediação direta entre esses fatores, produzindo uma compressão dos vasos sanguíneos periféricos e interferindo no batimento cardíaco. Técnicas de relaxamento e de trabalho com o corpo, como a massagem, são muito valiosas nesses casos, pois aquietam o corpo. (Ver a seção "Exercícios de Relaxamento" no capítulo sobre o sistema nervoso.)

Fatores dietéticos também podem estar envolvidos, de duas maneiras. Uma dieta rica em gorduras e carboidratos aumenta muito a possibilidade de que parte da gordura extra se deposite nas paredes dos vasos sanguíneos. Esse ateroma, o depósito de gordura, eleva a pressão arterial. Outra causa da pressão alta pode ser alguma alergia a certos alimentos. Às vezes a alergia é evidente e perceptível, mas em muitos casos é subclínica e difícil de detectar. Essas reações mais brandas podem se revelar num aumento da pressão arterial. Uma causa bastante comum é a alergia a produtos lácteos. Pode-se identificá-la com facilidade excluindo todos os laticínios durante uma ou duas semanas, observando o que acontece, e então reintroduzindo-os e medindo os níveis de pressão, além de identificar possíveis impressões subjetivas.

O nível de pressão sanguínea no corpo é mantido por um mecanismo complexo. Mesmo assim, podemos tirar conclusões valiosas comparando-o com conceitos básicos de hidráulica: aumentando o líquido no sistema, em decorrência da retenção, a pressão sobe; sobe também se o volume diminui, por constrição dos vasos ou "incrustação" de depósitos; e sobe ainda se a força do bombeamento se intensifica, em caso de problemas cardíacos.

Várias ervas dilatam os vasos sanguíneos periféricos, aumentando assim o volume total do sistema. Analogamente, existem ervas que ajudam os rins a eliminar mais água, desse modo reduzindo o volume de líquido no sistema. Outras normalizam a atividade do coração, reduzindo com segurança a força do bombeamento do sangue através do corpo. Os remédios mais importantes são alho, mil-folhas, noveleiro, pilriteiro (bagas), tília, trigo-sarraceno e visco-branco.

Como sempre, a orientação para cada indivíduo depende das suas necessidades específicas. Como ponto de referência, a seguinte mistura é de grande eficácia:

Mil-folhas	2 partes
Pilriteiro (bagas)	2 partes
Tília	2 partes
Visco-branco	1 parte

Beba esse chá três vezes ao dia.

Além disso, é recomendável comer alho, de preferência cru. Se o corpo estiver muito tenso, acrescentar a essa mistura uma parte de noveleiro. Em caso de muita ansiedade e estresse, incluir solidéu e valeriana. Se à pressão alta se somar dor de cabeça, adicionar uma parte de betônica.

> **PRECAUÇÕES:**
> Não use giesta como diurético em casos de hipertensão.

Ao usar essa mistura durante algum tempo, a pressão arterial voltará ao seu nível normal. A mistura é segura e não reduz a pressão de maneira artificial. Nenhuma dessas ervas é capaz de fazer isso, porque elas agem como reguladores e não baixam a pressão a um nível indevido.

PRESSÃO ARTERIAL BAIXA

Quando a pressão arterial desce abaixo do nível normal do indivíduo, ela causa tanta preocupação quanto a pressão alta. Além de ter relação direta com problemas orgânicos, quase sempre está associada à debilidade e à exaustão.

O tratamento fitoterápico desse problema combina tratamento da exaustão física e nervosa com remédios que tonificam o sistema circulatório e regularizam a pressão. Dependendo da causa, diferentes ervas são indicadas. No caso de estresse e esgotamento nervoso, recomenda-se o uso de tônicos nervinos – os mais importantes sendo então a aveia, ou como alternativa, noz-de-cola ou solidéu, dependendo da necessidade da pessoa. Bíters como genciana e losna ajudam a ativar o processo digestivo com efeito revigorante. Uma mistura básica:

Giesta	1 parte
Noz-de-cola	1 parte
Pilriteiro (bagas)	1 parte

Beba esse chá três vezes ao dia.

Em caso de fraqueza, usar ginseng regularmente.

ARTERIOSCLEROSE

A arteriosclerose se caracteriza por um espessamento e enrijecimento das paredes arteriais, causada nos estágios iniciais por um depósito gradual de cálcio, restringindo o fluxo de sangue para as células do corpo. Em estágios seguintes, esse depósito pode se transformar em acúmulo de colesterol e concentração de gordura nas paredes arteriais, levando a uma degeneração acelerada dos vasos e causando problemas sérios. Esses depósitos de gordura recebem o nome de ateromas. Eles podem se acumular na aorta, nas artérias do coração e no cérebro. A arteriosclerose é uma das causas mais comuns de óbitos no mundo ocidental.

A arteriosclerose é consequência imediata de um estilo de vida inadequado; fazendo as mudanças necessárias, porém, é possível avançar muito no caminho da cura. A dieta, o estresse e a falta de exercícios, além do uso de fumo e álcool, são fatores críticos que em geral precisam ser alterados. Grande parte do tratamento da arteriosclerose encontra-se na seção sobre prevenção de problemas cardiovasculares.

Diversas ervas podem ajudar nessa situação, principalmente a tília, pois contém um antiateroma específico; seu uso prolongado previne o depósito de colesterol e também auxilia o corpo a eliminar acúmulos já existentes. O alho tem efeito semelhante, desde que usado durante bastante tempo.

Ervas específicas para essa doença incluem alho, mil-folhas, pilriteiro (bagas), tília e visco-branco. Como você pode perceber, estas são também ervas de grande eficácia no tratamento da pressão alta, que muitas vezes acompanha a arteriosclerose. É possível usar o mesmo chá indicado para a pressão alta, aumentando a proporção de tília para três partes.

TROMBOSE E FLEBITE

Com o acúmulo, aumenta o risco de que partículas de ateromas ou de sangue coagulado entrem na corrente sanguínea. Essas duas possibilidades podem provocar o bloqueio de um vaso, o que resulta em deficiência de oxigênio no fluxo sanguíneo a partir do ponto bloqueado. A gravidade dessa trombose depende da parte do corpo na qual o bloqueio ocorre. Pode tratar-se de um problema de menor consequência, mas pode também ser causa de morte. A condição deve ser tratada para prevenir a formação e o desenvolvimento de novos focos de trombo. O tratamento deve ser feito à base de ervas que contribuam para um sistema circulatório saudável, seguindo ao mesmo tempo as orientações dadas para a arteriosclerose.

No caso de coágulo nas veias das pernas, a condição se chama flebite. Para inflamações e dores locais, loções, compressas e cataplasmas são de grande eficácia. Ervas como arnica, calêndula, confrei e pilriteiro (bagas) podem ser usadas no tratamento externo dessas condições.

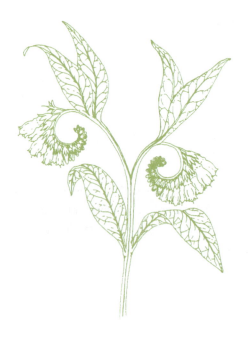

VARIZES

A falta de exercícios, a obesidade, a gravidez e tudo o que reduz a circulação nas pernas, como roupas apertadas ou sentar-se de pernas cruzadas, podem contribuir para o desenvolvimento de varizes, nome que identifica veias dilatadas, tortuosas e inchadas. Elas podem aparecer em qualquer parte do corpo, mas de um modo geral ocorrem mais nas pernas, uma vez que o coração por si só não é forte o bastante para devolver o sangue venoso da parte inferior do corpo sem a ação de bombeamento dos músculos das pernas, que só acontece quando esses músculos são usados e exercitados. É essencial praticar exercícios adequados e elevar os pés e as pernas depois de permanecer por muito tempo sentado, para contrabalançar os efeitos da gravidade.

A medicina herbácea tem muito a oferecer para essa condição, desde que sua ação seja apoiada por exercícios. A dieta deve ser rica em frutas e vegetais verdes. A constipação deve ser evitada. Vitaminas do complexo B e as vitaminas C e E devem ser incluídas na dieta. As ervas para essa condição estimulam a circulação periférica e assim facilitam o fluxo de sangue nas pernas. As ervas apropriadas para esse caso são: freixo-espinhento (casca ou bagas), gengibre e pimenta-de-caiena. Além disso, é preciso acrescentar ervas que fortalecem os vasos sanguíneos – por exemplo, castanha-da-índia, pilriteiro (bagas) ou trigo-sarraceno. Havendo retenção de líquido que cause inchaço dos tornozelos ou das pernas, adicione-se um diurético, como dente-de-leão ou mil-folhas.

A seguinte mistura ataca o problema por todos os lados:

Castanha-da-índia	3 partes
Freixo-espinhento (casca ou bagas)	2 partes
Gengibre	1 parte
Mil-folhas	2 partes
Pilriteiro (bagas)	3 partes

Beba esse chá três vezes ao dia.

No caso de inflamação local com dor, uma loção ou compressa com hamamélis quase sempre alivia o desconforto; se este persistir, pode-se usar bagas de pilriteiro, calêndula ou confrei.

ÚLCERAS VARICOSAS

É estreita a relação entre o desenvolvimento de úlceras varicosas e a condição – atividade e tônus – das veias, que também se reflete nas varizes. Quando as pernas não recebem sangue e fluido tissular suficientes – devido aos fatores descritos para as varizes – o excesso de líquido leva à decomposição do tecido e ao desenvolvimento de úlceras. É bem sabido que essas são difíceis de curar. Nessa situação, é ainda mais importante praticar exercícios adequados e elevar os pés para compensar o efeito da gravidade sobre as pernas.

As ervas indicadas para esta condição são as mesmas recomendadas para varizes, mas com uma proporção maior de diuréticos e alterativos. O tratamento externo é fundamental. Uma infecção secundária, caso ocorra, pode ser tratada com uma compressa feita com alteia, calêndula e equinácea, trocada com frequência. Com a remissão da infecção, deve-se substituir a compressa por um cataplasma feito com alteia, calêndula e confrei em pó, de consistência pastosa, aplicado sobre o tecido em torno da úlcera e fixado com uma bandagem elástica.

MÁ CIRCULAÇÃO E FRIEIRAS

Quando a circulação nas extremidades é inadequada, tornando mãos e pés frios, a seguinte mistura pode ser muito benéfica:

Freixo-espinhento (casca)	3 partes
Gengibre	1 parte
Pilriteiro (bagas)	3 partes

Beba esse chá três vezes ao dia.

Em caso de frieiras persistentes, elas podem ser tratadas com sucesso com a aplicação de uma fina e leve camada de pomada de pimenta-de-caiena.

Sistema Linfático

O sistema linfático é constituído por um conjunto de vasos cuja função consiste em devolver o líquido intercelular e intracelular à corrente sanguínea, onde se originou. Entretanto, nesse processo aparentemente passivo de transporte, realiza-se uma atividade de grande importância. É por meio da drenagem linfática de células, tecidos e órgãos que em grande parte se processa a limpeza do organismo. O fluxo adequado e a coesão do sistema linfático são assim vitais para a função do corpo e devem ser levados em conta quando se pensa o corpo em termos holísticos. Uma segunda função importante desse sistema ocorre nas glândulas linfáticas, pois é nelas que em parte se desenvolve a atividade antimicrobiana do organismo. Abordamos essa função em várias partes deste livro, mas em particular no capítulo sobre olhos, ouvidos, nariz e garganta. Onde quer que se localizem, as glândulas linfáticas sempre podem inchar, sendo os locais mais comuns a garganta, as axilas, os seios e a virilha. Ervas como aparine, calêndula, equinácea, fitolaca e hidraste podem ser consideradas purificadores linfáticos e usadas como tal sempre que necessário.

Uma dieta depurativa se torna necessária sempre que houver suspeita de problemas linfáticos, sendo a mais recomendada uma dieta à base de frutas. Nela, as seguintes fontes de alimentos devem ser evitadas ou reduzidas a um mínimo. Isso dará ao sistema linfático um descanso da sobrecarga dos seguintes alimentos inadequados:

- Carnes vermelhas
- Alimentos oleosos, gordurosos e fritos
- Queijo, manteiga, nata, leite
- Vinagre e conservas
- Álcool
- Açúcar e produtos à base de açúcar
- Aditivos artificiais, conservantes, corantes, aromatizantes

Ao evitar esses alimentos, o corpo se beneficia; mas uma limpeza ativa ocorre quando os alimentos corretos são adotados por meio da dieta. Frutas e vegetais frescos constituem a base. Para uma purificação completa, é recomendável adotar uma dieta de frutas por algum tempo e em seguida reintroduzir outros alimentos. Esta é uma breve lista de alimentos apropriados:

- Frutas frescas, sobretudo laranjas, uvas e maçãs
- Vegetais verdes frescos
- Carne branca e peixe branco, se desejados

Uma mistura fitoterápica que auxilia o sistema linfático sempre que surgir algum problema é a seguinte:

Aparine	1 parte
Equinácea	2 partes
Fitolaca	1 parte
Hidraste	1 parte

Beba esse chá três vezes ao dia.

Pode-se adotar essa composição em outras situações, sempre que se concluir que a drenagem linfática precisa de reforço.

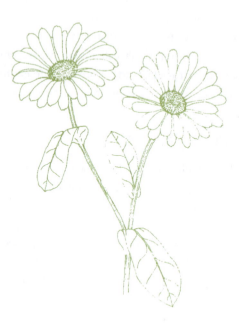

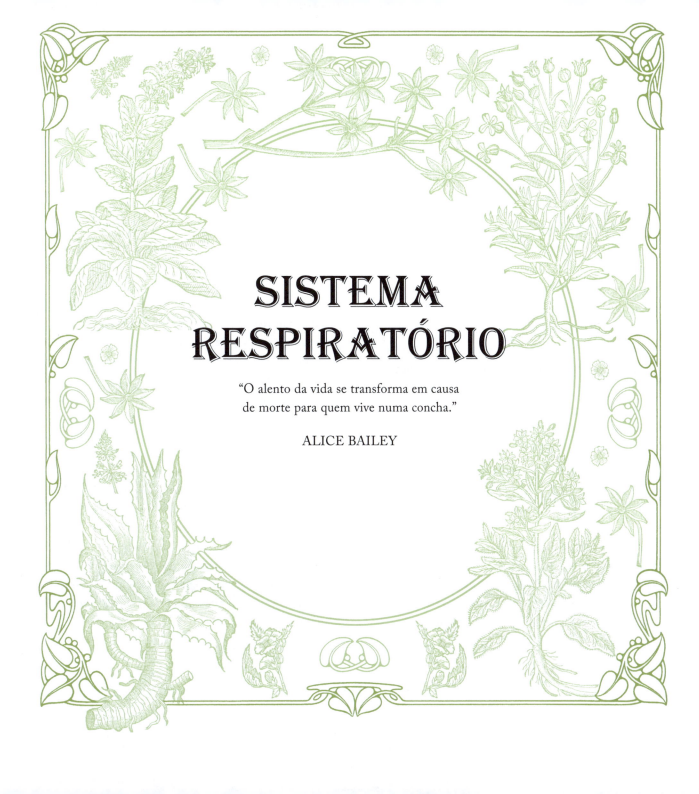

SISTEMA RESPIRATÓRIO

"O alento da vida se transforma em causa de morte para quem vive numa concha."

ALICE BAILEY

SISTEMA RESPIRATÓRIO

O AR QUE RESPIRAMOS É ECOLOGIA espiritual em ação. Quando aspiramos o hálito da vida, compartilhamos esse ar com todos os demais seres humanos, com a vida toda em nosso planeta. É por meio da respiração que a nossa unidade com as árvores se torna um fato manifesto e a nossa comunhão com os oceanos produz um efeito imediato. Pela circulação dos gases e da energia da atmosfera, a realidade do todo planetário se revela, com implicações para toda a vida humana. Essa visão fundamenta todo o processo de cura holística e da ecologia – a ciência do todo. Da perspectiva da ecologia espiritual, podemos repetir a pergunta dos místicos: "Quem respira?"

A cada minuto, de um modo em geral inconsciente, inspiramos e expiramos de 10 a 15 vezes. Todos os dias, movimentamos ar em quantidade suficiente para encher milhares de balões. Assim, o corpo absorve do ar o oxigênio de que precisa e expele do sangue o dióxido de carbono.

Embora apenas um quinto do ar seja oxigênio, essa é a parte que o corpo precisa para a nossa sobrevivência, uma vez que cada célula precisa de oxigênio para liberar a energia contida nas reservas do alimento. Muitas células podem sobreviver por algum tempo sem oxigênio; outras precisam de um suprimento constante. As células cerebrais morrem – sem poder ser substituídas – se lhes faltar oxigênio por mais de alguns minutos.

É responsabilidade dos sistemas respiratório e circulatório suprir as células com oxigênio. Esse processo é controlado pelo cérebro, via *medula oblonga*, situada no tronco encefálico, onde as mensagens pertinentes à composição sanguínea se combinam com outras informações, regulando assim o ritmo respiratório apropriado.

O fluxo e refluxo da respiração transportam a energia vital para o ser. Por isso, caso distúrbios respiratórios inibam as trocas gasosas, eles podem provocar redução da vitalidade, aumento de distúrbios metabólicos e degeneração de tecido.

A anatomia e fisiologia do sistema respiratório constituem uma bela e complexa expressão de integração e totalidade.

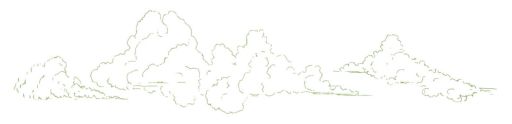

Prevenção de Doenças Respiratórias

Não somos apenas o que comemos; somos também o que respiramos. Um problema com a respiração não só afeta outros órgãos e sistemas, mas pode também causar doenças nesses sistemas. No entanto, como o corpo é um todo, o inverso também é verdadeiro. Quando há necessidade de tratar os pulmões, precisamos também estar atentos ao sistema circulatório; grande parte do que dissemos sobre o coração e a circulação é importante para os pulmões. Precisamos também examinar as condições do sistema digestório e, sobretudo, dos órgãos do sistema excretor, pois os pulmões colaboram com os intestinos, com os rins e com a pele para eliminar os resíduos. Ocorrendo uma deficiência num desses sistemas, o corpo compensa o problema aumentando a carga sobre os demais. Há limites para a quantidade de resíduos que os pulmões podem suportar se, por exemplo, houver obstrução nos intestinos.

É possível prevenir a maioria das alterações patológicas nos tecidos se o meio ambiente das células for abastecido constantemente de oxigênio. A quantidade de oxigênio que a circulação envia para o tecido é em grande parte controlada pela respiração.

Essas considerações deixam claro que as melhores medidas preventivas relacionadas com o sistema respiratório são exercícios regulares e boa respiração. Embora consideremos a respiração como um processo natural, para os próprios círculos médicos ortodoxos uma respiração consciente e bem realizada é de valor inestimável. Talvez nos sirva de estímulo aqui a função fundamental exercida pela respiração em muitos caminhos espirituais.

Como acontece no caso de qualquer doença, a melhor profilaxia é um estilo de vida saudável. Dieta, exercícios e qualidade de vida exercem uma influência profunda sobre a saúde dos pulmões.

Para garantir pulmões saudáveis, tanto o ambiente interno como o externo devem estar em harmonia. Se o ar que respiramos está poluído, ele prejudica a ecologia dos pulmões, do mesmo modo que deteriora a ecologia de uma floresta. O ar contaminado com substâncias químicas e partículas, gases e fumaça deve ser evitado. Isso nos leva ao tabagismo. O ato de fumar ergue um muro de alcatrão e de cinzas entre o indivíduo e o mundo, impedindo um fluxo ecológico livre nos pulmões. Isso pode causar muitos e graves problemas, desde bronquite até câncer, sem contar os efeitos da redução do suprimento de oxigênio às outras partes do corpo. Se quisermos curar a nós mesmos e ao mundo, este é um bom lugar para começar. Ingerir alimentos naturais e viver no campo deixam de ter importância se fumamos vinte cigarros por dia!

É possível identificar e evitar inúmeros outros perigos específicos. No caso de infecções, a resposta mais clara é apenas evitar o contato com elas. Todavia, como isso muitas vezes é socialmente impossível, precisamos manter nossas defesas naturais em suas melhores condições. É oportuna aqui uma palavra sobre o uso questionável da imunização. Se lhe dermos a oportunidade, o corpo é capaz de grandes atos de defesa de si mesmo, contanto que lhe forneçamos uma dieta balanceada, rica em vitaminas, associada a um estilo de vida saudável em pensamentos, sentimentos e ações. Nesse contexto, é fundamental restringir o uso indevido de antibióticos. Embora esses medicamentos possam salvar vidas, se usados no momento oportuno e da forma correta, podem também levar os sistemas de defesa naturais do corpo à inoperância. Além de reduzir as nossas defesas, também criam no longo prazo – em sentido evolutivo – bactérias altamente resistentes, dificultando ainda mais a abordagem dos problemas.

Nos últimos cinquenta anos, os médicos constataram desdobramentos alarmantes nessa direção. Com um estilo de vida saudável e o uso de remédios herbáceos quando necessário, é quase sempre possível evitar os antibióticos.

Ervas para o Sistema Respiratório

Todos os aspectos do sistema respiratório podem se beneficiar com remédios herbáceos apropriados. As ervas podem favorecer a atividade das membranas mucosas e promover o intercâmbio de gases entre essas membranas; podem ativar a secreção de tecido pulmonar para umedecer o bastante o ar e proteger as membranas; podem aumentar as respostas neurológicas que regulam a respiração;

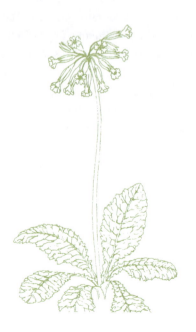

podem tonificar a circulação e garantir que o sangue banhe os tecidos de maneira adequada; podem ainda estimular a totalidade dos processos glandular e excretor para assegurar um ambiente interno higiênico e harmonioso.

Ao examinarmos o sistema respiratório no contexto holístico, é evidente que para curar de fato uma doença localizada nesse sistema precisamos levar em conta e estar preparados para tratar o corpo inteiro. A natureza é generosa na multiplicidade de ações das ervas que beneficiam a região dos pulmões, dando-nos assim a possibilidade de trabalhar num contexto amplo.

Embora não seja aconselhável classificar as ervas estritamente de acordo com suas ações, pode ser proveitoso oferecer algumas orientações de caráter geral. Abordaremos estimulantes e relaxantes respiratórios, remédios anfóteros e demulcentes respiratórios.

ESTIMULANTES RESPIRATÓRIOS

Nesta categoria, as ervas agem como estimulantes para os nervos e para os músculos do sistema respiratório, provocando um reflexo neurológico no sistema digestório por intermédio de terminais sensoriais. Essa estimulação produz "expectoração". Os expectorantes estimulam o amolecimento e consequente expulsão do muco do sistema respiratório. Plantas pertencentes a essa categoria incluem, entre outras: cebola-albarrã, dulcamara, margarida, primavera, saponária, sênega e tuia.

RELAXANTES RESPIRATÓRIOS

A principal ação dessas plantas é relaxar o tecido dos pulmões, efeito dos mais benéficos para problemas relacionados com tensão e hiperatividade. De modo aparentemente paradoxal, o abrandamento da tensão favorece o fluxo do muco, promovendo assim a expectoração. Muitas plantas podem ser incluídas neste grupo, mas as mais representativas são alface-brava, angélica, anis, cerejeira-preta, éfedra, erva-de-santa-luzia, grindélia, hissopo, ínula, linhaça, rorela, tanchagem, tomilho e tussilagem.

REMÉDIOS ANFÓTEROS

O conceito de anfotericidade é de grande valia quando nos deparamos com ações, pelo que se pode observar, contraditórias de muitas plantas. O termo procede da química, na qual é usado para descrever uma substância que tem a capacidade de agir como ácido ou como base. Os anfóteros, que são reguladores, alteram e adaptam sua ação de acordo com as condições. À primeira vista pode parecer estranho que um conceito assim possa fazer parte da medicina herbácea. Na medicina ortodoxa, a expectativa é que um remédio tenha um efeito que possa ser definido com mais clareza, fato que tem relação com a dosagem e pode ser controlado com facilidade. Considerando o corpo como essencialmente mecânico, isso faz sentido. Contudo, numa visão holística, o corpo é um todo integrado, sinérgico, e a tarefa do terapeuta é aumentar e facilitar os processos de recuperação vital que operam naturalmente. Assim descobrimos que as ervas anfóteras trabalham de um modo que se adapta aos sistemas num momento determinado, usando a sabedoria do corpo para fazer o que é apropriado.

Os melhores anfóteros respiratórios são erva daninha de borboleta (raiz), lobélia, marroio-branco, sanguinária-do-canadá e verbasco.

DEMULCENTES

Demulcentes acalmam, aliviam e abrandam membranas mucosas irritadas ou inflamadas, visto que suas características mucilaginosas e fluidas lhes possibilitam revestir, proteger e lubrificar as membranas e outras superfícies teciduais. Com a proteção que oferecem, é possível alcançar a cura.

Muitas ervas já mencionadas são demulcentes, destacando-se as seguintes: alcaçuz, alteia (folhas), confrei (raiz), linhaça, lobária (líquen), tussilagem e verbasco.

Padrões de Doenças do Sistema Respiratório

Na prática, as várias doenças e síndromes respiratórias que foram classificadas podem ser vistas como a manifestação de dois tipos de distúrbios respiratórios: congestão e espasmo. A congestão é causada por um acúmulo de muco nos pulmões, seja por produção em excesso, seja por excreção inadequada, o que com o tempo leva a efeitos degenerativos. Os espasmos dos músculos bronquiais constituem o outro grupo de problemas respiratórios e podem ser causados por fatores diversos.

Embora algumas doenças não se enquadrem em nenhuma dessas categorias (como o câncer de pulmão), elas oferecem um quadro apropriado para um tratamento holístico dos pulmões.

CONGESTÃO

É bastante comum a medicina ortodoxa considerar a infecção por bactérias ou por vírus como a causa de um estado congestivo dos pulmões, dos ouvidos, do nariz ou da garganta. Não obstante, pode ser mais apropriado considerar a infecção como o *resultado* de uma condição congestionada do tecido pulmonar. Organismos só podem prosperar no corpo se o "solo" for favorável. No caso dos pulmões, a congestão supre o solo fértil para a infecção, mas esse não é um estado de coisas saudável ou normal. Suprimir apenas a infecção não resolve o problema latente; em vez disso, a congestão também precisa ser tratada para impedir a recorrência dos sintomas.

Um fator relacionado com frequência com a congestão é o conteúdo de muco da dieta. Se a necessidade do corpo de alimentos que formam muco ultrapassar os limites, o corpo o expelirá aumentando a secreção, por exemplo, nos pulmões. Se antibióticos inibirem esse processo natural de limpeza, as sementes de doenças crônicas e talvez degenerativas serão lançadas, como consequência da congestão.

Por isso, em qualquer doença respiratória com excesso de muco, é essencial adotar uma dieta baixa em alimentos formadores de muco. Havendo um acúmulo de catarro, como na sinusite, é sempre proveitosa uma dieta restritiva da ingestão de alimentos que nutrem as vias metabólicas formadoras do catarro. Mesmo em condições normais, alguns acreditam que acúmulos de catarro, ou muco, são pontos onde se aglomeram resíduos metabólicos ou materiais tóxicos, o que acaba sobrecarregando o corpo e levando a doenças degenerativas. Não há nada intrinsecamente errado com o muco; ele é um carboidrato natural do corpo que age como lubrificante e meio de eliminação dos resíduos. É ao excesso que precisamos prestar atenção, bem como às fontes dietéticas do muco, que são:

– Laticínios, inclusive leite de cabra e iogurte
– Ovos
– Grãos, especialmente os ricos em glúten, como trigo, aveia, centeio e cevada
– Açúcar
– Batatas e outros vegetais que contêm amido, como rutabagas e nabos

Ao adotar uma dieta livre de muco, substitua esses alimentos por frutas frescas e sucos.

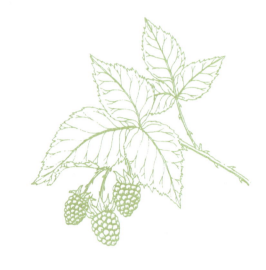

TOSSES

Pode-se tratar a tosse de muitas maneiras com ervas; cada herborista tem uma erva ou mistura preferida. A tussilagem supera todos os demais remédios comuns disponíveis. Às vezes uma combinação pode ser mais eficaz. Uma composição básica de sabor bastante agradável pode consistir em partes iguais de:

Alcaçuz
Tussilagem
Verbasco

A *New Cyclopaedia* de Potter contém uma mistura de flores que além de eficaz tem aparência e sabor muito agradáveis.

Peitoral de Potter Nº 1:

> Flores de alteia
> Flores de malva
> Flores de papoula-comum
> Flores de tussilagem
> Flores de verbasco
> Flores de violeta

são combinadas em partes iguais e processadas como infusão.

As duas misturas acima podem ser ingeridas a cada três horas, embora o mais recomendável seja três vezes ao dia. Outro remédio muito eficaz é marroio-branco, mas seu sabor desagradável precisa ser bem mascarado com alcaçuz ou anis. Essa erva foi o constituinte original das pastilhas para tosse – uma infusão de marroio-branco com açúcar, muito açúcar.

Se a tosse exercer pressão sobre um coração já fraco, é bom acrescentar agripalma. Esse acréscimo auxilia a atividade cardíaca sem forçar o órgão.

Uma tosse seca, irritante, beneficia-se com relaxantes e demulcentes respiratórios. Para isso, são proveitosas alface-brava e tussilagem. Às vezes essas tosses têm origem nervosa, quando então é aconselhável usar relaxantes nervinos.

BRONQUITE

A bronquite é uma infecção dos brônquios, os canais que conduzem o ar para os pulmões. Ela abrange qualquer infecção pulmonar branda, mas, como já se disse, esses detalhes e distinções sutis são praticamente irrelevantes no âmbito da medicina herbácea. As melhores ervas são as peitorais que combinam ação expectorante para eliminar o catarro com propriedades demulcentes para aliviar o tecido inflamado. As mais recomendadas são as seguintes: angélica (raiz), anis, confrei (raiz), hissopo, ínula (raiz), linhaça, lobélia, marroio-branco, pilosela-das-boticas, pulmonária, sanguinária-do-canadá, sênega, tomilho, tussilagem e verbasco. Para mais detalhes sobre cada uma dessas ervas e para escolher a mais apropriada ou a melhor combinação para o seu caso, consulte a seção "Herbário".

Plantas antimicrobianas também são indicadas para combater infecções. A mais importante entre as muitas disponíveis talvez seja o alho, que pode ser ingerido sob qualquer forma, cru ou como óleo de alho em cápsulas. O óleo antisséptico do alho é excretado pelos pulmões, combatendo diretamente as bactérias ali instaladas. Mesmo esfregando alho nos pés, pode-se sentir o seu odor na respiração. Existe hoje uma nova variedade de alho japonês que conserva suas propriedades, mas sem exalar cheiro! Ele está disponível sob a forma de cápsulas "KYLORIC". Outras ervas antimicrobianas eficazes para a bronquite são a equinácea, o eucalipto e o tomilho. Os óleos antissépticos voláteis presentes no eucalipto e no tomilho também são eficazes em inalações ou banhos. Para tratar a bronquite e outras infecções respiratórias no banho, separe partes iguais de folhas de eucalipto e de tomilho, perfazendo um total de quatro ou cinco colheres de sopa. Despeje 1 litro de água fervente sobre a mistura e deixe descansar por 30 minutos. Coe e adicione o líquido à água do banho. Banhe-se a 38 ºC durante uns 15 minutos.

Além das orientações acima, é recomendável auxiliar o sistema linfático, especialmente se uma ou outra glândula estiver inchada. Seria benéfico estimular também a excreção, indicando-se para isso aparine e fitolaca.

PLEURISIA

Quando uma infecção degenera em pleurisia ou em pneumonia, o mais importante é tratar a febre, aliviando assim o corpo inteiro e especificamente a região do peito. Para isso, os diaforéticos são insubstituíveis, em geral combinados com demulcentes respiratórios. Alho, confrei (raiz), erva daninha de borboleta (raiz), eupatório, hissopo, pimenta-de-caiena e verbasco são em particular eficazes. Escolha as ervas que julgar apropriadas, de acordo com as condições gerais do corpo, e combine-as numa infusão. Além desse apoio interno, a pleurisia requer a aplicação de um cataplasma ou uma compressa. Um cataplasma com linhaça é excelente para inflamações no peito:

Coloque um punhado de linhaça num pouco de água fervente e mexa até a mistura adquirir uma consistência pastosa. Com a espessura aproximada de 1 cm, espalhe a pasta sobre um pedaço de pano, deixando as bordas livres e evitando a formação de acúmulos. Aplique o preparado bem quente sobre o peito inteiro, deixando-o agir por duas horas. Substitua o cataplasma algumas horas depois ou no dia seguinte. Ao término do tratamento, limpe a região com água morna e enxugue bem. Para aumentar a eficiência, salpique pó de mostarda no cataplasma, desde que não esteja tratando de crianças nem de pessoas com pele sensível.

Uma alternativa é aplicar compressa com uma infusão de pimenta-de-caiena. Consulte a seção "Preparo das Ervas".

COQUELUCHE

Como esta doença pode degenerar em complicações lamentáveis ou em fraqueza constitucional futura, ela deve ser bem tratada. As ervas rorela (pode escurecer a urina mais do que o normal) e pilosela-das-boticas podem ser consideradas como remédios específicos e devem ser incluídas numa mistura:

Marroio-branco	1 parte
Pilosela-das-boticas	2 partes
Rorela	1 parte
Tomilho	1 parte
Tussilagem	1 parte

Beba esse chá três vezes ao dia.

A mistura pode ser aromatizada com anis ou alcaçuz. Se os acessos de coqueluche são acompanhados de vômito, é recomendável ingerir a mistura após o espasmo para evitar recorrência. Um cataplasma de linhaça pode ajudar.

Em casos de problemas respiratórios mais graves ou crônicos – como enfisema ou bronquiectasia – a terapia fitoterápica pode exercer um papel preponderante no tratamento. Devem ser valorizados especialmente remédios que favoreçam a eliminação do catarro, como ínula ou confrei (raiz). As ervas recomendadas para asma são eficazes para recuperar o tônus tissular, mas acima de tudo são indispensáveis exercícios respiratórios.

ESPASMO

Além da congestão, outra categoria importante de problemas respiratórios caracteriza-se por espasmos dos brônquios, e a "doença" mais representativa desse padrão é a asma. A causa do problema não são os espasmos; estes resultam sempre de processos físicos complexos – a ponta do iceberg. O tratamento precisa levar em conta as condições do corpo como um todo.

ASMA

A asma pode decorrer de uma combinação de causas. Muitas vezes, os ataques são desencadeados por um componente alérgico. Em outros casos, a causa é puramente genética; em outros ainda, pode ser uma reação adquirida devido à exposição a um fator irritante. O estado do tônus nervoso do corpo também pode levar a espasmos bronquiais. Em pessoas predispostas, a tensão, a ansiedade, a hiperatividade ou a exaustão podem causar tanto estresse a ponto de provocar um acesso de asma. Do mesmo modo, espasmos ou dificuldade de respirar podem ser causados por problemas osteopáticos que afetam o local onde o nervo torácico sai da espinha.

Em geral, o organismo é capaz de compensar e equilibrar muitas influências, mas o nosso estilo de vida, dieta, postura e atitude perante a vida são todos fatores agravantes e precisam ser levados em consideração num tratamento.

A asma responde bem ao tratamento fitoterápico, mas é impossível dar uma receita apropriada para todos os casos, uma vez que os vários fatores envolvidos devem ser identificados e os remédios escolhidos de acordo com cada caso. As ervas que ajudam a reduzir o espasmo e acalmam a respiração incluem cerejeira-preta, erva-de-santa-luzia, grindélia, lobélia, pilosela-das-boticas e rorela.

Havendo produção de catarro – que deve, é claro, ser eliminado, – expectorantes como alcaçuz, anis, confrei (raiz), sanguinária-do-canadá, sênega e tussilagem ajudam muito.

Se houver um componente alérgico, vale a pena lembrar-se da erva chinesa éfedra.

Se os ataques afetam a força do coração – o que geralmente acontece – a agripalma, com sua ação fortalecedora suave, é de grande valia.

Em caso de hipertensão, pilriteiro e tília são de grande proveito. A ansiedade e a tensão recebem um tratamento melhor com lúpulo, solidéu ou valeriana.

Ocasionalmente, constata-se que a asma responde bem ao uso apenas de nervinos, pois o medo é um dos agentes mais fortes de um ataque de asma. Pode inclusive ser medo do próprio ataque. Assim, é benéfico tudo o que aumenta o vigor interior da pessoa e sua autoimagem. Os nervinos facilitam esse processo, mas uma abordagem psicoterapêutica pode ser um acréscimo extraordinário. Técnicas de relaxamento podem ajudar, e algumas são descritas na seção "Exercícios de Relaxamento", no capítulo sobre o sistema nervoso.

Uma palavra sobre os produtos lácteos: em muitos casos de asma infantil e eczema, comprovou-se que o leite é um fator causador de reações alérgicas. Tais causas podem estar na base de muitos problemas também de adultos. É fundamental que nossos filhos sejam alimentados com leite materno pelo tempo que for possível. Após a desmama, não devem receber uma dieta à base de leite de vaca e de seus subprodutos. Pelo contrário, produtos lácteos devem ser excluídos da dieta, como também alimentos muito refinados, especialmente o açúcar. Carne vermelha é desaconselhável. O leite e o queijo de cabra não causam nenhum desses problemas criados pelo leite de vaca e podem ser usados como substitutos.

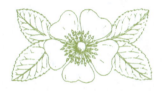

OLHOS, OUVIDOS, NARIZ E GARGANTA

"É comum os discípulos do caminho verem os sentidos com desconfiança; trata-se de um mundo que é necessário transcender. Em nossas cidades modernas, essas preciosas qualidades são diariamente agredidas por imagens espalhafatosas, um ar deletério, uma cacofonia de sons dissonantes. No entanto, com o uso sensato dos sentidos, podemos sentir alegria no plano terreno, encontrar a beleza e desenvolver a sensibilidade e o discernimento. Com o uso correto dos sentidos, conhecemos a imanência do espírito na matéria."

HEINRICH S. RIPSZAM

OLHOS, OUVIDOS, NARIZ E GARGANTA

Todos os órgãos abordados nesta seção compartilham uma proximidade anatômica e uma relação funcional, e constituem uma interface essencial entre os ambientes interno e externo. Essa interface é física, no sentido de que há uma troca de gás na respiração e uma entrada de alimento quando comemos, por exemplo, mas há também a interface da percepção e da comunicação. Pelos olhos, revela-se-nos a luz, e também a porta para a divindade. Com os ouvidos, ouvimos os sons do mundo, um sentido que reflete a qualidade espiritual da compreensão. Com o nariz, cheiramos, um reflexo externo do discernimento espiritual e do idealismo. Através da boca, o mundo do sabor abre-se para nós, sendo ele próprio uma passagem para a capacidade de discriminar. A voz, gerada na garganta, facilita a comunicação.

Essa interação com o ambiente externo e o estreito vínculo entre esses órgãos através da camada contínua de membranas mucosas que os permeia explicam muitas das doenças que podem ocorrer. É possível dizer apenas que uma infecção bacteriana invadiu o organismo ou que uma reação alérgica se deve ao pólen de uma determinada relva, mas esse é um modo muito limitado de descrever sintomas. As origens sistêmicas de uma redução da resistência interna precisam ser procuradas, do mesmo modo que é necessário descobrir a causa de uma sensibilidade imunológica.

Há uma estreita relação entre o sistema respiratório e os ouvidos, o nariz e a garganta. Um belo exemplo da sinergia e autocura do corpo está no modo como as membranas mucosas lidam com o muco. Parte da função do muco é apanhar partículas e proteger as membranas de agentes invasores. O muco é eliminado pela "escada mucociliar". As células que revestem o nariz e a garganta têm pequenos pelos, chamados cílios. Estes se agitam numa direção, empurrando inexoravelmente o material para o esôfago e daí para o estômago, que o esteriliza. O revestimento dos brônquios tem cílios que movimentam o material para cima e para o mesmo destino. Em condições saudáveis, esse mecanismo funciona com perfeição. Entretanto, se a consistência do muco for alterada, o mecanismo deixa de operar com eficiência. Boa parte dos tratamentos fitoterápicos de problemas de muco baseia-se, portanto, na alteração da consistência do muco; os cílios fazem o resto.

Ervas para os Olhos, os Ouvidos, o Nariz e a Garganta

Como a maioria das doenças que se manifestam neste sistema resulta de problemas com as membranas mucosas, em geral precisamos tratar o catarro e as infecções. Lembramos que essas doenças só podem ser tratadas no contexto do corpo todo, mas certos grupos de remédios têm indicações específicas. Para um problema de catarro, devem-se usar adstringentes e plantas anticatarrais, mas ervas ricas em óleos voláteis também são muito úteis. Como geralmente há envolvimento microbiano, antimicrobianos devem ser levados em conta, como também outras alternativas para auxiliar o sistema linfático em sua ação de defesa e limpeza.

As ervas apropriadas em particular para esse sistema são: alteia (folhas), argentina, bálsamo-de-gileade, equinácea, eucalipto, eufrásia, eupatório, fitolaca, hidraste, hissopo, hortelã-pimenta, índigo-selvagem, sabugueiro (flor), sálvia e vara-dourada.

Olhos

O tratamento dos olhos está além do escopo deste livro. Entretanto, condições que afetam as pálpebras e as glândulas lacrimais podem ser tratadas com ervas.

A erva por excelência para o tratamento dos olhos é a eufrásia. Ela pode ser usada interna e externamente para todos os problemas oculares e auxilia o globo ocular e o tecido circundante, podendo também ser combinada com outras ervas. Para o terçol, inflamações nas pálpebras e outras infecções, como a conjuntivite, os resultados serão melhores tratando o problema interna e externamente. Para tratamento interno, as ervas devem ser antimicrobianas, desintoxicantes e tonificantes para o corpo todo, fortalecendo-o o suficiente para que possa eliminar a infecção por si mesmo. Um bom exemplo de uma combinação assim é uma mistura em partes iguais de:

    Aparine
    Equinácea
    Eufrásia
    Fitolaca
    Íris

Beba esse chá três vezes ao dia.

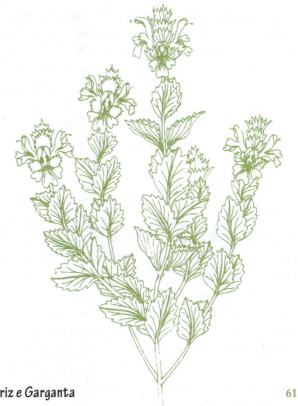

Externamente, uma compressa ou um lava-olhos pode ser feito com eufrásia. Coloque uma colher de sopa da erva seca em meio litro de água, ferva por 10 minutos e deixe esfriar. Use a solução para lavar os olhos ou aplicar como compressa, umedecendo um pedaço de algodão, gaze ou musselina no líquido morno e deixando-o sobre os olhos por cerca de 15 minutos. Repetir o procedimento várias vezes ao dia. Outros remédios para aplicação externa são calêndula e hidraste.

Ouvidos

Conhecemos muito bem a responsabilidade dos ouvidos para a audição, mas além da percepção das ondas sonoras, eles enviam para o cérebro impulsos que indicam as condições de equilíbrio em que nos encontramos e também informações sobre o movimento do corpo nas três dimensões do espaço. Para realizar essas funções, o corpo desenvolveu uma estrutura bela, em termos arquitetônicos, que facilita essas complexas atividades de maneira milagrosamente eficiente.

Não é objetivo deste livro examinar problemas do ouvido interno. Vamos nos ater a doenças devidas a infecções e catarro inseridas no âmbito de tratamentos caseiros.

INFECÇÕES

As infecções do ouvido médio em geral se originam na garganta e se espalham por meio da tuba auditiva. As ervas mais importantes a serem usadas são remédios antimicrobianos como alho, equinácea, índigo-selvagem e íris, que são também anticatarrais e alterativas, sendo a equinácea a mais eficaz em todas as infecções dos ouvidos, do nariz e da garganta. As ervas ricas em óleos antissépticos podem ser úteis, mas são mais indicadas para distúrbios da garganta e do nariz. Tônicos linfáticos como aparine e fitolaca precisam ser levados em consideração, como também os anticatarrais e tônicos da membrana mucosa, a hidraste, o sabugueiro (flor) e a vara-dourada.

As ervas apropriadas devem ser combinadas num chá (exceto, talvez, a hidraste, que devido ao seu gosto amargo em geral é ministrada como pó em cápsulas, sobretudo para crianças). Embora esse tratamento interno seja eficaz, para dores de ouvido pode haver a necessidade de tratamento externo. Uma dor de ouvido pode ser muito dolorosa, especialmente em crianças, causando grande aflição, mas existem várias maneiras de aliviar essa dor.

DORES DE OUVIDO

A maneira mais rápida que conheço de aliviar a dor de ouvido é usar suco de umbigo-de-vênus. Colha algumas folhas redondas de umbigo-de-vênus. É possível encontrar essa planta em muros e pedras em muitos lugares. (Várias ervas têm esse nome em comum. Esta é inconfundível, pois o caule desce a partir do centro da folha redonda.) Esprema algumas folhas numa peneira e recolha o suco. Coloque algumas gotas (que devem estar à temperatura do corpo) desse suco verde no ouvido dolorido e tape-o com um chumaço de algodão.

Óleo de verbasco, óleo de amendoeira ou tintura de lobélia podem ser aplicados do mesmo modo. Não encontrando nenhuma dessas ervas, prepare uma infusão forte de camomila, hissopo ou mil-folhas e aplique algumas gotas da mesma maneira.

Qualquer um desses remédios alivia a dor de ouvido, mas precisamos lembrar que a infecção causadora da dor também precisa ser tratada.

MASTOIDITE

Uma doença relativamente comum é a infecção do processo mastoide, logo atrás da orelha, que pode produzir um abscesso ou um furúnculo e afetar o ouvido externo ou médio. Essa condição deve ser tratada do mesmo modo que os furúnculos, como uma infecção sistêmica (ver capítulo sobre a pele).

SURDEZ E PROBLEMAS AUDITIVOS

A surdez pode dever-se a causas neurológicas ou a um bloqueio de catarro no ouvido médio. É possível tratar esses bloqueios de maneira eficaz com o procedimento descrito para o catarro nasal. Um acúmulo de cera no canal auditivo externo também pode contribuir para a surdez e deve ser removido por um profissional habilitado.

TINIDO

Tinido, também conhecido como zumbido, é um distúrbio em que a pessoa tem a percepção de um som no ouvido ou na cabeça. Pode ser causado por congestão catarral, mas seja qual for a causa, pode-se tratá-lo de maneira eficaz com cimicífuga-preta ou hidraste, tomados como chá ou em cápsulas durante algum tempo.

Nariz

As fossas nasais estão revestidas de membranas mucosas. Essas fossas produzem muco sem parar para proteger as membranas contra a secura e para eliminar e esterilizar agentes irritantes que entram no nariz quando respiramos. Vários fatores podem intensificar essa produção natural de muco e provocar problemas de excesso de muco, como catarro e resfriados. A causa pode estar em agentes irritantes externos, como tabaco, vapores de gasolina, partículas de pó, bactérias, mas de modo mais comum resulta de problemas internos, ou seja, do acúmulo de toxinas decorrente de um estilo de vida inadequado, sobretudo de uma dieta incorreta (ver a seção sobre uma dieta livre de muco no capítulo sobre o sistema respiratório, sob o título congestão). Se essa for a causa, o corpo se servirá do muco do trato respiratório superior como um dos seus veículos para eliminar resíduos. No tratamento de doenças dessa natureza, o primeiro passo é examinar a dieta do dia a dia. Em todas as sugestões de tratamento fitoterápico dadas a seguir, supõe-se a adoção de uma dieta baixa em muco.

CATARRO

Como já mencionado, o catarro nasal pode ser resultado de fatores sistêmicos e também pode envolver infecções e alergias. Para tratar de modo eficaz esse problema por vezes resistente, podemos usar ervas que agem sobre as membranas mucosas do nariz, tratando ao mesmo tempo o corpo num contexto mais geral. Ervas como eufrásia, sabugueiro (flor) e vara-dourada produzem alívio específico, pois são anticatarrais e adstringentes, sendo a vara-dourada, em geral, a mais eficaz. O hidraste é outro remédio específico para o catarro nasal, mas deve ser usado com moderação, pois para algumas pessoas pode secar em demasia as membranas mucosas. Com frequência, catarro e infecção andam juntos, de modo que se recomendam remédios antimicrobianos como alho (melhor cru ou como óleo em cápsulas), equinácea, ou ainda índigo-selvagem.

Como o sistema linfático estará sob tensão, recomenda-se incluir fitolaca, que é um bom tônico para o sistema e ao mesmo tempo um anticatarral.

Além de usar uma mistura dessas ervas como chá, podemos também fazer uma excelente pomada de óleos voláteis antissépticos para aliviar a congestão nasal. Pode-se aplicá-la em quantidade bem pequena nas narinas, e assim inalá-la, ou pode-se passá-la no peito à noite para que os vapores sejam aspirados. Misture:

Eucalipto (óleo)	15 ml
Hortelã-pimenta (óleo)	15 ml
Pinho (óleo)	15 ml
Vaselina	500 g

Derreta a vaselina, sem aquecê-la em demasia. Assim que derreter, acrescente os óleos e misture bem. Despeje a mistura em potes e feche-os quando o bálsamo baixar à temperatura ambiente.

Outra maneira de absorver os óleos voláteis é por meio da inalação de vapor. Use um pouco de bálsamo ou uma erva aromática, como eucalipto, pinheiro (agulhas) ou mesmo camomila. Para uma inalação de vapor de eucalipto, coloque 3 colheres de chá de folhas numa bacia e despeje 2 litros de água fervente sobre elas. Incline a cabeça sobre a bacia, cobrindo-a com uma toalha para impedir a perda dos óleos voláteis. Inale o vapor pelo nariz durante cerca de dez minutos. Não saia de casa logo em seguida, pois as mucosas continuam sensíveis por algum tempo. Repita o procedimento duas ou três vezes ao dia.

RESFRIADOS

Em geral consideramos o resfriado comum como uma inconveniência que deve ser eliminada o mais rápido possível. Ele é um exemplo típico do modo como percebemos uma "doença"; nós o temos como algo a ser combatido, em vez de vê-lo como indicador de algo que está em desequilíbrio no corpo. O objetivo não deve ser o de suprimir o indicador e permanecer em desequilíbrio, mas sim encontrar um modo de recuperar a harmonia interior e assim remover o indicador. Nós "pegamos" um resfriado quando as condições no corpo são favoráveis ao desenvolvimento de um vírus. Se o nosso ambiente interior estivesse bem e em harmonia, não "pegaríamos" um resfriado, qualquer que fosse a quantidade de vírus "jogados" em nós.

O primeiro passo no tratamento de um resfriado é agir sobre as causas da formação de muco (ver texto sobre o catarro). Na maioria dos casos, significará abandonar todos os alimentos formadores de muco. Se você normalmente "pega resfriados" durante todo o inverno, recomenda-se uma alimentação livre de muco durante todo esse período.

O passo seguinte é tratar o resfriado com ervas. Todas as ervas descritas para o catarro nasal podem ser benéficas, mas dispomos também de muitas ervas específicas. Cada região tem ervas específicas, todas eficazes. A minha receita preferida é uma combinação de hortelã-pimenta, mil-folhas e sabugueiro (flor), em partes iguais, um chá que combina as propriedades anticatarrais e tonificantes da membrana mucosa do sabugueiro (flor) com a ação estimulante e descongestionante da hortelã-pimenta e com os poderes diaforéticos e diuréticos da mil-folhas. O chá deve ser ingerido pelo menos três vezes ao dia, o mais quente possível. Se o resfriado é acompanhado de febre, use um diaforético adicional, como o eupatório.

Além de adotar uma dieta livre de muco e de usar ervas, lembre-se da vitamina C. Deve-se sempre ressaltar seu valor, tanto no tratamento quanto na profilaxia prolongada de um resfriado. A dosagem exata de vitamina C é sempre muito discutível. Recomendo ingerir 30 gramas da vitamina – divididos ao longo do dia – ao primeiro sinal de um resfriado, até alguns dias depois de passado, e então reduzir a dosagem para 500 miligramas. O ideal seria ingerir a vitamina C ingerida sob a forma do fruto da acerola ou da rosa-canina, ou ainda como extrato desses frutos, visto que ambos são também ricos em bioflavonoides, necessários para a absorção e ação da vitamina C.

GRIPE

Uma erva que deveria estar em todas as residências para o caso de ocorrência de gripe é o eupatório, pois alivia dores e abranda a indisposição causada por essa infecção desagradável. Uma mistura proveitosa é:

Eupatório	2 partes
Hortelã-pimenta	1 parte
Sabugueiro (flor)	1 parte

Beba uma xícara, bem quente, a cada duas horas. Se o chá for muito amargo, em particular para as crianças, adoce com alcaçuz.

A depressão que por vezes acompanha a gripe, ou que lhe segue, pode ser aliviada com solidéu ou verbena.

Se houve ingestão de antibióticos, é bom tomar vitamina C e depois iogurte. A vitamina C alivia o estresse que os antibióticos e a febre causaram ao corpo. Tomamos iogurte porque os antibióticos tendem a eliminar bactérias intestinais que são necessárias para uma boa digestão. Tomando iogurte vivo (não pasteurizado), favorecemos o crescimento de bactérias benéficas nos intestinos.

SINUSITE

A sinusite, uma inflamação dos seios paranasais, passa com frequência de um estado agudo para um estado crônico e pode, em algumas pessoas, transformar-se num estado muito persistente e quase permanente. Para um tratamento relativamente breve, uma mistura bastante eficaz é a seguinte:

Alteia (folha)	1 parte
Equinácea	1 parte
Hidraste	1 parte
Vara-dourada	1 parte

Beba uma xícara desse chá a cada duas horas.

Essa mistura combina as propriedades antimicrobianas da equinácea, as ações anticatarrais da vara-dourada, as ações tônicas e anticatarrais da hidraste e a inestimável ação demulcente da alteia (folha). Além do chá, a pomada e a inalação de vapor mencionadas para o catarro também podem se mostrar muito benéficas, ao lado das recomendações gerais dadas naquela mesma seção.

Como tratamento mais prolongado, sobretudo em casos persistentes, é preciso avaliar a dieta, mais uma vez com ênfase nos alimentos formadores de muco, pois a sinusite depende do estado das membranas mucosas. A dieta deve ser suplementada com vitamina C e com alho, cru na alimentação ou como óleo em cápsulas.

FEBRE DO FENO

A febre do feno e outras doenças, como a rinite alérgica, são causadas por uma reação imunológica a uma substância alergênica externa. São discutíveis as razões por que o corpo reage com essa sensibilidade tão exacerbada. A alergia é devida ao alérgeno ou a um processo interno por ele desencadeado? Estamos diante da situação clássica da galinha e do ovo! O espectro de razões é amplo, desde causas puramente genéticas até um estilo de vida inadequado.

Se o estilo de vida é apropriado e o ambiente interno está harmonizado, uma possível deficiência genética tem pouca oportunidade para se manifestar.

Para tratar e amenizar os sintomas da febre do feno, a combinação de ervas seguinte pode ser de grande eficácia:

Éfedra	1 parte
Eufrásia	1 parte
Hidraste	1 parte
Sabugueiro (flor)	2 partes

Beba uma xícara desse chá duas ou três vezes ao dia.

Para prevenir a ocorrência da febre do feno e ser realmente eficaz, o tratamento deve começar pelo menos um mês antes do início do período específico em que a febre acomete a pessoa, uma vez que as propriedades tônicas e antialergênicas precisam de tempo para fazer efeito. Uma dieta com alimentos de baixa produção de muco pode ser benéfica aqui (ver seção sobre congestão no capítulo dedicado ao sistema respiratório), como também a vitamina C e o alho.

PÓLIPOS

Pólipos nasais podem ser um problema recorrente e precisam ser examinados e tratados no contexto das condições do corpo todo. Localmente, pode-se tratá-los melhor com um pó feito de partes iguais de sanguinária-do-canadá e de um adstringente como ratânia (ou kraméria). Deve-se aspirar esse pó duas vezes ao dia durante um longo período. Além disso, pode-se também "pincelar" os pólipos duas vezes ao dia com o fluido extraído da tuia, usando um pequeno pincel.

SANGRAMENTO NASAL

O sangramento nasal é um sintoma causado por algo errado que está ocorrendo no corpo. Pode ser um sinal de pouca importância ou indicar um problema mais grave – por exemplo, pressão alta. Se for um evento recorrente, o paciente deve procurar orientação médica.

O sintoma em si pode ser facilmente tratado com um adstringente. Uma maneira simples e conveniente é usar hamamélis: embeba um chumaço de algodão em hamamélis destilada e faça dele um pequeno tampão na narina.

AFECÇÕES CUTÂNEAS

Diversas afecções cutâneas podem afetar o nariz – por exemplo, impetigo, herpes e eczema. Estas são abordadas no capítulo sobre a pele.

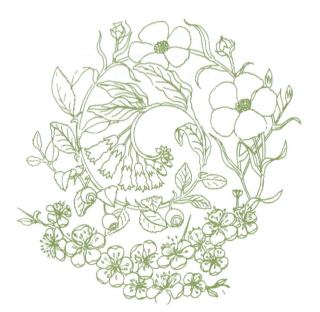

Garganta

A garganta pode ser afetada por problemas originários nos pulmões, no nariz, nos seios da face, no estômago, na boca, e também por problemas de natureza sistêmica. Podem assumir a forma de amigdalite (tonsilite), faringite ou laringite, mas essas condições devem ser sempre vistas no contexto mais amplo. Um bom exemplo dessa visão mais geral é o enfoque holístico da amigdalite.

AMIGDALITE/TONSILITE

O tecido glandular chamado amígdala é uma variedade do tecido linfoide. Com outras glândulas linfáticas, a amígdala desempenha uma função defensiva do corpo contra infecções. A inflamação das amígdalas – amigdalite – demonstra que as glândulas cumprem sua missão de proteger o corpo. O tratamento apropriado tem o objetivo de fortalecer o corpo com ervas e de auxiliar as glândulas na tarefa que realizam. As amígdalas não devem ser extraídas com cirurgia, como acontece com frequência, a não ser que razões muito consistentes justifiquem o procedimento.

Com essa finalidade, remédios antimicrobianos como equinácea, mirra ou sálvia são recomendados, ao lado de tônicos linfáticos alterativos, como aparine, calêndula, fitolaca ou hidraste. Adstringentes e demulcentes também podem ser usados. Uma boa mistura para uso interno é:

Bálsamo-de-gileade	1 parte
Equinácea	2 partes
Fitolaca	2 partes
Sálvia	2 partes

Beba uma xícara a cada duas horas; pode-se adoçar com alcaçuz.

Agrimônia e framboeseira têm boa reputação com relação à amigdalite. Uma infusão de partes iguais ingerida três vezes ao dia pode ajudar. Use a infusão também como gargarejo.

Um gargarejo com hidraste ou sálvia também ajuda, podendo-se ainda nebulizar as amígdalas com um nebulizador.

LARINGITE

As orientações dadas para a amigdalite aplicam-se também à laringite. A sálvia é excelente para enxágue bucal e gargarejo. Coloque 2 colheres de sopa de folhas de sálvia em ½ litro de água fria e ferva. Cubra e deixe em infusão por 10 minutos. Requente a mistura quando necessário e faça gargarejos seguidos.

GLÂNDULAS INFLAMADAS

Esta condição, também conhecida como linfadenite, é abordada no capítulo sobre o sistema circulatório.

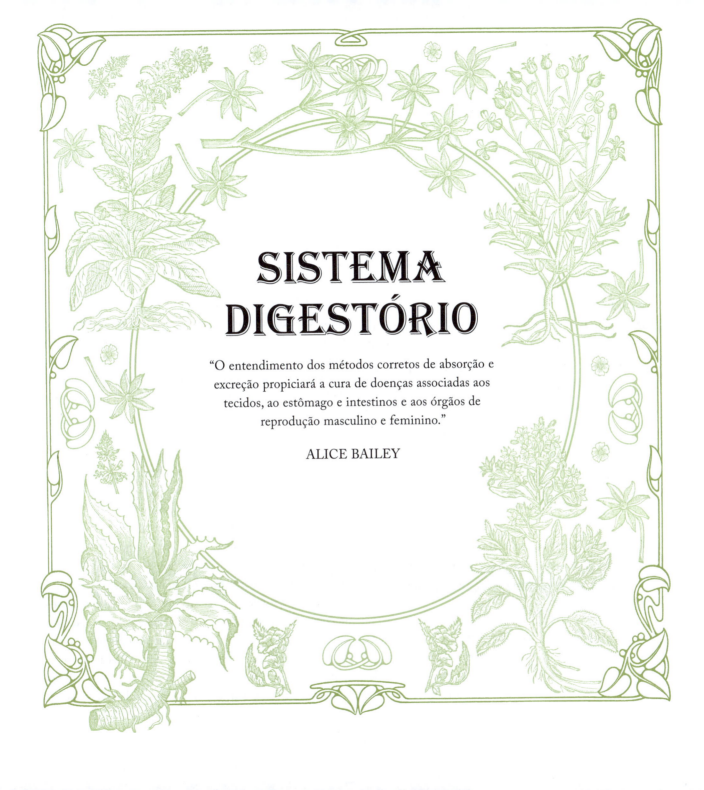

SISTEMA DIGESTÓRIO

"O entendimento dos métodos corretos de absorção e excreção propiciará a cura de doenças associadas aos tecidos, ao estômago e intestinos e aos órgãos de reprodução masculino e feminino."

ALICE BAILEY

SISTEMA DIGESTÓRIO

O SISTEMA DIGESTÓRIO COMEÇA COM A BOCA e termina com o reto, 11 metros depois! Costuma-se descrevê-lo como um tubo que atravessa o corpo, como uma espécie de fábrica que processa o alimento e o entrega para consumo do organismo. Essa descrição mostra a percepção limitada que com frequência temos hoje do corpo. Com efeito, o sistema digestório é uma das principais interfaces entre o mundo interior e o mundo exterior, com uma superfície que é algumas centenas de vezes mais extensa do que a nossa pele, com uma complexidade de reações que ainda ultrapassa a nossa compreensão. Por exemplo, o número de micróbios vivos que se hospedam no sistema digestório equivale ao número total de células do corpo, mas as pesquisas ainda não explicam como exatamente a mescla desses micróbios influencia o nosso bem-estar e como o nosso estado saudável afeta as condições desses micróbios.

O sistema digestório dispõe de nervos em abundância, toda uma rede de controle integrado que opera em conjunto com um amplo espectro de hormônios, local e sistemicamente. Ela é descrita como uma rede de cérebros entéricos. Entérico diz respeito ao intestino e neste contexto identifica o sistema nervoso local do sistema digestório. Essa inteligência intestinal em geral comanda o sistema digestório de maneira adequada. O grau de interação e sinergia entre as várias partes do trato digestório é surpreendente, e quanto mais os fisiologistas pesquisam, mais aparecem com novas revelações.

Como somos o que comemos, a nossa saúde e vitalidade dependem em grande parte do bom funcionamento do sistema digestório para fornecer as substâncias necessárias ao nosso organismo. Não se trata apenas da substância que colocamos na boca, mas também, em essência, do que é processado de maneira adequada para que possa ser assimilado e aproveitado pelo corpo, pois somos sem sombra de dúvida o que absorvemos.

Havendo um problema funcional de digestão, tudo o que se ingerir não será absorvido adequadamente, e a consequência será a deficiência. Um exemplo de um problema funcional nesse sistema, em comparação com um problema orgânico, é a tensão que se forma em consequência de refeições irregulares e apressadas, resultando em indigestão. O alimento entra rápido demais num intestino despreparado, prejudicando a assimilação e provocando desconforto. O defeito pode estar nos hábitos alimentares, na constituição ou quantidade dos sucos digestivos ou numa disfunção das paredes intestinais, fazendo com que o alimento não seja absorvido de modo adequado através do revestimento intestinal. Esses problemas podem causar todo um conjunto de distúrbios. Deve-se ressaltar que isso tudo se refere a problemas funcionais, em que o sistema não opera tão bem quanto poderia, e não a condições causadas por ferimentos ou por uma anormalidade estrutural dos órgãos e tecidos envolvidos.

Um exemplo excelente do complexo funcionamento do processo digestivo é a ação das ervas amargas digestivas. Às vezes, de brincadeira (até certo ponto), dizemos que quanto mais amargo é um remédio, melhor ele é para a saúde. No caso das ervas amargas, é isso que acontece! Descobriu-se que o sabor amargo na língua estimula, por meio de circuitos reflexos no cérebro, as secreções e a atividade do esôfago, as secreções do estômago, do duodeno e da vesícula biliar, e ativa a produção de insulina pelo pâncreas. Tudo isso provocado por um sabor desagradável na boca!

Além de sua função de absorção, outra atividade importante do sistema digestório é a excreção. Nem todo alimento ingerido é absorvido. Parte dele não é digerível e precisa ser eliminada. O corpo também produz muitos resíduos metabólicos que precisam ser expelidos, parte através do sistema digestório. A condição e o conteúdo dos intestinos afetam basicamente todos os demais órgãos do corpo. É compreensível a importância que os naturopatas dão aos intestinos e à natureza do alimento que ingerimos.

Além das influências fisiológicas que afetam o funcionamento e a saúde do sistema digestório, existe uma interação constante entre o estado mental e a digestão. As emoções influenciam profundamente tanto o funcionamento quanto a estrutura dos tecidos estomacais e intestinais. A reação à raiva, à ansiedade, ao medo e a todas as formas de estresse e preocupação é imediata. Para tratar os problemas digestivos de forma holística, é preciso incluir uma análise dessas influências psicológicas.

Prevenção de Doenças

Podemos evitar sem esforço a maioria dos problemas digestivos que ocorrem de um modo geral com as mudanças no estilo de vida e de alguns hábitos. Algumas orientações claras dadas a seguir para prevenir problemas dizem respeito às nossas atitudes com relação ao álcool, ao fumo, ao estresse e à alimentação.

Está claro que o álcool em excesso age como um agente irritante importante sobre as paredes do intestino e é uma ameaça específica ao fígado. O ideal é consumi-lo ao mínimo. O fumo representa um problema semelhante. Está provado que a nicotina retarda a cura de úlceras gástricas e pode originar úlceras duodenais. O alcatrão tragado age como um agente irritante. NÃO FUME!

O estresse e a ansiedade contribuem de modo decisivo para a doença e impedem o processo de cura. Seu efeito é particularmente forte sobre o sistema digestório por meio da influência do sistema nervoso autônomo. Estados de estresse e de ansiedade devem ser reduzidos de imediato. Crie paz e quietude dentro de você. O estresse é desnecessário. Mude de emprego. FIQUE EM PAZ!

A dieta deve ser a mais variada, natural e rica em fibras possível. Deve conter frutas, vegetais e cereais naturais, em vez de amidos, açúcar e farinhas refinadas. Aditivos químicos artificiais devem ser evitados. Os detalhes específicos da dieta devem ser determinados caso a caso de acordo com as necessidades e a visão filosófica pessoais.

Ervas para o Sistema Digestório

É enorme a quantidade de remédios fitoterápicos usados no tratamento de distúrbios digestivos, fato que não surpreende quando consideramos as ervas como alimento – como vegetais. Em sua maioria, as ervas são ingeridas pela boca e, portanto, são absorvidas pelo sistema digestório, onde seus poderes curativos passam a produzir efeitos imediatos.

Em vez de apresentar uma lista interminável de ervas digestivas, iremos abordá-las enfatizando suas ações e apresentando alguns exemplos mais expressivos. Oferecemos uma lista mais completa de ervas no capítulo sobre ações.

De modo geral, podemos classificar as ações entre aquelas que estimulam várias partes do sistema para aumentar ou melhorar a atividade – os estimulantes digestivos – e aquelas que relaxam o tecido ou reduzem alguma atividade excessiva no sistema – os relaxantes digestivos.

ESTIMULANTES

AMARGOS

Embora tenham uma ampla variedade de outras propriedades e constituintes químicos, todas as ervas amargas têm em comum um sabor muito amargo. Esse amargor estimula o apetite e de certo modo complexo favorece a digestão. Como explicamos antes, essa ação se dá inteiramente por meio das papilas gustativas e de uma ação reflexa no cérebro. Se essas ervas assumem a forma de cápsulas, impedindo a sensação do seu sabor, suas propriedades digestivas se tornam inócuas. Dentre as muitas ervas amargas, as mais eficazes são centáurea-menor, genciana (raiz), hidraste, losna, marroio-branco e uva-espim.

Sem dúvida, essas ervas são responsáveis também por inúmeras outras ações. Por exemplo, o marroio-branco é benéfico para casos de bronquite em que há perda de apetite e a digestão é lenta ou como remédio digestivo em casos de fraqueza dos pulmões.

SIALAGOGOS

Sempre haverá espaço para enfatizar a importância da saliva no processo digestivo. A digestão começa na boca e dá início a um processo que continua nos intestinos. A saliva divide pedaços grandes de carboidratos em unidades menores, que podem então ser processadas em outras partes do sistema. Quando não se mastiga bem o alimento, a saliva não consegue se misturar com ele, o que prejudica todo o processo digestivo. Além dos amargos, que estimulam o fluxo da saliva, outros sialagogos são alcaçuz, gengibre, pimenta-de-caiena, ruibarbo-da-turquia (raiz) e tamarindo.

HEPÁTICOS

Os hepáticos são ervas que fortalecem, tonificam e estimulam as funções secretórias do fígado, produzindo um fluxo maior da bile. Medicamentos que também promovem a descarga da bile no duodeno são chamados colagogos. No tratamento do corpo todo, é benéfico auxiliar o fígado e sua função, uma vez que esse órgão, de suma importância, está estreitamente envolvido em todas as funções físicas e na saúde de todos os tecidos. O fígado associa-se a problemas digestivos por meio da bile. Como sua importância sugere, temos muitas ervas hepáticas à disposição, as mais eficazes sendo árvore-franja (casca da raiz), azeda-crespa, boldo-do-chile, *chelone glabra*, dente-de-leão (raiz), evônimo-da-américa, hidraste, inhame-bravo, íris, *leptandra virgínica*, uva-espim e verbena.

LAXANTES E EVACUANTES

Muitas ervas promovem a evacuação dos intestinos, desde laxantes brandos até purgativos mais vigorosos e drásticos. Os purgantes fortes só devem ser usados em casos extremos e com supervisão qualificada. Os melhores laxantes são os que estimulam a secreção natural de sucos digestivos como a bile (os colagogos), promovendo assim a evacuação. Alguns deles são: alcaçuz, azeda-crespa, *chelone glabra*, dente-de-leão (raiz), evônimo-da-américa e uva-espim.

Como evacuante mais potente, temos o ruibarbo (raiz), que em pequenas doses é também um adstringente brando. Outras plantas de grande valor a considerar são *aloe vera*, cáscara-sagrada, espinheiro-cerval e sene. Esses evacuantes mais fortes agem principalmente por estimulação química ou neurológica, irritando o revestimento dos intestinos e causando uma expulsão ativa de material.

EMÉTICOS

Há situações em que a expulsão do conteúdo do estômago é muito necessária, como em casos de envenenamento, quando vomitar é, em geral, o tratamento recomendado. Muitas plantas podem causar esse reflexo, seja agindo sobre os nervos controladores, seja irritando o revestimento gástrico. As ervas recomendadas são: erva-cidreira, ipecacuanha, lobélia e sênega.

ANTI-HELMÍNTICOS

Os anti-helmínticos constituem um grupo de ervas estimulantes que agem, não propriamente sobre o sistema digestório em si, mas contra vermes parasíticos que possam estar presentes. Mais informações estão no capítulo sobre infecções e infestações.

RELAXANTES

Na sequência dos estimulantes, examinaremos um conjunto de propriedades que relaxam o tecido do sistema digestório ou que reduzem a hiperatividade de funções normais.

DEMULCENTES

Quando as membranas do trato digestório ficam irritadas ou inflamadas, ervas demulcentes pode aliviá-las e protegê-las. Dentre os muitos demulcentes ativos em diferentes partes do corpo, os mais eficazes para o sistema digestório são: alteia (raiz), aveia, confrei (raiz), lúpulo, marmelo (semente), musgo-da-irlanda, musgo-da-islândia e olmo-americano.

CARMINATIVOS

Muitas ervas aromáticas contêm óleos voláteis que auxiliam o sistema digestório relaxando os músculos do estômago, aumentando o peristaltismo do intestino e reduzindo a produção de gás no sistema. Assim, elas favorecem o movimento do material pelo sistema e aliviam as tensões devidas ao gás. Entre os muitos carminativos, os melhores para o sistema digestório são: alcaravia, angélica, anis, cálamo-aromático, camomila, cardamomo, coentro, funcho, gengibre, hortelã-pimenta, pimenta-caiena e tomilho.

ADSTRINGENTES

A ação dos adstringentes está sobretudo na capacidade que têm de contrair as paredes celulares, condensando assim o tecido, tornando-o mais firme e impedindo uma possível evacuação indesejada. Dos muitos adstringentes fornecidos pelo reino vegetal, os mais apropriados para o sistema digestório são os seguintes: agrimônia, árvore-da-cera, carvalho-vermelho, celidônia-menor, filipêndula, gerânio, tormentilha e urtiga.

ANTIESPASMÓDICOS

Os antiespasmódicos são medicamentos que relaxam rapidamente toda tensão nervosa que possa causar espasmos digestivos ou cólicas. A tensão do nosso atual estilo de vida pode se manifestar em muitas doenças digestivas que requerem o uso de nervinos relaxantes ou antiespasmódicos musculares. Os melhores para casos de problemas digestivos são anêmona, camomila, lobélia, lúpulo, solidéu, valeriana e visco-branco. Para escolher a melhor erva ou a melhor combinação para casos individuais, consulte a seção "Herbário", que oferece detalhes sobre cada planta citada.

ANTIMICROBIANOS

As infecções não só causam problemas digestivos como também se instalam facilmente se o sistema digestório está enfraquecido devido a uma doença. Tanto num caso como no outro, o uso de antimicrobianos é muito benéfico. Muitas ervas já mencionadas são antimicrobianas, como a anêmona, a losna e o tomilho, mas as duas principais são a equinácea e a mirra.

Padrões de Doenças do Sistema Digestório

Nesta seção, repassamos o sistema digestório, desde a boca até o reto, abordando doenças comuns e explicando como tratá-las em termos holísticos. Antes de mais nada, é conveniente identificar diversos sintomas comuns a muitas doenças que afetam o sistema todo, mas que têm relevância particular para a digestão. Refiro-me à constipação, à diarreia, ao vômito, à dor e à perda de apetite.

CONSTIPAÇÃO

Ao contrário da crença popular, a constipação não é uma doença, mas o sintoma de algum problema latente. Esse problema pode ser uma alimentação inadequada, alguma disfunção hepática ou mesmo um bloqueio físico no sistema. Seja qual for a situação, a causa precisa ser identificada e tratada, uma vez que o uso prolongado de laxantes para constipação crônica pode acabar provocando outros sintomas, como dores de cabeça, cólicas e mesmo icterícia. Grande parte dos casos de constipação não ocorreria se o corpo recebesse uma dieta equilibrada com níveis adequados de fibras.

Em casos de constipação crônica, os músculos dos intestinos precisam reaprender a movimentar seu conteúdo. O movimento da parede intestinal é um exemplo complexo e altamente integrado de controle muscular, programado para empurrar o conteúdo adiante no momento certo e com a força certa. O uso prolongado de laxantes pode bloquear esse movimento peristáltico natural. Para que os intestinos reassumam o seu funcionamento natural, duas coisas são necessárias: alimentar-se com regularidade (no mesmo horário todos os dias) e ingerir pequenas quantidades de ervas apropriadas para reestimular o peristaltismo – por exemplo, cáscara-sagrada.

Outro fator que deve ser levado em consideração é a atitude e o estado mental da pessoa constipada. Uma pessoa tensa e rígida, que se agarra a tudo e a todos, que não consegue relaxar e se soltar, cuja atitude frente ao mundo é a de tomar e guardar, em vez de dar e estar disponível, quase sempre será também constipada. Nesses casos, exercícios de relaxamento ou meditação podem ser os melhores laxantes.

Quando a constipação resulta de um processo doentio, é importante aliviar o sintoma ao mesmo tempo que se trata a causa, para que o corpo não absorva parte do material estagnado do intestino.

De todas as ervas evacuantes disponíveis, a de aplicação mais ampla talvez seja o ruibarbo (raiz), um exemplo perfeito de erva reguladora. Em dose reforçada, o ruibarbo é purgativo, enquanto que em pequenas doses ele tonifica e adstringe a parede intestinal, estimula o apetite e dissipa gases.

Todas as ervas evacuantes dão bons resultados por si mesmas, mas a mistura a seguir reúne várias ações de grande eficácia. Uva-espim auxilia o fígado e a vesícula biliar, o boldo estimula o processo digestivo, a cáscara-sagrada age sobre o movimento peristáltico, o alcaçuz está incluído principalmente para mascarar o gosto amargo de algumas ervas, a raiz do ruibarbo faz parte da mistura em pequena dose pelas razões acima mencionadas, e o gengibre previne possíveis cólicas:

Alcaçuz	1 parte
Boldo	2 partes
Cáscara-sagrada	1 parte
Gengibre	1 parte
Ruibarbo (raiz)	1 parte
Uva-espim	2 partes

Beba uma xícara desse chá antes de ir para a cama.

Como alternativa para o boldo, pode-se usar dente-de-leão; e o gengibre pode ser substituído pelo funcho; ambos nas mesmas quantidades.

DIARREIA

Um surto de diarreia com duração de um dia ou dois é um sintoma muito comum e pode ser causado por uma infecção aguda ou inflamação da parede intestinal ou por estresse psicológico – por exemplo, por superexcitação ou por uma viagem longa. Na maioria dos casos, a diarreia se manifesta quando o corpo precisa eliminar venenos digestivos do seu sistema, e por isso não deveria ser combatida. No entanto, pode ser conveniente controlar o processo e auxiliar o sistema com ervas que tonificam o revestimento da parede intestinal e que são adstringentes brandos. Para diarreia persistente, prolongada, procure as orientações de um terapeuta habilitado. De longe, o melhor adstringente digestivo brando é a filipêndula, que pode ser usada com segurança em todos os casos de diarreia. Em casos de diarreia infantil, um bom remédio é um chá feito de partes iguais de alquemila e de filipêndula, que pode ser adoçado com um pouco de mel e deve ser tomado com frequência. Para um ataque agudo em adultos, uma mistura excelente é um chá de partes iguais de:

Árvore-da-cera
Carvalho-vermelho
Filipêndula
Gerânio

Beba esse chá a cada hora até que os sintomas diminuam, e então antes de cada refeição até que a digestão se normalize.

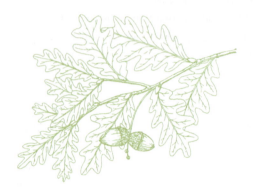

DOR

Dor no sistema digestório é um indicador do tipo de doença presente. Qualquer dor abdominal aguda, extrema, precisa de supervisão médica imediata. Uma dor menos aguda normalmente acompanha distúrbios digestivos. Cólicas e dores intensas, inesperadas, devem-se a espasmos musculares intensos nos intestinos e em geral indicam uma tentativa de eliminar um bloqueio que pode ser causado por gases ou material fecal, ou talvez por um espasmo muscular de origem nervosa. É possível aliviar a cólica flatulenta com ervas carminativas, mas todas as causas devem ser tratadas para suprimir a dor. Antiespasmódicos proveitosos nesse caso são alcaravia, gengibre, inhame-bravo e valeriana. Dores causadas por úlceras estomacais e problemas semelhantes podem ser aliviadas com o uso de demulcentes, como confrei ou alteia. Sem dúvida, as causas do problema precisam ser tratadas em todos os casos em que a dor é um sintoma.

PERDA DE APETITE

O apetite pode ser um bom indicador do estado do sistema digestório. Por exemplo, diante de um problema gástrico, o apetite em geral diminui por algum tempo. Assim, o estômago tem uma melhor oportunidade para se recuperar, pois a quantidade de alimento a processar é menor. Um padrão semelhante pode se manifestar com problemas do fígado quando este é sobrecarregado.

Havendo perda de apetite na fase de recuperação de uma doença como gripe, por exemplo, estimulantes digestivos como genciana ou losna devem ser usados para restabelecer a função saudável.

ANOREXIA NERVOSA

A anorexia nervosa se caracteriza por uma perda extrema de apetite, praticamente uma aversão ao alimento, e muitas vezes pela incapacidade de ingerir qualquer coisa, levando em consequência disso a uma perda drástica de peso. A anorexia nervosa é causada por problemas psicológicos, devendo ser tratada com psicoterapia. Recorrendo-se a ervas, o processo pode ser favorecido com o uso de digestivos e nervinos – por exemplo, com um chá de partes iguais de:

Camomila
Condurango
Genciana
Solidéu

Beba esse chá três vezes ao dia.

Boca

Como órgão inicial do sistema digestório, a saúde da boca influencia o sistema todo. A presença de um problema dentário crônico que dificulte uma mastigação apropriada, ou de uma infecção – um abscesso, por exemplo, – afeta e contagia todos os demais componentes do sistema. Do mesmo modo, se a saliva for insuficiente ou sua composição inadequada, o processo digestivo se torna moroso. Por conseguinte, é preciso enfatizar insistentemente a necessidade da higiene bucal. Por outro lado, distúrbios no estômago também podem causar problemas na boca, como mau hálito ou úlceras orais recorrentes.

DENTES

Surgindo algum problema com os dentes, é claro que se deve procurar um dentista, mas ervas podem ajudar a prevenir a deterioração dentária.

Muito antes da invenção da escova de dentes de cerdas ou plástico, a limpeza dos dentes era feita com a raiz de ervas como alcaçuz, alfafa, alteia ou raiz-forte. A raiz do alcaçuz, por exemplo, pode ser preparada com muita facilidade: basta descascar uma das extremidades e desfiar as fibras. A raiz da alteia requer mais preparo: escolha uma raiz reta e corte-a em pedaços de 13 centímetros. Descasque as pontas e ferva em água, com talos de canela e cravo-da-índia, até amaciar as raízes. Mergulhe-as com cuidado – pois quebram com facilidade – em conhaque e deixe-as saturar durante um dia. Retire-as e deixe-as secar. Antes de usá-las, mergulhe a ponta em água quente por alguns minutos. Não é preciso nem sequer usar creme dental, pois a raiz contém todos os ingredientes necessários. Além do mais, seu sabor é muito agradável.

Caso queira usar um dentifrício, saiba que o mercado oferece muitos cremes à base de ervas; os melhores são os que contêm as ervas antimicrobianas equinácea e mirra.

Para um tratamento emergencial de dor de dente, mastigue algumas cabeças de cravo, uma erva rica em eugenol, seu óleo analgésico. Como alternativa, você pode embeber um chumaço de algodão em óleo de cravo e colocá-lo sobre o dente. O óleo de hortelã-pimenta também age como analgésico, mas não é muito eficaz.

GENGIVITE

A gengivite é uma infecção comum do tecido superficial da gengiva, causada pela falta de higiene bucal e por uma dieta inadequada. Deve-se evitar, sobretudo, o açúcar e alimentos processados e refinados. Antimicrobianos fitoterápicos como equinácea, eucalipto e mirra podem ser usados com grande eficácia como tinturas. Dependendo da gravidade da infecção, recomenda-se lavar as gengivas diariamente com uma tintura de mirra ou então, caso seja necessário um remédio mais forte, pode-se usar uma mistura de partes iguais de tintura de mirra e de tintura de equinácea. Embora não seja muito agradável ao paladar, essa mistura é muito eficaz. Como alternativa, massageie as gengivas com óleo de eucalipto, antes de ir para a cama, e ao se levantar lave a boca com hamamélis destilada.

PIORREIA

Essa doença degenerativa crônica das gengivas deve ser tratada sistematicamente com o uso de alterativos que sejam também antimicrobianos e depuradores linfáticos. Para tratá-la, siga o procedimento descrito para a gengivite, combinando-o com a ingestão de altas doses de vitamina C. O mais importante, porém, é preparar uma mistura de:

Aparine	1 parte
Equinácea	2 partes
Fitolaca	1 parte
Íris	1 parte

Beba esse chá três vezes ao dia, durante várias semanas, até resolver o problema.

ABSCESSO

Pode-se tratar essa condição bastante dolorida com o chá receitado para a piorreia. Esse tratamento também protege o sistema todo contra uma possível disseminação da infecção, pois a manifestação do abscesso indica a redução da capacidade de defesa do corpo. Deve-se evitar todo tratamento cujo objetivo seja estimular o corpo a absorver o abscesso.

ÚLCERAS ORAIS

Úlceras orais quase sempre indicam um estado de debilidade geral, de modo que o melhor tratamento é aquele que se orienta para a recuperação da saúde em seu todo. Essas úlceras em geral ocorrem depois do uso de antibióticos ou durante o período de convalescença da gripe. Em ambos os casos o corpo fica exposto a um considerável estresse fisiológico, resultando em fraqueza geral. Essa situação por sua vez afeta a ecologia normal da boca e de outras áreas e, como sintoma, aparece a úlcera. Elas também podem surgir num período de estresse psicológico. Quer a causa seja física ou psicológica, é preciso obviamente tratá-la aumentando a saúde geral.

Um tratamento muito simples e eficaz da úlcera oral é feito com sálvia (como enxágue bucal, de preferência preparado por infusão de folhas frescas). Também é possível mastigar as folhas frescas. Como alternativa, um enxágue de tintura de mirra com igual quantidade de água é também de grande eficácia.

Ao mesmo tempo, é recomendável tomar vitaminas do complexo B e vitamina C para ajudar a combater o estresse envolvido, qualquer que seja a causa.

Estômago

O estômago é o órgão que sofre as consequências das liberdades que às vezes tomamos ao consumir alimentos e bebidas. Muito álcool, excesso de alimentos refinados, cigarros em demasia, aspirinas além do normal, tudo isso afeta o estômago.

A principal tarefa do estômago é preparar o alimento para a etapa de processamento seguinte no intestino delgado, tarefa que ele realiza misturando o que ingerimos com ácido hidroclórico e enzimas muito potentes.

Em particular, antes de abordar o estômago, vamos considerar dois problemas relacionados com o esôfago (o

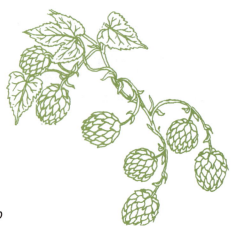

tubo por onde passa o alimento que engolimos). Os sintomas de sensação de ardência no esôfago ou de ácido afluindo à boca são indicação de algum problema no estômago. Esses sintomas podem ser tratados com demulcentes, mas as condições do estômago também precisam ser examinadas. Um problema de deglutição (disfagia) deve ser avaliado por um profissional. Muitas vezes, a causa é a tensão nervosa e a ansiedade, que podem ser abrandadas com nervinos como alface-brava, lúpulo e valeriana.

INDIGESTÃO

O rótulo "indigestão" abrange uma grande variedade de sintomas, todos devidos a um problema funcional no estômago causado por hábitos alimentares inadequados. A indigestão (ou dispepsia) pode trazer consigo dor, flatulência, azia e outros sintomas. As causas desses sintomas podem ser agrupadas em quatro categorias:

Refeições irregulares. O funcionamento do corpo se caracteriza por ritmos, e o estômago – na verdade, todo o sistema digestório – não é exceção. Se as refeições são tomadas de modo irregular, esses ritmos se alteram, podendo daí resultar problemas funcionais. Quem trabalha por turnos, por exemplo, é particularmente suscetível a esses problemas.

Comer excessiva e sofregamente. Se o estômago recebe alimento em excesso, seja num único momento ou ao longo do dia, ele fica sobrecarregado e assim trabalha com eficiência menor. A sobrecarga cria problemas que podem afetar o sistema todo, sendo a obesidade a consequência mais comum. Comer muito rápido, sem mastigar bem, também causa problemas; o alimento não é digerido como deveria e pode passar pelo sistema em estado de indigestão.

Ingerir alimentos prejudiciais. Muitas pessoas são alérgicas a certos alimentos, embora os sintomas talvez não sejam muito evidentes. Todo alimento que causa um problema deve ser eliminado por completo da dieta. Exemplo típico são os alimentos que contêm glúten, como pão de centeio. Outro alérgeno comum é o leite de vaca.

Tensão nervosa. O estresse e a ansiedade afetam sem esforço o estômago, como aliás todo o sistema digestório.

Levando todos esses fatores em consideração e fazendo mudanças na dieta e no estilo de vida, é possível tratar com eficácia a indigestão. Inúmeras ervas podem acelerar o processo de cura, mas, sem dúvida, devem ser escolhidas de acordo com a causa. O remédio mais importante é a filipêndula, que aquieta o estômago e reduz o excesso de acidez.

Os demulcentes podem ser muito proveitosos, destacando-se o musgo-da-irlanda, mas outros demulcentes digestivos também produzem bons resultados.

Se a digestão é lenta, ervas amargas como genciana, hidraste e losna aceleram o processo.

Caso haja flatulência, recomenda-se usar carminativos. Os carminativos eficazes para o estômago são: anis, cardamomo, erva-cidreira, funcho e hortelã-pimenta.

Para tensão nervosa indicam-se os relaxantes nervinos, sobretudo os que favorecem também a digestão, como alecrim, alfazema, camomila, lúpulo e valeriana. Nesses e em outros casos consulte a seção "Herbário" para escolher a erva ou a combinação mais apropriada para cada situação.

GASTRITE

Quando um distúrbio estomacal passa de funcional, como a indigestão, a estrutural, o primeiro estágio é uma inflamação do revestimento da parede do estômago. Ela pode durar pouco tempo e dever-se a uma infecção ou a uma reação ao alimento, ou então pode se tornar crônica. Quando se manifesta por pouco tempo, as causas que devem ser examinadas são: ingestão de alimentos inadequados, álcool, cigarros (tragar alcatrão) e estresse. Em geral, todos esses fatores estão envolvidos. O tratamento da gastrite se baseia na dieta e nas ervas.

Quanto à dieta, a principal providência mais imediata é evitar agentes irritantes que podem causar ou agravar a inflamação. Esses irritantes podem ter relação com a temperatura ou ser de natureza química ou mecânica:

– Alimentos ou bebidas muito quentes devem ser evitados, pois agravam a inflamação. Coisas frias em geral têm um efeito dolorido semelhante.
– Irritantes químicos produzem um impacto imediato. Produtos utilizados de maneira regular que contêm vinagre, que é ácido acético diluído, devem ser evitados. O vinagre não deve ser adicionado ao alimento; picles também devem ser evitados. O álcool, sob qualquer forma, está fora de questão, pois age sobre o revestimento estomacal de modo semelhante ao vinagre. O fumo também agrava o problema, visto que grande parte do alcatrão é engolida. Alimentos condimentados, *curries* e pratos ricos e gordurosos produzem, todos, um efeito indesejável.
– Irritantes mecânicos também causam desconforto.

Diante de uma inflamação aguda, recomenda-se seguir uma dieta baixa em fibras, pois a fibra pode exercer um efeito semelhante ao de uma lixa num ferimento! Recomenda-se uma dieta leve: nada de pão integral, nozes, tomates etc. Assim que houver uma pequena melhora, reintroduzir as fibras, um componente essencial de uma dieta saudável.

Em termos de ervas, a seguinte mistura alivia as dores de maneira eficaz e recupera o revestimento estomacal:

Alteia (raiz)	2 partes
Confrei (raiz)	2 partes
Filipêndula	2 partes
Hidraste	1 parte

Beba esse chá após cada refeição, até sentir-se recuperado.

Se a inflamação for acompanhada de muita flatulência, acrescente à mistura uma parte de cálamo-aromático. Do mesmo modo, se o estresse faz parte do problema, adicione valeriana como nervino apropriado.

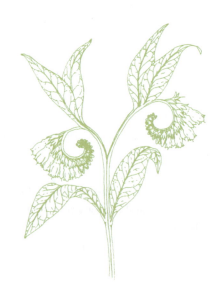

ÚLCERA GÁSTRICA

Quando a agressão ao estômago persiste por muito tempo, talvez inconscientemente, ocorre um desgaste inevitável do revestimento estomacal. Como as membranas mucosas da parede não conseguem mais enfrentar a condição doentia, o ácido e as enzimas digestivas chegam à parede e cobram seu preço: desenvolve-se uma úlcera gástrica.

O tratamento fitoterápico dessas úlceras é direto e, ao que tudo indica, rápido. Entretanto, um abrandamento da dor não deve ser confundido com a solução do problema. Os remédios herbáceos aliviam os sintomas e iniciam o processo de recuperação, mas uma cura completa é demorada e precisa incluir uma avaliação minuciosa do estilo de vida pessoal. Com a formação de uma úlcera gástrica ou duodenal, o corpo está dizendo que alguma coisa em toda a rede do nosso estilo de vida está inadequada. Talvez seja apenas a dieta, mas muitas vezes podem também ser o exercício da profissão, nossos relacionamentos ou mesmo nossa atitude em defesa do país!

Ervas podem curar uma úlcera, mas esta pode reaparecer com certa rapidez, a menos que as orientações que estão sendo dadas aqui sejam acolhidas e postas em prática de modo consciente.

O tratamento se baseia numa dieta cuidadosa e no uso de ervas. Um chá de ervas de grande eficácia consiste em partes iguais de:

> Alteia (raiz)
> Confrei (raiz)
> Filipêndula
> Hidraste

O confrei e a alteia participam com uma excelente ação demulcente calmante, combinada com um efeito curativo sobre as membranas mucosas. Uma infusão fria de demulcentes é mais mucilaginosa e calmante do que chá ou tintura. Para maiores detalhes, ver o capítulo sobre preparo das ervas. Olmo-americano pode ser acrescentado à dieta ou ingerido na forma de pastilha. A filipêndula suaviza o conteúdo do estômago e reduz o impacto da acidez excessiva. A hidraste se revela benéfica para as membranas e age como tonificante do tecido, exercendo ao mesmo tempo uma ação tônica geral sobre o corpo. Se ocorrer sangramento no estômago, gerânio pode ser adicionado à mistura. Havendo estresse – o que é muito comum – valeriana ou talvez lúpulo podem ser úteis.

A dieta deve conter muito pouca fibra durante a fase aguda da doença. Além disso, deve ser pobre em proteína, para não exigir muito esforço do estômago. Quando os sintomas amenizam, fibras e diversas proteínas podem ser reintroduzidas aos poucos. É muito importante evitar o álcool e o fumo. Quanto ao fumo, a abstinência pode produzir tensão nervosa e por isso piorar ainda mais a situação. Se isso acontecer, pare de fumar o mais rápido possível; você está viciado.

Intestino Delgado

É na longa extensão do intestino delgado que o corpo absorve a maior parte das substâncias nutritivas que o sustentam. Assim, qualquer problema no intestino delgado afeta o estado nutricional, causando deficiências que de fato são problemas de má absorção. O estresse exerce um impacto decisivo sobre essa parte do corpo, como bem demonstram as úlceras duodenais. O intestino delgado constitui a parte mais longa do sistema digestório, com uma extensão total aproximada de seis metros, dividida em três seções, o duodeno, o jejuno e o íleo.

ÚLCERAS DUODENAIS

O duodeno, a primeira porção do intestino delgado, começa no esfíncter do piloro, uma válvula no fim do estômago.

Essa válvula controla a liberação de partes do conteúdo do estômago para o duodeno, e em caso de mau funcionamento, uma quantidade excessiva de sucos estomacais ácidos pode vazar para o duodeno alcalino e causar problemas. Quando isso acontece, as paredes do duodeno ficam inflamadas e acabam desenvolvendo úlceras. Inúmeros fatores podem causar essa infiltração, mas o mais comum, superando em grande medida todos os demais, é a influência que o estresse e a tensão exercem sobre as funções dessa válvula. Considerando o ambiente de extrema competição e sobrecarga em que muitas pessoas vivem, surpreende o reduzido número de pessoas que desenvolve úlceras duodenais.

O tratamento de uma úlcera duodenal implica três procedimentos: uso de ervas, mudanças dietéticas e avaliação da causa, que em geral significa uma análise dos fatores que causam estresse e tensão.

O tratamento com ervas se baseia em diversas ações. Utilizam-se demulcentes para abrandar a úlcera e o tecido adjacente. Obtém-se maior eficácia ainda caso se possa acrescentar uma ação vulnerária para acelerar o processo de cura. Para isso usa-se raiz de confrei e alteia. As propriedades específicas da hidraste para curar a membrana mucosa intensificam o processo de recuperação do revestimento intestinal. Recomenda-se o uso de um adstringente apropriado, como o gerânio, para fortalecer o tecido. Considerando que uma úlcera duodenal muitas vezes acarreta um estado de debilidade geral e uma redução da vitalidade devido à entrada de toxinas na corrente sanguínea e no sistema linfático, será sempre benéfica a utilização de alterativos apropriados e de tônicos linfáticos, como equinácea, por exemplo. Uma boa mistura básica consistiria, portanto, em:

Alteia (raiz)	2 partes
Confrei (raiz)	2 partes
Equinácea	1 parte
Gerânio	1 parte
Hidraste	1 parte

Beba esse chá três vezes ao dia, antes das refeições. Caso você esteja jejuando, tome o chá nos horários em que costuma fazer as refeições.

Enquanto os sintomas persistirem, a dieta deve ser pobre em fibras e em proteínas; depois, a volta a uma alimentação normal deve ser gradativa. Um ingrediente calmante excelente a ingerir no auge do problema é olmo-americano. Preparado com a consistência de um mingau encorpado, o olmo-americano alimenta e ao mesmo tempo exerce uma ação demulcente sobre o tecido afetado.

Em caso de estresse e tensão, para um tratamento breve, indicam-se nervinos. O corpo emite sinais e dá pistas manifestando um sintoma, como uma úlcera, por exemplo; é sempre recomendável prestar atenção a esses sinais. Examine o seu estilo de vida e os seus objetivos. Sua vida lhe

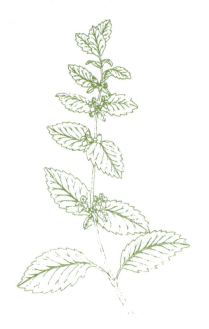

satisfaz e tem sentido? Você tem à disposição muitas técnicas de grande eficácia que podem ajudá-lo a reavaliar a sua vida e a resolver esses problemas, desde técnicas simples de relaxamento até psicoterapia. O controle do estresse e o relaxamento são abordados no próximo capítulo.

Para tratar a tensão com ervas, pode-se fazer um bom chá de propriedades nervinas com partes iguais de solidéu e valeriana, a ser ingerido sempre que necessário. Outras ervas relaxantes eficazes, embora mais fracas, são alfazema, camomila, erva-cidreira e tília, também como chá ingerido sempre que necessário.

ENTERITE

Dá-se esse nome a uma inflamação que pode ocorrer em qualquer porção do intestino delgado e às vezes até em toda a sua extensão. Quando se manifesta numa das porções, recebe o nome correspondente: duodenite, jejunite, ileíte, mas o tratamento é sempre o mesmo. Na maioria dos casos, são suficientes as orientações e o tratamento sugerido para as úlceras duodenais. Entretanto, é recomendável acrescentar à mistura uma parte de inhame-bravo para intensificar o abrandamento da inflamação e da dor.

MÁ ABSORÇÃO

Uma condição muito comum – embora com frequência despercebida – é a redução da capacidade do intestino delgado de absorver alimentos em geral ou componentes específicos, como minerais. A consequência pode ser sintomas de desnutrição, de anemia e de perda de peso, e ainda dores abdominais ou um estado mais insidioso de enfermidade indefinida.

Mais comumente, a má absorção decorre de uma reação alérgica a alimentos específicos, a qual causa problemas no revestimento da parede intestinal. A reação alérgica pode ser extrema e evidente, como no caso da doença celíaca, devida a uma forte intolerância ao glúten, ou pode assumir uma forma branda e não produzir sintomas claros. Em qualquer caso de suspeita de má absorção, porém, é sempre prudente excluir da dieta todos os possíveis alérgenos. Uma lista completa de possíveis alérgenos inclui todos os alimentos, pois eles podem desencadear uma reação alérgica, mas na maioria dos casos é causada apenas por quatro tipos de alimentos. Os alimentos que contêm glúten devem ser evitados. Entre eles estão, sobretudo, todos os produtos à base de trigo. Outra causa importante de reações alérgicas é o leite e seus derivados, como o queijo e a manteiga. O açúcar e os alimentos ricos em açúcar também devem ser levados em consideração, assim como os ovos. Elimine esses alimentos da sua dieta durante algumas semanas e observe se há alguma mudança. Em caso afirmativo, exclua da dieta o alimento causador da alergia; em caso negativo, avalie se a sua dieta contém outros alimentos suspeitos, como café, chá ou tomates. É recomendável fazer algumas experiências durante algum tempo.

Os remédios herbáceos podem ajudar a aliviar, curar e renovar o revestimento do intestino. Demulcentes como alteia (raiz), confrei (raiz) e olmo-americano suavizam as membranas mucosas. Ervas anti-inflamatórias, como filipêndula e inhame-bravo, também devem ser levadas em conta, assim como adstringentes como agrimônia, árvore-da-cera e filipêndula. Carminativos como cardamomo, camomila e lúpulo são inestimáveis, com os dois últimos agindo também como nervinos relaxantes. Talvez seja necessário prevenir infecções, para o que se recomenda a equinácea. Para condições mais graves nesta categoria, como a doença celíaca e a doença de Crohn, consulte um profissional qualificado.

Sistema Digestório

Intestino Grosso

A principal função do intestino grosso – ou cólon – é absorver líquidos e minerais. Pouco ou nenhum outro alimento é assimilado, pois isso ocorreu no intestino delgado. As bactérias, que formam o que chamamos de flora intestinal, produzem algumas vitaminas aqui e nos protegem de outras bactérias tóxicas.

APENDICITE

Uma infecção do apêndice pode se manifestar de duas maneiras, um ataque agudo e severo ou assumindo uma forma mais crônica. Um ataque súbito e agudo requer atendimento médico imediato, pois pode redundar em peritonite, uma inflamação que causa a ruptura do apêndice, o que é muito perigoso.

Os sintomas de uma infecção crônica podem assumir a forma de ataques recorrentes de dor abdominal no lado direito inferior, acompanhados de um aumento da temperatura, náusea e talvez vômito. Um tratamento nessa situação pode ser uma mistura de:

Agrimônia	1 parte
Camomila	1 parte
Equinácea	2 partes
Inhame-bravo	2 partes

Beba esse chá três vezes ao dia durante algum tempo. A inflamação deve ceder aos poucos.

Conquanto essa mistura também possa aliviar os sintomas da apendicite aguda, é preciso procurar cuidados médicos no caso de um ataque inesperado. Embora a constipação muitas vezes acompanhe a apendicite, não se deve usar laxantes, pois podem agravar a condição.

COLITE

Colite, inflamação de parte do cólon, é a doença mais comum associada ao intestino grosso. A intensidade e os sintomas específicos dependem da extensão da inflamação. Embora os sintomas variem até certo ponto de pessoa para pessoa, a colite se caracteriza por alternar surtos de diarreia e constipação, por uma redução geral da vitalidade e com frequência por depressão. Essa condição angustiante em geral responde bem à medicação fitoterápica e ao uso de uma dieta apropriada. Uma mistura de grande eficácia é:

Agrimônia	1 parte
Alteia (raiz)	1 parte
Árvore-da-cera	2 partes
Confrei (raiz)	1 parte
Hidraste	1 parte
Inhame-bravo	3 partes

Beba esse chá três vezes ao dia.

Essa combinação de ervas ameniza e recupera o revestimento do intestino grosso com demulcentes (alteia, confrei), adstringentes (agrimônia, árvore-da-cera, confrei) e com uma erva anti-inflamatória (inhame-bravo). Outros adstringentes, como bolsa-de-pastor, carvalho-vermelho, gerânio e pervinca também podem ser considerados. Talvez seja também necessário incluir alterativos e antimicrobianos, como equinácea ou alho, dependendo da situação.

Quando estresse e ansiedade acompanham a colite, usar também nervinos relaxantes, como solidéu, tília e valeriana. O fator principal relacionado à dieta no tratamento da colite é evitar tudo o que possa irritar a parede do cólon, seja por irritação física, pela temperatura, devido a uma ação química, ou porque possa causar reação alérgica.

Evita-se a irritação física excluindo da dieta tudo o que contenha fibras. Deve-se evitar também farelo e farinha de trigo integral, vegetais crus, cascas de frutas, frutas com sementes (como framboesa), nozes e vegetais fibrosos cozidos (como os da família das crucíferas). A temperatura do alimento deve ser média; alimentos ou bebidas quentes ou frios (café quente, sorvete ou cerveja) devem ser evitados.

Irritantes químicos devem ser evitados, especificamente o álcool, o vinagre e produtos nele conservados (como picles), condimentos picantes, queijos fortes e frituras.

O principal alimento causador de reações alérgicas no cólon são os produtos derivados do leite de vaca. Evitar também café e produtos de origem suína.

Em vez desses derivados, pode-se usar leite de cabra e de soja. Outros alimentos permitidos incluem ovos, carnes tenras e leves, peixe, fígado e aves, sopas leves, vegetais levemente cozidos e frutas (bananas e abacates podem ser crus), produtos de farinha branca pura, cereais e olmo-americano (ver texto sobre úlcera duodenal), que também exerce uma ação curativa muito eficaz.

As refeições devem ser leves e feitas com frequência, em vez de pesadas e de três vezes ao dia. A dieta deve ser seguida durante a fase aguda da inflamação, mas a partir do momento em que os sintomas começam a ceder, deve-se reintroduzir aos poucos alimentos ricos em fibras. Irritantes químicos e alimentos alérgenos devem ser evitados em definitivo.

DIVERTICULITE

Considerando a alimentação pouco natural e nociva que constitui a dieta cotidiana de tantas pessoas no mundo "civilizado" atual, a fragilidade da parede do cólon é uma ocorrência cada vez mais comum. Essa debilidade pode resultar na formação de uma bolsa nessa parede, chamada "divertículo". Às vezes, formam-se apenas algumas pequenas bolsas; outras vezes, desenvolvem-se muitas, e possivelmente grandes. Com frequência, esses divertículos causam pouco ou nenhum problema perceptível, mas também podem ser suscetíveis a inflamações e acúmulo de material residual. Quando inflamam, qualquer material fibroso ou indigesto, como pele de tomate, pode provocar dores fortes e desconforto.

A diverticulite – a inflamação do divertículo – pode ser tratada combinando-se ervas e dieta. Uma mistura básica e eficiente de ervas pode ser feita com:

Alteia	1 parte
Cálamo-aromático	1 parte
Camomila	2 partes
Inhame-bravo	3 partes

Beba esse chá três vezes ao dia.

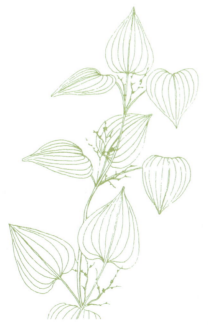

Sistema Digestório

Se à diverticulite associa-se a flatulência, adicionar mais carminativos, como calumba e gengibre; e se houver também constipação, incluir laxativos, como ruibarbo (raiz) ou sene. O aspecto dietético parece paradoxal. Embora o problema surja como decorrência da falta de fibras na dieta ao longo do tempo, as fibras agravam o problema e devem ser evitadas se a inflamação for aguda. Nesse caso, a dieta deve ser leve e baixa em fibras e rica em alimentos demulcentes, como olmo-americano. Somente quando a inflamação passa a ser controlada é que alimentos integrais e fibras devem ser reintroduzidos aos poucos. Uma dieta natural e saudável é a melhor forma de controlar a diverticulite no longo prazo.

HEMORROIDAS

As hemorroidas, ou fissuras anais, são uma patologia do reto e do ânus causadora de grande desconforto. Elas podem ser internas ou externas. Na maioria dos casos, respondem bem e com rapidez ao uso de medicamentos herbáceos, quando tomados e usados como aplicações externas. É de suma importância descobrir a causa desse problema e tratá-lo como prioridade. Se isso não for feito, a doença recorre. A causa mais comum é a constipação crônica, cujo tratamento já foi descrito. Outra causa comum é a congestão do fígado.

O seguinte tratamento com ervas em geral ajuda nos casos mais renitentes. As ervas mais importantes neste caso são as adstringentes, em especial as que também tonificam os vasos envolvidos. A erva mais importante é a celidônia-menor (também conhecida como botão-de-ouro e ficária). Além disso, hamamélis, pervinca e tormentilha podem reforçar o tratamento, caso uma infusão simples de celidônia-menor não seja suficiente. Se a causa for a constipação, hepáticos podem ajudar com suas ações tônica e laxativa branda. Pense também na possibilidade de usar azeda-crespa, dente-de-leão (raiz), hidraste ou uva-espim.

Um unguento de grande eficácia pode ser feito com celidônia-menor, aplicado após cada evacuação.

Fígado e Vesícula Biliar

O fígado é o maior órgão do corpo humano e, direta ou indiretamente, participa de todos os processos fisiológicos. Ele desempenha um papel essencial no processo digestivo – por exemplo, facilitando a secreção da bile no duodeno. Não cabe aqui analisar em profundidade as operações desse órgão extraordinário, mas convém mencionar de modo sucinto suas principais funções, mostrar como a saúde dele é fundamental para o corpo. O fígado está envolvido no metabolismo dos carboidratos e é o órgão mais importante para a manutenção dos níveis de açúcar no sangue. O fígado participa do metabolismo das proteínas e é nele que ocorre a quebra de aminoácidos e a síntese de proteínas de plasma sanguíneo, como globulinas e fatores de coagulação. O fígado está associado ao metabolismo das gorduras – por exemplo, promovendo a síntese do colesterol e sua subsequente decomposição em sais biliares. Ele contribui com o armazenamento e com o metabolismo de vitaminas. As vitaminas lipossolúveis dependem da bile para ser absorvidas, as vitaminas A, D, K e B12 são armazenadas no fígado, e muitas outras vitaminas são nele metabolizadas. O fígado auxilia a desativação de hormônios, como os estrógenos, os corticosteroides e outros esteroides. Ele ajuda no processo de desintoxicação para proteger nossa ecologia interna da deterioração por drogas, poluentes, aditivos alimentares artificiais e outras substâncias potencialmente virulentas. Essa função submete o fígado a um imenso estresse devido ao trabalho constante. Ele produz e excreta a bile, um suco digestivo essencial para o processo digestivo.

Essas poucas referências demonstram que o fígado cumpre um papel fundamental na manutenção da saúde do sangue, no funcionamento apropriado do sistema endócrino e do processo digestivo, e no metabolismo em geral. Como ele mantém vínculos com muitas outras funções do organismo, qualquer disfunção ou doença afeta esse órgão e interfere em suas atividades. Do mesmo modo, um estado de disfunção hepática leve pode se manifestar como sintoma em outra parte do corpo. Problemas de pele são um bom exemplo disso.

O tratamento do fígado é feito com ervas hepáticas, considerando-se como mais importantes: árvore-franja (raiz), azeda-crespa, boldo, *chelone glabra*, dente-de-leão, evônimo-da-américa, hidraste, inhame-bravo, íris, *leptandra virginica* (raiz), uva-espim e verbena.

Muitas vezes é preciso tratar o fígado mesmo na ausência de manifestações específicas de alguma "doença". É sempre possível a ocorrência de um amplo espectro de problemas funcionais que podem ser descritos como "desconforto hepático". Remédios populares usados como "tônicos da primavera" em geral baseavam-se em estimulantes hepáticos, ingeridos com o objetivo de fortalecer o fígado e assim favorecer a depuração e a tonificação do corpo todo, depois de um inverno de alimentos escassos. Embora a dieta moderna em países desenvolvidos seja bem equilibrada e nutritiva ao longo do ano, ela está contaminada com uma multiplicidade de substâncias químicas que o corpo tem dificuldade de assimilar. Assim, tudo indica que precisamos de um "tônico da primavera" em qualquer época do ano.

O modo mais simples de ajudar o fígado e todo o processo digestivo é usar ervas amargas, como genciana, losna ou hidraste. Todos os hepáticos mencionados acima exercem uma ação descongestionante mais específica sobre o fígado. Dente-de-leão é o mais simples e o de maior aplicabilidade. Suas raízes ou folhas são excelentes hepáticos que agem também sobre os rins e assim favorecem a limpeza do corpo por meio desse órgão. Ao tratar o fígado com essas ervas, convém também auxiliar o estômago com filipêndula. Do mesmo modo, outros aspectos do sistema que precisam de apoio devem ser levados em conta. Um tônico hepático eficaz é:

Árvore-franja (casca)	1 parte
Dente-de-leão	2 partes
Filipêndula	2 partes
Hidraste	1 parte

Beba esse chá após cada refeição.

DIETA PARA O FÍGADO E PARA A VESÍCULA BILIAR

Em qualquer problema relacionado com a função do fígado ou da vesícula biliar, e com o objetivo de aliviar a carga digestiva do fígado e prevenir a ocorrência de dores desnecessárias, é essencial seguir orientações dietéticas estritas. Essas orientações são simples: evitar frituras e assados, e reduzir toda gordura e alimentos gordurosos a um mínimo absoluto. Além disso, muita moderação com bebidas alcoólicas.

ICTERÍCIA

A icterícia é um sintoma, não uma doença. Ela indica congestão no fígado que causa um acúmulo de bile no sangue. Para que haja cura de fato, é preciso identificar a causa da congestão. Essa causa pode ser uma sobrecarga de substâncias químicas, uma infecção ou uma lesão física, devendo ser tratada de acordo com a situação. Entretanto, é possível recuperar-se da maioria das formas de icterícia com um tratamento à base da mistura a seguir:

Árvore-franja (casca)	1 parte
Chelone glabra	1 parte
Dente-de-leão	1 parte
Hidraste	1 parte
Leptandra virginica (raiz)	1 parte

Beba uma xícara pequena dessa decocção a cada duas horas enquanto perdurarem os sintomas.

INFLAMAÇÃO DA VESÍCULA BILIAR

Essa condição extremamente dolorida em geral responde bem aos remédios herbáceos. A dieta deve ser avaliada com cautela e as recomendações dadas acima devem ser seguidas de maneira precisa. Uma mistura que alivia a dor e reduz a inflamação pode ser feita com:

Alteia (raiz)	2 partes
Árvore-franja	1 parte
Dente-de-leão	1 parte
Evônimo-da-américa	1 parte
Uva-do-óregon	1 parte

Beba esse chá três vezes ao dia.

Com a dor extrema que em geral acompanha essa condição, nervinos relaxantes como a valeriana podem ser eficazes.

Além disso, é essencial prestar atenção à saúde como um todo e usar as sugestões acima no que couberem.

CÁLCULOS BILIARES

A causa da formação de cálculos biliares não está totalmente clara. Em alguns casos, as ervas podem ajudar o corpo a eliminar as pedras com um mínimo de dor. Mas isso pode levar tempo. Uma mistura que pode auxiliar nesse caso é:

Alteia (raiz)	2 partes
Árvore-franja	1 parte
Boldo	1 parte
Chelone glabra	1 parte
Hidraste	1 parte

Beba esse chá três vezes ao dia.

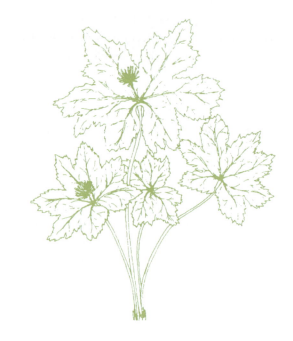

A hidraste nessa mistura pode ser substituída pela uva-espim ou pela uva-do-óregon, pois ambas contêm alcaloides muito semelhantes que agem sobre a vesícula biliar. O sistema digestório em sua totalidade deve ser auxiliado na eventualidade de cálculos biliares, por isso precisa ser tratado com ervas digestivas apropriadas. Em caso de estresse, o sistema nervoso também deve ser tratado de modo apropriado.

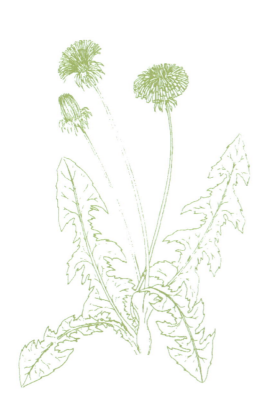
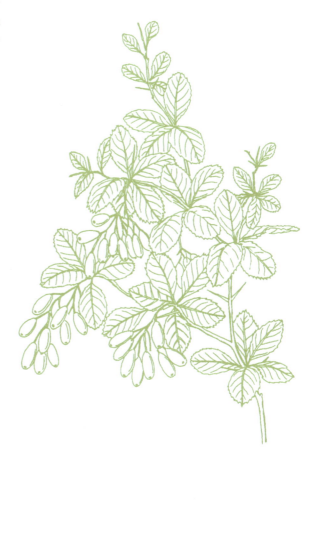

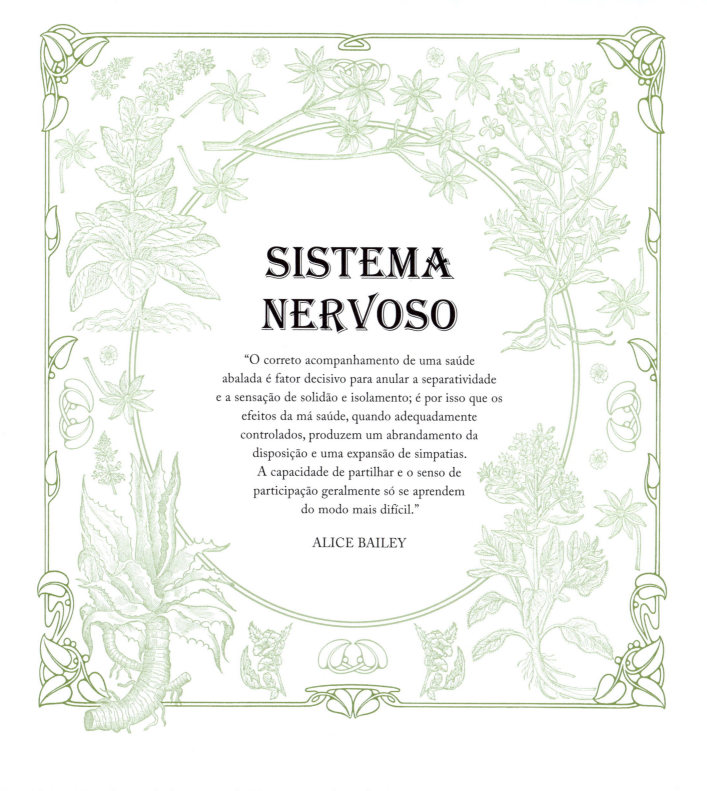

SISTEMA NERVOSO

"O correto acompanhamento de uma saúde abalada é fator decisivo para anular a separatividade e a sensação de solidão e isolamento; é por isso que os efeitos da má saúde, quando adequadamente controlados, produzem um abrandamento da disposição e uma expansão de simpatias. A capacidade de partilhar e o senso de participação geralmente só se aprendem do modo mais difícil."

ALICE BAILEY

SISTEMA NERVOSO

Em nenhum outro sistema do corpo a relação entre os aspectos físico e psicológico do nosso ser é tão evidente como no sistema nervoso. Sem dúvida, o sistema nervoso faz parte da estrutura física do corpo e, também de modo inequívoco, todos os processos psicológicos se desenvolvem nesse sistema. Por conseguinte, uma doença que ocorra no nível psicológico terá reflexos no nível físico; e, inversamente, uma doença no nível físico repercutirá no psicológico. Perguntamo-nos então por que a dimensão física do ser sempre foi considerada separada da dimensão psicológica.

A visão holística da cura herbácea aceita essa relação e vê o tecido nervoso e suas funções como um elemento vital no tratamento do ser todo.

A medicina alopática tradicional tende a reduzir os problemas psicológicos ao mero nível bioquímico e pressupõe que drogas "apropriadas" resolvem ou pelo menos encobrem o problema o suficiente para possibilitar a continuidade de uma vida "normal".

O curioso é que muitas técnicas no campo da medicina alternativa supõem ou remetem para o extremo oposto, ou seja, que fatores psicológicos podem constituir a causa de uma doença e que o tratamento da psique é a única maneira adequada de curar e a que resolve qualquer problema físico.

Reunindo essas duas perspectivas reducionistas, aproximamo-nos de uma visão holística; com a medicina fitoterápica, tratamos o sistema nervoso como parte do corpo todo, podendo alimentá-lo e fortalecê-lo, e assim ajudar a psique. Para que o nosso ser seja integralmente saudável, precisamos cuidar da saúde física com uma dieta correta e um estilo de vida correto, mas também somos responsáveis por uma vida emocional, mental e espiritual saudável. A atmosfera emocional em que vivemos deve preencher, nutrir e sustentar a nossa estabilidade emocional. Os nossos pensamentos devem ser criativos e estimulantes, abertos ao livre fluxo da intuição e da imaginação, e não conceitualmente rígidos. E do mesmo modo, precisamos estar abertos ao livre fluxo das energias superiores da alma, sem as quais é impossível ser saudável.

Assim, é num contexto emocional, mental e espiritual, além de físico, que consideramos toda doença que se manifesta no corpo. Precisamos também lembrar que somos parte do todo maior da humanidade, de modo que estamos ligados às doenças da humanidade e imersos num mar de impulsos e fatores que fogem ao nosso controle direto. Muitas neuroses que observamos na sociedade ocidental atual são reações normais a um ambiente anormal, reações sadias da psique às insanidades de uma sociedade enferma.

Nesse sentido, há um limite para a cura de um indivíduo, quando a doença é sem sombra de dúvida reflexo da doença da sociedade. Ser agente de cura hoje implica uma consciência do todo, acrescida de certa sensibilidade política, quando não de atividade política.

Para sermos seres saudáveis, a sociedade precisa ser saudável. Para que a sociedade seja saudável, nós precisamos ser saudáveis. Para que a sociedade reflita de fato nossas aspirações mais elevadas, precisamos viver, encarnar e refletir essas aspirações.

A medicina herbácea pode ser uma ferramenta ecológica e espiritualmente integrada para auxiliar o sistema nervoso da humanidade, de modo que a humanidade possa ajudar a si mesma. No nível físico, ela é uma contraparte ideal de técnicas terapêuticas no nível psicológico, para ajudar as pessoas a acolher a totalidade de si mesmas.

Ervas para o Sistema Nervoso

Além das técnicas mais simples de estimulação e relaxamento, as ervas também podem beneficiar o sistema nervoso de várias maneiras.

TÔNICOS NERVINOS

Talvez a contribuição mais importante que a medicina herbácea pode dar nessa área seja o fortalecimento e a nutrição do sistema nervoso. Em casos de trauma, estresse ou debilidade nervosa, os tônicos nervinos fortalecem e alimentam os tecidos diretamente; é desnecessário recorrer a tranquilizantes ou outras drogas para aliviar a ansiedade ou a depressão. Muitos problemas de "nervos" são resolvidos com o auxílio inestimável de tônicos nervinos.

Pode parecer surpreendente, mas um dos melhores remédios e com certeza o mais utilizado para nutrir o tecido nervoso é a aveia, que podemos ingerir como tintura ou (conforme a necessidade) em combinação com relaxantes, estimulantes ou alguma outra medicação indicada, ou ainda simplesmente comida, na forma do antigo e apreciado mingau, não na forma de farinha de aveia instantânea.

Além da aveia, outros tônicos nervinos com efeito relaxante são betônica, damiana, solidéu e verbena. Dessas, solidéu é em geral a mais eficaz, em especial para problemas relacionados com o estresse.

RELAXANTES NERVINOS

Em casos de estresse e tensão, os relaxantes nervinos podem ser muito eficazes para aliviar a condição. Uma lista representativa de relaxantes nervinos inclui agripalma, alecrim, alfazema, anêmona, camomila, cimicífuga-preta,

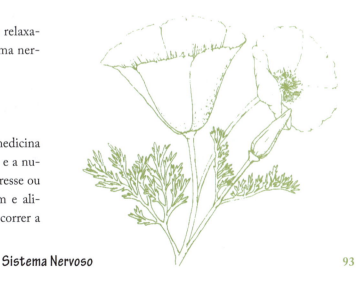

cipripédio, erva-de-são-joão, hissopo, lúpulo, noveleiro, papoula-da-califórnia, passiflora, piscídia, solidéu, tília, valeriana, viburno e visco-branco. Como se pode observar, muitos desses relaxantes têm também outras propriedades, podendo ser aproveitados para resolver problemas semelhantes.

Além das ervas que agem diretamente sobre o sistema nervoso, as ervas antiespasmódicas – as que afetam os nervos periféricos e o tecido muscular – podem ter um efeito relaxante indireto sobre todo o sistema. Quando o corpo físico está tranquilo, a mente também se acalma.

Os demulcentes também podem ajudar, em combinação com os nervinos, pois acalmam o tecido irritado e promovem a cura.

ESTIMULANTES NERVINOS

A estimulação direta do tecido nervoso é pouco recomendada. Na maioria dos casos, é mais apropriado estimular a vitalidade própria do corpo com a ajuda de tônicos nervinos ou mesmo com digestivos, que aumentam a harmonia física, produzindo um efeito bem mais profundo e prolongado do que os estimulantes nervinos.

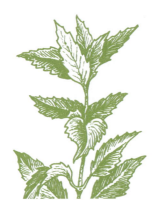

Caso seja indicada a estimulação nervina direta, a melhor erva é a noz-de-cola, sem esquecer, porém, o café, o chá-mate e o chá preto. Um problema com esses estimulantes de uso comum é que eles têm inúmeros efeitos colaterais e podem constituir a causa de muitos problemas psicológicos de menor gravidade, como ansiedade e tensão.

Algumas ervas ricas em óleos voláteis são também estimulantes de grande valor, destacando-se a hortelã-pimenta.

REMÉDIOS FLORAIS DE BACH

Os remédios florais de Bach representam uma modalidade de herbalismo que consiste numa fusão alquímica da essência espiritual da flor em cooperação com a necessidade emocional/mental da pessoa.

Esses remédios não são usados para tratar as doenças físicas em si, mas para agir sobre estados emocionais, como preocupação, apreensão, desesperança, medo, irritabilidade e outros. O estado psíquico da pessoa contribui de modo decisivo para a causa, desenvolvimento e cura de uma doença física. Os remédios parecem trabalhar com a força vital, fazendo-a fluir livremente pelo bloqueio ou contornando-o, de modo a acelerar a cura e a volta à integridade.

O falecido doutor Edward Bach formulou 38 remédios. A história dos seus estudos e pesquisas é de fato fantástica e vale a pena conhecê-la. Você pode obter informações sobre os remédios nos seguintes endereços:

Estados Unidos:
The Original Bach Flower Remedies
California, U.S.A.
Telefone: (1-800) 214-2850
Website: www.bachflower.com

Reino Unido:
Dr. E. Bach Centre
Mount Vernon, Sotwell, Wallingford, Oxon OX10 0PZ, England
Telefone: +44(0)1491 834678
Website: www.bachcentre.com/centre/remedies.htm

O doutor Bach descobriu 38 flores que abrangem os estados negativos da mente de que com frequência sofremos, classificando-as sob sete categorias principais e suas subdivisões. As categorias são: Medo, Indecisão, Solidão, Desinteresse pelo presente, Sensibilidade excessiva a influências e opiniões, Desalento ou desespero, Preocupação demasiada com o bem-estar dos outros.

Esses remédios florais são ideais para o uso pessoal. Pedidos e esclarecimentos podem ser encaminhados para o Bach Centre ou feitos através de seus websites. A ação dos remédios é benigna, sem reações indesejadas, e podem ser usados por qualquer pessoa. A dosagem se resume a algumas gotas dos extratos especiais misturadas à água.

Para uma pequena mostra do uso desses remédios, transcrevo de um breve guia elaborado pelo centro:

Agrimony (*Agrimonia eupatoria*/agrimônia): para os que padecem aflições interiores que procuram esconder sob o disfarce do bom humor

Aspen (*populus tremula*/choupo): para apreensão e pressentimentos ruins; medos de origem indefinida e desconhecida

Beech (*Fagus sylvatica*/faia): para os arrogantes, críticos e intolerantes com relação aos outros

Centaury (*Centaurium umbellatum*/centáurea-menor): para vontade fraca de quem se deixa dominar e se torna subserviente; para quem tem dificuldade de dizer "não"

Cerato (*Ceratostigma willmottiana*): para quem duvida da sua própria capacidade de julgar e pede constantemente o conselho de terceiros, sendo muitas vezes mal influenciados e aconselhados

Cherry Plum (*Prunus cerasifera*/cerejeira): para o medo de colapso mental, desespero ou perda de controle. Forte tendência a praticar ações danosas

Chestnut Bud (*Aesculus hippocastanum*/broto de castanha-da-índia): para os que têm dificuldade de aprender com a experiência e repetem continuamente os mesmos erros

Chicory (*Cichorium intybus*/chicória): para os que alimentam sentimentos de posse exagerados e estão sempre chamando a atenção; egoísmo; para os que impõem seus próprios padrões aos outros e muitas vezes se fazem mártires de si mesmos

Clematis (*Clematis vitalba*/vide-branca): para a indiferença, falta de atenção, devaneio e alheamento; fuga mental da realidade

Crab Apple (*Malus pumila*/macieira): remédio purificador para os que se sentem um tanto impuros e com vergonha de alguma doença. Contra a aversão a si mesmo e o excesso de asseio da casa para ser admirado

Elm (*Ulmus procera*/olmo): para os que se sentem temporariamente sufocados pela responsabilidade ou inadequação, embora em geral sejam muito capazes

Gentian (*Gentiana amarella*/genciana): para os que desanimam com facilidade e se sentem abatidos e deprimidos

Gorse (*Ulex europeus*/tojo): para falta de esperança extrema

Heather (*Calluna vulgaris*/urze): para pessoas obcecadas com os próprios problemas e experiências. Não sabem ouvir

Holly (*Ilex aquifolium*/azevinho): para os ciumentos, invejosos, vingativos e desconfiados. Para os que odeiam

Honeysuckle (*Lonicera caprifolium*/madressilva): para os nostálgicos que vivem constantemente no passado. Também para saudades de casa

Hornbeam (*Carpinus betulus*/carpino): para a procrastinação; sensação de "segunda-feira de manhã"

Impatiens (*Impatiens grandulifera*/beijo): para impaciência e irritabilidade

Larch (*Larix decidua*/lariço): para o desânimo devido à falta de confiança em si. Expectativa de fracasso, fazendo com que a pessoa deixe de se esforçar. Sentimento de inferioridade, embora tendo capacidade

Mimulus (*Mimulus guttatus*/mimulus): para o medo do desconhecido; acanhamento e timidez

Mustard (*Sinapsis arvensis*/mostarda): para tristeza profunda que se manifesta sem nenhuma razão conhecida, mas que também pode desaparecer subitamente; melancolia

Oak (*Quercus robur*/carvalho): para os que encaram a doença com coragem e enfrentam as adversidades a despeito dos reveses; persistentes, não se entregam

Olive (*Olea europaea*/oliveira): para a exaustão – sensação de esgotamento total das energias e de que tudo exige muito esforço

Pine (*Pinus sylvestris*/pinheiro-da-escócia): para sentimentos de culpa; pessoas que culpam a si mesmas por erros de outros e se sentem indignas

Red Chestnut (*Aesculus carnea*/castanheira-vermelha): medo excessivo pelos outros e preocupação em demasia pelas pessoas queridas

Rock Rose (*Helianthemum nummularium*/cisto): para o terror, medo extremo e pânico

Rock Water (água de fontes naturais curativas): para os que são muito severos consigo mesmos, modo de pensar rígido, nega-se a si próprio

Scleranthus (*Scleranthus annuus*/craveiro): para incerteza, indecisão, hesitação

Star of Bethlehem (*Ornithogalum umbellatum*/estrela-de-belém): para todos os efeitos devidos a más notícias ou pavor após um acidente

Sweet Chestnut (*Castanea sativa*/castanheira): para a angústia dos que chegaram ao limite da resistência e ao abatimento absoluto

Vervain (*Verbena officinalis*/verbena): para entusiasmo excessivo, esforço demasiado e exaustão; fanatismo

Vine (*Vitis vinifera*/videira): para as pessoas dominadoras, inflexíveis, ambiciosas, autocráticas, arrogantes e orgulhosas

Walnut (*Juglans regia*/nogueira): remédio protetor contra influências poderosas; ajuda a adaptar-se em períodos de transição ou de mudança, por exemplo, na menopausa ou em caso de divórcio

Water Violet (*Hottonia palustris*/): para os orgulhosos, reservados ou "superiores"

White Chestnut (*Aesculus hippocastanum*/castanha-da-índia): para pensamentos indesejados persistentes; preocupação com um aborrecimento ou acontecimento; discussões e diálogos mentais

Wild Oat (*Bromus ramosus*/bromo): ajuda a encontrar o caminho pretendido na vida

Wild Rose (*Rosa canina*/rosa-dos-cães): para resignação, apatia. Para os errantes que aceitam seu destino, pouco se esforçando para melhorar as coisas

Willow (*Salix vitellina*/salgueiro): para ressentimento e amargura, com uma atitude de "pobre de mim"

Rescue Remedy: uma mistura de *Cherry Plum, Clematis, Impatiens, Rock Rose* e *Star of Bethlehem*. Um composto de emergência para casos de trauma, angústia, luto e situações de estresse

Rescue Remedy trata os efeitos decorrentes, por exemplo, de notícias trágicas, luto, pavor, trauma mental grave, sentimentos de desespero, ou de um estado mental entorpecido, perturbado. Toda casa deveria ter um frasco conta-gotas desse remédio, sendo recomendável também levá-lo em viagens. É ingerido por via oral, numa dose de cerca de quatro gotas misturadas à água.

Padrões de Doenças do Sistema Nervoso

A medicina ortodoxa reconhece a relação entre fatores físicos e psicológicos na doença por intermédio do conceito de distúrbios psicossomáticos e somatopsíquicos. Fatores psicológicos podem predispor ou agravar problemas físicos (conceito psicossomático) e fatores físicos podem afetar o estado psicológico (conceito somatopsíquico). Talvez seja mais apropriado considerar toda doença como parte de uma profunda relação entre corpo, mente e alma. Sempre que um tratamento neural favorece a cura de uma doença, mencionamos o fato.

Inúmeras doenças têm uma relação especial forte com o sistema nervoso, mesmo não produzindo sintomas neurológicos. Em geral, é possível tratá-las com bastante eficácia fortalecendo os nervos e tonificando o sistema todo. Uma lista representativa inclui:

– Sistema circulatório: pressão alta e doença coronária
– Sistema respiratório: asma, febre do feno e tosse irritável
– Sistema digestório: úlcera péptica, distúrbios do cólon, flatulência e dispepsia
– Pele: problemas cutâneos
– Sistema glandular: problemas de tireoide e outros distúrbios endócrinos
– Sistema reprodutor: muitos problemas associados à menstruação

Essa lista sugere doenças em que nervinos são em geral apropriados, o que não implica que as doenças estão "todas na mente". Significa que para promover a cura no ser todo, talvez o sistema nervoso precise de mais apoio do que o habitual.

O sistema nervoso talvez seja aquele que mais evidencia a relevância de tratar o doente em vez da doença. Pode parecer um detalhe, mas esse detalhe corrobora a visão holística de que o funcionamento apropriado do corpo todo pode ser considerado em termos de harmonia e fluxo de energia. Entendendo a doença dessa perspectiva, é possível diferenciar entre problemas psicológicos e neurológicos sem apelar para uma divisão dualista entre mente e corpo.

É imensa a quantidade de técnicas de relaxamento e de meditação que ajudam a alcançar um estado de serenidade interior. Cada pessoa precisa encontrar as que lhe são mais favoráveis. Para algumas pessoas, programas de relaxamento complexos produzem melhores resultados; para outras, pode ser uma caminhada pela mata. A meditação pode variar desde um leve silenciar interior até um processo transcendental profundo. Não é possível aprofundar essas técnicas num herbário como este; não obstante, descrevo a seguir alguns métodos simples, mas de grande eficácia.

EXERCÍCIOS DE RELAXAMENTO

A respiração é muito importante no relaxamento, em especial nas etapas iniciais. As pessoas que se sentem bem consigo mesmas e com seu mundo respiram de maneira lenta, profunda e ritmicamente. A respiração é a única função autônoma que podemos controlar conscientemente; fazendo isso, é possível influenciar todas as respostas autônomas e, até certo ponto, emocionais.

Uma técnica respiratória básica e segura para relaxar é a seguinte:

– O ideal é realizar este exercício duas vezes ao dia, de 5 a 15 minutos, num lugar silencioso.
– Deite-se de costas, apoiando de modo confortável a cabeça e o pescoço.
– Apoie as mãos sobre o abdômen e feche os olhos e fique numa posição confortável.
– Evite distrações, como a luz do sol, um relógio, animais etc.
– O objetivo é respirar lenta, profunda e ritmicamente. A inalação deve ser lenta, sem tensões, sem pressa. Conte para si mesmo até 4, 5 ou 6, o que lhe convier. Ao terminar a inalação, exale lentamente pelo nariz. Conte também a exalação, *que deve ter a mesma duração da inalação.*
– Não se sinta pressionado por nada. No início, se você respira até o máximo de 3, está ótimo. Procure reduzir o ritmo aos poucos, até alcançar uma contagem lenta de 5 ou 6, com uma pausa de 2 ou 3 entre a inspiração e a expiração.
– Repita esse padrão respiratório de 15 a 20 vezes. Como cada ciclo deve durar em torno de 15 segundos, o tempo total do exercício será de mais ou menos 5 minutos.
– Depois de dominar a mecânica desse exercício, introduza pensamentos em diferentes partes do ciclo. Por exemplo, durante a inalação, procure dar-se conta de uma sensação de quentura, de energia entrando no corpo com o ar. Na exalação, procure tomar consciência de uma sensação de afundamento e acomodação mais profunda na superfície sobre a qual está deitado.
– Ao terminar, não se levante de imediato; descanse por 1 ou 2 minutos, deixando que a mente tome consciência de possíveis sensações de quietude, calor, peso etc.
– Se bem assimilado, esse exercício pode ser praticado em qualquer situação tensa; ele dissipa a reação quase sempre agitada e aumenta a capacidade de lidar com a situação.

Muitas vezes a tensão se concentra nos músculos do corpo. O exercício a seguir pode abrandar essa rigidez e deixar a mente livre.

Antes do exercício, faça alguns ciclos de respiração profunda.

– Deite-se ou sente-se numa cadeira reclinada.
– Evite distrações e use roupas confortáveis.
– Comece pelos pés. Sinta os músculos dos pés relaxados, sem tensões.
– Depois, tensione os músculos; tensione os artelhos e mantenha a tensão de 5 a 10 segundos. Em seguida, aumente *a tensão ainda mais* durante alguns segundos, antes de soltar toda a rigidez e sentir uma agradável sensação de relaxamento.
– Registre conscientemente como é essa sensação, comparando-a, em especial, com o estado de tensão da etapa anterior.

- Desloque a atenção para os músculos da panturrilha e proceda do mesmo modo. *Primeiro sinta o estado de tensão dos músculos; em seguida tensione-os, mantenha a tensão e tensione um pouco mais; por fim, solte. Registre a sensação de alívio.*
- Ao fazer este exercício, talvez ocorram cãibras. Se isso acontecer, pare de tensionar a área de imediato e passe para a parte do corpo seguinte.
- Depois da panturrilha, prossiga para os joelhos, as coxas, as nádegas, as costas, o abdômen, o peito, os ombros, os braços, as mãos, o pescoço, a cabeça e o rosto.
- A sequência exata é irrelevante, desde que todas essas áreas sejam "tratadas" com o mesmo processo.
- Algumas áreas podem precisar de uma atenção maior. Por exemplo, no abdômen, você pode tensionar os músculos contraindo (encolhendo) o estômago ou dilatando-o (distendendo-o). Essa variação no tensionamento se aplica a muitos músculos do corpo.
- Existem entre 20 e 25 dessas "áreas", dependendo da sequência adotada. Cada uma deve receber pelo menos de 5 a 10 segundos de tensão e de 5 a 10 segundos de liberação e registro consciente da sensação.
- Assim, a aplicação da técnica toda leva de 8 a 10 minutos. Ao concluí-la, permaneça alguns minutos usufruindo a sensação de calma e tranquilidade.
- Concentre a mente no corpo inteiro. Sinta-o pesado e satisfeito, livre de tensões ou esforço. Aprofunde essa sensação com alguns ciclos de respiração profunda.
- Alongue-se e em seguida dê andamento à sua vida cotidiana.

DISTÚRBIOS PSICOLÓGICOS

A nossa sociedade está infestada de autodúvida, de medo e alienação, de desumanização e violência. É compreensível então que uma epidemia de doenças associadas ao estresse caracterize os prontuários da maioria dos médicos.

Embora o trauma e o caos dos nossos tempos pareçam pesar de maneira insuportável, um apoio profundo procede do Espírito que habita em todos nós. A medicina herbácea é uma expressão do amor de Deus pela vida em sua totalidade. A nova era já está florescendo em nossos corações. A nossa missão é revelá-la.

ESTRESSE

O "estresse" é um estímulo ou mudança no ambiente interno ou externo que perturba a homeostase ou harmonia interior. Esse elemento perturbador pode assumir várias formas, desde condições de trabalho, relacionamentos, saúde física, até as variações do clima. O corpo responde a qualquer fator estressante de modo similar, apresentando reações hormonais e comportamentais.

Certo grau de reação ao estresse é essencial para sobreviver numa cidade moderna; os problemas surgem quando uma resposta de estresse individual ultrapassa o ponto em que é benéfica e assume uma condição prejudicial.

Por definição, o estresse em si não pode ser tratado, pois é uma reação natural a situações correntes. O que se pode fazer, porém, é ajudar o corpo em sua resposta. Essa ajuda pode ser dada com ervas e vitaminas, mas mais importantes talvez sejam os exercícios de relaxamento que dão ao corpo a possibilidade de recuperar-se. Além disso, é preciso reavaliar a situação causadora do estresse. Em vez de mudar a resposta à situação, talvez seja possível alterar a situação em si.

Quando o estresse causa problemas, o tratamento pode basear-se em diferentes alternativas. É fundamental nutrir o corpo de maneira adequada. Muitas vezes é recomendável dar ao corpo uma dose extra de vitamina C e vitaminas do complexo B, pois ele precisa de uma quantidade maior de ambas quando se encontra nesse estado. Os tônicos nervinos alimentam e tonificam o sistema nervoso. Os melhores nesse caso são aveia e solidéu, mas outros também podem ser indicados, caso haja sintomas físicos associados. Ginseng-coreano é uma erva excelente para aumentar a capacidade pessoal de lidar com o estresse, quando ingerido durante algum tempo. De igual relevância e potência como adaptógeno é o ginseng-siberiano. Convém explicar nesse ponto o conceito de adaptógeno.

Trata-se de um conceito relativamente novo na medicina ocidental e no herbalismo. Entretanto, na China e no Oriente, essas ideias constituem a própria base da visão oriental preventiva da saúde e do bem-estar. Os adaptógenos agem de modo a melhorar a adaptabilidade do corpo. Em outras palavras, ajudando o corpo a adaptar-se às circunstâncias do problema, eles lhe proporcionam recursos que o impedem de chegar a um ponto de colapso ou hiperestresse.

Existem muitas pesquisas em andamento nos dias de hoje com esses remédios potencialmente extraordinários. Tudo indica que sua ação fundamental consiste em auxiliar o corpo a lidar com o estresse. Como sabemos, a incapacidade de enfrentar pressões externas leva a muitas repercussões internas. Assim, as mais variadas formas de doença podem se desenvolver. Os adaptógenos parecem aumentar o limiar de deterioração por meio do apoio à função das glândulas suprarrenais e, é bem possível, à glândula pituitária.

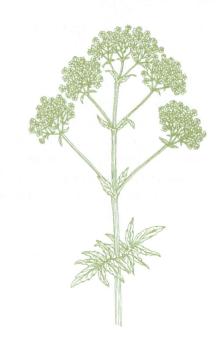

Estendendo o sentido do termo, ele pode assumir o significado do que no passado recebia o nome de tônico. Isso ocorre sobretudo quando uma erva pode ter um efeito regulador, isto é, ações contraditórias dependendo das necessidades do corpo. Essa qualidade restauradora é uma característica comum e peculiar dos remédios fitoterápicos.

ANSIEDADE

Em algum momento da vida, todos nós passamos pela experiência da ansiedade. Em geral, essa sensação, que é causada por algum problema externo relevante, dura pouco tempo. Às vezes, porém, ela se torna um padrão habitual, influenciando os nossos pensamentos e comportamentos. Então percebemos o mundo através do filtro da nossa atitude ansiosa e agimos em consonância com essa percepção.

Entramos num círculo vicioso em que ansiedade produz mais ansiedade. Entre os terapeutas que enfatizam o crescimento pessoal, tornou-se um truísmo a afirmação de que "criamos a nossa própria realidade" e que somos responsáveis pelo que criamos. Muitas vezes precisamos de ajuda para compreender esse conceito e introduzi-lo em nossa vida. Técnicas de aconselhamento terapêutico e medicina fitoterápica podem facilitar o processo.

Todos os relaxantes nervosos amenizam a ansiedade e a tensão, sendo que os específicos variam de pessoa para pessoa, pois alguns são mais eficazes com um determinado estado mental do que outros. Os mais eficazes são cipripédio, solidéu, tília, valeriana e visco-branco.

Além dos relaxantes nervosos, as ervas antiespasmódicas são de grande proveito, pois em muitos casos de ansiedade há também tensão muscular; a descontração ajuda o ser todo a encaminhar-se a um estado de calma e bem-estar, o estado interior perfeito em que o processo de cura germina e se desenvolve.

Uma mistura de partes iguais de solidéu e valeriana é quase sempre a melhor opção; a única ressalva a essa mistura eficaz é que o sabor é um pouco desagradável.

| Solidéu | 1 parte |
| Valeriana | 1 parte |

Beba esse chá três vezes ao dia ou conforme a necessidade. Como uma dosagem mais elevada é segura para a maioria das pessoas, adote a que apresentar melhores resultados para você.

TENSÃO PRÉ-MENSTRUAL

Esse angustiante problema, associado ao ciclo menstrual, pode causar transtornos emocionais e psicológicos. Para amenizar a TPM em questão de horas, solidéu e valeriana podem ser muito eficazes. No entanto, para resolver de fato o problema, é preciso examinar e tratar o estado de equilíbrio hormonal em geral. Abordamos este tema em maior profundidade no capítulo sobre o sistema reprodutor.

HIPERATIVIDADE

Um fenômeno que se torna cada vez mais comum é o da hiperatividade, sobretudo em crianças. Não é fácil definir ou diagnosticar a hiperatividade, e muitas crianças normais, saudáveis, são classificadas como hiperativas apenas porque são mais agitadas do que os colegas ou do que os pais. Estes podem ter pouca energia devido a uma dieta pobre, inclusive o consumo excessivo de açúcar. O açúcar age como um sedativo com inúmeros efeitos colaterais nocivos.

Se uma criança está corretamente diagnosticada como hiperativa, alguns passos devem ser dados. Um dos principais fatores que levam à hiperatividade é o acúmulo de materiais pesados no organismo. Devido à industrialização sempre crescente, a nossa atmosfera e alimentação estão poluídas com essas substâncias. O primeiro passo para combater a hiperatividade é providenciar uma alimentação que seja a mais pura e natural possível, livre de substâncias químicas sintéticas. Você também pode pensar na possibilidade de integrar-se a um grupo ambientalista, para trabalhar em prol da redução da poluição no meio ambiente. O crescente problema da hiperatividade é um reflexo microcósmico das condições que estamos criando no mundo.

Nessa área cada vez mais preocupante, é claro que aditivos alimentares artificiais têm muitas respostas a dar. Tudo indica que os sistemas nervosos jovens, em desenvolvimento, são particularmente propensos aos danos ou à irritação que muitos aditivos alimentares podem causar.

O efeito é de atividade excessiva e de poucas horas de sono por noite, e por causa dessa atividade em excesso essas crianças estão predispostas a sofrer mais acidentes. Há certa associação com eczema e asma, as quais se agravam com a hiperatividade. Podem manifestar-se dificuldades com a fala, o equilíbrio e o aprendizado, mesmo em crianças com QI elevado.

Todo pai ou mãe com um filho suspeito de ter esse problema estará sob grande estresse. Por isso, é preciso prestar atenção a duas coisas: de que modo ajudar a criança e de que modo os próprios pais devem lidar com a situação.

Existem excelentes grupos de apoio e orientação que podem se tornar um recurso valioso para informações preciosas sobre o problema. Procure localizar um desses grupos próximo à sua residência.

Um tratamento muito eficaz baseia-se numa dieta elaborada pelo doutor Feingold, que elimina todo alimento e bebida que contém aditivos sintéticos de qualquer espécie e certas substâncias químicas naturais.

Não obstante, há aditivos alimentares específicos que devem ser evitados, e que por lei devem constar na embalagem dos produtos que os contém. São os seguintes:

E102	Tartrazina
E104	Amarelo quinoleína
E107	Amarelo 2G
E110	Amarelo sol FCF
E120	Cochonilha, ácido carmínico
E122	Carmosina
E123	Amaranto
E124	Ponceau 4R
E127	Eritrosina
E128	Vermelho 2G
E132	Indigotina
E133	Azul brilhante FCF
E150	Caramelo
E151	Negro PN
E154	Castanho FK
E155	Castanho HT
E210	Ácido benzoico
E211	Benzoato de sódio
E250	Nitrito de sódio
E251	Nitrato de sódio
E320	Butil-hidroxianisolo
E321	Butil-hidroxitolueno

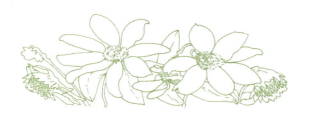

Esses são alguns aditivos sobre os quais não há nenhuma dúvida, mas a lista completa de possíveis réus é quase interminável.

Uma combinação da dieta com um bom tratamento com ervas para quaisquer sintomas físicos que a criança apresente deve resolver o problema.

Para depurar o corpo das substâncias químicas que já se acumularam, é recomendável usar alterativos por um longo período de tempo. O melhor nesse caso é trevo-dos-prados, pois é também um relaxante nervino. Para

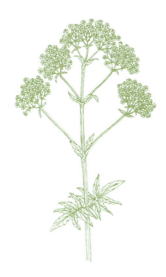

um alívio rápido do problema, podem-se acrescentar outros relaxantes fortes, e a pessoa deve também receber tratamento para o estresse (pois seu corpo estará em constante estado de alerta), com a ajuda de aveia e verbena e das vitaminas C e do complexo B. Tônicos amargos brandos como centáurea-menor e dente-de-leão aceleram a volta à estabilidade.

DEPRESSÃO

A depressão pode ser uma reação a fatores externos ou pode ser um estado mental que criamos internamente; muitas vezes é uma combinação de ambas. Em um caso e outro, ervas podem ajudar a reduzir a depressão, mas ao mesmo tempo é preciso tratar a causa básica.

Faz-se necessário um exame honesto dos fatores envolvidos e uma reavaliação corajosa da própria vida, pois as ervas por si sós não resolvem o problema latente. Podem, contudo, preparar o ambiente e acalmar a mente para facilitar a solução. Entre as melhores ervas antidepressivas mencionam-se as seguintes: alecrim, alfazema, aveia, cipripédio, damiana, ginseng, noz-de-cola, solidéu, tília, valeriana e verbena.

Quando a depressão está associada a uma debilidade geral de todo o organismo, afetando o sistema nervoso, indica-se a seguinte mistura:

Alecrim	1 parte
Alfazema	1 parte
Aveia	1 parte
Damiana	1 parte
Noz-de-cola	2 partes

Beba esse chá três vezes ao dia.

Não havendo fraqueza, use a seguinte mistura:

Noz-de-cola	1 parte
Solidéu	1 parte
Tília	1 parte

Esse chá também deve ser ingerido três vezes ao dia. Se for necessário reforçar o tratamento, acrescente valeriana.

Como acontece com todas as misturas recomendadas, lembre-se que elas podem não ser as que você precisa. Como todas as ervas mencionadas neste livro são de uso seguro (respeitando a dosagem normal), experimente diferentes misturas. Consulte a seção "Herbário" e leia sobre as ervas que podem ser usadas e escolha de acordo com a sua necessidade específica. Use os chás durante dois ou três dias para dar-lhes tempo de surtir efeito. Em caso de dúvida, consulte um herborista na sua região. Talvez você queira falar com alguém em particular sobre os seus problemas; um herborista respeitável será um bom ouvinte.

INSÔNIA

Uma vez ou outra todos passamos uma noite sem dormir; o estresse do dia ou a ansiedade com o dia seguinte podem manter-nos despertos e irrequietos ao longo da noite ou impedir-nos de ter um sono profundo e tranquilo. Quando isso acontece de vez em quando, não há maiores problemas. No entanto, essa pode se tornar uma ocorrência repetida em que o corpo todo padece, pois é durante o sono que a maioria dos processos curativos e de recuperação acontece. Existem muitos hipnóticos herbáceos fortes que promovem uma boa noite de sono, mas muitas vezes um relaxamento tranquilo com a ajuda de relaxantes nervinos é suficiente para que se consiga adormecer de modo natural.

Os indutores de sono mais eficazes são lúpulo, papoula-da-califórnia, passiflora, piscídia e valeriana, sendo a piscídia a mais indicada quando a falta de sono é decorrente de dores. Uma mistura muito boa é:

Passiflora	1 parte
Valeriana	1 parte

Beba esse chá antes de ir para a cama. A quantidade necessária varia de pessoa para pessoa, por isso experimente. A mistura é segura, sendo impossível exagerar na dose com essas ervas.

A maioria dos relaxantes nervinos propicia um sono natural e tranquilo. Camomila, tília e trevo-dos-prados são os mais indicados e resultam em chás bem gostosos. Eles são o último tipo de líquido que se deve beber antes de dormir para relaxar as tensões subsistentes do dia e predispor para o sono.

Outra forma muito agradável e excelente de absorver essas ervas é através da pele durante o banho. Essa é uma maneira muito boa para ajudar as crianças a dormir melhor. Assim, um banho com tília como último ritual à noite favorece o sono; um banho com camomila também produz esse resultado, além de contribuir com a dentição.

Esta receita é para um banho com valeriana, mas pode servir de ponto de referência para todas as ervas mencionadas. Despeje 1 litro de água fervente sobre um ou dois punhados da raiz seca da valeriana, deixe descansar por uma hora, depois peneire o líquido e acrescente-o ao banho quente, que deve ser tomado logo antes de ir para a cama. O banho pode ser de corpo inteiro ou apenas dos pés ou das mãos. Acenda uma vela, apague as luzes, leia um conto de fadas (nada de histórias de suspense ou jornais!) e relaxe.

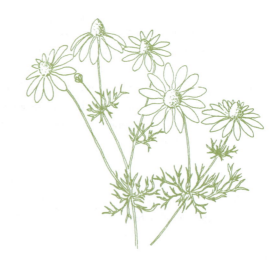

DISTÚRBIOS NEUROLÓGICOS

Até aqui examinamos problemas que se manifestam principalmente pela ação de causas psicológicas. Agora passamos a abordar o tratamento fitoterápico de problemas que se manifestam no próprio tecido nervoso. Esses podem ser problemas orgânicos evidentes, como esclerose múltipla, ou distúrbios funcionais mais brandos, como dores de cabeça.

DORES DE CABEÇA

As dores de cabeça podem ser causadas por diversas disfunções psicológicas e físicas, desde estresse e tensão até alterações digestivas e problemas posturais. A lista de ervas mais indicadas para dores de cabeça é, portanto, extensa e inclui alecrim, alfazema, arruda, betônica, camomila, cipripédio, erva-cidreira, hera-terrestre, hortelã-pimenta, losna, manjerona, pimenta-de-caiena, piscídia, sabugueiro (flor), solidéu, tanaceto, tomilho e valeriana. Dessa lista, é evidente que outras ações além do alívio da dor (anódina) ajudam a abrandar dores de cabeça. Isso, é claro, reflete a diversidade de causas possíveis, que variam desde a poluição, iluminação deficiente ou vazamento de gás doméstico (por menor que seja), até tensão no pescoço, fadiga ocular, problemas de postura, dieta pobre, alergias e outros fatores.

Primeiro, algumas orientações gerais. Você pode tomar um banho relaxante com uma ou outra das ervas sugeridas acima, se possível incluindo alfazema como um dos ingredientes. Ou então use uma das ervas ricas em óleos voláteis (as melhores para dores de cabeça são alecrim, alfazema, hortelã-pimenta e manjerona), que podem ser usadas na forma de óleos ou infusões fortes. Pode-se esfregá-las na testa e nas têmporas ou inalar o vapor; ambos os métodos em geral aliviam a dor muito rapidamente. Além das ervas, técnicas de relaxamento também podem ser muito úteis: uma caminhada pela natureza, uma meditação ou alguma outra iniciativa que pode ajudá-lo a se sentir melhor.

As causas físicas mais comuns das dores de cabeça são distúrbios digestivos, como indigestão e constipação, tensão muscular e nervosa, e problemas menstruais.

Para dores de cabeça associadas ao estômago, indica-se o uso de carminativos e de ervas amargas, com a seguinte mistura sendo em geral de grande eficácia:

Alfazema	1 parte
Erva-cidreira	1 parte
Filipêndula	1 parte

Beba esse chá sempre que necessário.

Se a necessidade for muito frequente, é preciso prestar atenção à digestão e à alimentação. Quando o problema é constipação crônica, recomenda-se seguir as orientações dadas na seção sobre o sistema digestório.

A tensão no pescoço e nos ombros, causada por estresse psicológico ou por problemas posturais (em geral, ambos), quase sempre resulta em dor de cabeça. O uso de relaxantes nervosos ameniza essa forma de dor de cabeça, sendo que valeriana é geralmente a mais eficaz.

Problemas menstruais também podem causar dores de cabeça, e o melhor tratamento consiste em corrigir o equilíbrio hormonal, conforme descrito no capítulo sobre o sistema reprodutor. Todavia, para um tratamento mais imediato, fará muito bem uma xícara de chá ingerida sempre que necessário, preparado com:

Solidéu	1 parte
Valeriana	1 parte

ENXAQUECA

Essa dor forte e incômoda é muitas vezes acompanhada por alterações digestivas, como náusea e vômitos, e por

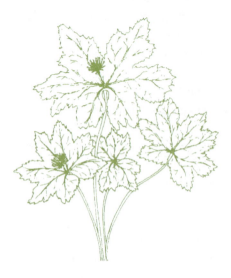

distúrbios visuais e fotofobia, podendo se prolongar por horas ou dias.

Como as dores de cabeça, a enxaqueca pode ser desencadeada por toda uma variedade de fatores. O tratamento quase sempre envolve tanto uma atenção prolongada à causa quanto medicações específicas para um ataque súbito. Para descobrir a causa latente, às vezes é preciso procurar orientação especializada, pois o autodiagnóstico pode ser difícil.

A preciosa erva matricária deve ser mencionada aqui. Embora ela não seja exatamente o remédio milagroso que a mídia nos induziu a acreditar, seu uso regular, seja sob a forma natural, de comprimido ou de chá, quase sempre resolve o problema da enxaqueca depois de um mês ou pouco mais de tratamento. Se você tiver enxaqueca, plante matricária em sua horta ou jardim.

Várias ervas aliviam a dor de um ataque, se forem usadas ao primeiro sinal: betônica, passiflora, piscídia, salgueiro-preto e valeriana.

Se houver também sintomas digestivos, como náusea, vômito ou ingestão de ácido, ervas como camomila, filipêndula, hidraste ou marroio-negro também podem ser proveitosas. Consulte a seção "Herbário" para identificar a erva ou a combinação mais apropriada para cada caso.

A causa latente pode ser um único fator, mas muitas vezes vários elementos concorrentes têm seu papel na manifestação de uma enxaqueca. Mais comumente, esses elementos incluem-se numa das seguintes categorias:

Dieta: Uma reação alérgica a certos alimentos é a causa mais comum da enxaqueca. Uma lista abrangente de alimentos alergênicos incluiria tudo o que pode ser comido. No entanto, os estopins mais comuns são carne vermelha, carne de porco, chocolate, derivados do leite, café, chá forte, açúcar branco, produtos fermentados, suplementos da vitamina B, picles, alimentos ácidos, gordura animal, álcool (em particular, vinho tinto, xerez, vinho do porto etc.). Muitas vezes a condição não é desencadeada por um alimento alergênico único, mas por inúmeras reações a diferentes alimentos que se acumulam e chegam a um limite crítico. Se você suspeita de um único fator ou de um acúmulo de fatores como causa, jejue por dois dias e reintroduza aos poucos alimentos diferentes. Se a enxaqueca é provocada por um item específico, você identifica assim o fator desencadeador e pode evitá-lo no futuro. Para auxiliar o sistema digestório, adote um tratamento regular com *chelone glabra*, filipêndula, hidraste ou losna durante alguns meses. Depois de alguns dias, jejue novamente por dois dias, reintroduza outros alimentos aos poucos e observe se a reação continua sendo a mesma.

Estresse: O estresse que leva à tensão é outro agente comum e potente da enxaqueca. Pode-se tratá-lo de modo mais apropriado com terapias de relaxamento, embora às vezes seja necessária alguma forma de psicoterapia, como abordagem gestáltica, psicossíntese ou outra técnica equivalente. Exemplos típicos de pessoas suscetíveis a enxaquecas induzidas pelo estresse são as incapazes de lidar com as responsabilidades, levando a um constante estado de frustração, ou no outro extremo, as que são perfeccionistas excessivamente conscientes. Em ambos os casos, a tensão neurótica pode levar a enxaquecas. As ervas apropriadas em casos como esses são relaxantes nervosos e tônicos, como aveia, lúpulo, solidéu, verbena e visco-branco.

Por outro lado, se a enxaqueca tem relação com um estado de debilidade, estimulantes nervosos como damiana ou noz-de-cola são apropriados.

Uma erva aplicável em todos os casos de enxaqueca causada pelo estresse é o ginseng, mas é preciso ingeri-lo durante várias semanas para que apresente um efeito claro.

Problemas hormonais: Uma causa comum de enxaqueca em mulheres são os problemas hormonais associados à chegada da menstruação ou talvez da menopausa. Com o objetivo de equilibrar o sistema hormonal, um tratamento prolongado feito com ervas como agnocasto, cimicífuga-preta, falso-unicórnio (raiz), inhame-bravo ou tasneira pode dar bons resultados. Para informações mais específicas, consulte a seção sobre o sistema reprodutor.

Fatores estruturais: Uma enxaqueca pode ser provocada por fatores estruturais no pescoço ou na coluna espinhal, levando a problemas musculares ou nervosos. Em caso de suspeita, uma consulta com um osteopata competente ou um quiroprático pode ser oportuna e até necessária.

NEVRALGIA

A nevralgia – ou a dor num ou mais nervos – pode variar desde uma dor aguda que acompanha toda a extensão de um nervo, até uma dor local no ponto em que o nervo toca a pele. A dor pode ser causada por uma infecção ou por um problema osteopático, mas de modo mais geral deve-se a uma condição de debilidade geral causada por uma dieta errada, estresse e falta de repouso.

Para curar a nevralgia, é preciso tratar a causa latente. Se ela for devida à debilidade, a dieta precisa ser melhorada e deve incluir muito vegetal verde e frutas com a adição dos suplementos vitamínicos do complexo B durante algum tempo. Descanso adequado e relaxamento também são necessários.

Ervas como anêmona, erva-de-são-joão, ginseng, lúpulo, passiflora, piscídia e valeriana são muito indicadas; além das usadas como chás, preparos herbáceos como linimentos de alecrim e alfazema, e óleo de erva-de-são-joão, passados na área afetada, podem aliviar a dor.

Em toda condição nervosa, o uso sem restrição de aveia – na dieta e talvez como infusão no banho – também é muito recomendado. Se a nevralgia ocorrer em associação com herpes-zóster (cobreiro), tome equinácea e calêndula por um período de pelo menos três meses, na forma de chá ou tintura.

ESCLEROSE MÚLTIPLA

A esclerose múltipla é uma doença degenerativa crônica dos axônios nervosos. A medicina ainda não identificou de modo claro a causa; sugeriu-se que ações virais ou imunológicas causariam essa degeneração. Do ponto de vista holístico, ela é, sem dúvida, uma doença que surge quando a harmonia interior está em desequilíbrio, provocando as mudanças degenerativas. Como tal, a abordagem holística tem por objetivo restabelecer o equilíbrio. É possível recuperar-se consideravelmente da esclerose múltipla com a ajuda de ervas apropriadas e com um controle digestivo cuidadoso.

Orientações dietéticas detalhadas encontram-se em qualquer bom livro de receitas de nutrição holística; os fatores principais são a eliminação de produtos lácteos e talvez de alimentos que contêm glúten. Além disso, gorduras saturadas devem ser mantidas a um mínimo e precisam ser substituídas pelas poli-insaturadas, presentes nos vegetais.

Com uma doença como esclerose múltipla, é evidente que os sintomas são uma manifestação de um longo processo de degeneração e que um tratamento fitoterápico holístico precisa ter como objetivo o fortalecimento e a recomposição do sistema. Assim, o tratamento irá variar de pessoa para pessoa e deve girar em torno do uso de tônicos e estimulantes nervinos e de tônicos digestivos. O único remédio à base de ervas recomendado em todos os casos é o óleo de prímula, que é rico em gorduras poli-insaturadas e deve ser tomado em cápsulas durante bastante tempo para possibilitar que a bainha do nervo se recupere.

Como a esclerose múltipla é uma doença muito complexa, é recomendável procurar ajuda profissional.

HERPES-ZÓSTER

O herpes-zóster ou cobreiro é causado por uma infecção viral dos gânglios nervosos, e pode ser muito doloroso e prolongado se não for tratado de maneira adequada. A infecção é em geral acompanhada de vesículas na pele.

Para tratar o herpes-zóster é necessário fortalecer as células nervosas com a ajuda de tônicos nervinos. Antimicrobianos precisam ser usados para ajudar o corpo a vencer a infecção, e anódinos na forma de relaxantes nervinos devem ser incluídos para amenizar a dor. Uma mistura apropriada é:

Aveia	1 parte
Equinácea	2 partes
Erva-de-são-joão	1 parte
Passiflora	1 parte
Piscídia	1 parte
Valeriana	1 parte

Beba esse chá três vezes ao dia.

Para um tratamento local dos sintomas, recomendam-se banhos regulares com as ervas acima. O tratamento deve ser feito durante algum tempo e é preciso prestar atenção à alimentação, que deve ser rica em suplementos vitamínicos do complexo B, de preferência.

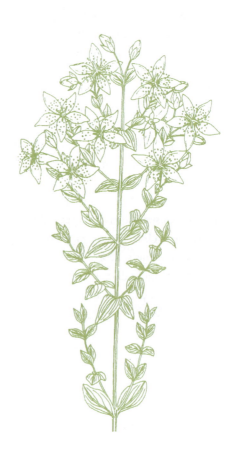

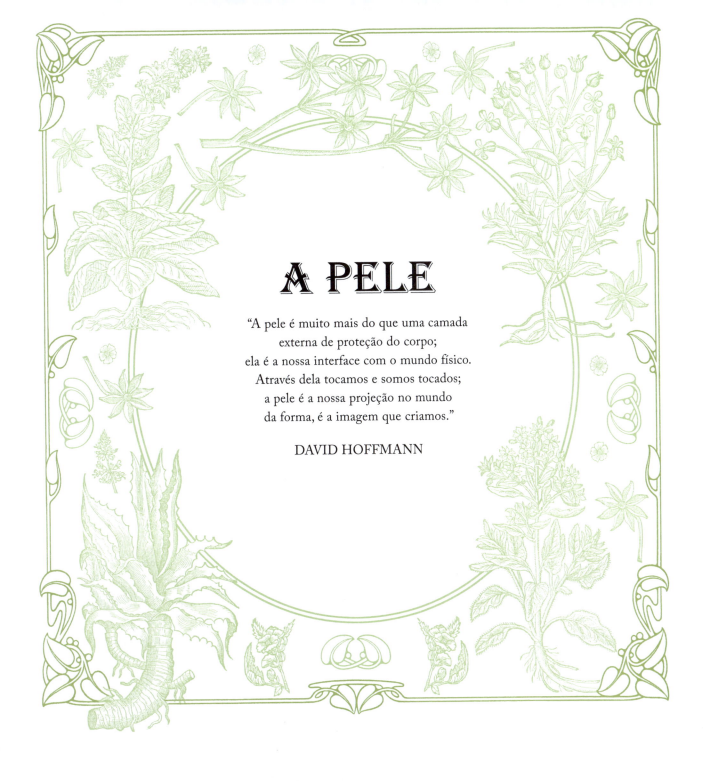

A PELE

"A pele é muito mais do que uma camada
externa de proteção do corpo;
ela é a nossa interface com o mundo físico.
Através dela tocamos e somos tocados;
a pele é a nossa projeção no mundo
da forma, é a imagem que criamos."

DAVID HOFFMANN

A PELE

A PELE DESEMPENHA INÚMERAS FUNÇÕES. Ela é o principal órgão de proteção do nosso corpo; sem uma pele completa e consistente, em pouco tempo morreríamos de infecção generalizada ou de choque alérgico, pois ela protege o corpo de lesões, da luz, de substâncias químicas, de extremos de temperatura e da invasão de micro-organismos. Algumas funções protetoras são mantidas por processos ecológicos complexos, como a defesa contra infecções. A pele não só secreta substâncias antimicrobianas como também abriga uma comunidade natural e amistosa de bactérias. Essas bactérias residentes resguardam a pele da invasão de micro-organismos hostis mantendo um ambiente desfavorável para eles. Um dos possíveis problemas da terapia antibiótica é a desagregação dessa comunidade amigável, abrindo caminho para infecções através da pele. Do mesmo modo, desodorantes e antitranspirantes químicos destroem em parte as bactérias naturais da pele, alterando assim esse delicado equilíbrio.

De muitas maneiras, a pele também é responsável pela manutenção de um ambiente interno estável e harmonioso. Por um lado, ela nos protege contra a perda de água, de sais e de substâncias orgânicas presentes no corpo. Por outro, ela é um dos quatro principais órgãos responsáveis pela excreção de produtos residuais e de líquido.

Como a pele é responsável pela eliminação de mais ou menos um quarto dos produtos residuais do corpo, qualquer disfunção que a afete aumenta a pressão sobre os outros três órgãos de excreção, especificamente os rins, os pulmões e os intestinos, pois terão de lidar com uma carga maior. Assim, um problema na capacidade excretora da pele pode criar problemas secundários nos demais órgãos; por outro lado, dificuldades nesses órgãos podem causar problemas na pele. A pele influencia também o controle da temperatura, visto que suas glândulas sudoríparas regulam a eliminação de líquido.

É por meio da pele que temos contato físico com o ambiente, pois toda a sua área é rica em terminações nervosas sensoriais. De fato, vale observar que no embrião em crescimento a pele se desenvolve a partir da mesma fonte do tecido nervoso. Essa origem comum aponta para a estreita relação entre a pele e o sistema nervoso, uma relação que se pode considerar como manifestação física do vínculo íntimo entre o nosso ser interior e o modo como ele se reflete no

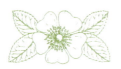

mundo. Assim, as doenças de pele são muitas vezes reflexo externo de problemas internos e devem ser tratadas como tal. Apenas em raras ocasiões, como em contusões e ferimentos, pode-se abordar a pele isoladamente.

Ervas para a Pele

Embora problemas de pele possam refletir diferentes condições internas e todos os grupos de ervas possam ser benéficos em seu tratamento, alguns grupos são mais apropriados. De modo particular, examinaremos as ervas vulnerárias, alterativas, diaforéticas, antimicrobianas e nervinas.

VULNERÁRIAS

A natureza é rica em plantas que ajudam a curar cortes e ferimentos recentes, e essa deve ser a expectativa quando se acredita que as ervas fazem de fato parte de um sistema de suporte ecológico criado e mantido por Gaia. Lesões de um tipo ou outro são os problemas físicos mais comuns, e para resolvê-los todo hábitat se revela abundante em plantas curativas. O conhecimento tradicional do modo de usá-las está expresso em seus nomes comuns ingleses: betônica (*Woundwort* = erva para ferimentos), eupatório (*Boneset* = analgésico para os ossos) e prunela (*Self-Heal* = autocura).

Algumas dessas ervas são adstringentes, e parte de sua eficiência está em sua capacidade de estancar o sangramento e espessar o tecido. As ervas vulnerárias mais comuns e eficazes são *aloe vera*, alteia (raiz), betônica, calêndula (flor), cavalinha, confrei, gerânio, hamamélis, hidraste, morrião-dos-passarinhos, musgo-da-irlanda, olmo-americano, prunela e sabugueiro (flor e bagas). Algumas são aplicadas externamente, outras podem ser de uso externo ou interno. Estude essas ervas na seção "Herbário".

ALTERATIVAS

Como o nome diz, as alterativas alteram e corrigem gradativamente alguma condição "poluída" da corrente sanguínea, restabelecendo um funcionamento saudável. Pouco se sabe a respeito do modo de operar das alterativas, mas elas agem, sem dúvida, e talvez sejam as mais usadas para problemas de pele gerados nas profundezas do metabolismo do indivíduo. Elas limpam o corpo inteiro, mas sua ação se concentra em diferentes áreas, algumas nos rins, outras no fígado, e assim por diante, e precisam ser escolhidas de acordo com suas indicações específicas.

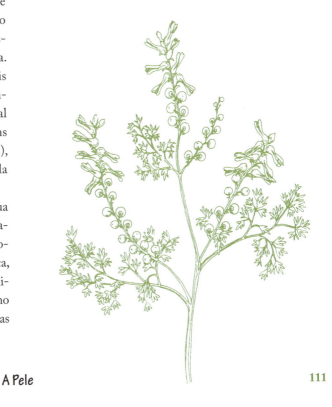

Entre as ervas alterativas, temos: aparine, azeda-crespa, bardana, escrofulária, fumária, hidraste, íris, salsaparrilha, sassafrás, trevo-dos-prados, tuia, urtiga e uva-do-óregon.

ANTIMICROBIANAS

Para algumas doenças de pele, e com o objetivo de livrar o corpo de micro-organismos que o invadiram ou que agem sobre a pele, é preciso usar ervas antimicrobianas. Citam-se, principalmente: alho, anêmona, calêndula, equinácea, eucalipto, índigo-selvagem, mirra, morrião-dos-passarinhos, tomilho e tuia.

Padrões de Doenças de Pele

A medicina ortodoxa classifica as diferentes doenças de pele de acordo com alterações histológicas ocorridas no tecido epidérmico. Essa abordagem ignora em grande parte a ideia de que afecções cutâneas podem ser manifestações de problemas internos e que devem ser tratadas como tal e não como fenômenos locais. Sem limitar a visão holística, podemos categorizar os fatores responsáveis por problemas de pele por meio das causas. Identificamos proveitosamente três áreas, cientes de que elas se sobrepõem: causas internas, em que as origens de uma doença de pele encontram-se numa desarmonia interna, como acontece com a psoríase e alguns eczemas; causas externas, em que o problema é consequência direta de influências externas, como ocorre com ferimentos, contusões ou queimaduras de sol; reações internas a fatores externos, em que o problema se deve à incapacidade do corpo de lidar com um fator externo, como um eczema alérgico ou infecções cutâneas devidas a bactérias ou fungos.

Dependendo da natureza da causa, o processo de cura se diversifica. Com causas internas, o tratamento deve orientar-se para dentro, pois uma aplicação externa, como um unguento, não resolveria o problema básico; com causas externas, um unguento pode ser suficiente.

Causas Internas

A maioria das doenças de pele resistentes e crônicas que afetam a humanidade é consequência de processos internos. Como a pele é a nossa interface com o mundo, ela quase sempre é um espaço propício para a manifestação da desarmonia na nossa vida. Essa desarmonia pode ter origens físicas e genéticas, podendo se concentrar no fígado, nos rins, na circulação ou em outros sistemas. As causas podem ser numerosas, mas os efeitos podem ser os mesmos. Para tratar efetivamente as doenças devidas a causas internas, é preciso identificar os fatores específicos em ação na pessoa.

PSORÍASE

Esse é um dos problemas de pele mais comuns que afetam a população caucasiana, embora não ocorra em toda a humanidade. Até 2% da população mundial ocidental sofre de psoríase. Os fatores causadores são os mais variados e muitas vezes agem em conjunto; por isso o tratamento deve corresponder às necessidades individuais. A causa do problema precisa ser identificada, seja ela física, psicológica ou espiritual, sem esquecer que a sociedade em que vivemos também afeta a nossa harmonia interior. No caso de uma doença como a psoríase, fatores como a vida profissional e a expressão social devem ser reavaliados.

Algumas ervas são tradicionalmente indicadas para a psoríase, mas um diagnóstico correto e ter consciência das necessidades individuais são importantes. As ervas, em sua maioria, são alterativas e produzirão resultados se usadas em combinação com outras ervas e se houver mudanças adequadas do estilo de vida. As ervas indicadas são: aparine, azeda-crespa, bardana (raiz), dente-de-leão, escrofulária, salsaparrilha, trevo-dos-prados, tuia e uva-do-óregon.

Algumas dessas ervas são também hepáticas, como azeda-crespa e dente-de-leão; outras são diuréticas, como aparine e escrofulária. Muitas vezes o uso de tônicos nervinos será apropriado para fortalecer a reação nervosa ao estresse e às provações da vida, em especial se a pressão alta ou sintomas cardíacos, como palpitações, estiverem envolvidos. Lembramo-nos aqui da agripalma e da tília, mas solidéu, valeriana e visco-branco também são benéficas.

Considerando tudo o que foi dito, um tratamento com ervas que podemos acrescentar e modificar consiste em partes iguais de:

| Aparine | Azeda-crespa |
| Bardana | Salsaparrilha |

Beba esse chá três vezes ao dia. O tratamento precisa continuar por um longo tempo, sempre acompanhado de uma alimentação saudável e bastante exercício físico.

A luz do sol e a água do mar quase sempre atenuam a psoríase, mas não a curam em definitivo. Do mesmo modo, remédios externos abrandam a irritação ou facilitam a remoção da crosta, mas não proporcionam alívio permanente. Unguentos para esse objetivo podem ser preparados com alteia, confrei ou morrião-dos-passarinhos. O doutor Christopher também recomenda um unguento feito com bálsamo-de-gileade.

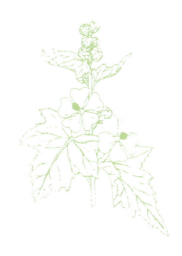

ECZEMA

O termo "eczema" abrange uma grande variedade de doenças de pele, e embora a medicina ortodoxa descreva várias formas, as diferenças não são significativamente importantes quando consideradas do ponto de vista holístico.

Como no caso da psoríase, também nesse caso é preciso identificar as causas internas. Se houver a concorrência de uma reação alérgica, o alérgeno precisa ser detectado e removido, pois do contrário o corpo não terá condições de recuperar-se nem de tirar proveito do apoio herbáceo que recebe. Se provém de algo com que a pessoa entra em contato, que toca, a alergia pode provocar erupções nas mãos, no rosto ou nos genitais. Muitas vezes o eczema se deve a uma reação alérgica ao leite de vaca, em especial se o bebê é alimentado com mamadeira. Toda pessoa com eczema deve evitar o leite e seus derivados, que podem ser substituídos por leite de cabra ou produtos à base de soja, se necessário.

Os remédios herbáceos devem ser selecionados de acordo com as necessidades individuais, mas é preciso examinar o processo digestivo e avaliar as possibilidades de uso de amargos, carminativos e laxantes. Caso se suspeite de funcionamento deficiente do fígado, colagogos ou hepáticos talvez sejam necessários, e se os rins não cumprem suas funções vitais, diuréticos serão indicados. Nervinos também podem ser apropriados.

Tradicionalmente, ervas como amor-perfeito, bardana (raiz), escrofulária, fumária, trevo-dos-prados, urtiga e uva-do-órego têm boa reputação no tratamento do eczema como remédios internos.

Pode-se compor uma mistura básica eficaz com partes iguais de:

> Escrofulária
> Trevo-dos-prados
> Urtiga

Beba esse chá três vezes ao dia; recomendado em especial para eczema infantil.

No início, os sintomas podem aparentemente agravar-se, mas não há nada com que se preocupar, pois logo se seguirá uma melhora perceptível. Podemos usar medicamentos externos para reduzir a irritabilidade e o desconforto, mas estes sintomas só desaparecerão se o tratamento externo for feito em conjunto com um tratamento interno. Ervas como amor-perfeito, bardana, calêndula, confrei, hamamélis, hidraste e morrião-dos-passarinhos podem ser usadas como compressas ou unguentos. Por exemplo, pode-se fazer uma compressa com calêndula despejando meio litro de água fervente sobre 2 colheres de sopa de flores secas (ou 3 de flores frescas) e deixando repousar até esfriar. Umedeça uma compressa com esse preparado e coloque-a sobre a área afetada. Reumedeça seguidamente a compressa, mantendo-a sobre o local durante uma hora. Faça essa aplicação pelo menos duas vezes ao dia.

É possível fazer um unguento simples e muito bom com bardana. Esprema a seiva de uma raiz fresca e misture-a com vaselina até obter uma consistência pastosa. Aplique o unguento sobre as áreas irritadas várias vezes ao dia.

ACNE

Esse problema comum da adolescência tem duas causas subjacentes principais, uma hormonal e outra dietética. A hormonal tem relação com o nível de hormônios masculinos e é mais evidente durante a puberdade, quando vários fatores hormonais desencadeiam mudanças físicas profundas. A prevalência da acne em jovens do sexo masculino nesse período e em mulheres jovens na etapa pré-menstrual ilustra essa relação. O fator dietético está relacionado com a capacidade do corpo de metabolizar gorduras e carboidratos. Se houver algum problema

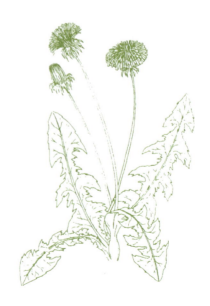

metabólico ou uma preponderância desse tipo de alimento na dieta, o resultado pode ser acne ou seu agravamento. A abordagem fitoterápica visa sustentar o metabolismo desses alimentos e auxiliar a drenagem linfática e a eliminação física. Em termos dietéticos, a ingestão de gorduras, açúcares e carboidratos deve ser drasticamente reduzida, devendo ser substituída por muitas frutas e vegetais. Ervas alterativas como aparine, azeda-crespa, escrofulária, trevo-dos-prados e uva-do-óregon são mais eficazes, mas ervas linfáticas como equinácea e fitolaca, e hepáticas como dente-de-leão e íris também devem ser levadas em consideração.

Pode-se ingerir uma mistura como a seguinte durante algum tempo:

Aparine	1 parte
Equinácea	1 parte
Escrofulária	1 parte
Fitolaca	1 parte
Íris	1 parte

Beba esse chá três vezes ao dia.

Externamente, uma loção de partes iguais ou uma infusão de calêndula, hamamélis destilada e morrião-dos-passarinhos pode ser proveitosa, assim como lavar frequentemente com água e sabão.

Reações Internas a Fatores Externos

Às vezes a pele apresentará reações a fatores externos, como bactérias, que levaram a processos internos que se refletem na pele em vez de se manifestar internamente. Em geral, essas reações são respostas a micro-organismos, e elas não ocorreriam se os mecanismos de defesa do corpo estivessem operando de modo normal e adequado. Embora se deva dar atenção aos sintomas que afetam a pele, o verdadeiro problema está no sistema de defesa debilitado, o qual deve ser tonificado e fortalecido para que o corpo se livre da infecção.

Várias podem ser as razões para a redução da resistência do organismo, mas o tratamento sempre inclui o uso de antimicrobianos e alterativos e também visa a uma eliminação eficiente pelos rins e intestinos. Além disso, também se aplicam aqui as orientações gerais para o tratamento de infecções. Se a pessoa usou antibióticos recentemente, ela deve tomar pelo menos 1 grama de vitamina C todos os dias. Lembre-se também que é a pessoa que deve ser tratada, não a doença. Se alguma coisa na vida a está abatendo, observe o que ela precisa mudar para que a verdadeira cura aconteça.

FURÚNCULOS

As bactérias *staphylococcus pyogenes*, que em geral estão presentes na ecologia superficial da pele, só se tornam um problema quando o corpo está fraco, podendo então formar furúnculos. Para eliminar os furúnculos, é preciso recorrer a ervas de uso interno e também externo. A vitalidade e a resistência naturais do corpo precisam ser elevadas ao máximo, ao mesmo tempo que se ajuda o corpo a lidar com as bactérias. Alcança-se sem esforço esse objetivo com uma combinação de antimicrobianos e alterativos, e possivelmente amargos. Três remédios considerados específicos para furúnculos são anêmona, equinácea e índigo-selvagem. Seu uso mais eficaz se dá em combinações que auxiliam o sistema linfático. Uma mistura típica pode ser:

Anêmona	1 parte
Equinácea	2 partes
Fitolaca	1 parte
Índigo-selvagem	2 partes

Beba esse chá três vezes ao dia.

Externamente, deve-se usar um unguento ou um cataplasma para extrair o pus. Pode-se fazer um cataplasma com folhas de alteia ou de repolho; a equinácea e a mirra são eficazes para controlar a infecção. Prepara-se um cataplasma com repolho retirando algumas folhas internas do repolho branco, lavando-as bem e secando-as. Pode-se tirar as nervuras maiores. Esmague as folhas com um rolo de macarrão para amaciá-las e coloque-as sobre a área afetada, firmando-as com uma bandagem não muito apertada. Deixe por meia hora e em seguida substitua as folhas velhas por outras novas.

IMPETIGO

O impetigo é uma infecção muito contagiosa que em geral ocorre em crianças. Uma higiene rigorosa é essencial em seu tratamento, acompanhada de uma dieta rica em frutas, vegetais verdes frescos e doses extras diárias de vitamina C de 2 gramas, com alho cru como parte da dieta. Fitoterapicamente, é preciso auxiliar as defesas do corpo com antimicrobianos e reforçá-las com alterativos e tônicos. Do lado externo do corpo, é preciso usar uma loção de uma ou mais ervas como calêndula, equinácea, índigo-selvagem ou mirra para combater a infecção e ajudar a reconstruir as barreiras ecológicas. Uma loção só será de fato eficaz em conjunto com um tratamento interno; deve-se usar a mistura indicada para furúnculos.

VERRUGAS

O tratamento de verrugas está envolto em folclore e mito ou é associado a métodos de remoção drásticos da medicina convencional. As verrugas são causadas por infecções virais, que só podem prosperar se o "solo" for fértil, o que indica que um tratamento fitoterápico visa criar um ambiente interno limpo e saudável. A dieta e o estilo de vida devem ser sadios e estimulantes, e ervas como alho, aparine, fitolaca, freixo-espinhento e losna, que são purificadores e tônicos linfáticos, devem ser usadas internamente. Tome também um pouco de vitamina C, em torno de 2 gramas por dia. Para um tratamento externo e uma rápida remoção de verrugas, quelidônia e tuia são consideradas específicos. Usa-se a quelidônia espremendo o látex de caules frescos e aplicando-o diretamente sobre a verruga; a tuia é transformada em loção ou tintura, e deve ser usada com frequência.

Pode-se ainda aplicar óleo da vitamina E sobre a verruga ou então passá-lo depois de removida.

HERPES SIMPLEX

Essa infecção viral muito comum, também conhecida como ferida fria ou bolha de febre, é a manifestação secundária de uma infecção inicial com o vírus herpes que em geral ocorre cedo na vida. A infecção é quase sempre

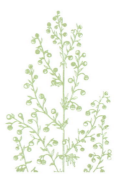

imperceptível, pois o vírus pode permanecer latente pelo resto da vida da pessoa, a menos que a resistência do corpo diminua. Essa reação pode ser desencadeada por vários fatores, como outras infecções (daí a associação do nome com resfriados), menstruação ou uma dieta deficiente. O objetivo principal do tratamento é melhorar a saúde física com uma boa dieta, com um nível elevado de vitamina C (3 a 5 gramas diários) e facilitando os processos de excreção do corpo. O tratamento deve ser reforçado com uma mistura de ervas como a que segue, a ser ingerida durante algum tempo:

Aparine	2 partes
Aveia	1 parte
Equinácea	2 partes
Fitolaca	1 parte

Beba esse chá duas vezes ao dia.

Externamente, uma loção de equinácea com ou sem mirra se mostrará eficaz.

TINHA

A tinha, ou dermatofitose, é causada por uma infecção fúngica da pele que pode ocorrer em várias partes do corpo e produzir sintomas como pé-de-atleta. Ela ocorre em geral entre os dedos do pé, em torno da virilha ou em porções circulares em qualquer parte do corpo. Ela se agrava com o suor e uma má higiene. A solução para eliminá-la com eficiência está numa higiene rigorosa e em fazer com que o ar chegue às partes afetadas. O tratamento fitoterápico consiste em remédios internos e externos. Internamente, pode-se usar uma mistura de ervas que aumenta a resistência do corpo e a drenagem linfática:

Aparine	1 parte
Azeda-crespa	1 parte
Equinácea	2 partes
Fitolaca	1 parte
Índigo-selvagem	1 parte

Beba esse chá três vezes ao dia.

Externamente, ervas fungicidas como alho, calêndula, equinácea, eucalipto, hidraste, mirra e tuia podem ser aplicadas sobre a região afetada como loções ou tinturas; a calêndula é bem superior às demais ervas em eficácia, sobretudo como tintura combinada na proporção meio a meio com a mirra e aplicada, sem diluir, três vezes ao dia.

PIOLHOS E SARNAS

Essas infestações são descritas no capítulo sobre infecções e infestações.

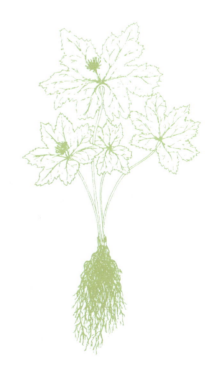

A Pele

Causas Externas

A natureza nos presenteou com uma flora abundante que nos permite curar os traumas de cada dia decorrentes da vida no mundo físico, como ferimentos, contusões, queimaduras etc. Mencionarei apenas as plantas mais eficazes, com destaque para a calêndula. Em se tratando de problemas de pele, como ferimentos, lesões e queimaduras, nunca se enaltecerá em demasia o valor dessa erva excepcional. Suas propriedades a transformam numa planta curativa que reduz a dor e a inflamação, ao mesmo tempo que age como um antimicrobiano, fazendo dela uma erva de primeiros socorros primordial para qualquer situação.

FERIMENTOS

Das muitas ervas vulnerárias, confrei, erva-de-são-joão, hidraste, sabugueiro (flor) e tanchagem são as mais importantes. Além delas, porém, é preciso lembrar que a primeira etapa de cura de um ferimento é a coagulação do sangue, e então os adstringentes se destacam em eficácia. De todas essas ervas, o confrei desfruta de uma notoriedade merecida como um poderoso agente de cicatrização, o que em parte se deve ao seu conteúdo de alantoína nas raízes e nas folhas. Esse composto químico estimula a divisão celular, acelerando assim a formação de cicatrizes e a recuperação total. Como acontece com outras ervas mencionadas, o confrei pode ser usado na forma de cataplasma, compressa ou unguento. Havendo risco de infecção, um antimicrobiano como equinácea também deve ser usado.

CONTUSÕES

Para ajudar o corpo a lidar com contusões, torceduras e concussões, ervas como arnica, calêndula, hamamélis, margarida e mil-folhas, usadas como compressas, são muito eficazes. Dessas, a arnica* é a melhor e pode apresentar resultados espantosos em muito pouco tempo. Para fazer uma compressa, o mais apropriado é usar tintura de flor de arnica: mergulhe uma parte de flores de arnica secas em 10 partes de álcool a 70%. Com flores frescas, misture partes iguais de arnica e álcool. Guarde a mistura durante duas semanas num recipiente de vidro bem fechado, em lugar quente, agitando todos os dias. Depois de duas semanas, coe com um pano de musselina e extraia o máximo de líquido possível. Deixe descansar por mais dois dias, quando então a mistura pode ser filtrada para obter um líquido limpo. Para fazer uma compressa, misture 1 colher de sopa de tintura em meio litro de água.

Você pode ainda fazer loções, tinturas, compressas e unguentos com qualquer outra das ervas mencionadas acima.

Caso os hematomas sejam um problema recorrente sem causas externas muito claras, aumente a ingestão de alimentos com vitamina C na dieta. Talvez seja necessário averiguar por que os vasos sanguíneos se rompem com tanta facilidade. Uma infusão de castanha-da-índia e mil-folhas ingerida regularmente por um bom tempo ajudará a fortalecer as paredes dos vasos sanguíneos. Rutina e outros bioflavonoides também ajudam, como suplementos dietéticos ou na farinha de trigo-sarraceno. Se essas medidas de iniciativa pessoal não resolverem o problema, consulte um profissional habilitado. E mais, viva o seu dia a dia com mais consciência!

---

* Atenção: nunca use arnica em feridas abertas. Deve-se aplicá-la apenas externamente sobre lesões com pele intacta, torções e episódios semelhantes.

QUEIMADURAS

Para queimaduras leves, inclusive de sol, as ervas podem dar bons resultados, mas queimaduras mais graves devem ser tratadas com muito cuidado. Como tratamento caseiro, talvez a melhor planta que podemos usar seja a *aloe vera*. Ela pode ser cultivada como planta doméstica, tendo folhas suculentas ricas num gel cicatrizante que se recomenda usar sempre fresco. Deve-se abrir a folha e aplicar o seu conteúdo sobre a queimadura. Ervas alternativas são o calêndula e a erva-de-são-joão. Para o óleo da erva-de-são-joão, consulte o capítulo sobre os preparos das ervas. Esse óleo é a resposta da natureza para queimaduras de sol muito fortes; ele recupera a pele de modo notável.

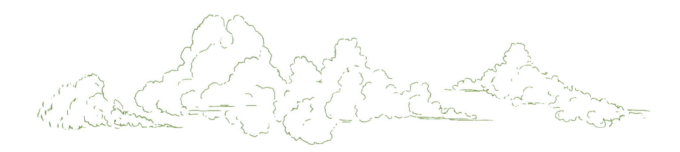

A Pele

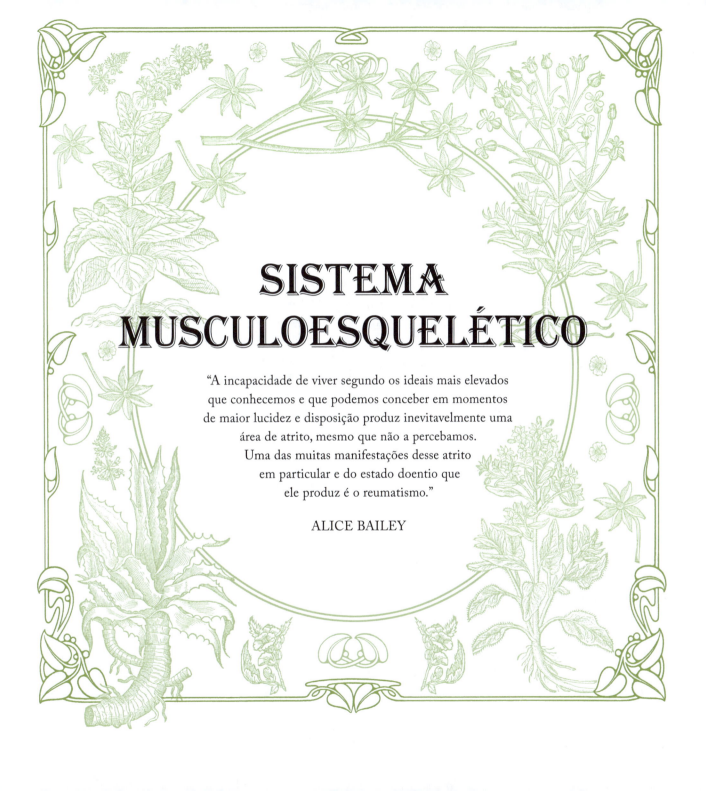

SISTEMA MUSCULOESQUELÉTICO

"A incapacidade de viver segundo os ideais mais elevados que conhecemos e que podemos conceber em momentos de maior lucidez e disposição produz inevitavelmente uma área de atrito, mesmo que não a percebamos. Uma das muitas manifestações desse atrito em particular e do estado doentio que ele produz é o reumatismo."

ALICE BAILEY

Sistema Musculoesquelético

O nosso esqueleto, o tecido conjuntivo, os músculos e as articulações nos mantêm integrados, nos capacitam a ficar de pé e nos movimentar, e nos dão a forma que temos. Eles são muito usados – e mal usados – e constituem locais de muito desgaste e deterioração física. Mas a saúde desses tecidos depende não só do uso a que os submetemos ou da estrutura da qual fazem parte, mas também em grande medida do ambiente interior, do estado do nosso metabolismo, da alimentação e do estilo de vida. Sem dúvida, fraquezas de base genética também podem ter grande importância, mas se forem identificadas, podemos precaver-nos e evitar que se manifestem como problemas.

Se os problemas se devem a desalinhamentos estruturais, a osteopatia ou a quiropraxia podem ajudar a resolvê-los com grande eficácia. Às vezes o esqueleto se afasta muito do seu alinhamento normal, a ponto de prejudicar as próprias funções neurológicas, perturbar a função dos órgãos e até afetar a harmonia do corpo todo. Técnicas osteopáticas ou quiropráticas podem ajudar a realinhar o corpo, paralelamente a outros métodos de ajustamento psicofísico como Rolfing e a Técnica de Alexander ou de Feldenkrais.

No entanto, uma causa crucial de doenças que contaminam esse sistema é a saúde sistêmica do corpo como um todo. A saúde e a integridade só se mantêm quando o ambiente interior e o metabolismo estão em harmonia. Se os nossos processos bioquímicos e metabólicos estiverem em desarmonia, um dos efeitos será que o processo de eliminação dos resíduos e toxinas exigirá em demasia do corpo. Se essa situação perdurar por alguns anos – o que muitas vezes acontece, sem que se perceba – toxinas acumulam-se no tecido conjuntivo das articulações e lançam as sementes que se transformarão em reumatismo e artrite, sobretudo se houver uma disposição genética nesse sentido. De todos os problemas que podem afetar esse sistema, é no âmbito das doenças crônicas e degenerativas que a medicina herbácea mais tem a oferecer.

Ervas para o Sistema Musculoesquelético

Neste sistema, em se tratando particularmente de doenças como reumatismo ou artrite, é preciso restabelecer o estado de saúde e equilíbrio do corpo. Para tratar com eficácia problemas que afetam os ossos ou os músculos, os processos de digestão e assimilação, assim como as várias etapas da excreção, precisam desenvolver-se bem. Deve-se ter isso em mente ao escolher diferentes ervas para necessidades específicas.

ANTIRREUMÁTICOS

É grande a variedade de ervas conhecidas para prevenir, aliviar ou curar problemas reumáticos. Embora incompleta, ofereço a seguir uma longa lista de antirreumáticos, incluindo diversas ervas com diferentes ações importantes. Elas podem ser escolhidas de acordo com as necessidades do corpo todo, pois incluem alterativos, anti-inflamatórios, rubefacientes, diuréticos, estimulantes e digestivos: aipo (semente), angélica, azeda-crespa, bardana, bodelha, choupo-tremedor, cimicífuga-preta, dente-de-leão, erva-de-santiago, eupatório, fitolaca, freixo-espinhento, garra-do-diabo, gengibre, grama-de-ponta, guaiaco, gualtéria, inhame-bravo, íris, mostarda, losna, mil-folhas, pimenta-de-caiena, salgueiro-preto, salsaparrilha, trevo-d'água, urtiga, uva-do-óregon, uva-ursina e zimbro.

ALTERATIVOS

Os alterativos limpam e purificam aos poucos um estado "poluído" da corrente sanguínea, ajudando-a a funcionar melhor. As ervas operam com diferentes mecanismos, muitos deles ainda desconhecidos, e agem sobre inúmeras afecções, inclusive sobre o reumatismo. A maioria das ervas alterativas é eficaz para problemas desse sistema, mas as mais usadas são aipo (semente), cimicífuga-preta, garra-do-diabo, guaiaco, trevo-d'água e salsaparrilha.

As enfermidades reumáticas e artríticas geralmente amenizam com a revitalização geral e a limpeza operadas por essas ervas.

ANTI-INFLAMATÓRIOS

Talvez crie confusão chamar essas ervas de anti-inflamatórios, uma vez que o objetivo de um tratamento holístico não é combater inflamações, as quais em geral fazem parte de uma reação física saudável. Essas ervas não combatem, mas reduzem esses estados, ajudando o corpo a resolver o problema. Elas podem ser muito úteis, sobretudo para condições reumáticas e artríticas em que inflamações persistentes e prolongadas das articulações e de outros tecidos se tornam autodestrutivas.

Um bom exemplo é a filipêndula; ela é rica em aspirina natural, como as substâncias que reduzem o inchaço e a dor, e também diurética e hepática, auxiliando o corpo nos processos de limpeza e eliminação, e com o tempo

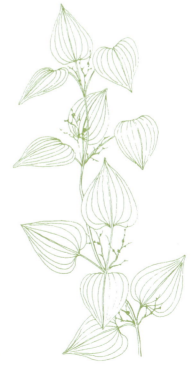

Sistema Musculoesquelético

removendo as causas da inflamação alojadas no acúmulo de resíduos e toxinas.

As ervas anti-inflamatórias mais eficazes são choupo-tremedor, filipêndula, garra-do-diabo, guaiaco, inhame-bravo e salgueiro-preto. Ao contrário das drogas anti-inflamatórias, essas ervas são seguras em grandes doses, pois se apresentam na forma diluída e equilibrada elaborada pela natureza. Conforme o caso, uma dose de 250 ml de tintura de salgueiro-preto por semana é segura e eficaz.

RUBEFACIENTES

Quando aplicados à pele, os rubefacientes estimulam a circulação na região tratada. Assim, a quantidade de sangue aumenta, o que por sua vez alivia a congestão e a inflamação. Recomendam-se então os rubefacientes de modo específico como base de linimentos para o reumatismo muscular e para outras afecções semelhantes.

Quase todos os rubefacientes são muito fortes para uso interno. Devem ser aplicados com cuidado sobre pele sensível e evitados quando houver escoriações. O modo apropriado de usá-los será descrito abaixo; os mais eficazes são alecrim (óleo), erva-de-santiago, gengibre, gualtéria, hortelã-pimenta (óleo), mostarda, pimenta-de-caiena e raiz-forte.

DIURÉTICOS

Os diuréticos ajudam a atividade dos rins, ou seja, favorecem a eliminação de resíduos metabólicos e toxinas, além dos resíduos de inflamações, o que é fundamental, pois estes podem ser causa de muitos problemas, como artrite ou reumatismo. Havendo algum problema renal, este também deve ser tratado. Para auxiliar a ação desse órgão vital, ervas como aipo, eupatório, mil-folhas e zimbro podem ser usadas; a semente do aipo é considerada um específico para reumatismo.

ESTIMULANTES CIRCULATÓRIOS

Outra alternativa para eliminar toxinas do organismo é estimular a circulação, aumentando o fluxo sanguíneo para os músculos e as articulações. Pode-se fazer isso sem forçar o coração com ervas que promovem a circulação periférica, como alecrim, fitolaca, freixo-espinhento, gengibre e pimenta-de-caiena. Naturalmente, caso haja algum problema circulatório ou cardíaco, esse também deve ser tratado.

ANALGÉSICOS

Enquanto o purista se recusa a tratar os sintomas, a arte do curador tem como objetivo aliviar o sofrimento. Pode ser necessário usar ervas para abrandar a dor quase sempre intensa de doenças como o reumatismo; é claro que essas ervas só devem ser usadas como parte de um tratamento geral da causa. Os anti-inflamatórios diminuem a dor até certo ponto; a única maneira eficaz de reduzir e suprimir a dor é resolver o problema subjacente. Enquanto se faz isso, ervas como erva-de-são-joão, guaiaco, piscídia e valeriana podem aliviar a dor. Serão menos benéficas se outras medidas não forem tomadas.

TÔNICOS DIGESTIVOS

É fundamental que o processo digestivo funcione de modo apropriado, pois os nutrientes precisam ser absorvidos adequadamente para que o sistema muscular e esquelético opere com eficiência. Tônicos amargos como genciana, hidraste, losna e mil-folhas são muito benéficos.

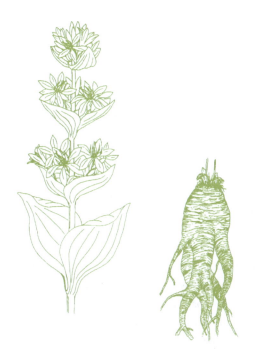

Diante de um grau considerável de constipação ou de acúmulo de matéria fecal, recomenda-se o uso de evacuantes, em particular dos que também estimulam o fígado, como azeda-crespa, boldo e ruibarbo (raiz).

Padrões de Doenças Musculoesqueléticas

REUMATISMO E ARTRITE

Não nos ateremos aqui às diferenças entre as várias formas de reumatismo e de artrite. Para um tratamento holístico, a necessidade de um diagnóstico específico é bastante discutível. O que se faz necessário é identificar a causa geral e individual e as influências do contexto genético. Essas doenças resultam da incapacidade do corpo de lidar com pressões decorrentes de uma dieta e estilo de vida errados e de outras formas de estresse. O objetivo do tratamento será reconduzir o indivíduo a um estado de saúde e vitalidade em que o corpo possa dedicar-se ao sintoma, em vez de atacar o sintoma para chegar à vitalidade.

Na abordagem dessas doenças, um aspecto importante é a ideia de atrito. As alterações que a artrite provoca nas articulações aproximam os ossos de modo a causar fricção, mas em geral há uma longa história de atritos que culmina nessa mudança física. Ela pode resultar de um determinado trabalho físico, como no caso do agricultor que desenvolve osteoartrite nos ombros por carregar muito peso durante anos, ou pode ser tensão muscular que leva a uma forte aderência das articulações, efeito que se deve em geral a uma história de atritos na vida. O dicionário *Collins* define atrito como "a resistência encontrada por um corpo ao movimentar-se na direção oposta a outro corpo com que está em contato; discordância, conflito". Constata-se que essa definição abrange todas as causas dos problemas reumáticos e artríticos, sejam os dois corpos ossos, pessoas, emoções ou crenças divergentes.

Os conflitos, e o atrito deles resultante, podem assumir muitas formas, mas a experiência é, de modo fundamental, interior. Para alguns, o conflito é um estado mental, uma atitude que assumem em sua relação com o mundo. Esse conflito é sem dúvida entre aspectos internos do indivíduo, uma manifestação de desarmonia psicológica. Esta se exterioriza como conflito nos relacionamentos ou estilo de vida, mas as causas estão quase sempre alojadas nas profundezas da psique.

Ao tentar criar no corpo o ambiente apropriado para promover a cura, é preciso dedicar muita atenção tanto à harmonia emocional e mental quanto à dieta e à medicina herbácea. Se a visão de vida é rígida, defensiva, sem vulnerabilidades e abertura, a pessoa alimentará o reumatismo. Mas se ela iniciar um processo interno de relaxamento que reduza a fricção emocional, que permita uma interação livre com pessoas e a exteriorização de emoções e crenças, ela estará preparando o ambiente para o milagre da cura de si mesma, facilitado pelo uso de ervas.

Uma das causas do reumatismo e da artrite é o acúmulo de toxinas ou de resíduos no tecido afetado. Um dos principais fatores responsáveis pelo desenvolvimento dessa doença é uma dieta inadequada, seja por causa de alimentos impróprios para o corpo ou também tão desvitalizados e adulterados que chegam a ser prejudiciais. Como orientação geral, evitem-se alimentos que levam o corpo a manifestar reações acídicas e também os que causam problemas digestivos ou outros distúrbios, como reações alérgicas sutis. Em vez de ingerir alimentos processados saturados de aditivos e conservantes, alimente-se com produtos frescos e o mais naturais possível.

Reações alérgicas claras, e também mais sutis, como distúrbios digestivos leves de azia ou gases, muitas vezes são causadas pelo glúten (principalmente dos derivados do trigo) e por produtos lácteos, que então devem ser evitados. Reações de acidez são causadas pela carne (em particular a vermelha), ovos e produtos lácteos; por alimentos que possuem características ácidas, como vinagre e picles; por carboidratos refinados e açúcar refinado; e pela maioria dos condimentos. Alimentos ricos em ácido oxálico também devem ser evitados, como ruibarbo e as groselhas espinhenta, preta e vermelha. Café, chá preto, álcool, e tudo o que é feito de uvas pretas, açúcar e sal também devem ser evitados por várias razões, pois todos contribuem para o acúmulo de toxinas e são prejudiciais para um processo de limpeza.

Em lugar desses alimentos, recomenda-se ingerir em abundância frutas (inclusive cítricas, as quais, apesar do ácido cítrico, parecem exercer uma ação alcalina sobre o metabolismo) e verduras, sobretudo os vegetais verdes e de raiz, e beber diariamente pelo menos 1,50 l de líquido para ajudar a purificar o organismo. O líquido, de preferência, deve ser água (mas baixa em substâncias minerais) ou misturada com um pouco de vinagre de cidra ou de suco de maçã. É recomendável também um suplemento diário de vitamina C de pelo menos 500 mg. Não há restrições para peixe e carne branca.

Com o uso de ervas apropriadas, associadas a outras técnicas de apoio e auxílio ao corpo inteiro, é possível limpar o sistema todo e eliminar a causa do reumatismo e da artrite. O tratamento é bem prolongado, pois um processo degenerativo desenvolvido durante muito tempo sem dúvida não pode ser revertido em quatro semanas. Sendo adotado e seguido o tratamento correto, porém, é até frequente ouvirem-se comentários como "Internamente, já me sinto melhor" muito antes que os sintomas da dor ou da rigidez desapareçam.

Além da necessidade geral de limpeza, é preciso ver cada pessoa como um ser único. O sistema digestório necessita de ajuda? Os rins estão funcionando bem? O estresse é marcante na vida da pessoa? O sistema endócrino está trabalhando em harmonia? Como está a dieta?

Com problemas reumáticos e artríticos, mais do que com outros, é essencial tratar o ser todo, do contrário a recuperação será superficial e passageira. Mas quando se leva em consideração o quadro peculiar de cada pessoa, abrem-se muitas possibilidades para uma cura quase milagrosa.

Bem esclarecido esse ponto, segue uma mistura básica para doenças reumáticas e artríticas:

Aipo (semente)	1 parte
Erva-de-são-joão	1 parte
Filipêndula	1 parte
Mil-folhas	1 parte
Trevo-d'água	2 partes

Beba esse chá três vezes ao dia por um longo período de tempo.

Essa é apenas uma possibilidade. Ervas específicas devem ser escolhidas levando em conta a pessoa em sua individualidade, de acordo com as sugestões dadas na seção sobre ervas para o sistema. Por exemplo, havendo inflamação ou dor, analise a necessidade de usar anti-inflamatórios e talvez analgésicos, optando por guaiaco, inhame-bravo ou salgueiro-preto.

Se a pessoa não consegue dormir por causa da dor, é preciso tomar uma providência a respeito, pois boa parte do processo de cura ocorre durante o sono. Uma mistura benéfica de ervas para aliviar a dor e dormir é:

Passiflora	1 parte
Piscídia	1 parte
Valeriana	1 parte

Beba esse chá meia hora antes de ir para a cama. É uma mistura segura, podendo-se adotar uma dosagem maior do que as normais 1 ou 2 colheres de sopa, caso seja necessário.

Além disso, é possível usar medicação externa para aliviar a dor e atenuar a inflamação, estimulando ao mesmo tempo a circulação para a área afetada para promover a eliminação de toxinas. Embora esse tratamento por si só não resulte numa alteração fundamental, ele beneficia o processo todo e abranda o desconforto. Pode-se preparar um linimento próprio para aquecer e estimular misturando partes iguais de tintura de glicerina e pimenta-de-caiena e passando-o sobre as articulações ou músculos afetados. Deve-se cuidar para não usar esse linimento sobre pele rachada ou sobre a pele sensível do rosto. Ele não causa nenhum mal, mas pode dar a sensação de ardência até que o óleo volátil se dissipe ou seja lavado. É esse mesmo calor que alivia a dor de articulações frias e doloridas e de músculos rígidos.

Se o tecido muscular ou algum nervo doer, um linimento à base de óleo da erva-de-são-joão é de grande eficácia. Você mesmo pode preparar o óleo no fim do verão colhendo flores frescas e mergulhando-as em óleo: colha 100 gramas de flores frescas, recém-abertas, e macere-as numa colher de sopa de óleo de oliva ou de girassol. Despeje meio litro do mesmo óleo sobre as folhas maceradas, misture bem e conserve num recipiente de vidro transparente. Deixe o recipiente aberto num lugar quente, de três a cinco dias, para fermentar; em seguida,

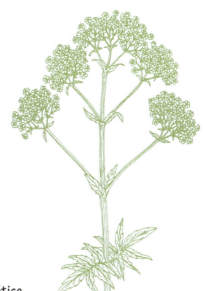

feche bem o recipiente e deixe-o exposto ao sol ou num lugar quente por três a seis semanas, agitando-o todos os dias, até que o óleo se torne vermelho-vivo. Depois desse tempo, prense e coe a mistura num pano e deixe descansar por um dia para separar o óleo da água. Use somente o óleo, que deve ser cuidadosamente recolhido e guardado num recipiente opaco fechado à prova de ar.

Pode-se passar o óleo da erva-de-são-joão sobre áreas reumáticas doloridas e também usá-lo para dores nevrálgicas ou ciáticas, ou ainda para queimaduras leves.

Podemos também preparar outros óleos, seja elaborando nós mesmos uma base ou servindo-nos de uma base com óleos essenciais. Com óleos essenciais, podemos adicionar de 2 a 3 ml do óleo a 30 ml de uma base de óleo que pode ser de amêndoa, de oliva ou de girassol. Óleos apropriados são alecrim, alfazema, hortelã-pimenta e manjerona, que também podem ser misturados um com o outro.

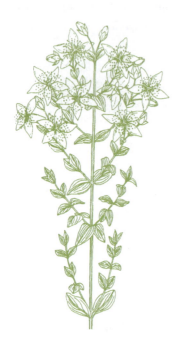

Outra forma simples, mas eficaz, de aliviar a dor e o inchaço é alternar fomentações quentes e frias de água. Essa técnica de primeiros socorros pode ser usada quando não temos óleos e ervas à disposição.

FIBROSITE

Seguir as orientações dadas para o reumatismo e a artrite.

CÃIBRA

Uma vez ou outra, todos nós já tivemos cãibras musculares, doloridas sim, mas que não devem causar preocupações maiores. No entanto, caso se tornem uma condição renitente, devem ser tratadas, não só para evitar o sintoma incômodo, mas também porque sugerem a existência de problemas circulatórios, um sinal de falta de oxigênio.

É muito fácil resolver o problema com ervas, desde que se continue o tratamento por algum tempo. Pode-se usar uma mistura de freixo-espinhento, gengibre e noveleiro:

Noveleiro	6 partes
Freixo-espinhento	2 partes
Gengibre	1 parte

Beba essa decocção três vezes ao dia durante alguns meses.

BURSITE

As bolsas existentes nas articulações do joelho e do cotovelo trabalham como pequenas almofadas cheias de líquido entre os tendões e os ossos. À inflamação dessas bolsas é dado o nome de bursite. Quando ocorre nos joelhos, recebe, em geral, o nome de joelho de empregada doméstica; e de cotovelo de tenista quando ocorre no cotovelo. A doença pode dever-se a uma pancada forte, a um acidente ou a movimentos excessivos e repetitivos. Quando faz parte do desenvolvimento gradual de tendências reumáticas, deve ser tratada conforme descrito na seção sobre reumatismo. Quando de curta duração, pode-se tratá-la com uma compressa sobre a região afetada ou com um linimento estimulante (ver a seção sobre reumatismo e artrite). As duas modalidades ajudam a reduzir a inflamação e a aliviar a dor. Contudo, se o problema persistir, deve-se começar um tratamento interno como o aplicado para o reumatismo e a artrite.

GOTA

Esta é uma variedade específica de problema nas articulações devida a um acúmulo de ácido úrico no corpo que resulta em inflamações muito doloridas. O corpo precisa de ajuda no processo de eliminação, em particular dos rins. O uso de ervas diuréticas bem como de antirreumáticas são um grande auxílio: entre as ervas diuréticas disponíveis, aipo, cenoura, eupatório e mil-folhas são particularmente benéficas. A seguinte mistura é de grande eficácia:

Aipo (semente)	1 parte
Bardana (raiz)	1 parte
Mil-folhas	1 parte

Beba essa infusão três vezes ao dia durante algum tempo. Em caso de muita dor, pode-se acrescentar tuia.

A dieta é fundamental no tratamento e prevenção da recorrência da gota. A base é uma dieta com um baixo teor de ácido possível, devendo-se também evitar por completo alimentos ricos em purinas, pois esses se metabolizam em ácido úrico. Entre esses alimentos estão peixes, como sardinha, anchova, ova de peixe, marisco e siri, fígado, rins, timo de bezerro ou de cordeiro e feijão. Café e chá também devem ser evitados, bem como qualquer tipo de exagero de modo geral. O álcool também tem que ser totalmente evitado.

LUMBAGO

Lumbago é um termo geral para dores na região lombar, causadas por diversas condições, desde problemas nos rins e no sistema reprodutor até reumatismo e lesões nas costas. Deve-se identificar a causa da dor e seguir o tratamento apropriado, seja ele feito com ervas ou com osteopatia. Um linimento quente e estimulante, como o descrito para

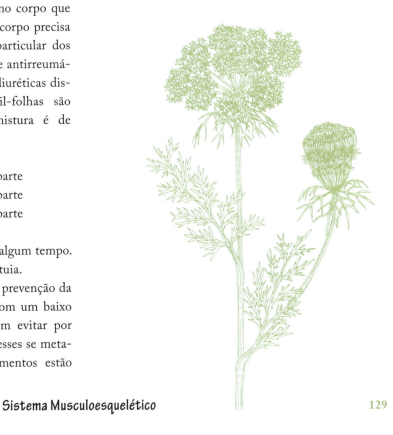

reumatismo e artrite, será benéfico. Compressas quentes também podem ser usadas para alívio sintomático rápido enquanto se investiga a causa.

CIÁTICA

Esta é uma forma de nevralgia caracterizada por dores muito fortes e sensibilidade intensa sentidas em toda a extensão do nervo ciático, o mais longo do corpo, estendendo-se desde a parte posterior da coxa até a região inferior da panturrilha. Emprega-se com frequência o termo para descrever a dor que se irradia dos quadris até as coxas, que pode ter muitas causas. Muitas vezes ocorre um desalinhamento da coluna vertebral e do quadril, fato que pressiona o nervo e provoca a dor. Nesse caso, uma terapia osteopática ou quiroprática é mais apropriada. Em caso de nevralgia ou dor no nervo, nervinos relaxantes e tônicos são de grande ajuda (ver seção sobre sistema nervoso). Entretanto, muitas vezes descobre-se que a origem desse problema doloroso está na congestão abdominal. É essencial providenciar para que os intestinos fiquem livres de constipação e que os rins funcionem bem. No primeiro caso, uma erva como azeda-crespa é apropriada; para os rins, usar uva-ursina ou dente-de-leão. A orientação geral dada na seção sobre reumatismo e artrite se aplica à ciática. Massagens na região lombar e nas pernas podem ser de grande valia.

ENTORSE

Os músculos podem sofrer distensões; torções podem afetar os ligamentos e tendões em consequência de acidentes. Banhos quentes com ervas estimulantes podem aumentar a circulação na região afetada, e assim acelerar a cura. Alecrim ou tomilho podem ser excelentes acréscimos a um banho, seja para o corpo inteiro ou para os pés. Para preparar a infusão, despeje meio litro de água fervente sobre 30 a 60 gramas da erva seca e deixe em infusão por 10 a 15 minutos. Esta é acrescentada ao banho ou usada como compressa sobre a área lesionada. Se a pele não tiver escoriações, pode-se usar a arnica como uma compressa excelente, o mais quente possível. Caso use tintura, acrescente uma colher de chá a meio litro de água e mergulhe a região afetada na solução quente durante 15 minutos ou então ensope bandagem ou gaze com a solução e aplique sobre a região afetada. Repita o procedimento a cada quatro horas. Ao se constatar uma redução acentuada do inchaço e da dor, enfaixe a região lesionada e umedeça-a com hamamélis destilada.

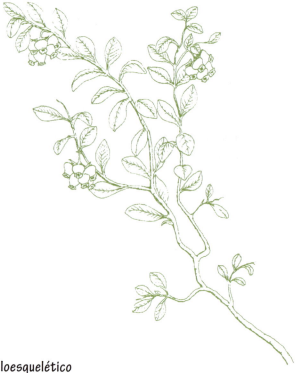

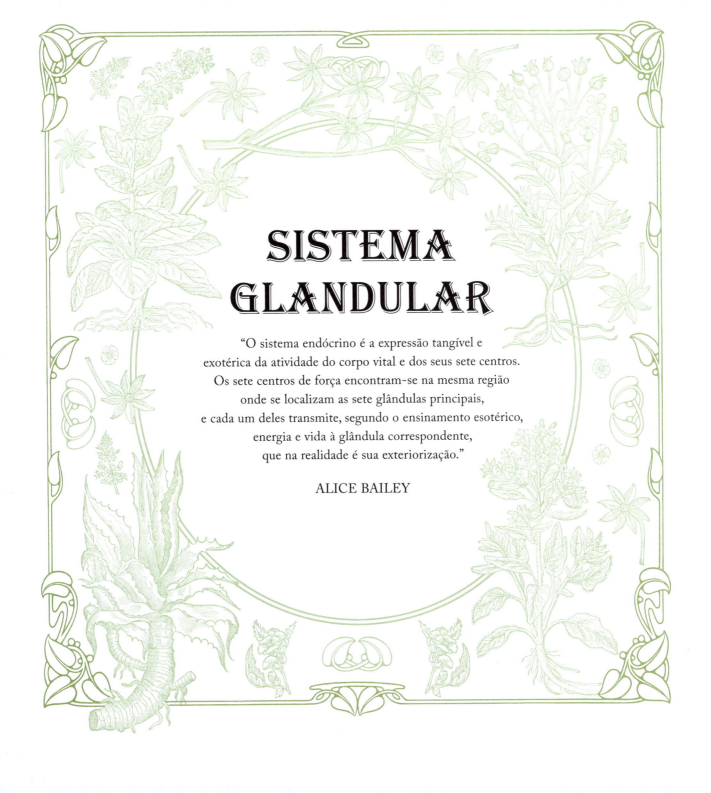

SISTEMA GLANDULAR

"O sistema endócrino é a expressão tangível e
exotérica da atividade do corpo vital e dos seus sete centros.
Os sete centros de força encontram-se na mesma região
onde se localizam as sete glândulas principais,
e cada um deles transmite, segundo o ensinamento esotérico,
energia e vida à glândula correspondente,
que na realidade é sua exteriorização."

ALICE BAILEY

SISTEMA GLANDULAR

É NA COMPLEXIDADE DOS NOSSOS sistemas de controle interno que a mente se une mais intimamente ao corpo. Se consideramos a consciência como uma faculdade do cérebro, então a parceria entre o sistema nervoso e as glândulas endócrinas opera como uma ponte que une consciência e corpo. Nós pensamos e em seguida agimos, impondo a nossa vontade sobre as atividades dos músculos por meio dos nervos. Se nos assustamos, por exemplo, o hormônio adrenalina (ou epinefrina) acelera a pulsação ao se pôr em ação.

Grande parte de tudo isso não está sob o controle mental, mas ocorre pela manutenção do ambiente interno por ação nervosa e hormonal. O modo como o corpo mantém essa homeostase e controla a si mesmo demonstra a sua sabedoria. Cada atividade é permeada pela influência do cérebro, o controle-mestre, com seus servos, os sistemas nervoso e endócrino.

O corpo humano só trabalha com eficiência quando o equilíbrio em cada órgão, tecido e célula é monitorado e controlado desse modo. A atividade, o desenvolvimento e a reparação dos tecidos precisam ser mantidos, junto com o fornecimento de alimento e a remoção de resíduos.

O sistema nervoso trabalha em conjunção com as glândulas endócrinas. Essas glândulas se situam em diversas partes do corpo e se caracterizam pelo fato de liberarem seus hormônios diretamente na corrente sanguínea. Esses hormônios vão então ao encontro das células em todas as regiões do corpo. A membrana de cada célula possui receptores para um ou mais hormônios, e a junção de um hormônio com seu receptor específico dá início a mudanças peculiares no metabolismo interno dessa "célula-alvo". A atividade dos hormônios é tema de centenas de pesquisas muito estimulantes e revela fatos surpreendentes sobre a complexidade e beleza do corpo humano.

Para uma visão geral, será proveitoso examinar nesta introdução as funções das glândulas pituitária e do hipotálamo. A atividade dessas glândulas é sempre monitorada e alterada pelas informações nervosas, hormonais e químicas que elas recebem. Em muitos casos, a produção de hormônio é controlada por um sistema de retroalimentação negativo em que a superprodução de um hormônio leva a uma redução compensatória na produção subsequente até restabelecer-se o equilíbrio. A glândula pituitária tem um papel central nesse processo de manutenção da harmonia.

Essa glândula está dividida em duas partes. A parte posterior serve de depósito para hormônios importantes liberados pelo hipotálamo, um dos quais tem a função de induzir o trabalho de parto e iniciar a produção de leite, e o outro promove e favorece a retenção e conservação de líquido no organismo. A parte anterior produz hormônios que dirigem a atividade em outras glândulas em diferentes regiões do corpo. Numa pequena área do prosencéfalo, logo acima da pituitária, localiza-se o hipotálamo, que é o principal centro coordenador entre os sistemas endócrino e nervoso. Ele funciona como um monitor e regulador do sistema nervoso autônomo, e também do metabolismo do corpo, controlando a ingestão de alimento e bebida, além da temperatura; monitora também o ciclo menstrual. A pituitária anterior responde aos hormônios secretados pelo hipotálamo, o qual estimula ou inibe a secreção dos seus próprios hormônios. Os detalhes precisos pertinentes ao excesso de equilíbrio dos hormônios ativos ou passivos é um processo admiravelmente integrado, muito complexo para ser examinado aqui. Os hormônios produzidos por essa glândula influenciam a taxa metabólica, afetando o desenvolvimento de ossos e dos músculos, estimulando a produção de leite pelos seios e controlando a liberação de hormônios pelos ovários e testículos.

Saúde e Glândulas

Ser saudável é ter um sistema endócrino integrado e funcionando em harmonia. Assegurar essa saúde significa manter um estilo de vida realmente sadio, com dieta apropriada, emoções e pensamentos que valorizam a vida e uma vida espiritual nutritiva. O sistema endócrino é o ponto de convergência de técnicas como terapia da polaridade e equilíbrio da energia, pois através desse sistema o corpo todo pode curar-se; havendo um desequilíbrio endócrino, essas terapias podem ser muito eficazes para recuperar a harmonia.

Os problemas endócrinos têm muitas causas, desde externas, como situações estressantes, até internas, como distúrbios genéticos. A abordagem herbácea é ampla, portanto, vivificando e fortificando o corpo, e ao mesmo tempo usando medicamentos específicos para diferentes glândulas.

Mesmo na ausência de enfermidade glandular manifesta, o sistema endócrino desempenha um papel tão fundamental na saúde e na preservação do ser total, que qualquer problema funcional de menor gravidade pode levar a um estado de desequilíbrio geral.

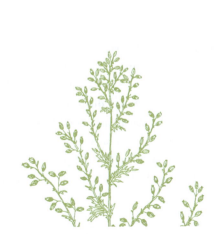
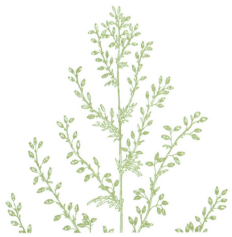

Sistema Glandular

Ervas para as Glândulas

O grupo de ervas mais indicado para tratamentos endócrinos é o das ervas amargas. De início, isso pode parecer estranho, pois em geral se acredita que essas ervas agem como tônicos e estimulantes digestivos. Seu papel no sistema glandular consiste numa estimulação reflexa generalizada do sistema todo. Uma ação estimuladora dessa natureza promove uma função homeostática correta, reduzindo a atividade excessiva e aumentando a atividade inerte. Isso demonstra como um remédio fitoterápico pode reforçar a ação correta. Alguns agentes específicos têm efeitos muito potentes, mas a maioria das ervas ajuda o corpo todo a curar e equilibrar os locais apropriados.

Além das ervas amargas, as alterativas são muito eficazes em sua ação purificadora e promotora de funções sanguíneas apropriadas. As melhores ervas amargas para o sistema glandular são as seguintes: arruda, artemísia, hidraste, losna e mil-folhas. Ervas alterativas benéficas são aparine, azeda-crespa, bardana, dente-de-leão, equinácea, salsaparrilha, trevo-dos-prados e violeta (folhas). Há também agentes glandulares específicos, como alcaçuz, bodelha, borragem, galega, ginseng, inhame-bravo e marroio-da-água. Dada a complexidade dos problemas endócrinos, ervas específicas para outros órgãos, como os rins ou o fígado, por exemplo, podem muito bem ser a ajuda ideal para recuperar a harmonia interior. Devemos nos lembrar de considerar tudo no contexto do todo.

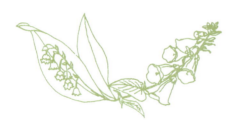

Padrões de Doenças do Sistema Glandular

Pâncreas

O pâncreas é uma glândula grande que tem por função secretar enzimas digestivas para quebrar proteínas, gorduras e carboidratos no duodeno e neutralizar os sucos ácidos do estômago. No entanto, distribuídos em todo o tecido do pâncreas, grupos de células endócrinas chamadas Ilhotas de Langerhans produzem dois hormônios importantes para controlar a ação da glicose e dos ácidos graxos no corpo. Quando o açúcar no sangue aumenta, depois de uma refeição, por exemplo, o pâncreas libera insulina para reduzir a produção de glicose pelo fígado e estimular seu uso pelos tecidos do corpo. O outro hormônio produzido, o glucagon, com efeito contrário ao da insulina, aumenta a produção de glicose. Havendo um desequilíbrio na quantidade desses hormônios no sangue, o resultado será um nível muito elevado ou muito baixo de açúcar.

PANCREATITE

A pancreatite é uma inflamação muito dolorida do pâncreas que pode se manifestar em ataques agudos ou crônicos. Parece tratar-se de um problema de "autodigestão", em que as potentes enzimas digestivas produzidas pelo pâncreas começam a atacar o órgão. O motivo por que isso acontece é incerto, mas uma sugestão é que, como o pâncreas e a vesícula biliar têm um duto comum, pode haver bloqueio causado por cálculos biliares. Em alguns casos, há relação com a ingestão excessiva de álcool. Para o tratamento, devem observar-se as orientações herbáceas e dietéticas dadas na seção sobre a vesícula biliar. Uma erva que pode ser de grande ajuda para esse tipo específico de problema do pâncreas é a casca da árvore-franja.

DIABETES MELITO

O diabetes melito é o mais comum dos distúrbios endócrinos, afetando mais de 1% da população no mundo ocidental. O problema básico com essa doença é que o nível de glicose no sangue é mais alto do que o normal, ao passo que é baixo no interior das células. Suas causas são complexas e seus efeitos podem trazer muitas complicações, sobretudo para as artérias e para os vasos capilares.

Na maioria dos casos de diabetes, não há um fator desencadeador claro. A predisposição para a doença pode dever-se à hereditariedade, à idade, à obesidade ou ao estresse. Uma das reações físicas ao estresse é o aumento da atividade das glândulas suprarrenais, levando a uma elevação dos níveis de açúcar no sangue. Um estresse severo na verdade não causa diabetes, mas pode desmascarar um estado latente. Seja qual for a causa, o resultado será um nível elevado de glicose no sangue e células carentes de glicose; as consequências são perda de peso, sede, aumento do volume de urina, fraqueza e, por fim, até um possível estado comatoso.

A dieta é de suma importância no tratamento e controle do diabetes. Não é simplesmente uma questão de evitar alimentos ricos em carboidratos, mas de assumir um regime alimentar que evite a entrada de picos de glicose no sangue. Mas cada dieta deve ser elaborada de maneira específica para cada caso em particular.

As causas do diabetes são complexas e o tratamento deve voltar-se para essas causas. Recomenda-se enfaticamente

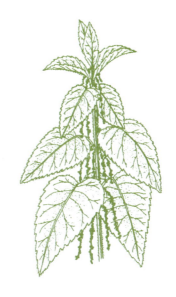

orientação profissional. Ervas como alho, árvore-franja, galega, ginseng, jamelão, sumagre-aromático e urtiga devem ser levadas em consideração, embora o tratamento varie de acordo com cada caso específico. Está bem estabelecido hoje que muitas plantas têm uma ação hipoglicêmica – isto é, reduzem os níveis de açúcar no sangue. Em todas as tradições herbáceas do mundo, registros mencionam essas plantas. O professor Farnsworth e seus colegas nos Estados Unidos fizeram uma triagem de plantas com essa valiosa propriedade e destacaram: alcachofra, alface, aveia, azeitona, banana, bardana, batata-doce, cebola, cenoura, cevada, ervilha, espinafre, ginseng, girassol, lírio-do-vale, losna, marroio-da-água, nabo, papaia, pimenta-da-jamaica, repolho e urtiga. Por essa lista, longe de ser abrangente, vemos que o reino vegetal tem muito a oferecer para o tratamento de problemas de açúcar no sangue.

Tireoide

A glândula tireoide tem uma importante função a desempenhar na regulação do metabolismo do corpo. Os dois principais hormônios tireoídeos asseguram a manutenção da taxa metabólica apropriada da atividade bioquímica do corpo. Problemas podem surgir devido a estados de atividade escassa ou excessiva. O funcionamento dessa glândula afeta o estado mental e o humor, os quais, por sua vez, também a influenciam.

HIPERTIREOIDISMO

Quando a glândula produz esses hormônios em excesso, o corpo queima o alimento bem mais rápido do que o normal; então, o apetite aumenta, mas o peso diminui. Há uma hiperatividade geral, com agitação, ansiedade e tensão. Um tratamento eficaz dessa doença requer o uso de relaxantes nervosos para reduzir a excitabilidade, amargos digestivos e uma erva específica para esse problema, o marroio-da-água.

Esses agentes podem aliviar os sintomas com bastante eficácia, mas é essencial um uso mais prolongado de marroio-da-água e de outros tônicos hormonais. Uma mistura benéfica seria:

Marroio-da-água	2 partes
Mil-folhas	1 parte
Urtiga	1 parte
Valeriana	1 parte

Beba esse chá três vezes ao dia durante algum tempo. Observe que marroio-da-água é um nome comum usado para diferentes plantas em diferentes lugares. A planta a que nos referimos aqui é a *Lycopus virginicus*.

HIPOTIREOIDISMO

Nesta doença acontece o contrário. A taxa de atividade básica do corpo diminui, o peso aumenta, a letargia e a apatia são comuns e há uma tendência a depressão profunda. As ervas benéficas aqui são as amargas, os tônicos nervinos e o agente específico para a tireoide, que neste caso é a bodelha. Uma mistura apropriada é:

Aveia	1 parte
Bodelha	2 partes
Damiana (ou noz-de-cola)	1 parte
Losna	1 parte
Urtiga	1 parte

Beba esse chá três vezes ao dia.

Em caso de problemas da tireoide, é essencial uma dieta bem equilibrada e saudável para capacitar o corpo a lidar de maneira eficaz com o desequilíbrio.

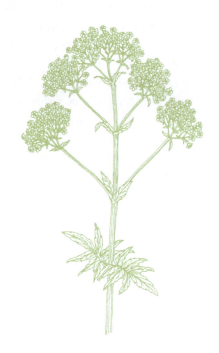

BÓCIO

O bócio é um aumento do volume da glândula tireoide, resultando numa intumescência na região da garganta. As causas médicas desse distúrbio podem ser diversas, mas a mais comum é a hiperatividade ou a hipoatividade da tireoide. Outra possibilidade é a deficiência do elemento iodo na dieta. Como grande parte da necessidade corpórea de iodo está na produção dos hormônios tireoídeos, a falta desse mineral essencial se manifesta na glândula tireoide. Até estabelecer-se essa relação nutricional, o bócio era uma ocorrência comum em partes do mundo com solo ou água pobres em iodo natural. Muitos habitantes de algumas regiões do País de Gales e dos Alpes sofriam desse mal. É comum acrescentar-se iodo ao sal de cozinha, e na Tasmânia ele é inclusive adicionado ao pão como medida preventiva. A fonte vegetal mais rica em iodo é de longe a alga marinha, em especial a bodelha.

Glândulas Suprarrenais

As glândulas suprarrenais localizam-se logo acima dos rins. Elas consistem em duas partes distintas, o córtex externo e a medula interna. O córtex suprarrenal produz três grupos de hormônios em resposta à estimulação dos hormônios pituitários. Um grupo age para estimular a retenção de sódio no corpo e a excreção de potássio. Esse hormônio está assim intimamente envolvido na manutenção homeostática do equilíbrio de sal no corpo. O segundo grupo afeta a glicose, o aminoácido e o metabolismo graxo. Desses grupos, os hormônios esteroides ajudam a manter um suprimento constante de ingredientes essenciais e de combustível para facilitar a recuperação normal do corpo e o crescimento em todo o tecido. Esses hormônios estão envolvidos em muitos processos corpóreos, mas também no controle de inflamações. É essa ação que explica o uso de medicamentos esteroides sintéticos pelos alopatas. Eles são muito eficazes no controle de inflamações e em doenças como artrite reumatoide, mas têm efeitos colaterais muito sérios. Eles talvez sejam a origem mais assustadora de doenças causadas por tratamento médico. Apenas eventualmente as necessidades do paciente superam os riscos do uso desses medicamentos.

O terceiro grupo de hormônios produzidos no córtex suprarrenal é constituído pelos hormônios sexuais, tanto os andrógenos (hormônios masculinos) como os estrógenos (hormônios femininos). Os dois tipos se encontram nos homens e nas mulheres, pois é do seu equilíbrio que dependem as diferenças biológicas entre os sexos.

A medula adrenal age separadamente do córtex, nela produzindo-se a adrenalina (epinefrina) e a noradrenalina (norepinefrina). Esses hormônios são responsáveis pela reação imediata do corpo ao estresse extremo, o chamado efeito de "luta ou fuga". Situações estressantes, como trauma emocional, dor, temperaturas extremas ou baixo nível de açúcar no sangue estimulam o hipotálamo a transmitir um impulso nervoso à medula adrenal. Em resposta, adrenalina e noradrenalina são liberadas na corrente sanguínea. Sua ação conjunta consiste em preparar o corpo para atividade máxima estimulando a respiração, elevando a pressão sanguínea, a frequência das pulsações e os batimentos cardíacos. Os níveis de glicose no sangue e os ácidos graxos também aumentam, liberando alimento tecidual, intensificando a atividade muscular e reduzindo o suprimento de sangue para os intestinos e a pele, de modo a haver mais sangue disponível para os músculos.

Essa resposta acontece independentemente dos níveis de estresse envolvidos. Quando ocorre essa resposta a uma situação, é essencial usar a energia liberada. Se a resposta é inibida, como acontece com frequência quando desencadeada por reações emocionais, o corpo não consegue apenas esquecer a adrenalina. Como a expressão externa é reprimida, ele reage internamente. Com o tempo, isso pode levar à exaustão e, é bem possível, preparar o terreno para uma doença crônica em qualquer parte do corpo. Essa reação interna pode assumir a forma de sobrecarga no fornecimento de insulina pancreática devido aos elevados níveis de açúcar no sangue, fato que por sua vez pode revelar uma tendência latente ao diabetes.

A medicina herbácea oferece a possibilidade de alimentar e revigorar as glândulas suprarrenais, promovendo atividade e reintegração na função do corpo. De qualquer modo, onde houve uma exposição excessiva ao estresse, resultando em exaustão nervosa e debilidade, as ervas que ajudam a função adrenal devem ser levadas em consideração.

É sabido que inúmeras plantas contêm os precursores naturais dos hormônios adrenais (para mais detalhes, ver a seção sobre a química das ervas). As mais importantes dessas ervas são alcaçuz, borragem, ginseng e inhame-bravo. O uso prolongado dessas ervas pode ser muito benéfico para quem quer que se encontre em condições muito estressantes, principalmente tomando chá de borragem e usando ginseng com regularidade. Se uma pessoa esteve se submetendo a uma terapia com esteroides, alcaçuz é indicado para revitalizar as adrenais. Esses precursores hormonais são componentes naturais que o corpo pode usar enquanto a glândula se recupera para sua função natural. Esses precursores hormonais vegetais não agem como hormônios sintéticos convencionais; estes, em geral, assumem uma forma artificialmente concentrada e embora cumpram a função para a qual foram programados, deixam em sua esteira um trilho de efeitos colaterais perigosos.

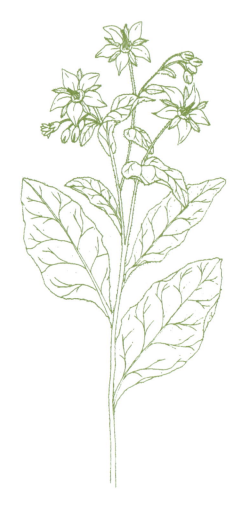

SISTEMA REPRODUTOR

"Mais do que qualquer outro, o sistema reprodutor
expõe o milagre da vida em ação. É um milagre
diante do qual podemos nos maravilhar,
que podemos analisar em termos de função
tecidual e hormonal e sobre o qual podemos
fazer poesia, mas que no fim
nos deixará sem palavras."

DAVID HOFFMANN

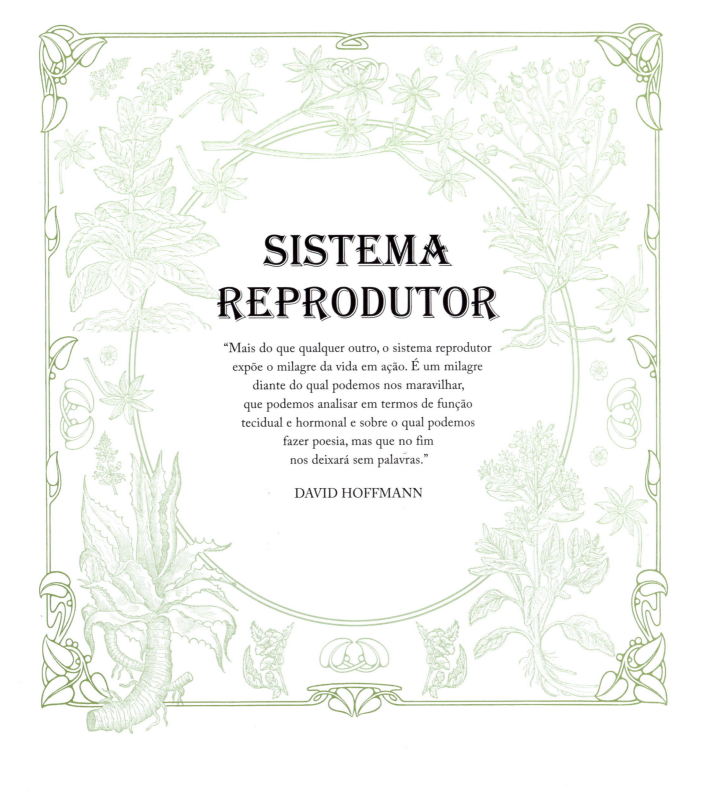

SISTEMA REPRODUTOR

O TEMA DESTE CAPÍTULO é principalmente o sistema reprodutor feminino, pois este apresenta alguns problemas específicos. Pela própria natureza da anatomia humana, o grau de complexidade estrutural e funcional do sistema reprodutor masculino é bem menor. O milagre do nascimento é um mistério inerente à forma do corpo da mulher, pouco à do homem. O principal problema físico que afeta o homem está associado à glândula próstata, objeto de exame no capítulo sobre o sistema urinário. Infecções do sistema reprodutor masculino devem ser abordadas da mesma maneira descrita para infecções do sistema reprodutor feminino.

Para que o sistema reprodutor seja saudável e funcione de modo bem equilibrado e integrado, corpo e espírito precisam estar bem e desenvolver-se como um todo. Uma dieta deficiente pode levar a problemas menstruais ou corrimentos vaginais. Um modo de viver desfavorável à vida afeta de modo adverso o sistema dedicado à criação de nova vida. Para que os filhos nasçam saudáveis e perfeitos, e para que cresçam bem, o estilo de vida durante a gravidez precisa ser perfeito! Por isso, é recomendável manter-se atenta à sua saúde em geral, mas avalie também suas relações com o mundo – procure sempre um apoio emocional amoroso e substancioso. Examine os pensamentos que nutre sobre a vida – você pensa positivamente? Que tipo de livros você lê, a que filmes assiste, com que espécie de política está envolvida? A energia que está à sua volta influencia a energia que está em seu corpo, mas – e muito mais importante – exerce influência ainda maior o modo como você se relaciona com ela. Esteja em paz com o seu mundo e em suas relações com ele.*

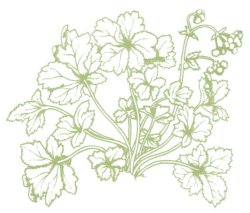

---

* Eu gostaria de indicar ao leitor um livro repleto de profunda sabedoria, compaixão e humildade, um livro que toda mulher deveria ter e todo homem deveria ler: *Hygeia, a Woman's Herbal*, de Jeannine Parvati (Freestone Publishing, 2010).

Ervas para o Sistema Reprodutor Feminino

É vasto o número de ervas benéficas para o sistema reprodutor feminino. Para facilitar o entendimento do tratamento herbáceo, como sempre vamos agrupá-las de acordo com suas ações.

É preciso destacar que muitas ervas para o sistema reprodutor feminino, cuja ação os medicamentos europeus não conseguem reproduzir, chegaram até nós vindas das culturas dos nativos norte-americanos. Podemos especular se isso se deve à profunda sintonia que existia entre esses povos e a Mãe Terra, uma sintonia que se manifestava em termos físicos, de cura profunda e de auxílio para mulheres e para o processo de nascimento.

TÔNICOS UTERINOS

Os tônicos uterinos exercem uma ação especificamente tonificadora e fortalecedora sobre o sistema todo, tanto sobre o tecido dos órgãos quanto sobre seu funcionamento. Embora cada um tenha suas ações associadas

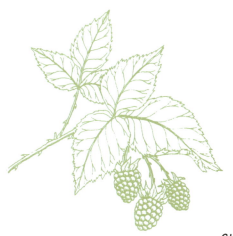

peculiares – que devem ser avaliadas para identificar as mais apropriadas – todas as ervas beneficiam o sistema reprodutor como um todo. Ervas como agnocasto, agri-palma, baga-de-perdiz, cimicífuga-preta, falso-unicórnio (raiz), framboeseira, ginseng-azul e tasneira são usadas como agentes de cura em sentido holístico. Muitas vezes são indicadas para situações em que uma doença aguda é imperceptível, mas onde uma fraqueza dos órgãos sexuais tem um efeito prejudicial sobre o corpo todo.

EMENAGOGOS

Os emenagogos estimulam e promovem um fluxo menstrual normal. Embora os tônicos uterinos, em sua maioria, sejam também emenagogos, agindo como reguladores do sistema, existem muitos outros emenagogos que não exercem uma ação particularmente curativa sobre o sistema como um todo. Há inclusive emenagogos que operam por uma estimulação que beira a irritação, que pode ser benéfica em alguns casos, mas que também funcionam como abortíferos herbáceos. Uma lista das ervas que devem ser evitadas durante a gravidez é dada mais adiante. Dentre uma lista ao que tudo indica interminável, os emenagogos mais eficazes são: abrótano, agri-palma, arruda, baga-de-perdiz, falso-unicórnio (raiz), ginseng-azul, mil-folhas, poejo, salsa e tasneira. As mais apropriadas dessas para um tratamento específico devem ser escolhidas de acordo com suas ações específicas.

REGULADORES HORMONAIS

Os reguladores hormonais constituem um grupo importante. Eles equilibram e regularizam o funcionamento das glândulas endócrinas e assim auxiliam o funcionamento apropriado do sistema reprodutor. Como são estudados

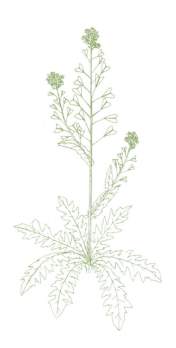

DEMULCENTES

Os demulcentes são em geral usados para produzir uma ação calmante e curativa sobre as membranas mucosas do sistema. Os demulcentes urinários são quase sempre apropriados. Entre eles podemos citar: alteia, estigma de milho, ginseng-azul, hidraste, musgo-da-irlanda e uva-ursina.

ANTISSÉPTICOS

Quando uma condição requer o uso de antissépticos, pode-se escolher um dentre os de aplicação geral ou um dos urinários: alho, equinácea, grama-de-ponta, índigo-selvagem, mil-folhas, uva-ursina e zimbro.

ALTERATIVOS E TÔNICOS LINFÁTICOS

Como as condições do sistema reprodutor afetam o organismo todo e são afetadas pela condição do corpo em detalhe no capítulo sobre o sistema glandular, apenas menciono aqui o mais importante, agnocasto. Esse valioso remédio normaliza a atividade do estrogênio e da progesterona, sendo, portanto, benéfico em todos os aspectos de disfunção menstrual e, sobretudo, em condições associadas à menopausa.

ADSTRINGENTES

No contexto deste sistema, os adstringentes são usados com frequência, e as ervas a seguir têm uma afinidade especial com ele: alquemila, bolsa-de-pastor, gerânio, lírio-do-bosque, pervinca e picão-preto. Todavia, outros adstringentes também podem ser benéficos, sendo mencionados na seção geral sobre adstringentes.

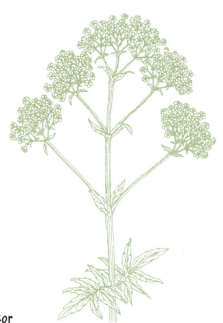

todo, muitas vezes é apropriado usar alterativos e tônicos linfáticos como: aparine, bardana, equinácea, fitolaca, íris ou salsaparrilha.

OUTROS

Levando-se em consideração que quase sempre há retenção de líquido associada com condições do sistema reprodutor, talvez seja necessário recorrer aos diuréticos; seu uso apropriado pode controlar essa situação.

O funcionamento adequado do sistema digestório é essencial para a saúde, por isso os amargos podem ser uma ajuda a mais.

NERVINOS

A atividade específica e saudável dos nervos é vital para que o sistema reprodutor funcione corretamente. Muitos emenagogos têm atividade nervina, mas além disso é recomendável levar em consideração as ervas relaxantes como noveleiro, solidéu e valeriana. Tônicos nervinos como aveia e damiana também são benéficos.

Padrões de Doenças do Sistema Reprodutor Feminino

Classificaremos as doenças do sistema reprodutor em quatro grupos: as associadas ao ciclo menstrual, as relacionadas com a gravidez e o parto, as próprias da menopausa e as que resultam de infecções.

Ciclo Menstrual

Para prevenir um ciclo menstrual normal e indolor, um dos tônicos uterinos ingeridos regularmente ou mesmo apenas nos dias anteriores ao início previsto do período será de grande eficácia. Apesar do termo "normal" usado aqui, sabemos que a normalidade é relativa e que cada mulher tem seu próprio padrão.

Problemas como amenorreia, menorragia, metrorragia, dismenorreia ou síndrome pré-menstrual podem ser tratados com ervas.

AMENORREIA

Amenorreia é um distúrbio que se caracteriza pela ausência de fluxo menstrual. Em adolescentes, o primeiro ciclo pode atrasar por vários motivos; nesse caso, tônicos uterinos ajudam o corpo a estabelecer seu ritmo natural. As melhores ervas para esse caso são: abrótano, agnocasto, arruda, falso-unicórnio (raiz) e ginseng-azul.

Se a menstruação retarda ou sofre algum bloqueio na idade adulta, os tônicos uterinos também ajudam, de modo especial se a causa for a suspensão de anticoncepcionais, do que decorre a necessidade do organismo de reencontrar seu ritmo natural. Uma mistura de agnocasto, arruda, falso-unicórnio (raiz) e ginseng-azul é muito benéfica:

Agnocasto	2 partes
Arruda	1 parte
Falso-unicórnio (raiz)	2 partes
Ginseng-azul	1 parte

Beba esse chá três vezes ao dia.

Um remédio antigo e excelente para tratar casos de menstruação atrasada é uma infusão de partes iguais de poejo e tanaceto, que deve ser ingerida três vezes ao dia até o início do período.

Uma palavra sobre gravidez: A menstruação pode atrasar por causa da concepção. A primeira providência a tomar é verificar se a gravidez é com certeza a razão do atraso, pois essas ervas podem ser abortivas. A atual tradição herbácea ocidental não tem um abortífero de ervas seguro e eficaz. Talvez outras tradições tenham. Os emenagogos são potencialmente perigosos se usados para provocar aborto. Se você está grávida e inconformada com a situação, visite uma clínica de Planejamento Familiar. Se não está grávida, essas ervas são seguras e curativas se usadas conforme as orientações dadas.

MENORRAGIA

Às vezes o fluxo menstrual é mais intenso do que o normal, um distúrbio denominado menorragia. É possível regularizar esse fluxo excessivo com adstringentes, que normalizam sem inibir o processo natural. Se o excesso persiste ao longo de vários períodos, é aconselhável consultar um ginecologista para avaliar a natureza do problema em maior profundidade.

Embora os adstringentes em geral façam bem, os melhores com certeza são os que têm maior afinidade com o útero e com o tecido à sua volta. Eles estão mencionados acima e devem ser avaliados para identificar o mais indicado, mas um tratamento pode consistir em:

Gerânio	1 parte
Lírio-do-bosque	1 parte
Pervinca	1 parte

Beba esse chá três vezes ao dia na semana no início da menstruação e durante o próprio fluxo. Se o problema persistir, beba o chá uma ou duas vezes ao dia ao longo do ciclo.

METRORRAGIA

Caso ocorra hemorragia uterina no meio do ciclo – ou mesmo em qualquer momento inesperado – as ervas recomendadas para a menorragia produzem bons resultados. Não obstante, é importante identificar a causa, que muitas vezes recomendará tônicos uterinos para resolver o problema de modo mais definitivo. Na maioria dos casos, agnocasto também é indicado.

Uma dieta rica em ferro natural é essencial para equilibrar a perda anormal de sangue nesse período.

DISMENORREIA

A dismenorreia é um distúrbio que se caracteriza pela presença de cólicas antes ou durante a menstruação, às vezes tão intensas a ponto de imobilizar a pessoa. Tônicos uterinos, antiespasmódicos e nervinos têm muito a oferecer para aliviar essas dores. Experimente uma mistura de anêmona, noveleiro e viburno:

Anêmona	1 parte
Noveleiro	2 partes
Viburno	2 partes

Quando necessário, beba esse chá três vezes ao dia. Ervas como cimicífuga-preta, falso-unicórnio (raiz) e inhame-bravo também devem ser levadas em conta, dependendo da condição. Consulte a seção "Herbário" para escolher a erva ou combinação mais apropriada para cada caso.

TENSÃO PRÉ-MENSTRUAL

Nos dias que antecedem o início da menstruação, podem ocorrer manifestações de tensão, ansiedade, agitação e depressão, às vezes acompanhadas de retenção de líquido no corpo, aumento da sensibilidade dos seios e diversos outros sintomas. Tudo isso é causado pela reação do corpo às alterações hormonais do momento. Uma pergunta importante a se fazer é se essa reação é "normal" para a mulher que apresenta esses sintomas ou se se trata de uma combinação de fatores psicológicos. O que aparece primeiro, o estado psicológico ou o problema hormonal?

Os dias de menstruação são um período muito especial na vida de uma mulher, um claro momento em que a qualidade mágica da vida se manifesta. Obtemos informações importantes sobre a natureza própria de uma cultura e de sua relação com a vida ao examinar se ela concebe a menstruação como um momento mágico a ser respeitado ou como um período impuro a ser disfarçado. O modo como uma mulher se relaciona com o processo todo da menstruação afeta profundamente a reação do seu corpo. Fatores que entram na composição da tensão ou síndrome pré-menstrual podem ser a relação da mulher com a sexualidade, as atitudes de parentes, experiências da infância, a expectativa de tensão ou a expectativa de sua interferência no trabalho e em outras atividades. Se a atitude interior com relação à menstruação for bloqueada e congestionada, a experiência do período refletirá essa situação. Se a atitude – consciente ou não – for transparente, natural e harmoniosa, a experiência da menstruação será equivalente.*

---

* Para entender melhor o processo todo da menstruação e as atitudes mentais a ela relacionadas, consulte o livro *The Wise Wound, Menstruation and Everywoman*, de Penelope Shuttle e Peter Redgrove (Marion Boyars, 2005).

Levando-se em consideração tudo o que foi dito antes, as ervas podem dar uma grande contribuição para amenizar a tensão pré-menstrual. Uma infusão de partes iguais de solidéu e valeriana, ingerida no momento e na frequência necessários, fará muito bem. Se houver cólicas, anêmona e noveleiro são ervas indicadas, e se ocorrer retenção de líquido, pode-se adicionar dente-de-leão à mistura.

A PÍLULA

Embora seja inegável a necessidade de uma contracepção efetiva em nosso mundo superpopuloso, o uso extensivo de pílulas anticoncepcionais – que têm por base os hormônios – também tem criado problemas em nossa sociedade. No nível físico, o impacto sistêmico da pílula levanta questões importantes sobre o efeito do seu uso prolongado. A pílula é um bom exemplo da espada de dois gumes da tecnologia, em que a solução de um problema cria no mínimo uma nova situação problemática.

Com a interrupção do uso da pílula, o corpo e, em particular, o equilíbrio hormonal necessitam de certo tempo para recuperar suas funções harmônicas naturais. É possível acelerar esse processo com o uso de tônicos uterinos e de ervas que promovem o equilíbrio endócrino:

Agnocasto	1 parte
Agripalma	1 parte
Alcaçuz	1 parte
Cimicífuga-preta	1 parte

Beba esse chá três vezes ao dia durante as duas primeiras semanas depois de parar de tomar a pílula anticoncepcional, duas vezes ao dia durante a terceira semana e uma vez ao dia na quarta.

Nessa mistura, alcaçuz auxilia as glândulas suprarrenais, agnocasto e cimicífuga-preta tonificam o útero e ajudam as glândulas envolvidas na produção dos hormônios sexuais, e agripalma, além de intensificar essas ações, fortalece o sistema nervoso e o restabelecimento do equilíbrio emocional.

Gravidez e Parto

O período da gravidez é um tempo muito especial, tanto para a mãe e o pai quanto para o pequeno ser que se prepara para vir ao mundo, um tempo que deve ser tratado com muito respeito e reverência. Para o bebê, esse período de paz e quietude, de segurança e qualidade de vida, depende do estilo de vida da mãe e dos que convivem com ela. O que ela comer e beber constituirá o corpo da criança. As energias dos seus pensamentos e sentimentos, e as das pessoas que a cercam, irão matizar e influenciar a criança. Esteja atenta e cuide-se bem!

Embora seja a mãe que carrega a criança dentro do ventre e vive na própria carne o milagre da gestação, todos nós iniciamos nossa vida dentro de um útero; não obstante, todos os que convivem com ela devem participar integralmente do processo, com boa disposição, compreensão e amor, fundamentais para o bem-estar da criança. Uma consciência amorosa é imprescindível, acompanhada da intenção de manifestar o que é apropriado. Essa atitude é básica com relação a tudo o que diz respeito à totalidade. Remédios herbáceos e atenção à dieta são apenas partes do processo e não serão suficientes para assegurar um parto natural e uma criança saudável.

A natureza providencia para que a placenta e outros processos físicos envolvendo mãe e filho cumpram suas funções da melhor maneira possível para o novo ser; no entanto, é necessário cercar-se de todos os cuidados e talvez recorrer a ervas para favorecer o processo. Muitos livros excelentes sobre parto natural estão disponíveis hoje no mercado e devem ser estudados.* Esperamos que as informações aqui oferecidas ampliem esses conhecimentos.

A natureza oferece plantas em abundância para todas as etapas do processo de nascimento. Algumas podem ser usadas em momentos específicos, outras ao longo da gravidez, para acalmar, auxiliar e tonificar o tecido e facilitar o trabalho de parto. A baga-de-perdiz e a framboeseira (folhas), que podem ser ingeridas isoladamente ou misturadas, superam as demais ervas em benefícios. Beba uma xícara por dia durante os três últimos meses, pelo menos; o recomendável é durante os nove meses de gestação – ou a partir do momento em que há confirmação da gravidez. Além desses dois tonificantes, convém usar outras ervas para aumentar a saúde em geral, para que a nutrição e as funções físicas se mantenham sempre em nível elevado. Um exemplo típico e em geral recomendável é a urtiga como fonte de ferro.

ERVAS QUE SE DEVE EVITAR DURANTE A GRAVIDEZ

Muitas ervas estimulam intensamente o útero; essa é a base da ação de alguns emenagogos. De modo geral, essa estimulação não traz consequências maiores, mas durante a gravidez é importante que nem ela nem espasmos de origem externa ocorram no útero, pois podem provocar aborto. As ervas estimulantes mais comuns são: abrótano, açafrão, arruda, fitolaca, hidraste, losna, mandrágora,

---

* Eu gostaria de indicar ao leitor um livro em particular, *Spiritual Midwifery*, de Ina May Gaskin (The Book Publishing Company, 2002).

poejo, sálvia, samambaia, tanaceto, tuia, uva-espim e zimbro. Nem sempre a ação dessas ervas é abortiva, mas é recomendável não arriscar, pois seus efeitos podem ser obtidos com outras ervas.

AMEAÇA DE ABORTO

Às vezes, o aborto é a reação natural do corpo a certas situações. Nessas circunstâncias, nenhum remédio herbáceo irá contrapor-se ao objetivo do corpo. Por outro lado, existe o risco de aborto em casos de dieta inadequada, estresse ou trauma, e então as ervas podem proporcionar um vigor adicional ou vitalidade para evitar um aborto indesejado. As ervas favorecem o bom desenvolvimento do bebê. Recomendam-se ervas específicas, mas tônicos uterinos gerais como alétris (raiz), falso-unicórnio (raiz), ginseng-azul, noveleiro ou viburno são indicados para prevenir uma ameaça de aborto. Todas essas ervas são benéficas, mas uma combinação de ações tonificantes, antiespasmódicas e relaxantes nervinos pode ser particularmente eficaz:

Falso-unicórnio (raiz)	2 partes
Ginseng-azul	2 partes
Noveleiro	1 parte

Beba esse chá três vezes ao dia.

Se a carga de estresse for muito alta, talvez seja bom pensar em nervinos mais fortes, como solidéu ou valeriana.

ENJOO MATINAL

Uma ocorrência comum nos primeiros meses de gravidez é o enjoo, que se manifesta com frequência pela manhã, quando o estômago está vazio, embora também possa ocorrer em outras horas do dia. O enjoo parece resultar da ação conjunta de vários fatores. O mais importante deles é a alteração drástica dos níveis hormonais que está em andamento, combinada com um baixo nível de açúcar no sangue e, é bem possível, pressão baixa. Em termos mais naturopáticos, pode-se considerá-lo como um processo de depuração de toxinas do sistema em preparação à gravidez.

É recomendável evitar qualquer medicação durante a gravidez, mas em caso de necessidade pode-se usar alguns remédios específicos e seguros, como filipêndula, marroio-negro e musgo-da-irlanda. Nervinos brandos

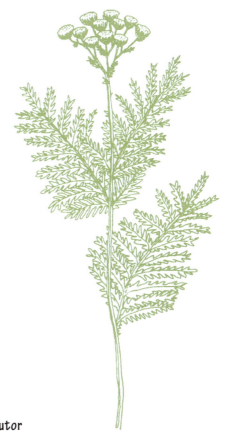

Sistema Reprodutor

também benéficos são camomila, hortelã-pimenta e lúpulo. Uma mistura eficaz é:

Camomila	1 parte
Filipêndula	1 parte
Marroio-negro	1 parte

Beba esse chá três vezes ao dia ou conforme seja necessário. A frequência será menor se a dieta for substanciosa, se o estresse for evitado e se a gestante respeitar seu corpo e espírito, a si mesma e à criança.

PARTO

Se beber um chá de baga-de-perdiz e de framboeseira (folhas) pelo menos durante os três últimos meses de gravidez, com grande probabilidade o trabalho de parto será mais fácil e rápido. No entanto, caso o parto atrase e o útero perca o vigor, algumas ervas podem estimular as contrações. A erva oxitócica mais benéfica e segura nesse caso é a hidraste. Não se deve usá-la durante a gravidez, mas pode-se utilizá-la durante o parto para dar sustentação e força aos esforços físicos.

PRODUÇÃO DE LEITE

Talvez você tenha dificuldade em iniciar a produção de leite ou em manter um nível suficientemente alto de produção ao amamentar. Como é recomendável que a criança mame no peito pelo maior tempo possível, as ervas que podem ajudar nesse sentido são de grande valor. Entre elas, temos: alcaravia, anis, cardo-santo, feno-grego, funcho, galega e verbena; a galega talvez seja a mais forte. Ela pode ser ingerida com segurança três vezes ao dia como infusão feita com 1 ou 2 colheres de sopa para uma xícara de água.

As sementes mencionadas, ricas em óleos voláteis, também são muito eficazes e podem ser combinadas para fazer um chá muito bom:

Alcaravia	2 partes
Anis	1 parte
Funcho	1 parte

ou apenas

Anis	1 parte
Feno-grego	2 partes

Para preparar um ou outro tipo desses chás, esmague 2 colheres de sopa das sementes e deposite-as numa caneca com 250 ml de água fria. Leve lentamente ao ponto de fervura e retire do fogo. Deixe repousar por 10 minutos, com a caneca coberta, para reduzir a perda de óleos voláteis. Beba uma xícara desse chá três vezes ao dia.

Se por algum motivo for recomendada a interrupção do fluxo de leite, a erva mais eficaz é a sálvia (*salvia splendens*) ou – se não for possível consegui-la – pode-se usar a sálvia comum (*salvia officinalis*), em forma de infusão. Beba três vezes ao dia até que o resultado desejado seja alcançado.

MENOPAUSA

Infelizmente, em nossa sociedade "civilizada", a menopausa é vista com horror por muitas mulheres, pois essa é uma etapa da vida em que se sentem desvalorizadas como mulheres. Elas perdem a atração como objetos sexuais, sua função de mãe ou de mãe em potencial na realidade deixa de existir, os filhos saíram de casa e seu papel tradicional de apoio ao marido em seu esforço para ganhar dinheiro e se estabelecer quase sempre está concluído. Como tendemos a compor a nossa identidade a partir de papéis definidos socialmente – na verdade, acabamos nos transformando nessa identidade – tudo indica que resta muito pouca coisa quando esses papéis alcançaram seus objetivos. Acontece, porém, que não somos apenas papéis definidos socialmente!

A menopausa pode ser uma grande dádiva na vida de uma mulher, uma libertação, uma iniciação. Ela é uma oportunidade para a mulher reavaliar o seu propósito de vida, talvez mudar a própria vida, ver a mudança, não como algo a temer, mas como algo a abraçar como uma amiga, e assim prosseguir em direção a uma realização ainda maior.

Além das mudanças psicológicas associadas à menopausa, ocorrem também alterações hormonais, ou seja, manifestações físicas que podem levar a sintomas angustiantes. O que mais se destaca é o "fogacho", causado por afluxos de hormônios no sangue, uma vez que o sistema glandular está se ajustando à nova situação. Como efeito combinado das alterações fisiológicas e do impacto psicológico do novo momento, podem ocorrer sintomas correlatos de "neurose" ou "depressão". Distúrbios devidos às alterações hormonais, problemas relacionados com a mudança na autoimagem e a resistência a essa mudança podem influenciar-se mutuamente e gerar esses sintomas psicológicos.

Como este é um livro sobre ervas, limito minhas orientações aos remédios herbáceos. É preciso lembrar, no entanto, que além das alterações hormonais muitos outros processos estão em curso e que numerosas técnicas psicoterapêuticas estão à disposição para ajudar a mulher nesse período de mudança.

Uma boa mistura – que auxilia o corpo a equilibrar-se e a adaptar-se às mudanças, reduzindo muito rápido a intensidade e também a frequência dos fogachos – pode ser ingerida durante alguns meses até que os sintomas desapareçam e a mudança complete seu ciclo.

Agnocasto	2 partes
Aveia	1 parte
Cimicífuga-preta	1 parte
Erva-de-são-joão	1 parte
Hidraste	1 parte
Inhame-bravo	2 partes
Tasneira	1 parte

Beba esse chá três vezes ao dia.

Use agripalma no lugar da erva-de-são-joão em caso de palpitações cardíacas, pressão alta ou tensão.

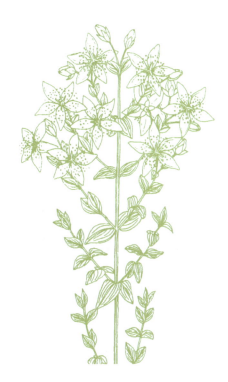

Sistema Reprodutor

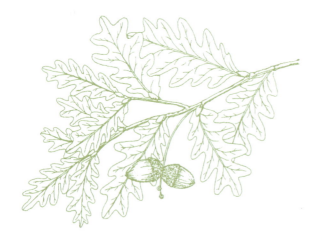

Essa mistura ameniza a maioria dos problemas associados à menopausa e auxilia o corpo a estabelecer um novo nível de função e integração hormonal. Lembre-se que o corpo possui uma sabedoria peculiar. No entanto, havendo também manifestações de ansiedade ou depressão, pode-se acrescentar solidéu ou valeriana à mistura acima.

Infecções

O sistema reprodutor está tão sujeito a infecções quanto qualquer outra parte do corpo; por estar exposto ao mundo externo, e pela possibilidade de contrair infecções por contato, pode padecer de diferentes problemas. De certo modo, os problemas se assemelham aos relacionados com os ouvidos, o nariz e a garganta, pois também neste caso as membranas mucosas é que são suscetíveis à infecção. Secreções de muco também são comuns como reações às infeções ou resultam do esforço do corpo de livrar-se do excesso de muco que se acumula em outras partes do corpo.

Para curar de fato uma infecção da vagina ou de outro órgão do sistema reprodutor são necessários remédios que auxiliam e purificam o corpo todo. Duchas e outras aplicações locais apenas aliviam os sintomas por algum tempo, no máximo.

Um tratamento apropriado para infecções vaginais recomenda o uso de antimicrobianos juntamente com ervas purgadoras dos vasos linfáticos, muitas vezes as alterativas. Para favorecer a cura do tecido infectado, em geral indicam-se adstringentes, particularmente quando há secreção mucosa. Além disso, é preciso levar em conta a situação em seu conjunto e melhorar as condições de saúde geral acrescentando remédios apropriados. Uma causa comum a ter sempre presente é o uso da pílula anticoncepcional ou seu abandono recente, pois sua utilização quase sempre afeta a ecologia da região vaginal. Para ilustrar esse aspecto, os antimicrobianos podem incluir alho, equinácea ou índigo-selvagem, os linfáticos para essa área devem ser aparine ou fitolaca, e entre os muitos adstringentes possíveis de usar, os mais frequentes são carvalho-vermelho, falso-unicórnio (raiz), gerânio, lírio-do-bosque, pervinca e tasneira. A maioria dos adstringentes também é de grande eficácia em aplicações externas, em conjunto com um chá. Uma mistura benéfica para uso interno pode ser:

Aparine	1 parte
Equinácea	2 partes
Gerânio	2 partes
Lírio-do-bosque	2 partes
Pervinca	2 partes

Beba esse chá três vezes ao dia.

Essa mistura pode também ser usada como ducha, feita do mesmo modo que uma infusão e aplicada três vezes ao dia para reforçar o tratamento interno. Continue a usar a ducha durante alguns dias depois que a infecção for eliminada. De modo semelhante, pode-se usar iogurte interna e externamente. Esse chá restabelece a flora bacteriana natural, de modo que a ecologia recuperada pode cuidar de si mesma. Isso é especialmente benéfico caso surja algum problema após o uso de antibióticos. As orientações gerais dadas para combater as infecções aplicam-se também aqui. A dieta deve ser rica em vitaminas naturais e minerais, em particular as derivadas de frutas e vegetais. Talvez se recomende um suplemento de vitamina C, principalmente após um tratamento com antibióticos. Também se recomenda a ingestão de alho em abundância na dieta, de preferência cru.

Ervas e Sexualidade

Quase todas as tradições culturais do mundo destacam ervas que têm a reputação de aumentar a libido e de reverter a impotência. No caso de uma dessas ervas, a damiana, essa fama passou inclusive para seu nome botânico, *Turnera aphrodisiaca*. É muito discutível se os afrodisíacos agem estimulando diretamente o impulso sexual. Na minha opinião, isso não acontece. É possível, porém, melhorar a sexualidade com o uso das ervas se a considerarmos em termos holísticos. Se o corpo está cheio de vitalidade, tranquilo, e a mente está em equilíbrio e em paz, o sexo pode ser uma expressão intensa dessa vitalidade. Dessa perspectiva, as ervas que nos ajudam a estar nesse espaço de serenidade e plenitude agirão de modo indireto como afrodisíacos. Algumas ervas como damiana, ginseng e *saw palmetto* (*Serenoa serrulata*) têm fama de ser um bom tonificante das glândulas reprodutivas e, em particular, do sistema reprodutor masculino.

Sem dúvida, elas não só fortalecem o sistema em si, como também ajudam a pessoa a compreender melhor a sua integridade e vitalidade inatas.

Em caso de problemas sexuais devidos ao estresse e à tensão, indicam-se relaxantes nervinos e tônicos como aveia, tília e solidéu.

Se o estado de saúde está, de um modo geral, aquém do desejado, recomenda-se o uso de remédios apropriados, caso em que os tônicos amargos são quase sempre muito benéficos.

Os antigos herbários também são ricos em remédios que ajudam a reduzir o impulso sexual. São abundantes os medicamentos para tratar ninfomania e masturbação! Caso seja conveniente reduzir a experiência ou a expressão da energia sexual, indica-se o uso combinado de relaxantes nervinos (para reduzir um pouco a energia) e de tônicos nervinos (para fortalecer e sustentar o sistema). Para isso, ervas de grande eficácia são alface-brava, passiflora e valeriana. O lúpulo é, em particular, benéfico para homens, caso haja necessidade de reduzir o excesso de energia sexual.

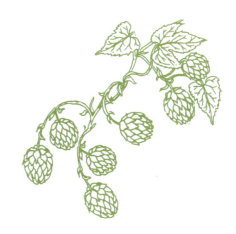

Sistema Reprodutor   151

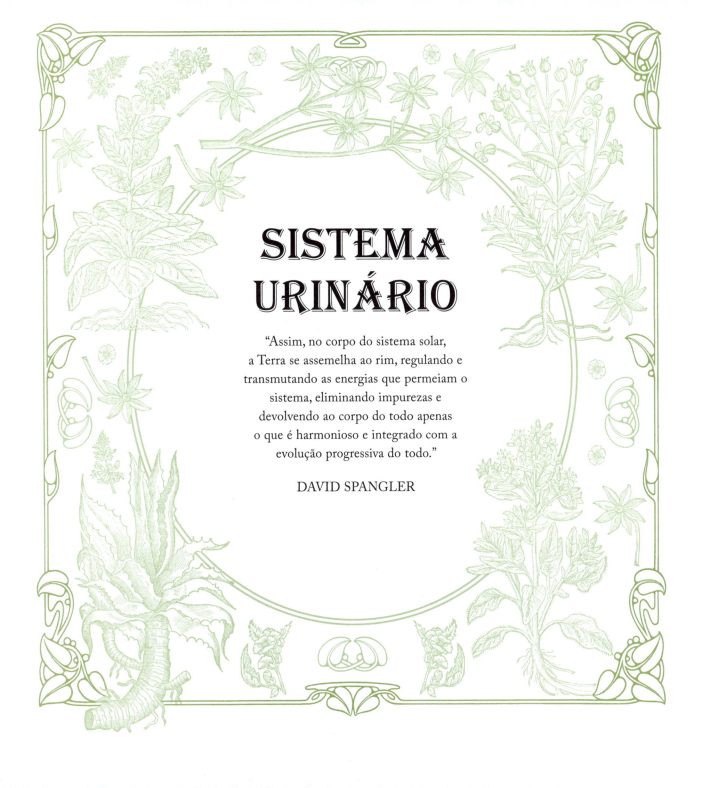

SISTEMA URINÁRIO

"Assim, no corpo do sistema solar, a Terra se assemelha ao rim, regulando e transmutando as energias que permeiam o sistema, eliminando impurezas e devolvendo ao corpo do todo apenas o que é harmonioso e integrado com a evolução progressiva do todo."

DAVID SPANGLER

SISTEMA URINÁRIO

Com uma das mais eloquentes descrições de David Spangler a respeito da função do nosso planeta no sistema solar, do seu envolvimento na purificação das energias, temos uma perfeita descrição do papel que os rins desempenham no nosso corpo. Observando esse padrão, podemos entender um pouco mais o que significa ser e fazer sentido no todo da criação e compreender um pouco melhor a integração de todos em todos maiores. Muitas considerações que podemos enunciar sobre a relação dos rins com o corpo também se aplicam ao papel de um indivíduo ou de um grupo num ecossistema, de um ecossistema na biosfera, de planetas no sistema solar, e assim por diante. E se entrássemos em nós mesmos, no nosso corpo e na nossa estrutura celular, também aí encontraríamos padrões de relações semelhantes.

Os rins dedicam-se em particular à manutenção de um ambiente interno constante e saudável no organismo. Eles são órgãos de homeostase. A arquitetura interna dos rins e o modo como sua notável estrutura cumprem suas complexas funções estão além das finalidades deste livro. Não obstante, devemos pelo menos examinar algumas de suas atividades para entender melhor como eles trabalham.

A função mais importante dos rins é o controle do volume de água no organismo. Embora muitas vezes se descreva o rim como um órgão excretor de água, sua principal tarefa é conservá-la, pois grande parte da água que passa por ele é reabsorvida. Apenas uma quantidade relativamente pequena, que age como solvente dos materiais residuais, vai para a bexiga. O rim regula o equilíbrio relativo do sal no corpo, excretando os excessos. Outra importante função do rim é o papel que ele exerce na manutenção do equilíbrio ácido/álcali no sangue. Além disso, cabe a ele separar resíduos de substâncias benéficas. No processo de filtração do sangue realizado pelos rins, muitas moléculas vitais como a glicose e os aminoácidos saem do sangue e se transformam em urina. Essas moléculas importantes são depois reabsorvidas, ao passo que os produtos residuais são excretados. A complexidade do rim se deve em parte a essa capacidade de distinguir entre produtos residuais e substâncias vitais. Ele também participa da produção do hormônio renina, que atua na regulação da pressão arterial através de um processo complexo.

Ervas para o Sistema Urinário

Ao levar em consideração a importância dos rins, não surpreende o fato de que a natureza seja pródiga em ervas que favorecem as suas funções. Observando o papel dos rins num contexto holístico, é óbvio que o funcionamento adequado das diversas partes do corpo depende da eliminação eficiente de resíduos e toxinas. Como a nossa dieta tende a incluir substâncias químicas artificiais e nocivas, e como o nosso estilo de vida está em grande parte em desarmonia com o nosso ambiente externo e com as necessidades do ambiente interno, o papel dos rins se torna ainda mais imprescindível. As ervas apropriadas para os rins não são benéficas apenas para distúrbios urinários; são importantes também para auxiliar o mecanismo de limpeza no tratamento do corpo todo, qualquer que seja o problema.

DIURÉTICOS

Em sentido estrito, um diurético é uma planta que aumenta a excreção e o fluxo de urina. Entretanto, de modo mais geral, esse termo indica toda erva que age sobre os rins ou sobre a bexiga. A lista de ervas diuréticas é longa (como se pode ver na seção "Ações Fitoterápicas"), mas talvez o diurético mais eficaz e valioso recomendado para uso geral seja a raiz ou a folha de dente-de-leão. Além de ser tão eficaz quanto os diuréticos sintéticos, essa erva contém uma elevada porcentagem de potássio, um elemento que os diuréticos sintéticos eliminam com frequência do corpo. A falta dessa substância acarreta consequências muito perigosas, de modo que é necessário compensar a perda com um suplemento de potássio. O dente-de-leão não só evita problemas dessa ordem, como também aumenta efetivamente o nível de potássio devido à alta porcentagem de concentração desse elemento. O dente-de-leão é também um tônico hepático e uma planta que pode ser usada de várias maneiras.

Todas as plantas descritas neste capítulo têm propriedades diuréticas às quais se associam outras ações específicas relacionadas com o sistema urinário. Um diurético de ação mais geral que convém mencionar aqui é o aparine. Sua ação diurética simples, combinada com propriedades alterativas, beneficia com segurança a maioria dos distúrbios.

ANTISSÉPTICOS URINÁRIOS

A ação antisséptica de algumas ervas diuréticas se deve em geral ao conteúdo de óleos voláteis ou glicosídeos excretados através dos túbulos renais, agindo dessa maneira diretamente sobre os micróbios. Exemplos típicos são aipo (semente), bétula, boldo-do-chile, buchu, grama-de-ponta,

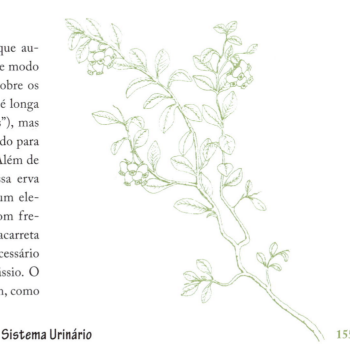

mil-folhas, uva-ursina e zimbro. Antimicrobianos gerais, como equinácea e índigo-selvagem, também dividem suas propriedades com qualquer diurético. A angélica (raiz) e a vara-dourada, embora atuem principalmente sobre o sistema respiratório, são também antissépticos urinários. Em geral os rins e a bexiga cuidam de si mesmos expelindo o volume normal de urina. Essas ervas podem favorecer esse processo natural caso alguma infecção persista.

DEMULCENTES URINÁRIOS

Muitas vezes, uma infecção ou a fricção provocada por um cálculo renal, por exemplo, causa irritação do tecido das membranas urinárias, irritação que precisa ser tratada. Ervas como alteia (folhas), estigma de milho e grama-de-ponta contribuem com sua ação demulcente e podem ser usadas com outros medicamentos herbáceos.

ADSTRINGENTES URINÁRIOS

A presença de sangue na urina é um sintoma que precisa de diagnóstico e de cuidados de um profissional, mas pode ser tratado com adstringentes, caso seja provocado por algum problema de menor gravidade. Os adstringentes detêm a hemorragia que pode afetar os rins, a bexiga, a uretra e o ureter, e também ajudam a curar lesões. Os melhores adstringentes urinários são: cavalinha, lírio-do-bosque, picão-preto e tanchagem (conhecida também como *beth root*). Tormentilha é outro bom adstringente, levemente antisséptico e vulnerário ao mesmo tempo.

ANTILÍTICOS

Outra propriedade importante de alguns diuréticos é sua capacidade de prevenir a formação ou favorecer a eliminação de cálculos (pedras ou grânulos) no sistema urinário. Muitas ervas, porém, que têm fama de ser antilíticos, como a alfavaca-de-cobra, a colinsônia-canadense (conhecida como raiz de pedra), o eupatório-roxo (conhecido como raiz de cascalho), a falsa-salsa e a hidrângea, talvez sejam as mais eficazes. Nomes como raiz de cascalho e raiz de pedra revelaram a preocupação dos médicos com os cálculos renais nos séculos XVIII e XIX; é bem possível que uma alimentação deficiente causava a formação de pedras nos rins. Vegetais como aipo, alcachofra, aspargo e levístico previnem com eficiência a formação de cálculos.

Padrões de Doenças do Sistema Urinário

O sistema urinário, formado pelos rins e pela bexiga, é suscetível a diversos problemas que refletem desequilíbrios presentes no corpo como um todo. O mais recomendável é considerar os distúrbios urinários como manifestações de problemas sistêmicos, na verdade o modo mais apropriado de se encarar todas as doenças específicas.

INFECÇÕES

O sistema urinário está sujeito a diversas infecções. Como acontece com infecções em outras partes do corpo, estas também só ocorrem quando as defesas do organismo não estão funcionando de maneira correta. A baixa resistência pode ter como causa fatores como dieta inadequada ou constipação crônica; outra causa comum é o uso de antibióticos. Os antibióticos – usados para tratar problemas urinários ou outros – causam um choque fisiológico sobre o sistema e perturbam a ecologia interna. Assim que o tratamento à base de antibióticos for finalizado, é fundamental ajudar o corpo a recuperar e fortalecer seu sistema de defesa: ingerindo iogurte vivo para renovar a flora bacteriana benéfica dos intestinos e tomando doses extras de vitamina C, mas acima de tudo alimentando-se com produtos naturais, praticando exercícios, repousando e vivendo na prática a ideia de bem-estar.

CISTITE

Esta infecção da bexiga se caracteriza por uma dor escaldante sentida ao urinar e também por dores na virilha antes, durante e logo depois da micção. A urgência urinária também pode ser um sintoma de cistite, mesmo que a bexiga esteja vazia. Ervas como buchu, grama-de-ponta, mil-folhas, uva-ursina e zimbro podem ser usadas, evitando-se, porém, as bagas de zimbro caso haja tendência à inflamação renal. Um chá quente de mil-folhas, ingerido com frequência, pode resolver o problema, mas a combinação a seguir também produz bons resultados:

Grama-de-ponta	1 parte
Mil-folhas	1 parte
Uva-ursina	1 parte

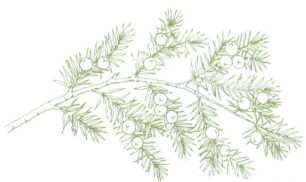

Beba o chá quente a cada duas horas durante a fase aguda da cistite; depois, três vezes ao dia, durante algum tempo, para chegar a uma cura completa. Caso a ardência seja muito forte ou se houver sangue na urina, acrescente um demulcente, como estigma de milho.

A dieta precisa ser baixa em alimentos formadores de ácidos, em açúcar e em aditivos artificiais.

Como precaução, mas de modo especial também em casos agudos, evitar o uso de duchas desodorantes, pois perturbam a ecologia da área e favorecem a proliferação de micro-organismos nocivos.

URETRITE

A infecção da uretra pode ser tratada do mesmo modo que a cistite, entretanto, aumentar a proporção de ervas demulcentes na mistura trará mais benefícios.

PROSTATITE

Na infecção da glândula próstata, os sintomas não são tão localizados como na cistite. Por isso, além dos antissépticos urinários recomendados para a cistite, pode-se acrescentar a erva antimicrobiana sistêmica equinácea e usar o tônico *saw palmetto* para a glândula gônada. Esse tônico é também eficaz no tratamento de próstata aumentada, como veremos mais adiante. Uma mistura proveitosa consiste em:

Cavalinha	1 parte
Equinácea	1 parte
Grama-de-ponta	1 parte
Hidrângea	1 parte
Uva-ursina	1 parte

Beba esse chá três vezes ao dia.

PIELONEFRITE (PIELITE)

A pielonefrite é uma infecção urinária que atingiu a pelve do rim. Ela pode afetar outros tecidos renais e ser acompanhada de dor intensa e incapacitante. Para um tratamento adequado, é aconselhável procurar ajuda profissional. O tratamento com ervas tem por objetivo debelar a dor causada pela infecção sistêmica e a febre, e deve-se dar preferência aos antissépticos urinários, como buchu, alfavaca-de-cobra e uva-ursina, às vezes considerada um remédio específico para este problema.

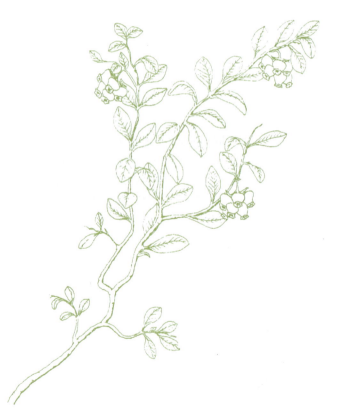

PROBLEMAS RENAIS

Remédios fitoterápicos têm muito a oferecer para o tratamento de problemas renais, sejam eles de menor ou de maior gravidade. No entanto, como os rins são imprescindíveis para a saúde e a vida, o tratamento de qualquer distúrbio renal deve ser confiado a profissionais qualificados e experientes.

RETENÇÃO DE LÍQUIDO

Quando os rins não eliminam líquido o suficiente, parte dele acumula-se em todo o corpo, mas em geral, devido à gravidade, deposita-se nos pés e nas pernas. É preciso identificar a causa dessa retenção, que normalmente se encontra nos próprios rins ou no sistema circulatório. Os fatores facilitadores da retenção de líquido podem variar desde a tensão pré-menstrual, passando pela gravidez, até a insuficiência cardíaca. É impossível oferecer orientações para diagnósticos diferentes. Procure sempre orientação profissional competente antes de usar ervas para eliminar o líquido do organismo. Caso diuréticos herbáceos produzam pouca ou nenhuma mudança no período de dez dias, procure orientação profissional. Somente quando se identifica e trata a causa básica é que se pode resolver de fato o problema da retenção de líquido, mas existem ervas que eliminam o líquido retido. Todas as ervas diuréticas são úteis, mas as mais eficazes são dente-de-leão (folhas), mil-folhas e uva-ursina.

CÁLCULOS RENAIS

A formação de depósitos minerais – cálculos, pedras ou grânulos – é um processo que reage bem ao tratamento herbáceo. Pedras ou grânulos podem ser compostos por sais de cálcio do ácido oxálico, por ácido úrico, por fosfatos ou por uma combinação com o aminoácido citisina. Na hipótese de se conhecer a composição verdadeira da pedra, pode-se adotar uma dieta correspondente ao tipo de depósito em formação, mas como essa composição é quase sempre desconhecida, podem-se dar apenas orientações de caráter geral. A dieta deve ser baixa em ácidos, evitando-se o consumo de alimentos ricos em ácido oxálico, como ruibarbo e espinafre. Quem quer que sofra de cálculos renais ou tenha tendência a formar esses cálculos deve beber muita água para conservar o sistema limpo. Isso significa que devem ser ingeridos pelo menos 3 litros de água diariamente, de preferência água com baixo conteúdo mineral. Se houver muita transpiração, esta também precisa ser compensada.

O tratamento de cálculos renais com ervas requer o uso de antilíticos para dissolver os cálculos ou facilitar sua eliminação e para prevenir novos depósitos. Também se faz necessária uma ação diurética para aumentar a quantidade de líquido que passa pelos rins e assim eliminar os depósitos. Felizmente, a maioria dos antilíticos é também diurética. Ervas como alfavaca-de-cobra, cenoura, colinsônia-canadense (conhecida também como raiz de pedra), eupatório-roxo (raiz), falsa-salsa e hidrângea se enquadram nessa categoria. Demulcentes urinários, como alteia (folhas), estigma de milho e grama-de-ponta também podem ser usados para aliviar as membranas mucosas e prevenir possível abrasão por fricção. Se houver sinal de infecção ou mesmo apenas tendência a desenvolver uma infecção, recomendam-se antimicrobianos como equinácea, mil-folhas e uva-ursina.

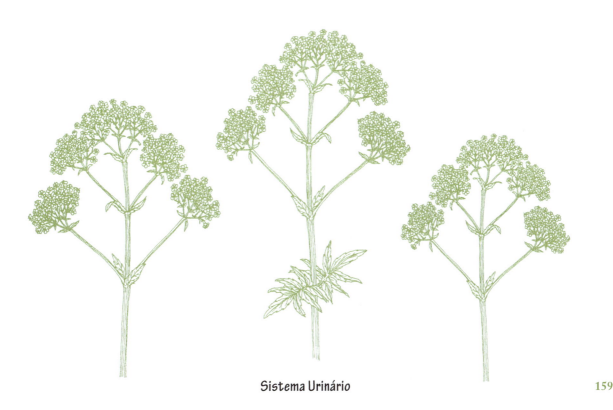

Para um bom tratamento geral de cálculos e grânulos, uma mistura proveitosa pode ser:

Colinsônia-canadense	1 parte
Estigma de milho	1 parte
Eupatório-roxo (raiz)	1 parte
Hidrângea	1 parte

Beba esse chá três vezes ao dia.

Se você tiver predisposição à formação de cálculos renais, tome esse chá regularmente uma vez ao dia, como medida preventiva.

CÓLICAS RENAIS

Uma pequena pedra que entre e fique presa na uretra obstrui o fluxo da urina e causa cólicas renais, que podem gerar muita dor. Ervas espasmódicas como cardo-marítimo, noveleiro e valeriana podem ser eficazes nesse caso, mas o distúrbio só será resolvido quando o cálculo for expelido ou desfeito por completo.

INCONTINÊNCIA URINÁRIA

Diversos fatores físicos e psicológicos podem causar a incontinência urinária. Se não houver nenhum defeito orgânico nem doença, é possível controlar a incontinência com ervas, mesmo quando resulta de uma perda de tônus do músculo esfíncter da bexiga ou de uma debilidade muscular ou nervosa geral. Uma boa mistura é a seguinte:

Agrimônia	1 parte
Cavalinha	2 partes
Sumagre-aromático	1 parte

Beba esse chá três vezes ao dia.

A incontinência noturna em crianças se deve muitas vezes a fatores psicológicos que é preciso admitir e que devem ser tratados caso as ervas não produzam os resultados desejados.

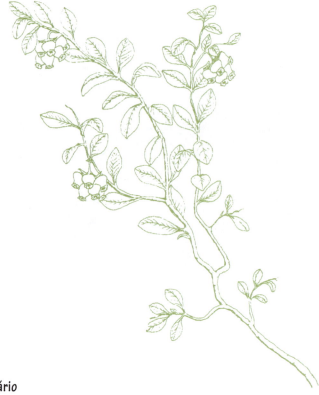

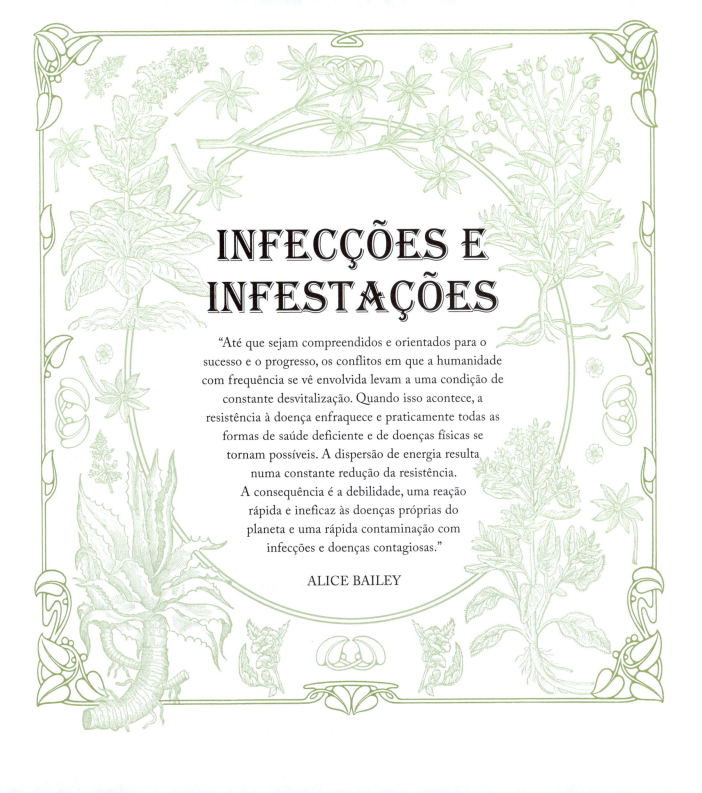

INFECÇÕES E INFESTAÇÕES

"Até que sejam compreendidos e orientados para o sucesso e o progresso, os conflitos em que a humanidade com frequência se vê envolvida levam a uma condição de constante desvitalização. Quando isso acontece, a resistência à doença enfraquece e praticamente todas as formas de saúde deficiente e de doenças físicas se tornam possíveis. A dispersão de energia resulta numa constante redução da resistência. A consequência é a debilidade, uma reação rápida e ineficaz às doenças próprias do planeta e uma rápida contaminação com infecções e doenças contagiosas."

ALICE BAILEY

INFECÇÕES E INFESTAÇÕES

As infecções – seja por bactérias, vírus ou fungos – só ocorrem quando as defesas do organismo estão enfraquecidas. A força natural dessas defesas pode diminuir devido a muitos fatores. Influências físicas, como uma alimentação não saudável, um tratamento medicamentoso ou uma doença preexistente podem debilitar o sistema. Fatores emocionais e mentais também são cruciais. O estresse e a tensão podem baixar a nossa energia a níveis que favoreçam o surgimento de infecções. "Pegar um resfriado" ou contrair outras infecções, porém, muitas vezes pode também ser uma sinalização, uma mensagem do corpo pedindo que nos detenhamos e observemos o que estamos fazendo.

Para tratar doenças infecciosas com ervas, precisamos entender que não "pegamos" essas infecções por acaso, mas que criamos a oportunidade e o ambiente para que prosperem. A culpa não é das bactérias! Para tratar uma infecção com eficácia, definimos como principal objetivo a recuperação da resistência normal do corpo; para isso é necessário um tratamento que devolva a saúde e a vitalidade a todos os sistemas do organismo. Em muitos casos, é até melhor não dar maior atenção à infecção e concentrar os esforços ajudando o corpo a fazer o que ele está programado a fazer – proteger a si mesmo. Talvez isso precise de alguns dias e até interfira no cumprimento dos nossos importantes compromissos profissionais e sociais, mas a necessidade e a mensagem são claras – é tempo de dar atenção e cuidado ao nosso corpo e ao nosso modo de viver.

Muitas vezes as infecções surgem como parte de uma "epidemia". Quando uma doença se dissemina e ataca muitas pessoas ao mesmo tempo numa comunidade, é bom considerar toda a comunidade como um ente grupal multifacetado agindo da mesma forma que um indivíduo. Dessa perspectiva, a causa de uma epidemia equivale à causa de uma infecção individual, ou seja, a resistência do grupo está baixa.

O número de pessoas mortas em decorrência da pandemia da gripe espanhola após a Primeira Guerra Mundial

foi maior do que o das que morreram em consequência da guerra em si. A causa disso podem ser problemas de higiene, saneamento e nutrição na sequência daqueles tempos trágicos, mas pode também ser resultado de feridas comunitárias profundas influenciando a consciência coletiva da humanidade. Não é suficiente ser sadio e saudável individualmente. A sociedade de que fazemos parte também precisa irradiar essas qualidades; do contrário, estaremos inseridos num sistema nocivo e prejudicial e, portanto, vulnerável a epidemias. Essas epidemias podem ser de gripe e de AIDS, ou de medo, alienação e falta de sentido. A nossa saúde depende da boa saúde em todos esses níveis.

Antibióticos

Sem dúvida, há situações em que o uso de antibióticos é muito recomendável. Eles são um presente inestimável para a humanidade, pois salvam e melhoram a qualidade de vida quando usados com discrição e de modo apropriado. Em casos de meningite e outras infecções letais, eles já salvaram um número incalculável de vidas. Muitas vezes os antibióticos são usados, infelizmente, apenas porque são convenientes e agem com rapidez, sem que se dê maior atenção aos efeitos gerais e às consequências do seu uso indiscriminado.

Se for necessário recorrer a antibióticos, é preciso tomar alguns cuidados para reduzir seu impacto sobre o sistema. Tome pelo menos 2 gramas de vitamina C ao dia (até cerca de uma semana depois de finalizar o tratamento) e muita vitamina do complexo B. Essas duas vitaminas ajudam o corpo a lidar com o estresse – causado devido à infecção e ao uso de antibióticos – e a aumentar a resistência natural.

Como alguns antibióticos destroem a flora bacteriana natural dos intestinos, tome iogurte vivo em abundância para defender esse sistema contra os ataques químicos, pois ele ajuda a equilibrar a ecologia intestinal.

Durante o tempo em que tomar antibióticos, descanse e relaxe, pois você está sob o ataque de substâncias químicas potentes que devem ser tratadas com respeito. No entanto, agradeça o fato de estarem disponíveis para ajudá-lo e expresse essa gratidão a você mesmo de alguma maneira significativa. Desenvolver um sentimento de culpa por tomar esse tipo de medicamento – apesar de justificado – apenas o deixaria mais fraco e dificultaria uma recuperação mais profunda. Quando é preciso recorrer a antibióticos, trabalhe com eles, não contra eles.

As ervas podem ser úteis nesse tratamento com os antibióticos. Use-as durante o tratamento para aumentar a ação dos remédios e para auxiliar o corpo e protegê-lo contra possíveis danos. Ervas específicas variam de acordo com o local da infecção e da pessoa envolvida e devem ser escolhidas segundo esses critérios (ver o restante do capítulo). Para tonificar o sistema depois de um tratamento com antibióticos, as ervas podem ser muito eficazes – de modo especial amargos e, é bem possível, tônicos nervinos. Também é importante purificar o sistema com alterativos, diuréticos e ervas linfáticas. Algumas ervas específicas devem ser escolhidas de acordo com as necessidades de cada indivíduo, mas com frequência são indicadas: aparine, aveia, equinácea, genciana, hidraste, losna e urtiga.

Ervas para Infecções e Infestações

No caso de infecções e infestações, as ervas agem de duas maneiras diferentes: por sua ação antimicrobiana, elas combatem os micróbios diretamente; por sua ação tonificante, vitalizam e fortalecem as defesas do corpo. Por sorte, na maioria dos casos, elas exercem as duas ações ao mesmo tempo. A mirra é exemplo de uma erva que combina ação tóxica direta sobre as bactérias com a capacidade de estimular a produção de glóbulos brancos no corpo – os leucócitos –, responsáveis pela realização da maior parte da atividade defensiva do corpo.

Outras ações relevantes são as que promovem a eliminação de toxinas, incluindo-se aqui os diaforéticos, os laxantes e os diuréticos. Todo acúmulo de material residual e tóxico forma um ambiente muito propício para o desenvolvimento de micróbios. A maioria das ervas tem sua eficácia no tratamento de infecções ou infestações, mas aqui nos concentraremos nas antimicrobianas, diaforéticas e anti-helmínticas.

ERVAS ANTIMICROBIANAS

Muitas plantas exercem um efeito tóxico direto sobre os micróbios. O primeiro medicamento antibiótico efetivo, a penicilina, foi descoberto numa planta, um fungo. Fato interessante, um antigo remédio galês para pústulas tem como base o pão bolorento. Durante muitos anos, médicos ridicularizaram essa prática, até comprovar-se a existência de uma base bioquímica inequívoca para essa prescrição aparentemente bizarra, pois o bolor é causado por fungos.

As ervas agem de maneiras complexas nem sempre possíveis de explicar – pois as pesquisas são insuficientes – e os processos com que combatem as infecções são numerosos. Entre as melhores ervas antimicrobianas de uso seguro para combater infecções estão: alho, capuchinha, equinácea, eucalipto, índigo-selvagem, losna, mirra e tomilho.

Nas primeiras décadas do século XX, estudiosos compararam o poder antisséptico de alguns óleos vegetais com o fenol, um antisséptico químico de uso comum, e descobriram que muitos óleos voláteis são mais potentes que o fenol, com destaque para o tomilho. O experimento investigava a ação antisséptica sobre uma sopa de carne infectada com a água de um sistema de esgoto e determinou o grau de diluição (em partes por 1000 partes) em que a ação antisséptica se tornava inoperante. O óleo de tomilho se mostrou oito vezes mais forte que o do fenol. Além disso, enquanto o fenol prejudica o tecido em torno do ferimento, óleos mais fortes como o tomilho não produzem esse efeito. Muitas outras plantas também são mais potentes do que o fenol:

Alecrim	4,3	Alfazema	5,0
Angélica	10,0	Anis	4,3
Cravo	2,0	Eucalipto	2,2
Fenol	5,6	Funcho	6,4
Hortelã-pimenta	2,5	Laranja-lima	1,2
Limão-taiti	8,4	Limão-siciliano	7,0
Lírio-florentino	3,8	Rosa	1,8
Sassafrás	7,5	Verbena	1,6
Tomilho	0,7		

O alho é outro antimicrobiano poderoso que deve ser mencionado. Foi usado durante a Primeira Guerra Mundial como emplastro antisséptico aplicado com compressas de esfagno (*Sphagnum Moss*).

ERVAS DIAFORÉTICAS (FEBRÍFUGAS)

Um diaforético é um remédio que induz o corpo a aumentar o seu volume de transpiração. Esta, por sua vez, aumenta a eliminação de toxinas através da pele e ajuda a limpar o organismo. Os diaforéticos são indicados para muitas doenças, mas, em particular, para o tratamento de febres e infecções que afetam o sistema todo. Seu uso para tratar a gripe já foi analisado (na seção "Olhos, Ouvidos, Nariz e Garganta"). Com suas propriedades tonificantes e curativas, eles ajudam o corpo a eliminar infecções ou febres num período de tempo muito curto. Eles aceleram e intensificam o processo de cura vital sem nada negligenciar. Podem ser usados individualmente ou como parte de um tratamento mais amplo. As ervas diaforéticas mais eficazes são angélica, erva daninha de borboleta (raiz), eupatório, gatária, gengibre, hissopo, hortelã-pimenta, mil-folhas, pimenta-de-caiena, sabugueiro (flores ou bagas), poejo e tomilho.

ERVAS ANTI-HELMÍNTICAS (VERMÍFUGAS)

De aplicação interna ou externa, os anti-helmínticos protegem o organismo contra parasitas. Alguns anti-helmínticos eliminam os parasitas, outros os expelem do corpo, sendo que a maioria deles são ervas muito fortes, algumas inclusive muito tóxicas se ingeridas em doses elevadas. Deve-se ter muito cuidado para não usá-las em quantidade acima da recomendada.

O British Medicine Act de 1968 restringe a venda ou o uso de algumas plantas mais potentes por parte dos herboristas britânicos. Infelizmente, entre elas estão os anti-helmínticos mais eficazes, como cosso, samambaia e santônica. As limitações impostas ao uso da samambaia são lamentáveis, uma vez que ela é muito eficaz contra a tênia e não é tão perigosa como o cosso ou a santônica. Essas plantas ainda são muito usadas por médicos e veterinários ortodoxos. Outros anti-helmínticos benéficos

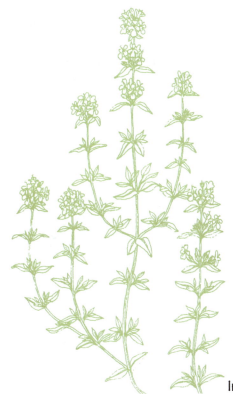

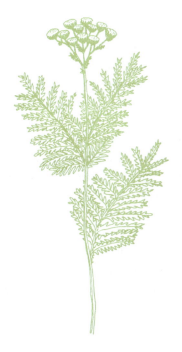

são: abóbora (semente), abrótano, alho, losna, quássia, romãzeira e tanaceto. Em qualquer situação, consulte a seção "Herbário" para escolher a erva ou a combinação mais apropriada para as circunstâncias.

Tratamento de Infecções

No caso de infecções, é particularmente importante tratar a causa latente, e não apenas eliminar os sintomas. A febre não deve ser vista apenas como manifestação de uma doença que precisa ser "curada" de qualquer maneira. Ela pode ser um sintoma do próprio processo de cura, que deve ser auxiliado, não contido. Uma mistura básica que ajuda o corpo a trabalhar com o apoio da febre é a seguinte:

Equinácea	1 parte
Eupatório	2 partes
Mil-folhas	2 partes

Beba meia xícara a cada duas horas, o mais quente possível.

A equinácea é usada para auxiliar o organismo a enfrentar qualquer espécie de micróbio, mas apenas o uso de diaforéticos, como eupatório ou mil-folhas, é suficiente em muitos casos. Se a potência do diaforético precisa ser aumentada, acrescente uma pitada de pimenta-de-caiena. Se as glândulas estão inchadas, indicando envolvimento linfático, aparine ou calêndula podem ser incluídas. Se as membranas mucosas estão afetadas, adicione hidraste como tônico geral benéfico e como auxílio específico para as membranas. Se houver muita agitação, inclua relaxantes nervosos, como camomila ou solidéu. Essas misturas podem ser usadas não apenas para tratar febres de causa desconhecida, mas também para doenças como varicela, sarampo, escarlatina e assemelhadas. As ervas não apenas detêm o avanço da doença em questão, mas também promovem o equilíbrio de uma situação desequilibrada. Assim as mesmas ervas e ações podem ser úteis a um expressivo número de pessoas com uma grande variedade de doenças infecciosas. Se houver catarro, como no caso do sarampo, procure as orientações dadas no capítulo sobre olhos, ouvidos, nariz e garganta. Em caso de coceira, alivie a irritação passando hamamélis diluída e destilada. Em infecções virais mais refratárias, como febre glandular, uma mistura muito benéfica que pode ajudar mesmo se o problema se transformou em fraqueza debilitante, de pouca gravidade, mas que pode continuar por meses, é a seguinte:

Equinácea	2 partes
Fitolaca	2 partes
Índigo-selvagem	2 partes
Losna	2 partes
Mirra	1 parte

Beba a mistura três vezes ao dia. Caso não goste do seu sabor desagradável, mascare-o com alcaçuz.

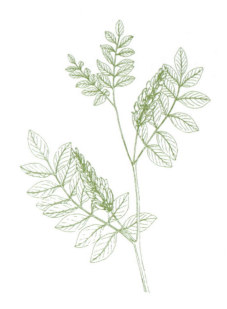

Em qualquer infecção, aumente a ingestão de vitamina C para pelo menos 2 gramas diários, tome vitaminas do complexo B e procure comer alho como remédio adicional, de preferência cru. Uma dieta depuradora baseada em frutas e sucos de frutas deve ser a base da nutrição. Às vezes, durante um episódio de infecção, é aconselhável jejuar. É recomendável continuar com a medicação durante alguns dias após a recuperação.

Infecções específicas são abordadas nas seções que tratam do sistema em que ocorrem.

Tratamento de Infestações

Vivemos numa relação ecológica muito próxima com inúmeros organismos. Eles vivem não só à nossa volta, mas também dentro de nós, e a nossa interação com eles é quase sempre simbiótica e benéfica para ambas as partes; existimos em harmonia homeostática. Muitas espécies de bactérias, por exemplo, defendem o nosso organismo contra a invasão de micróbios ou parasitas hostis, como certas bactérias sobre a pele ou nos intestinos. Entretanto, essa harmonia ecológica pode ser facilmente desfeita, abrindo assim as portas para a invasão de parasitas. A melhor prevenção para uma invasão dessa natureza está na manutenção de um ambiente externo e interno natural e saudável, na preservação da saúde e do bem-estar e numa higiene apropriada.

PARASITAS INTESTINAIS

Numerosas espécies animais podem se tornar parasitas no intestino humano. Cada região deste planeta, com sua própria ecologia peculiar, tem sua variedade local de parasitas, e por fazermos parte, de fato, do nosso ambiente, às vezes os alojamos. Os parasitas intestinais mais importantes nas sociedades ocidentais são vermes: lombrigas, tênias e oxiúros.

As lombrigas e tênias podem ser tratadas basicamente da mesma maneira. O famoso herborista americano o doutor Shook aconselha que, em vez de jejuar, devemos comer durante alguns dias alimentos que os vermes repelem, de modo a enfraquecê-los antes de ingerir anti-helmínticos. Esses alimentos são cebola, alho, picles e coisas salgadas. Depois de comer esses produtos (adicionados à alimentação normal) durante alguns dias, beba uma xícara de chá de losna, bem forte, de manhã e à noite, durante três dias. No quarto dia, beba uma xícara de chá de sene para eliminar dos intestinos os parasitas mortos. Acrescente alcaçuz ao chá de sene para prevenir cólicas e, em vez de losna, use algum outro anti-helmíntico que lhe parecer mais apropriado. Se a tênia se mostrar resistente, talvez seja necessário usar losna por mais tempo ou então trocá-lo por romã (sementes), que é mais forte, ou mesmo por samambaia (sempre lembrando das limitações ao seu uso). Como os oxiúros se alojam no reto, o tratamento é diferente, sendo necessário usar enemas. A melhor erva nesse caso é a quássia: despeje meio litro de água fervente sobre 30 gramas de lascas de quássia e deixe em infusão até chegar à temperatura do corpo, quando estará pronta para ser aplicada. Além de usar essa infusão para enemas, ingerir 2 colheres de chá de quássia, se necessário adoçadas com alcaçuz, três vezes ao dia, antes das refeições. Outro remédio tradicional é introduzir um dente de alho descascado no reto à noite, mas assegure-se de que a pele a ser recoberta pelo alho esteja intacta, do contrário pode haver ardência e irritação.

PIOLHOS E PULGAS

É possível livrar o corpo de piolhos e pulgas com remédios herbáceos, mas somente quando mantemos, ao mesmo tempo, uma boa dieta e uma higiene rigorosa. É preciso dar atenção a todo o ambiente do parasita e o tratamento deve ser ecológico. Negligenciando o estilo de vida, as ervas por si sós não terão força suficiente e então o único modo efetivo de livrar o organismo de parasitas estará nos medicamentos.

Piolhos podem ser eliminados com os óleos de anis, sassafrás ou quássia, sendo sassafrás o mais eficaz. Para uso externo, misture uma parte de óleo de sassafrás com duas partes de óleo de oliva, passe no couro cabeludo e nos cabelos e penteie com um pente fino para retirar piolhos mortos e ovos. Repita o processo até eliminar por completo os piolhos e os ovos.

SARNA

Esse minúsculo ácaro pode ser muito resistente e deve ser tratado com o maior respeito – e com higiene rigorosa. A roupa de cama deve ser fervida após cada uso e em casos extremos precisa ser queimada. Como remédio externo, aplique uma decocção de tanaceto, forte, generosa e frequente, seja no banho ou passando-a em todo o corpo com uma esponja. Para tratamento interno, ingerir amargos e nervinos durante alguns dias depois do desaparecimento dos últimos vestígios. Assim o corpo se aquieta. Genciana e solidéu são ideais, mas escolha os mais apropriados para cada caso em particular.

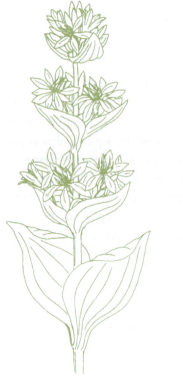

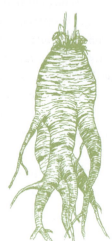

Infecções e Infestações

CÂNCER

"O câncer é um dos problemas mais complexos do nosso tempo e no futuro talvez se revele uma ferramenta fundamental para a transformação à medida que compreendermos sua mensagem mais profunda. Acima de tudo, ele talvez nos ensine que a visão holística pode produzir as mudanças necessárias para revitalizar e reorientar a vida do paciente e do nosso meio ambiente humano."

DAVID HOFFMANN

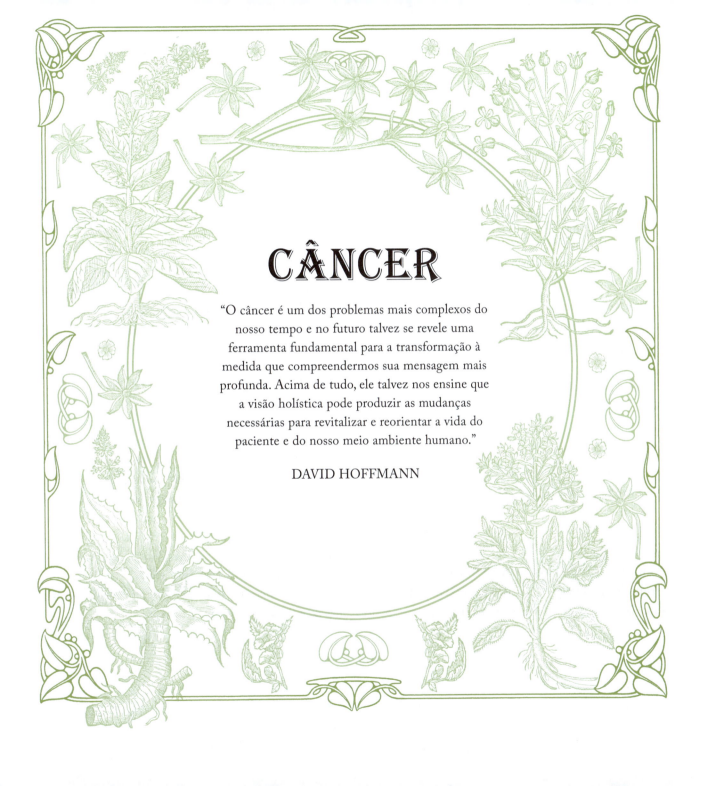

CÂNCER

Esta doença, mais do que todas as outras, requer não só terapia holística, mas uma percepção holística lúcida. É cada vez mais evidente que o câncer resulta de influências complexas e multifatoriais de natureza física, fisiológica, psicológica, social e ambiental. É praticamente inútil oferecer receitas fitoterápicas para tratar esse ou aquele tipo de câncer. Em vez de dar orientações específicas, o que espero fazer é apresentar uma maneira alternativa de encarar esse mal. Cada pessoa é única, não apenas um "paciente de câncer", e é natural que deva ser tratada de modo individual. Mas é possível assinalar algumas atitudes. É essencial que haja ajuda qualificada, seja de um médico, de um psicoterapeuta, de um terapeuta holístico, ou de todos esses e outros mais. Um grupo coordenado de terapeutas trabalhando ao mesmo tempo com a pessoa pode ser o fator necessário para facilitar a remissão da doença até a etapa em que o processo de autocura se estabelece e passa a se desenvolver. Este é um momento ideal para rever o diagrama da ecologia terapêutica apresentado no primeiro capítulo com o objetivo de definir os passos iniciais da terapia. O primeiro passo implica na cura, embora o câncer seja uma jornada de muitos passos.

A enorme atenção voltada ao câncer em nossos tempos inspira incontáveis pesquisas e teorias, dedicadas sobretudo ao estudo das causas. Estas se distribuem num amplo espectro, abrangendo desde fatores virais e carcinógenos ambientais até estresse psicológico e desequilíbrio espiritual. Muitos desses fatores, talvez todos, contribuem para a instalação da desorganização cancerosa. Mais do que enumerar conclusões específicas sobre as causas, vou sugerir uma perspectiva que abarca todos os aspectos do ser durante o profundo processo do câncer. Do ponto de vista holístico, todas as causas devem ser aceitas e abordadas.

Para os propósitos deste livro, examinaremos três linhas de reflexão: ervas, dieta e reavaliação psicológica.

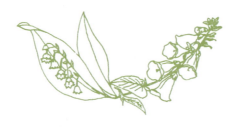

Ervas e Câncer

Muito já se especulou e afirmou sobre a notável ação antineoplásica de certas plantas (o termo "antineoplásico" remete ao efeito bloqueador ou inibidor exercido sobre o neoplasma, ou novo tumor). Toda tradição de cura existente no mundo dispõe de plantas consideradas anticancerígenas. Um projeto de pesquisa nos Estados Unidos está monitorando cada planta florífera no mundo (será necessário muito tempo!) para encontrar propriedades inibidoras do câncer. Algumas "drogas milagrosas" que a medicina ortodoxa usa no tratamento do câncer foram encontradas em plantas. O melhor exemplo é a vinca-de-madagascar (*Catharanthus roseus*), origem das substâncias vimblastina e vincristina, usadas no tratamento da leucemia.

Esse exemplo mostra como as ervas podem ser usadas de modo específico ou como fonte de ingredientes ativos. Não quero desmerecer essa abordagem, mas ela é limitada pela percepção do câncer como doença específica localizada que uma droga (ou erva) específica pode contra-atacar. É muito mais apropriado abordar essa condição como manifestação de doença sistêmica e adotar tratamentos sistêmicos condizentes para auxiliar o organismo a recuperar o controle. Por suas propriedades depuradoras, fortificantes e curativas, as ervas podem ser de grande eficácia para dar suporte a essa espécie de transformação física. Elas são mais eficazes quando se inserem numa perspectiva de transformação – mudança no corpo, na mente e no espírito – que talvez seja o único contexto efetivo onde tratar o câncer.

Em conformidade com a visão do sistema como um todo, recomendo ervas alterativas e ervas antineoplásicas específicas como as mais relevantes.

ERVAS ALTERATIVAS

Por meio da atividade depuradora e reguladora dos alterativos, as ervas podem favorecer o processo orgânico de eliminação de tumores cancerosos. Os remédios que agem por intermédio do fígado, aumentando sua atividade desintoxicante, são particularmente benéficos. Entre eles temos a azeda-crespa, a bardana e a íris. A importante função de eliminação dos rins é auxiliada pelo aparine e pelo dente-de-leão. Remédios com ação tônica específica e depuradora sobre o sistema linfático são indicados, em particular, para o tratamento fitoterápico do câncer. Essas ervas são o aparine, a equinácea e a fitolaca.

ERVAS ANTINEOPLÁSICAS

Para auxiliar o corpo a restabelecer a ordem e a organização estruturada no tecido afetado, usamos plantas que parecem exercer uma ação específica ao inibir e combater o desenvolvimento de tumores. Muitos argumentos se oferecem em defesa de diferentes plantas, alguns justificados, outros fantasiosos. Eu poderia compor uma lista a partir do folclore e de herbários antigos, mas sua eficácia seria duvidosa. As ervas que usamos na moderna terapêutica fitoterápica, além das alternativas mencionadas antes, são guaiaco, trevo-dos-prados, violeta e visco-branco. O modo de agir dessas ervas ainda não foi analisado, mas sabemos que têm um papel definitivo a exercer em qualquer tratamento herbáceo do câncer.

Além das plantas antineoplásicas específicas, devemos nos lembrar que, ao tratar um órgão ou tecido com remédios de apoio e sustentação, a renovação da "energia vital" e sua liberação estimularão a parte ou órgão afetado a livrar-se do câncer. Na verdade, talvez seja apropriado usar plantas específicas para esse órgão ou sugeridas pelo estado de saúde geral que não têm relação direta com o câncer. Por exemplo, se houver uma longa história de infecções pulmonares, mas o tumor estiver alojado no estômago, utilize tônicos para os pulmões e para o estômago. Como repetimos ao longo de todo este livro, a cura procede da força vital do nosso próprio ser; as ervas apenas facilitam esse processo.

Nutrição e Câncer

As pesquisas mostram que em qualquer dado momento na vida de um indivíduo saudável, seu corpo pode alojar até 10 mil células malignas. Os sofisticados mecanismos de defesa do organismo é que inibem o desenvolvimento dessas células e as eliminam. Essa capacidade inata do corpo é tão eficiente, que se faz necessário um distúrbio drástico na estrutura física para que essas células malignas prosperem. São incontáveis os fatores que podem causar essa desordem da integridade física. Os efeitos sutis das emoções negativas, dos problemas mentais e das interações sociais e pessoais serão examinados mais adiante; antes mencionaremos o impacto indiscutível que fatores negativos presentes no ambiente exercem sobre o corpo e que absorvemos com os alimentos, com a água e com o ar.

Nos dias de hoje é grande a preocupação com os carcinógenos (agentes causadores de câncer) presentes no ambiente. Esses agentes são, sobretudo, produtos da tecnologia humana e como tal tendem a ser estranhos aos processos biológicos. Conquanto essa preocupação seja necessária e oportuna, é preciso lembrar que esses agentes operam basicamente enfraquecendo o sistema de defesa do corpo, nem sempre causando o câncer de maneira automática, mas aumentando sua probabilidade, ainda mais se outros fatores nocivos presentes em nossa vida contribuírem para isso.

Uma lista de carcinógenos específicos seria muito longa, mas algumas generalizações são possíveis. Uma boa orientação é evitar alimentos sintéticos e aditivos, pois o metabolismo humano não evoluiu para lidar com muitas dessas novidades bioquímicas. Poluidores de todas as espécies (e são muitos) devem ser rejeitados. Fumaça e gases de carros, de chaminés, de resíduos industriais e, em particular, de cigarros são comprovadamente perigosos. Produtos de alcatrão têm uma ação carcinogênica direta, e por isso são desaconselháveis os medicamentos e aditivos alimentícios elaborados com eles. O perigo potencial mais preocupante procede da radiação e de substâncias radioativas, como o plutônio. Sem entrar no debate econômico a favor ou contra a energia nuclear, as possíveis consequências para a saúde e para o meio ambiente preocupam a todos nós. Há também o uso militar de armas nucleares. As objeções médicas a essa beligerância são incontestáveis, mas se ela se concretizasse numa guerra nuclear, além de sobrar poucas pessoas precisando de tratamento de câncer, restariam ainda menos plantas com que tratá-las. O uso extensivo da quimioterapia para aliviar e eliminar sintomas pode muito bem ser outro fator importante do aumento de doenças degenerativas, das quais o câncer é um exemplo.

É possível sugerir uma perspectiva dietética para o tratamento do câncer, que deve ser supervisionada por um terapeuta competente, dadas as possíveis complicações. Nos estágios iniciais, ou se o tumor for pequeno ou bem localizado, recomenda-se um jejum de três a cinco dias. Se a doença estiver em estágio avançado, o jejum deve limitar-se a um dia, para evitar fraqueza. Durante o jejum, deve-se tomar uma grande quantidade de água fresca e tomar purgativos conforme descrito na seção sobre constipação. A água e os purgativos limpam os intestinos e desintoxicam os rins; pode-se favorecer a ação das glândulas sudoríparas frequentando sessões de sauna.

Ao término do jejum, inicia-se uma dieta de frutas e de sucos de frutas. Essa dieta deve durar, de preferência, uma semana, mas se surgirem sintomas de fraqueza, deve-se abreviar esse tempo. A uva talvez seja a fruta mais apropriada para esse objetivo. Adquira produtos orgânicos, se possível, ou lave tudo muito bem, pois resíduos pesticidas não combinam com uma boa dieta. Quanto mais natural e simples for a dieta, melhor. Terminado o período de ingestão de frutas, é aconselhável que elas continuem participando com 50% do total de alimento ingerido. O restante da dieta deve conter muitos produtos vegetais crus. Batatas ou arroz integral devem ser o prato principal, e caso se use óleo, deve ser poli-insaturado, como o de girassol ou de cártamo. A proteína é importante para favorecer a recuperação das energias e deve derivar de fontes como broto de feijão, peixe, leite de cabra e, de vez em quando, ovos. Não é recomendável a ingestão de carne nem da maioria de produtos derivados do leite.

Fatores Psicológicos e Câncer

Os fatores ambientais e nutricionais são importantes, sem dúvida, enquanto contribuem com agentes causadores do câncer, mas o estado emocional da pessoa também é crucial. Segundo a interpretação holística, os estados psicológico e físico atuam em conjunto no início da doença.

Torna-se cada dia mais evidente que a tensão emocional interfere de duas maneiras: debilitando o sistema imunológico e produzindo desequilíbrios emocionais que resultam num aumento da produção de células malignas. Essas são condições ideais para o aparecimento e desenvolvimento do câncer. Como já mencionamos, há uma produção constante de células cancerosas no corpo que são destruídas, em geral, pelo sistema de defesa do corpo, o sistema imunológico. Então, quando o sistema imunológico deixa de cumprir sua função, a produção de células malignas aumenta de modo preciso no momento em que o corpo tem menos condições de destruí-las.

Nas pesquisas feitas sobre fatores emocionais e mentais encontrados em pacientes de câncer, destaca-se um quadro comum. Houve um estresse crucial ameaçando algum papel ou relação fundamental para a identidade da pessoa, ou instalou-se uma situação da qual pelo jeito não há saída. Tais situações geram de modo característico sentimentos de desespero, impotência e desamparo. Esse desespero pode ser internalizado a tal ponto que a pessoa perde a capacidade até mesmo de sugerir aos outros que se sente ferida ou indignada. Por causa disso, uma doença grave, e mesmo a morte, se tornam aceitáveis como solução possível. Isso, na verdade, pode não ser consciente, mas pode estar presente como uma forma de pensamento inconsciente muito forte.

O melhor exemplo de uma abordagem do tratamento do câncer em que se aceitam tanto componentes físicos quanto psicológicos talvez seja o trabalho de Carl e Stephanie Simonton.* Para eles, o primeiro passo para iniciar o processo de cura consiste em ajudar a pessoa a dar-se conta de um contexto mais amplo de sua doença,

---

* Descrito por Carl e Stephanie Simonton em seu livro *Getting Well Again* (Bantam, 1992).

examinando os fatores psicológicos e sociais envolvidos. Toma-se muito cuidado para não gerar culpa, mas cria-se um estado de percepção a partir do qual seja possível reverter o impacto psicológico sobre o corpo. Para chegar a esse ponto e então prosseguir em direção à transformação, os Simontons adotam o aconselhamento e a psicoterapia como elementos essenciais da sua técnica.

A inércia e o bloqueio criado pelo acúmulo de eventos estressantes só podem ser superados de modo efetivo com uma mudança do sistema de crenças. Na terapia dos Simontons, os pacientes são levados a perceber que sua situação parece desesperadora apenas porque a interpretam de modos que limitam sua resposta a ela. A terapia envolve assim uma análise contínua do sistema de crenças e da visão de mundo.

Ao longo de todo esse trabalho psicológico, desenvolve-se uma atitude positiva que é crucial para o tratamento. Estudos mostram que a reação do paciente ao tratamento depende mais da atitude do que da gravidade da doença. Essa mudança atitudinal produz um efeito sobre o corpo físico de maneira semelhante, mas oposta ao estresse. Em outras palavras, ocorre um fortalecimento do sistema imunológico.

A abordagem dos Simontons e de outros envolve terapia física adotada em colaboração com o trabalho psicológico para ajudar o corpo a destruir células cancerosas e revitalizar o sistema imunológico e a saúde de modo geral. O enfoque que adotam aqui é alopático, mas o tratamento fitoterápico e os cuidados com a dieta são absolutamente apropriados e combinados com exercícios físicos regulares para reduzir o estresse.

Um recurso valioso adotado por eles é constituído por técnicas de visualização em conjunto com exercícios de relaxamento para criar uma imagem da ação do sistema imunológico sobre o câncer. Por causa do papel vital que a imagética visual e o simbolismo exercem sobre a reação da mente ao corpo, essa técnica se mostra um instrumento eficaz no fortalecimento do sistema imunológico. Há evidências de que uma técnica dessa natureza de fato reduz e, talvez, até elimina o tecido maligno.

O que temos aqui é uma visão multidimensional do tratamento do câncer que reconhece e trabalha com aspectos físicos, emocionais, mentais, sociais e espirituais de uma forma integrada e eficaz. Essa visão encerra em si o entendimento de que o tratamento nem sempre leva à "cura". Os pacientes são levados a se conscientizar de que chega um momento no tratamento em que precisam encarar a possibilidade da morte. As questões não são evitadas ou disfarçadas, mas abordadas de modo a possibilitar uma reavaliação profunda do propósito e da qualidade na vida do paciente. Sem dúvida, isso traz à tona algumas das questões mais profundas da existência humana. Essas questões são encaradas e os pacientes são ajudados a examinar seus objetivos de vida, suas razões para viver e, na verdade, suas relações com o universo como um todo.

O câncer é um dos problemas mais complexos do nosso tempo e quem sabe, no futuro, se revele uma ferramenta fundamental para a transformação à medida que compreendermos sua mensagem mais profunda. Acima de tudo, ele talvez nos ensine que a abordagem holística pode produzir as mudanças necessárias para revitalizar e reorientar a vida do paciente e do nosso meio ambiente humano.

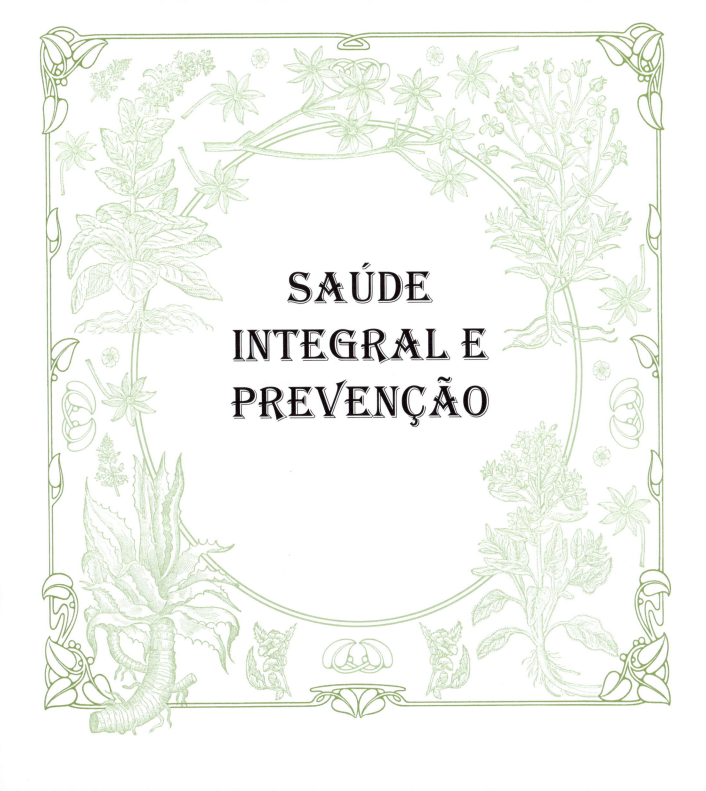

SAÚDE INTEGRAL E PREVENÇÃO

SAÚDE INTEGRAL E PREVENÇÃO

Até aqui nos concentramos na utilização de remédios fitoterápicos para o alívio seguro de doenças. Sem dúvida, essa não é a única maneira de aproveitar essas plantas maravilhosas. As ervas podem também ajudar a preservar a saúde integral das pessoas, mantendo-as em seu nível de vitalidade pessoal mais elevado e evitando a manifestação e exacerbação de doenças.

A evolução nos pôs aos cuidados do mundo natural, e esse mundo nos sustenta de inúmeras maneiras. Dispomos de alimentos que suprem as nossas necessidades nutricionais (calorias, proteínas e vitaminas, mas também sabores e aromas deliciosos) e também de "alimentos" herbáceos que nutrem o nosso ser todo, o nosso ser integral, e o nosso bem-estar. Esses remédios tônicos exercem um papel fundamental na manutenção da saúde e na prevenção de doenças. Neste capítulo, examinaremos três aspectos desse vasto campo:

- Prevenção
- Desintoxicação e eliminação
- Suporte imunológico

MEDICINA HERBÁCEA PREVENTIVA

IDEIAS BÁSICAS

Equilíbrio e harmonia são fatores determinantes de uma medicina preventiva bem-sucedida. O fluxo de energia pelos diversos aspectos da vida de uma pessoa deve ser puro e livre. Por isso, é preciso abordar várias questões que vão além do modo como a medicina herbácea pode transformar processos metabólicos e fisiológicos.

– A *nutrição* deve ser de qualidade tal que dê ao corpo condições de renovar-se de modo a assegurar sua saúde e integridade. Isso pode assumir muitas e diferentes formas, e a escolha da dieta apropriada dependerá tanto das necessidades de

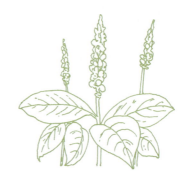

saúde específicas da pessoa quanto das suas preferências pessoais (sempre muito importantes!).
- Os *fatores estruturais* devem ser tratados por terapeutas qualificados, se essa for a recomendação, mas também por meio de exercícios apropriados, dança ou outras expressões prazerosas de vitalidade física.
- Uma *vida emocional* consciente e desembaraçada é fundamental para alcançar a harmonia interior. Isso não significa que todos devem envolver-se com uma análise psicológica minuciosa, mas que é preciso dar a devida atenção às necessidades emocionais dessa pessoa.
- *Fatores mentais* são essenciais, pois somos o que pensamos! A Bíblia diz que sem visão, as pessoas morrem. Sem uma visão pessoal, a vida se torna um lento processo de degeneração e declínio. A ênfase deve recair sobre o aspecto pessoal. Ter visão é diferente de adotar um sistema de crenças dogmático. É uma expressão do sentido na vida da pessoa e deve proceder do seu íntimo.
- Certa abertura à *espiritualidade* em suas várias formas é vital. Ela pode assumir a forma de arrebatamento diante de um pôr do sol, de emoção diante de um poema ou obra de arte, de crença numa religião ou simplesmente de pura alegria diante da consciência de se estar vivo.

AÇÕES, TÔNICOS E ALTERATIVOS FITOTERÁPICOS

O reino vegetal é um recurso rico e abundante para qualquer pessoa que se interesse pela prevenção. O aspecto mais importante não está tanto na escolha de remédios específicos, mas na compreensão da função das ações herbáceas para a manutenção da saúde e para a correta atividade psicológica. Com as perspectivas sobre a homeostase oferecidas pela psicologia moderna, é claro que ervas usadas de modo correto sustentarão o processo do corpo de manter um ambiente interno estável. Numerosas ações e processos fitoterápicos devem ser considerados ao formular um programa de medicina preventiva:

- O conceito de *tônico sistêmico* destaca a possibilidade de alimentar e tonificar um sistema corporal em sua totalidade. Isso auxiliará tanto a forma estrutural dos tecidos quanto os órgãos, além da atividade funcional, sem eliciar uma resposta fisiológica ou bioquímica específica. Tônicos sistêmicos importantes estão relacionados abaixo.
- *Tônicos amargos*, como grupo, produzirão um efeito tonificador generalizado sobre o corpo, como descrevemos no capítulo sobre o sistema digestório.
- O *suporte imunológico* será sempre importante. Se questões em torno do sistema imunológico forem um problema num programa preventivo, aplique os princípios descritos abaixo.
- A *depuração e a desintoxicação* podem ser ligeiramente facilitadas com o auxílio de ervas específicas para os sistemas excretores do corpo, descritos mais adiante neste capítulo.

Não se preocupe se tudo isso lhe parecer um procedimento sobreposto a outro. Logo se verá que há muita sobreposição entre ervas comuns a esses vários procedimentos.

TÔNICOS PARA OS SISTEMAS DO CORPO

Tônicos são ervas que fortalecem e revitalizam um órgão específico, um sistema ou o corpo todo. Eles são, na verdade, dádivas da Natureza a uma humanidade sofredora – plantas saudáveis que vivificam seres humanos sadios, presentes da Mãe-Terra a seus filhos. Perguntar como eles funcionam é perguntar como a vida funciona. Eu adoraria saber a resposta a essa pergunta específica!

Uma característica das ervas tônicas é que todas elas são remédios suaves que exercem um efeito brando, mas profundo, sobre o corpo. Nem todos os medicamentos herbáceos são, na verdade, tônicos, e muitos exercem um impacto muito forte sobre a fisiologia humana. Esses precisam ser usados com o maior respeito, devendo-se reservá-los para os momentos em que uma doença requer remédios potentes. As ervas podem ser divididas em diferentes categorias, mas para destacar o papel dos tônicos, observe a classificação a seguir:

1. *Reguladores* – remédios que alimentam e nutrem o corpo de modo a beneficiar processos inerentes de crescimento, saúde e renovação. Esses são os tônicos e podem ser vistos como alimentos herbáceos. A urtiga é um exemplo excelente.
2. *Efetores* – remédios que exercem um impacto observável sobre o organismo. As ervas usadas no tratamento de doenças e patologias. Essas, por sua vez, podem ser divididas em dois grupos, dependendo do seu modo de agir:
   – *Ações da planta inteira*, em que os efeitos são o resultado da planta toda produzindo um impacto sobre o corpo humano. Um exemplo seria o remédio antimicrobiano equinácea.
   – *Substâncias químicas ativas específicas*, em que o efeito é resultado de uma substância química cujo impacto é tão forte sobre o corpo humano, que os efeitos da planta toda não são percebidos. A erva cardioativa dedaleira e a papoula de ópio são bons exemplos. O valor das ervas tônicas está em seus efeitos reguladores e nutritivos. Sempre que possível, o herborista deve se concentrar no uso desses remédios e só recorrer a um efetor se for absolutamente necessário. Os efetores de base química na realidade não são usados. Não obstante, constituem o fundamento da medicina alopática moderna.

Os tônicos podem exercer uma função específica ao fazer com que a pessoa mantenha seu nível máximo particular de saúde e vitalidade. A qualidade desse estado de bem-estar varia de pessoa para pessoa, mas todos sentirão uma melhora em sua experiência geral de vida. De modo específico, os tônicos ajudam a prevenir um problema de saúde conhecido ou uma fragilidade familiar.

Cada sistema do corpo pode ser tratado com plantas específicas para ele, algumas das quais são tônicos. Aqui vamos relacionar os remédios que agem como tônicos para os principais sistemas do corpo. Pela própria natureza dos tônicos, só podemos falar em termos mais gerais ao aplicá-los a um sistema específico. Quando se trata de sua ação tônica, eles muitas vezes são permutáveis. Entretanto, leve sempre em conta o quadro mais geral da esfera de ações de uma erva específica, pois é necessária essa visão mais ampla para possibilitar uma escolha coerente.

– Infecção: alho, equinácea e antimicrobianos específicos do sistema, como uva-ursina para o sistema urinário.
– Cardiovascular: alho e pilriteiro. As ervas que contêm bioflavonoides, como *ginkgo*, tília e trigo-sarraceno, são particularmente benéficas para fortalecer os vasos sanguíneos.
– Respiratório: ínula, tussilagem e verbasco.

- Digestório: nenhuma erva tem uma ação tônica de efeitos gerais, pois o sistema é muito variado em sua forma e funções. Os tônicos amargos em geral auxiliam em termos preventivos. Exemplos: agrimônia, dente-de-leão (raiz) e genciana. A camomila favorece o processo digestivo de forma tão abrangente, que podemos aqui considerá-la um tônico geral.
- Fígado: tônicos amargos, em particular o cardo-mariano, e hepáticos.
- Urinário: buchu, estigma de milho e uva-ursina são muito benéficas.
- Reprodutor: para mulheres, falso-unicórnio (raiz), framboeseira e outros tônicos uterinos; para homens, damiana, salsaparrilha e *saw palmetto*.
- Nervoso: artemísia, aveia, erva-de-são-joão, solidéu e verbena são todas excelentes remédios tônicos. O ginseng-coreano e o ginseng-siberiano, por sua ação sobre as glândulas suprarrenais, produzem efeito tonificante em caso de estresse.
- Musculoesquelético: aipo (semente), trevo-d'água e urtiga ajudam a prevenir problemas sistêmicos que se manifestam como doença neste sistema. Cavalinha e confrei fortalecem os ossos e o tecido conjuntivo.
- Pele: aparine, trevo-dos-prados, urtiga e a maioria dos remédios alterativos são benéficos.

PROGRAMAS DE DESINTOXICAÇÃO E ELIMINAÇÃO

O tratamento fitoterápico da desintoxicação se baseia na percepção de que o corpo humano é um organismo autocurativo e homeostático e que a função do terapeuta consiste apenas em cooperar com os processos normais. O corpo dispõe de um mecanismo muito eficiente e complexo para livrar-se de resíduos e venenos.

O uso de ervas simples e seguras favorece esse processo natural, mas para isso o sistema de excreção todo deve ser tratado, não apenas o cólon, como em geral acontece. Significa que sempre que se resolve adotar um programa desses, é importante que todos os órgãos de excreção recebam ajuda ao mesmo tempo. Além disso, trate sempre a região específica do corpo que mais sofreu pressões tóxicas. Podemos citar como exemplos os pulmões de um fumante ou o fígado de alguém com

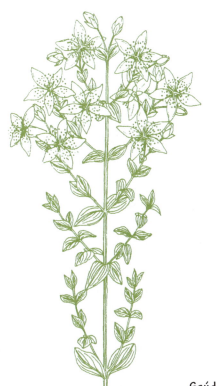

problemas de alcoolismo. Esse processo pode ser resumido da seguinte maneira:

- Apoio a todo o processo de eliminação
- Apoio específico a órgãos sobrecarregados
- Alívio de sintomas e tratamento de patologias que possam estar presentes

AÇÕES FITOTERÁPICAS E ELIMINAÇÃO

Existem ações fitoterápicas cujo impacto fisiológico as torna indicadas, sobretudo, como apoio às diferentes vias de eliminação do corpo:

- Para o sistema digestório e o cólon: laxante
- Para o sistema urinário e os rins: diurética
- Para o fígado e o sangue: hepática, alterativa
- Para o sistema linfático: alterativa, linfática, tônica
- Para a pele: diaforética, alterativa
- Para o sistema respiratório: expectorante, anticatarral
- Para apoio sistêmico em geral: tônica, alterativa, adaptógena, antimicrobiana

Esse elenco não especifica ervas nem menciona qualquer remédio. Muitas são as plantas apropriadas possíveis de escolher. Essa diversidade e abundância de plantas curativas são a um só tempo dádiva do herbalismo e frustração do estudante herborista!

SELEÇÃO DE ERVAS COM ESSAS AÇÕES

Muitas são as maneiras pelas quais o médico herborista pode realizar a tarefa de escolher o remédio apropriado para uma pessoa em particular. No entanto, uma orientação básica e simples de seguir é esta: use sempre remédios brandos para estimular a excreção. Se forem usadas plantas muito ativas, o efeito pode ser de eliminação excessiva, podendo resultar em desconforto e aborrecimento e nenhum benefício terapêutico. "Purgar e vomitar" não é um processo de cura, mas um dos piores aspectos da "medicina heroica" do século XIX.

A seguir, algumas sugestões de ervas que produzem de modo efetivo ações relevantes e que ao mesmo tempo são seguras e brandas. Esta lista não é completa; são apenas exemplos que apontam o caminho.

- Laxante: azeda-crespa, dente-de-leão (raiz)
- Diurética: dente-de-leão (folha)
- Hepática: beterraba (como exemplo de um vegetal que produz o mesmo efeito), dente-de-leão (raiz)
- Alterativa: aparine, urtiga
- Tônico linfático: aparine, calêndula, equinácea
- Diaforética: mil-folhas, tília
- Expectorante: tussilagem, verbasco
- Tônica: qualquer remédio tônico que tenha afinidade com as partes do corpo pressionadas por acúmulo tóxico
- Adaptógena: ginseng-siberiano
- Antimicrobiana: alho, equinácea

ABORDAGEM FITOTERÁPICA DO SISTEMA IMUNOLÓGICO

O sistema imunológico veio assumindo importância cada vez maior nos últimos anos. Não só na medicina, mas em muitas outras áreas da nossa vida, para compreender o mundo em que vivemos e ter condições de fazer escolhas pessoais, tornou-se essencial entender os novos conceitos relacionados à imunidade humana. Esse fato não se deve apenas à epidemia da AIDS, mas também à explosão estatística de toda uma variedade de doenças autoimunes.

Para compreender as possibilidades da abordagem holística, é importante conhecer as bases biológicas da imunidade, mas importância equivalente, se não maior, assume a compreensão do papel que a imunidade exerce na vida humana. O entendimento notável (embora parcial) propiciado pela imunologia ilumina a vasta complexidade e integração ecológica do corpo, mas há muito, muito mais em jogo. Aplicada apenas no contexto das células T e B, sem os benefícios de um contexto holístico mais amplo, a medicina fitoterápica é tão limitada quanto a alopática.

Quando situamos a imunidade numa perspectiva ecológica, e não apenas médica, algumas constatações importantes emergem. Dessa perspectiva ecológica, fica evidente que a imunidade humana é um componente vital da interface entre as pessoas e o mundo. A atividade humana não consiste apenas em resistir ao ambiente "maléfico e perigoso", mas é uma dança complexa e bela que desliza de um ponto a outro no mundo. Tudo o que segue expande-se em torno da ideia de que o vasto complexo da imunidade tem as seguintes características:

– Harmonia, não resistência
– Dança dinâmica, não barreiras

Essa percepção encaminha para alguns conceitos e interpretações que levantam possibilidades estimulantes para os praticantes de medicina holística, sejam eles fitoterapeutas (o novo clichê para herborista!) ou médicos.

– **Imunidade humana é ecologia em ação**. Em outras palavras, há um fenômeno de relacionamento em jogo. Não só as duas partes dessa relação devem ser identificadas e compreendidas, mas a própria natureza da relação entre elas precisa ser elucidada. Essa tarefa pode ser muito complicada, pois se dará sempre em meio a um permanente fluxo dinâmico. Como em todos os aspectos da vida humana, relacionamentos são fenômenos complexos e multifatoriais que com pouca frequência podem ser considerados tal como se apresentam.

– **A imunidade humana é uma interface ecológica entre os ambientes interno e externo**. Essas interfaces parecem ser cruciais para a saúde e o bem-estar da própria Gaia. A interface entre deserto e savana, florestas tropicais e montanhas, matas e pastagens, áreas cultivadas e regiões desérticas é um espaço de incalculável e intensa interação ecológica e integração. Essas zonas de transição facilitam a sintonia fina da saúde da biosfera. De modo semelhante, na ecologia humana, o sistema imunológico é a interface em que um conjunto de procedimentos e processos possibilita o fluxo de entrada e saída, de repulsão e atração ao mesmo tempo. Fixar-se em apenas um dos interlocutores desse diálogo profundo é perder de vista e comprometer o conjunto todo.

– **A imunidade é expressão da homeostase**. Homeostase é um conceito abrangente que descreve os extraordinários processos fisiológicos do corpo humano responsáveis pela manutenção de um ambiente interno estável. Essa homeostase interna é reflexo da homeostase planetária que caracteriza Gaia. A percepção desses processos de dimensões planetárias levou James Lovelock a propor a Hipótese Gaia.

– **A imunidade é uma expressão de relação**. Essa conclusão está implícita em tudo o que se disse até aqui, mas implica que a própria natureza da *relação* desempenha uma função no bem-estar do sistema imunológico. Assim o terapeuta deve analisar as relações do paciente com seu mundo em todos os níveis, desde o alimento que ingere, as pessoas que ama (ou odeia), até o modo como se relaciona com a natureza.

Ao dizer isso, queremos enfatizar que, como acontece com todos os aspectos da cura holística, a perspectiva da imunidade do corpo todo deve abordar todos os aspectos da vida humana. Como já descrevemos, podemos ver rapidamente esses aspectos como:

- *Saúde e integridade do corpo*, para assegurar que o corpo físico tenha a nutrição correta e o apoio curativo apropriado para toda doença que possa afetá-lo.
- *Bem-estar emocional*, para assegurar uma vida emocional integral e nutritiva, seja por meio da alegria de viver, seja por meio do sofrimento inerente à vida humana.
- *Visão mental e perspectiva*, para criar uma atitude mental em que a pessoa possa encontrar seu lugar e fazer escolhas a partir desse centro, não a partir de uma postura de vítima.
- *Abertura espiritual e vitalidade*, qualquer que seja a forma que possa assumir para a pessoa envolvida.

AS POSSIBILIDADES FITOTERÁPICAS

Muitas são as maneiras de usar ervas para aumentar a vitalidade imunológica. Todas as diferentes tradições herbáceas, com suas raízes e expressões culturais peculiares, têm conceitos preciosos sobre tratamentos e ervas específicas para o sistema. Depois das ideias que dizem respeito à natureza ecológica da imunidade expostas acima, isso não deve surpreender. Medicina fitoterápica é medicina ecológica. Ela se baseia numa relação ecológica que evoluiu ao longo do tempo geológico, de modo que, é claro, sempre existirão remédios vinculados de modo direto ao processo ecológico da imunidade humana.

As possibilidades fitoterápicas benéficas para o sistema imunológico são um bom exemplo da confirmação do conhecimento tradicional pela farmacologia moderna. Tanto no laboratório quanto na clínica, é cada vez maior o número de remédios que se revelam portadores de notáveis efeitos imunológicos. Alguns são estimulantes da imunidade, mas podemos descrever de maneira mais apropriada a maioria deles como moduladores, ou seja, tornam mais flexíveis as reações naturais do corpo à doença. No entanto, em vez de ater-nos à planta, examinaremos o processo de tratamento em seu todo. Descobrir um imunoestimulante fitoterápico é apenas "terapia por medicação orgânica", o que não é objetivo do herborista.

Uma abordagem é a que se baseia no trabalho do herborista americano Christopher Hobbs. A síntese lúcida das tradições herbalistas chinesa e ocidental por ele realizada é uma inspiração para este autor e para muitos outros herboristas. Esse enfoque identifica três níveis de atividade fitoterápica:

- Ativação imunológica profunda
- Ativação imunológica superficial
- "Adaptógenos", ou moduladores hormonais

ATIVAÇÃO IMUNOLÓGICA PROFUNDA

Aumenta a cada dia o interesse por plantas que influenciam o processo imunológico no tecido que atua como intermediário. Podemos chamá-las de "ativadores imunológicos profundos". Pesquisas químicas remetem para constituintes, por exemplo saponinas e polissacarídeos complexos, como componentes fundamentais do papel imunológico exercido por essas plantas. No entanto, é preciso lembrar que as ervas agem como todos biológicos, não apenas como veículos para ingredientes ativos. Esses imunomoduladores, ou adjuvantes, produzem um efeito sobre os fundamentos celulares da reação imunológica humana. Eles não agem necessariamente como estimuladores ou inibidores de complexos processos de imunidade; antes, de algum modo, ainda desconhecido, "alimentam" o processo todo.

Os imunomoduladores específicos importantes incluem:

- *Astragalus membranaceous* (astrágalo): diurético, hipotensor, vasodilatador e tônico. A raiz é usada numa decocção feita com 6 a 9 gramas.
- *Ligusticum wallichii* (Chuan Xiong): tônico, antimicrobiano, hipotensor, nervino brando. A raiz é usada numa decocção feita com 6 a 9 gramas.
- *Lentinus edodes* (cogumelo shiitake): pode ser usado como alimento. Observe-se que inúmeros fungos estão se revelando possuidores de propriedades especiais para a imunidade.
- *Schisandra chinensis* (esquisandra ou bagas de Wu--Wei-Zi): tônico, para o sistema nervoso central, estimulante uterino e respiratório, anti-hepatotóxico. As bagas são usadas numa decocção feita com 6 a 9 gramas.

Nesse estágio inicial das pesquisas com imunomoduladores vegetais, pode-se ter a impressão de que todos eles são de origem chinesa. Embora a *materia medica* chinesa seja de modo surpreendente rica nesses remédios, seu predomínio nesse campo é apenas um artefato de pesquisa. As pesquisas sobre "fitoimunologia" são feitas, sobretudo, por cientistas orientais, que trabalham com ervas orientais, é claro. Nessa perspectiva imunológica, se a atenção dos pesquisadores ocidentais se voltasse para as nossas ervas curativas, não tenho dúvidas de que os resultados despertariam enorme interesse. Inexistência de pesquisas não equivale a ineficácia das ervas; significa apenas que não foram pesquisadas!

Além dos remédios específicos para imunomodulação, a promoção do bem-estar do corpo com apoio sistêmico beneficia o sistema imunológico. Entre as ações e processos que se deve levar em consideração estão:

- Tônicos amargos
- Alterativos e tônicos
- Estímulo à eliminação e à desintoxicação com ervas hepáticas, diuréticas, diaforéticas e pulmonares, conforme descrito antes.

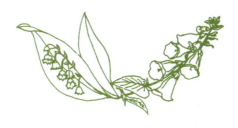

ATIVAÇÃO IMUNOLÓGICA SUPERFICIAL

Esse nível de atividade examina o aspecto de resistência da imunidade. A ativação imunológica superficial trata da necessidade de fortalecer a resistência aos micro-organismos patogênicos. Existem muitos remédios conhecidos como antimicrobianos que são, em geral, plantas que estimulam a atividade e a produção de glóbulos brancos e também, consequentemente, de populações de células T. Exemplos importantes examinados no capítulo sobre infecções e infestações são:

- Alho
- Calêndula
- Equinácea
- Índigo-selvagem
- Mirra
- Tuia

"Adaptógenos" ou moduladores hormonais

Os remédios deste grupo agem por meio de uma modulação hormonal de resposta imunológica.

1. Adaptógenos legítimos operando por meio das glândulas suprarrenais e a síndrome de adaptação geral:
   - *Eleutherococcus senticosus*: ginseng-siberiano
   - *Panax spp.*: ginseng-coreano e americano
2. Ervas que influenciam as outras glândulas endócrinas, descritas no capítulo sobre o sistema glandular.

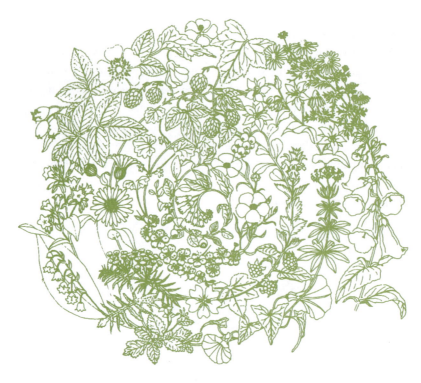

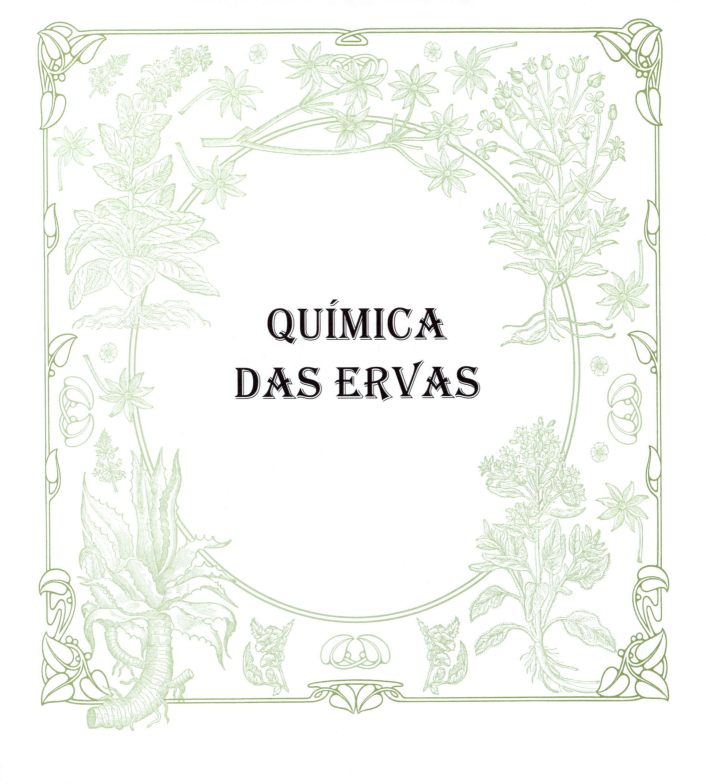

QUÍMICA DAS ERVAS

QUÍMICA DAS ERVAS

Nos capítulos anteriores, vimos que as ervas são compatíveis com uma abordagem holística da cura; observamos que são agentes holísticos, pois operam em muitos níveis do ser humano; e que inclusive no nível físico – no nível bioquímico – suas ações são complexas e sinérgicas. A despeito da complexidade, os farmacologistas desenvolveram milhares de pesquisas para descobrir o que são os constituintes e classificaram esses constituintes de acordo com seus grupos químicos. Embora esse tratamento analítico das ervas seja intrinsecamente limitante, ele produziu muitas informações valiosas sobre alguns processos bioquímicos; será de grande proveito examinarmos essas descobertas em maior profundidade, mas sem perder de vista o quadro geral.

Abordaremos neste capítulo a farmacologia vegetal, examinando de modo sucinto os vários grupos em que os inúmeros constituintes foram divididos, analisando suas funções e apresentando alguns exemplos de sua ocorrência. Referimo-nos a esses agrupamentos ao longo deste livro, e de modo particular mencionamos os constituintes relevantes, até onde são conhecidos, na seção "Herbário".

As classificações aqui adotadas baseiam-se na estrutura dos constituintes, não na sua função, aspecto que é tratado no capítulo sobre as ações das ervas.

Embora o conhecimento da farmacologia vegetal não seja essencial para um herborista, ele é de enorme ajuda para compreender a planta. Neste capítulo, um conhecimento mínimo de química é ideal.*

As plantas contêm uma enorme variedade de substâncias químicas, abrangendo desde água e sais inorgânicos, açúcares e carboidratos, até proteínas e alcaloides altamente complexos. Aqui nos dedicaremos ao papel que essas substâncias exercem, não na planta em si, mas no corpo. Vamos nos concentrar em particular nos grupos que agem em termos medicinais, além de examinarmos alguns que são nutrientes importantes e que por isso influenciam o corpo.

---

* As informações oferecidas aqui são em grande parte extraídas de material escrito por Simon Mills em seu curso de farmacologia para o National Institute of Medical Herbalists. Para um exame mais aprofundado da farmacologia vegetal e da farmacognosia (estudo da história natural, das características físicas e das propriedades químicas das ervas), consulte: *Trease and Evans Pharmacognosy*, William C. Evans, Saunders, Ltd. 2009.

ÁCIDOS ORGÂNICOS

Os ácidos orgânicos fracos são encontrados em todo o reino vegetal. Um exemplo típico é o ácido cítrico presente no limão.

Os ácidos orgânicos podem ser assim divididos: os que se baseiam numa cadeia de carbono e os que contêm um anel de carbono em sua estrutura; todos, porém, têm em comum um grupo – COOH. Os ácidos de cadeia (ou ácidos alifáticos) variam desde o simples ácido fórmico que sentimos na ardência da urtiga até os mais complexos, como o ácido cítrico e o valérico, sendo este último a base para um sedativo usado na medicina alopática. Os ácidos de anel (ácidos aromáticos) formam um grupo farmacológico importante. O ácido aromático mais simples, o benzoico, pode ser encontrado em muitas resinas e bálsamos, como no bálsamo-de-tolu, no bálsamo-do-peru, na goma de benjoim, e também na baga do oxicoco

Ácido cítrico

Ácido benzoico

Ácido fórmico

Química das Ervas

Geraniol

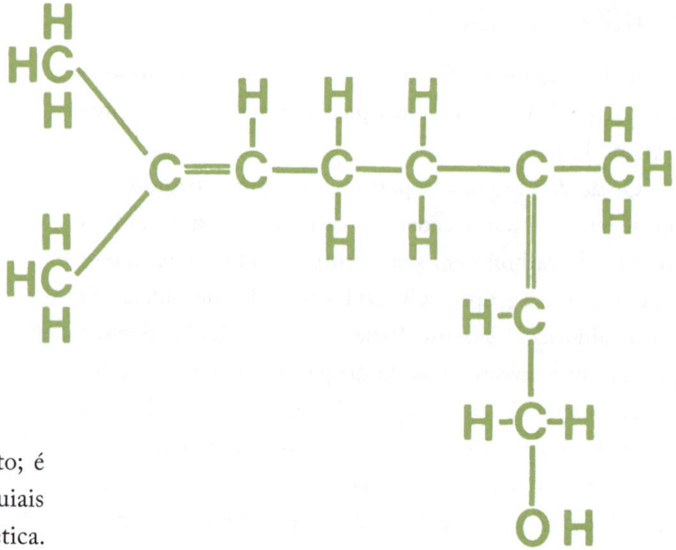

(*cranberry*). Pode ser usado como loção ou unguento; é também um inalante benéfico para problemas bronquiais crônicos e tem ações antisséptica, antipirética e diurética. Antigamente podia-se encontrá-lo em todas as casas na forma do bálsamo do frade.

ÁLCOOIS

Os álcoois são encontrados de várias formas nas plantas, muitas vezes como constituintes de óleos voláteis ou como esteróis, como o óleo de álcool geraniol na essência da rosa e o mentol no óleo da hortelã-pimenta. Outras formas comuns de álcoois são ceras, combinações de álcoois e ácidos graxos, que se encontram no tegumento das folhas e em outras partes das plantas. A cera de carnaúba, por exemplo, de uso muito comum, é obtida da palmeira *Copernicia cerifera*.

ÓLEOS VOLÁTEIS

A maioria dos óleos voláteis tem por base moléculas simples como isopreno ou isopentano, que podem combinar-se de diferentes maneiras para formar terpenos, contendo

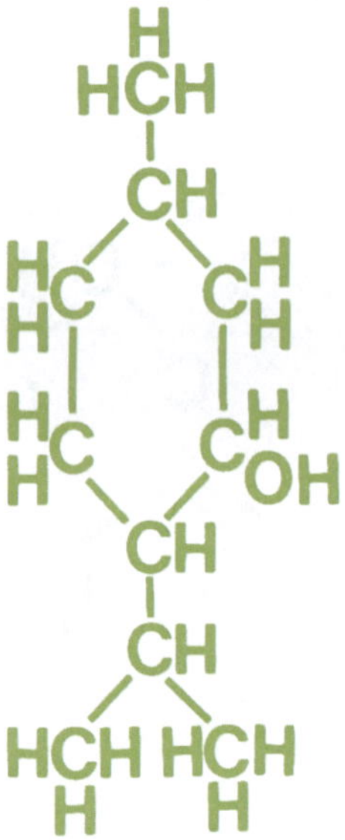

Mentol

múltiplos das moléculas básicas de cinco carbonos, às vezes com ligeiras variações, compondo os óleos voláteis.

Encontramos óleos voláteis em plantas aromáticas, como a hortelã-pimenta ou o tomilho, onde diferentes óleos – às vezes até cinquenta ou mais – se combinam para dar à planta seu odor particular. Dependendo da combinação de óleos, o odor varia e inclusive pode ser ligeiramente diferente dentro da mesma espécie, dependendo da concentração dos óleos.

A extração desses óleos resulta na produção dos chamados óleos essenciais ou aromáticos, que podem ser usados de modo terapêutico, mas que em grande parte são também utilizados na fabricação de perfumes.*

O espectro de óleos aromáticos é bastante amplo, cada um deles possuindo propriedades peculiares; todos, porém, têm em comum algumas ações que convém mencionar.

Todos os óleos aromáticos são antissépticos; bons exemplos são os de alho, de eucalipto e de tomilho. Como é muito fácil passar e espalhar óleos pelo corpo, eles agem tanto topicamente como no sistema todo. Quer ingeridos, quer aplicados externamente, logo aparecem no sistema urinário, nos pulmões e nos brônquios, e em secreções como suor, saliva, lágrimas e secreções vaginais. Podem inclusive ocorrer no leite materno ou passar pela placenta e chegar ao feto. Além de sua ação antisséptica direta, também estimulam a produção de glóbulos brancos, fortalecendo assim o próprio sistema de defesa natural do corpo.

Os óleos voláteis estimulam o tecido com que entram em contato, causando leves "irritações" (como no caso do óleo de mostarda) ou certa dormência (como acontece com o mentol e a cânfora). Eles auxiliam a digestão estimulando o revestimento do cólon, o qual produz um reflexo que aumenta o fluxo de sucos gástricos e induz uma sensação de fome. Podem ainda abrandar dores agudas relaxando a peristalse na parte inferior dos intestinos.

Os óleos voláteis também agem sobre o sistema nervoso central. Alguns relaxam e sedam, como a camomila, outros estimulam, como a hortelã-pimenta, e todos tendem a induzir um estado de calma e bem-estar interior, reduzindo assim a tensão e a depressão. Quando aplicados externamente, parte do efeito dos óleos aromáticos se deve às suas ações sobre o nariz, pois os nervos olfatórios transmitem o cheiro para o cérebro e lá desencadeiam uma reação.

---

* A arte do perfumista baseia-se na combinação habilidosa de diferentes óleos. Para mais informações, ver a excelente série de livros sobre perfumes: *Perfumes, Cosmetics and Soaps*, W. A. Poucher, Chapman & Hall Wiley, 1974.

Isopreno

Isopentano

Como os óleos voláteis evaporam com muita facilidade, as ervas que os contêm precisam ser armazenadas com cuidado em recipientes bem fechados.

CARBOIDRATOS

É grande a variedade de carboidratos possível de se encontrar nas plantas, seja na forma de açúcares, como a glicose e a frutose, seja como amidos, onde servem como o principal depósito de energia. Podem também assumir a forma mais complexa da celulose, dando sustentação estrutural às plantas.

Os grandes polissacarídeos, como a celulose, podem ainda combinar com outras substâncias químicas e produzir moléculas como a pectina, encontrada, por exemplo, na maçã, ou gomas de alga marinha, como algina, ágar ou carragum, encontrado no musgo-da-irlanda. Todos eles são muito viscosos e demulcentes, e são usados para produzir géis que são utilizados na medicina e em preparos alimentícios.

Gomas e mucilagens, que são carboidratos muito complexos, estão presentes em algumas ervas calmantes e curativas excelentes, como as demulcentes alteia, tanchagem e tussilagem. Sua ação relaxa o revestimento dos intestinos, desencadeando um reflexo que passa pelos nervos espinais em direção a áreas relacionadas embriologicamente, como os pulmões e o sistema urinário. Desse modo, as mucilagens trabalham de duas maneiras: reduzem a irritação e a inflamação em todo o canal alimentar, reduzem a sensibilidade ao ácido gástrico, previnem a diarreia e reduzem a peristalse; além disso, por intermédio de um reflexo sobre o sistema respiratório, reduzem a tensão e a tosse e aumentam a secreção de muco aquoso.

Glicose

Frutose

COMPOSTOS FENÓLICOS

O fenol é um componente básico de muitos constituintes orgânicos importantes. Compostos fenólicos podem ser simples em sua estrutura ou combinações complexas de inúmeras moléculas básicas. Um dos fenólicos simples é o ácido salicílico, encontrado em combinação com o açúcar, formando um glicosídeo, como na filipêndula, na gualtéria, na casca do noveleiro e no salgueiro. Essa substância química tem propriedades antissépticas, anestésicas e anti-inflamatórias; a medicina alopática a utiliza na forma de ácido acetilsalicílico, mais conhecido como aspirina.

Eugenol

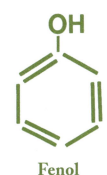

Fenol

Ácido salicílico

O eugenol, o óleo anestésico encontrado no cravo-da-índia, e o timol, derivado do óleo do tomilho, têm ambos efeitos semelhantes aos do ácido salicílico. Parte da ação antisséptica da uva-ursina sobre o sistema urinário explica-se pela presença do fenol hidroquinona.

TANINOS

Os taninos em ervas produzem uma ação adstringente. Eles agem sobre as proteínas e sobre algumas outras substâncias químicas e formam uma camada protetora sobre a pele e as membranas mucosas. Podem assim, por exemplo, aglutinar o tecido dos intestinos e reduzir a diarreia ou hemorragia interna. Externamente, são eficazes no tratamento de queimaduras, na cicatrização de feridas e na redução de inflamações. Os taninos são benéficos para infecções dos olhos (conjuntivite), da boca, da vagina, do colo do útero e do reto.

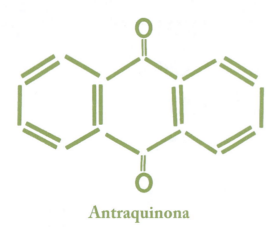

Antraquinona

ANTRAQUINONAS

As plantas que contêm antraquinonas são conhecidas por sua eficácia purgativa, mas são também bons corantes naturais. Elas aparecem, em geral, na forma de glicosídeos (numa combinação química com um açúcar) e encontram-se, por exemplo, nas plantas *aloe vera*, azeda-crespa, espinheiro-cerval, ruibarbo e sene. Elas agem estimulando suavemente o cólon de 8 a 12 horas depois de ingeridas, ativando a peristalse dos intestinos, mas só conseguem fazer isso com a presença da bile natural. Uma estimulação excessiva da parede do cólon pode provocar cólicas, por isso, são muitas vezes ministradas em combinação com ervas carminativas.

CUMARINAS

O aroma evocativo e intenso do feno recém-ceifado tem sua base no grupo de substâncias químicas denominado cumarinas. É claro que não é apenas o capim que contém esses constituintes deliciosamente aromáticos; a aspérula-odorífera é outro exemplo. A cumarina em si tem efeitos limitados sobre o corpo, mas um dos seus metabolitos, o dicumarol, é um poderoso agente anticoagulante. A medicina alopática utiliza as cumarinas como base para a varfarina, uma droga anticoagulante usada como prevenção contra a trombose, em pequena dosagem, e como veneno para rato em grandes doses.

FLAVONAS E GLICOSÍDEOS FLAVONOIDES

Um dos grupos mais comuns de constituintes orgânicos nas ervas é o das flavonas e dos glicosídeos flavonoides; referimo-nos a eles com frequência na seção "Herbário". Uma ampla variedade de ações os torna muito conhecidos, variando desde antiespasmódicos e diuréticos até estimulantes circulatórios e cardíacos. Alguns, por exemplo, como a

Cumarina

Flavona

rutina, a hesperidina e a vitamina bioflavonoide P, reduzem a permeabilidade e a fragilidade dos vasos capilares e assim ajudam o corpo a fortalecer o sistema circulatório e a baixar a pressão sanguínea. O trigo-sarraceno é um bom exemplo de erva eficaz para esses problemas. Os bioflavonoides são também essenciais para a absorção completa da vitamina C e ocorrem na natureza onde quer que a vitamina C esteja presente. Outro flavonoide, presente no cardo-mariano, é responsável por sua ação benéfica para o fígado.

SAPONINAS

As saponinas têm atraído a atenção dos químicos farmacêuticos, pois podem ser usadas na síntese da cortisona – uma droga anti-inflamatória potente – e de hormônios sexuais. As saponinas contidas nas ervas não agem com a mesma eficácia, mas o corpo pode aproveitá-las como matéria-prima para compor substâncias químicas apropriadas. Para ver a semelhança entre uma saponina natural e as drogas sintéticas mais potentes, podemos comparar a cortisona com a diosgenina do inhame-bravo e concluir que são muito semelhantes.

Entre as ervas anti-inflamatórias típicas que contêm saponinas estão a escrofulária, o inhame-bravo, o morrião-dos-passarinhos e a vara-dourada.

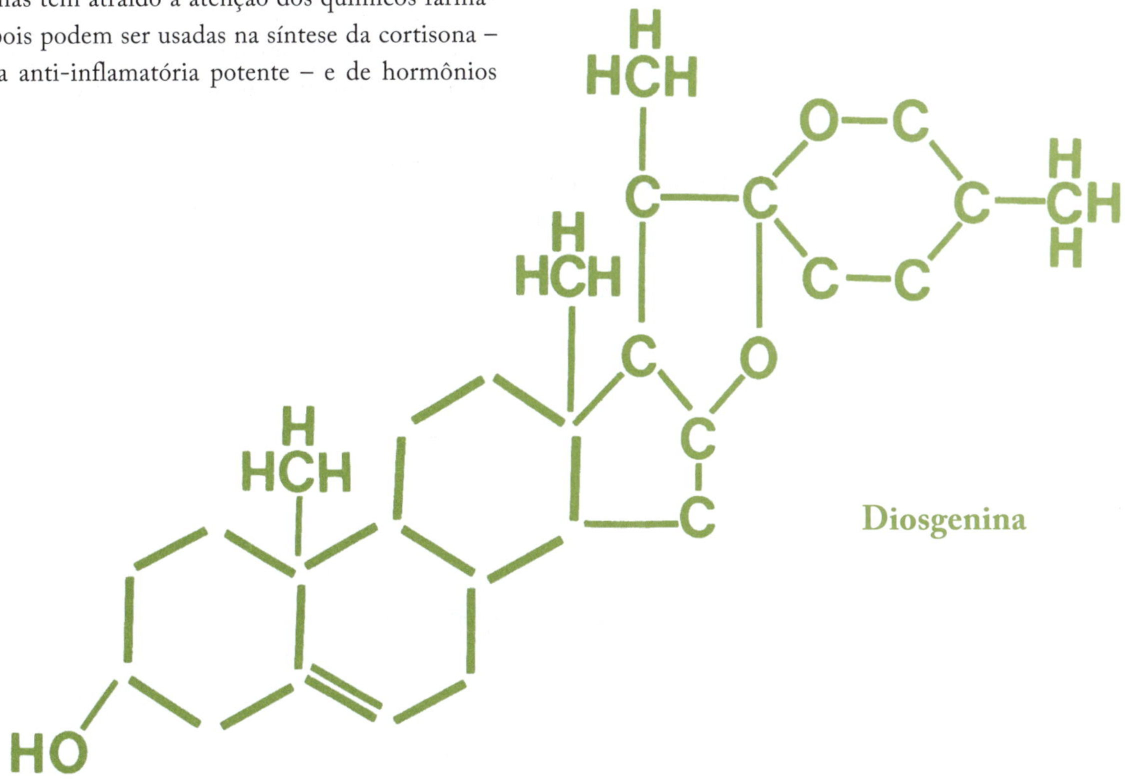

Diosgenina

Química das Ervas

Cortisona

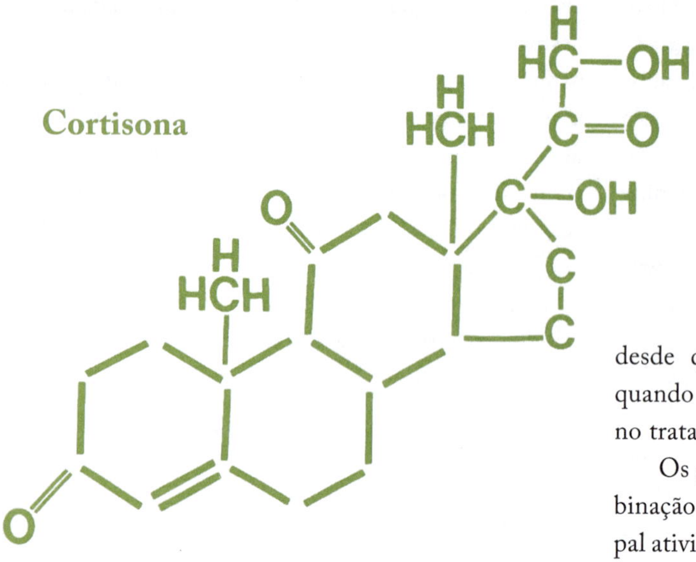

Outra qualidade importante das saponinas é sua ação expectorante, realizada por meio da estimulação de um reflexo do trato digestório superior, presente em ervas como a margarida, a prímula, o verbasco e a violeta.

GLICOSÍDEOS CARDÍACOS

Os glicosídeos cardíacos são muito semelhantes às saponinas. Eles têm sido objeto de muitas pesquisas intensivas desde que foram descobertos em 1785 na dedaleira, quando a medicina reconheceu que podem ser eficazes no tratamento da insuficiência cardíaca.

Os glicosídeos cardíacos são formados por uma combinação de um açúcar e um aglícone esteroidal. A principal atividade é definida pela forma e estrutura do aglícone, mas é o açúcar que determina a biodisponibilidade do aglícone ativo.

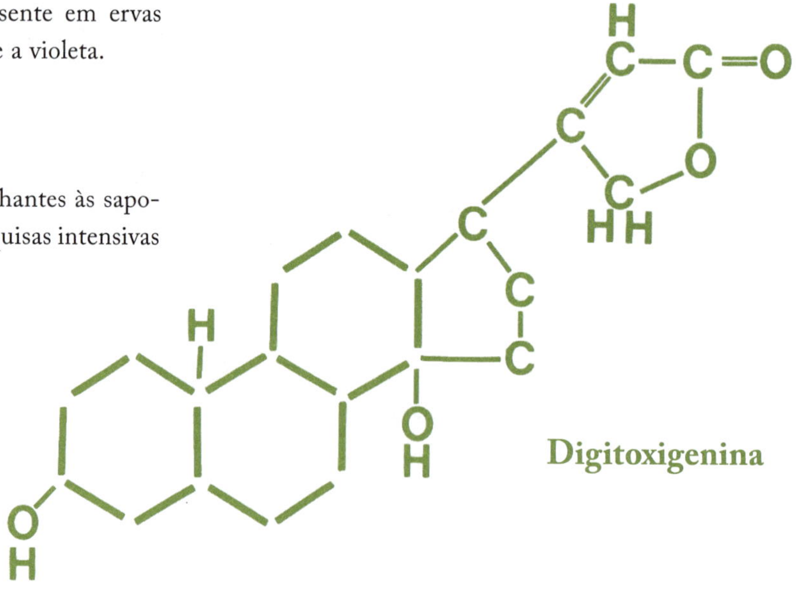

Digitoxigenina

Química das Ervas

Muitas plantas floríferas contêm glicosídeos cardíacos, mas as fontes mais conhecidas são a cebola-albarrã, a dedaleira, o lírio-do-vale e a família estrofanto. A medicina fitoterápica prefere o lírio-do-vale à dedaleira, pois esta é potencialmente venenosa, ao passo que o lírio-do-vale, com a mesma eficácia, não leva a um acúmulo de componentes tóxicos no organismo.

Em termos terapêuticos, os glicosídeos cardíacos têm a incrível capacidade de aumentar a força e a potência do batimento cardíaco sem aumentar a quantidade de oxigênio necessária ao músculo do coração. Podem assim aumentar a eficiência do coração e ao mesmo tempo estabilizar o excesso de batimentos cardíacos sem forçar o órgão.

PRINCÍPIOS AMARGOS

Os princípios amargos representam um grupo de substâncias químicas que têm um sabor muito amargo. Em termos químicos, apresentam uma ampla diversidade de estruturas, com a maioria dos amargos pertencendo aos iridoides, alguns aos terpenos (ver a seção sobre óleos voláteis) e alguns a outros grupos.

Os princípios amargos produzem efeitos terapêuticos valiosos. Por meio de uma ação reflexa via papilas gustativas, eles estimulam a secreção de todos os sucos digestivos, e também a atividade do fígado, auxiliando a eliminação hepática. Abordamos o mérito dessas ações em várias seções do livro, em particular no capítulo sobre o sistema digestório. Muitas pesquisas farmacêuticas estão sendo desenvolvidas no momento sobre esses princípios amargos, pois é comum revelarem ações antibióticas, antifungais e antitumorais. Pesquisas realizadas na China sugerem que o princípio amargo presente no *Gossypium spp* (algodão) pode agir como contraceptivo masculino por reduzir o nível de produção de esperma.

A propriedade amarga que esses princípios conferem às plantas muitas vezes faz parte da atividade geral da erva. Sedativos como lúpulo e valeriana, remédios para a tosse como marroio-branco, anti-inflamatórios como trevo-d'água e garra-do-diabo e a vulnerária calêndula: todos têm em comum essa valiosa ação.

ALCALOIDES

Os alcaloides talvez componham o grupo mais potente de constituintes orgânicos que agem sobre o corpo humano e a mente. Eles incluem o alucinógeno mescalina num extremo e o veneno fatal brucina no outro. Existem alcaloides que agem sobre o fígado, os nervos, os pulmões e o sistema digestório. Muitas das ervas mais apreciadas contêm essas substâncias químicas potentes. No entanto, parece que mesmo no próprio reino vegetal, eles não têm uma função importante além de ser um depósito para o nitrogênio em excesso. Tudo indica que são um presente de Gaia à humanidade e ao reino animal, constituindo uma fonte de agentes curativos por sua interação com o reino vegetal.

Como grupo, os alcaloides apresentam estruturas muito diferentes. Eles contêm nitrogênio em sua estrutura e todos desenvolvem uma atividade fisiológica marcante. Em termos químicos, com base em sua estrutura, dividem-se em 13 grupos, e suas atividades são tão diversificadas quanto essas estruturas, o que praticamente impossibilita dizer alguma coisa a seu respeito. Como mencionamos alcaloides específicos ao longo do livro, tecemos comentários sempre que seja importante.

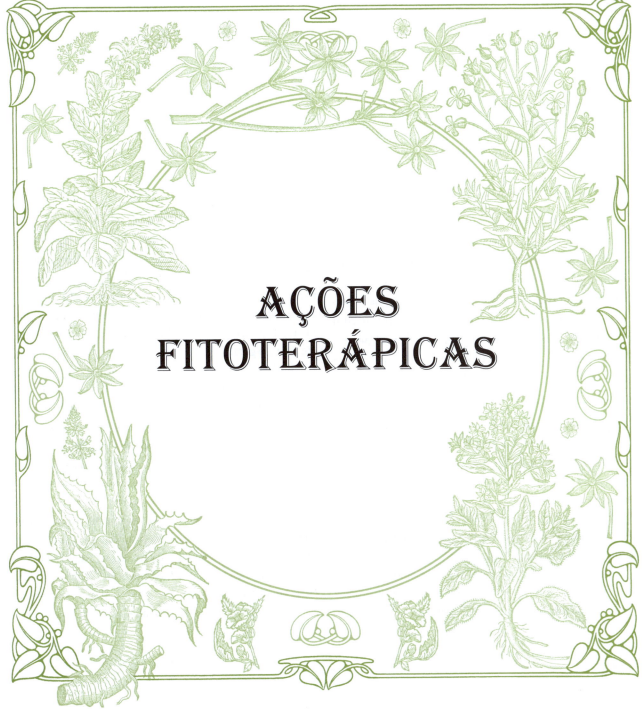

AÇÕES FITOTERÁPICAS

Ações Fitoterápicas

Grande parte das pesquisas farmacêuticas orienta-se para a análise dos constituintes ativos das ervas com o objetivo de descobrir como e por que elas são eficazes. Um procedimento bem mais antigo consiste em classificar as ervas considerando os problemas que podemos tratar com elas. Na abordagem holística, é fundamental entender as ações e a forma como podemos usá-las em combinação.

Em alguns casos, por exemplo, a ação se deve a uma substância química específica ou a uma combinação de substâncias presentes na erva – é o caso do sedativo valeriana – ou pode dever-se a uma interação sinérgica complexa entre vários constituintes da planta. No entanto, é mais apropriado considerar as ações como atributos da erva como um todo, e o entendimento de sua base química como apoio para prescrever.

Para compreender essa questão, examinemos alguns casos. A hortelã-pimenta, por exemplo, é anticatarral, aromática, antimicrobiana, carminativa, diaforética, emenagoga, febrífuga, nervina e estimulante. O eupatório também é anticatarral, diaforético e febrífugo, além de amargo, diurético, emético e tônico, o que a hortelã-pimenta não é. Caso se precise de um anticatarral que seja ao mesmo tempo diurético, pode-se usar eupatório; sendo necessário um anticatarral estimulante, pode-se usar hortelã-pimenta. E poderíamos combinar as duas para produzir um efeito mais geral.

É claro que ambas as ervas influenciam o tratamento de uma grande variedade de problemas; elas são eficazes não só para problemas específicos, como revelam um conjunto de ações, o que de fato as transforma nos recursos holísticos que são. Cada erva tem seu espectro de ações, por isso é importante prestar muita atenção ao combinar as ervas para abranger a diversidade de problemas a que atendem e tratar tanto a causa quanto os sintomas.

Esta seção reúne todas as possíveis ações e relaciona as ervas representativas mais benéficas em cada categoria. Outras informações encontram-se na seção "Herbário", que também elenca as ações de cada erva. As ervas são listadas em ordem alfabética, não em ordem de importância, e as mais importantes estão sublinhadas.

ADSTRINGENTES

As ervas adstringentes contraem o tecido, precipitando proteínas, reduzindo assim secreções e descargas. Elas contêm taninos.

Acácia-catechu, agrimônia, alecrim, árvore-da-cera, bistorta, carvalho-vermelho, catechu, celidônia-menor, cerejeira-preta, erva-benta, erva-de-santiago, erva-de-são-joão, eufrásia, filipêndula, framboeseira, gerânio, hamamélis, hera-terrestre, ínula, lírio-do-bosque, marroio-da-água, mil-folhas, noz-de-cola, olmo-americano, pervinca, pilosela-das-boticas, pulmonária, ruibarbo (raiz), sálvia, tanchagem, tormentilha, uva-ursina, vara-dourada, verbasco.

ALTERATIVAS

Alterativas são ervas que restabelecem aos poucos a função própria do corpo e aumentam a saúde e a vitalidade. Antigamente eram conhecidas como "depuradores do sangue".

Alho, anêmona, aparine, árvore-franja, azeda-crespa, bardana, bodelha, equinácea, escrofulária, estilíngia, fitolaca, fumaria, guaiaco, hidraste, índigo-selvagem, íris, salsaparrilha, sanguinária-do-canadá, sassafrás, trevo-d'água, trevo-dos-prados, urtiga, uva-do-óregon.

AMARGAS

Ervas de sabor amargo agem como tônicos estimulantes para o sistema digestório através de um reflexo por meio das papilas gustativas.

Abrótano, arruda, camomila, centáurea-menor, eupatório, genciana, hidraste, losna, lúpulo, marroio-branco, tanaceto, uva-espim.

ANALGÉSICAS, ANÓDINAS

Analgésicas são ervas que aliviam a dor, sendo aplicadas externamente ou ingeridas, dependendo do caso.

Cipripédio, erva-de-são-joão, escrofulária, lúpulo, papoula, passiflora, piscídia, solidéu, valeriana.

ANTIBILIOSAS

As ervas antibiliosas ajudam o corpo a eliminar o excesso de bile e por isso são benéficas em casos de distúrbios biliares e de icterícia. Compare com as ervas colagogas e hepáticas.

Artemísia, árvore-franja, *chelone glabra*, dente-de-leão, hidraste, inhame-bravo, losna, uva-espim, verbena.

ANTICATARRAIS

As ervas anticatarrais auxiliam o corpo a eliminar o catarro em excesso, tanto da área dos sínus como de outras partes.

Alho, alteia, equinácea, eufrásia, eupatório, gerânio, hidraste, hissopo, hortelã-pimenta, índigo-selvagem, ínula, mil-folhas, musgo-da-irlanda, musgo-da-islândia, pimenta-de-caiena, sabugueiro, sálvia, tomilho, tussilagem, uva-ursina, vara-dourada, verbasco.

ANTIEMÉTICAS

As antieméticas amenizam a sensação de enjoo e ajudam a aliviar ou prevenir o vômito.

Alfazema, cravo-da-índia, endro, erva-cidreira, filipêndula, funcho, marroio-negro, pessegueiro (folhas), pimenta-de-caiena.

ANTIESPASMÓDICAS

As ervas antiespasmódicas previnem ou amenizam espasmos ou cãibras no corpo.

Agripalma, alface-brava, anêmona, camomila, cimicífuga-preta, cipripédio, eucalipto, inhame-bravo, lobélia, noveleiro, repolho-gambá, solidéu, tília, tomilho, valeriana, verbena, viburno, visco-branco.

ANTI-HELMÍNTICAS

As anti-helmínticas destroem ou expelem vermes do sistema digestório. Infelizmente, muitas das ervas mais eficazes não estão mais à venda desde que a nova Lei dos Medicamentos (Medicines Act) entrou em vigor, pois podem ser tóxicas em doses altas. Por isso, não são relacionadas aqui.

Alho, *aloe vera*, arruda, losna, romãzeira, tanaceto, tuia.

ANTI-INFLAMATÓRIAS

As ervas anti-inflamatórias ajudam o corpo a combater inflamações. As ervas mencionadas como demulcentes, emolientes e vulnerárias muitas vezes agem desse modo, em particular quando aplicadas externamente.

Calêndula, camomila, choupo-tremedor, erva-de-são-joão, garra-do-diabo, hamamélis, salgueiro-preto, trevo-d'água.

ANTILÍTICAS

As ervas antilíticas previnem a formação de pedras ou grânulos no sistema urinário e podem auxiliar o corpo a eliminá-los.

Alfavaca-de-cobra, buchu, cardo-marítimo, cenoura, colinsônia-canadense, estigma de milho, eupatório-roxo (raiz), falsa-salsa, grama-de-ponta, hidrângea, uva-ursina.

ANTIMICROBIANAS

As ervas antimicrobianas ajudam o corpo a destruir ou a resistir a micro-organismos patogênicos.

Abrótano, alcaravia (óleo), alecrim, alho, anis, arruda, bálsamo-do-peru, calêndula, coentro, cravo-da-índia, equinácea, eucalipto, genciana, hortelã-pimenta, índigo-selvagem, ínula, losna, mirra, oliva, orégano, pimenta-de-caiena, sálvia, tanchagem, tomilho, uva-ursina, zimbro.

APERIENTES

Ervas aperientes são laxantes brandos. Ver "Laxantes".

AROMÁTICAS

As ervas aromáticas têm um odor forte e muitas vezes agradável e podem estimular o sistema digestório. São em geral usadas para adicionar aroma e sabor a outros remédios.

Aipo, alcaravia, alecrim, angélica, anis, betônica, camomila, canela, cardamomo, cravo-da-índia, coentro, endro, erva-cidreira, filipêndula, funcho, gengibre, hissopo, hortelã-pimenta, manjericão, poejo, valeriana.

CARMINATIVAS

As carminativas são ricas em óleos voláteis e, por sua ação, estimulam a peristalse do sistema digestório e relaxam o estômago, favorecendo assim a digestão e combatendo a formação de gases no trato digestório.

Alcaravia, alho, angélica, anis, camomila, canela, cardamomo, coentro, endro, erva-cidreira, funcho, galanga, gengibre, hissopo, hortelã-pimenta, mostarda, pimenta-de-caiena, sálvia, tomilho, valeriana, zimbro.

COLAGOGAS

As ervas colagogas estimulam a liberação e secreção da bile da vesícula biliar, o que pode ser um grande benefício em caso de problemas da vesícula. Elas têm também um efeito laxante no sistema digestório, uma vez que a quantidade de bile no duodeno aumenta quando é ingerida, e a bile é o nosso laxante natural, produzido dentro de nós.

Árvore-franja, chelone glabra, boldo, dente-de-leão, evônimo-da-américa, fumária, genciana, hidraste, inhame-bravo, íris, leptandra virginica, uva-do-óregon, uva-espim.

DEMULCENTES

Em geral, as ervas demulcentes são ricas em mucilagem e podem aliviar e proteger o tecido interno irritado ou inflamado.

Alcaçuz, alteia, aveia (farinha), confrei, estigma de milho, falsa-salsa, grama-de-ponta, linhaça, malva, musgo-da-irlanda, olmo-americano, pulmonária, tussilagem, verbasco.

DIAFORÉTICAS

As diaforéticas auxiliam a pele a eliminar toxinas e promovem a transpiração.

Alho, angélica, árvore-da-cera, buchu, camomila, cimicífuga-preta, erva daninha de borboleta (raiz), eupatório, freixo-espinhento, funcho, gengibre, guaiaco, hortelã-pimenta, marroio-branco, mil-folhas, pimenta-de-caiena, sabugueiro, tília, tomilho, tuia, vara-dourada.

DIURÉTICAS

As diuréticas aumentam a secreção e eliminação de urina.

Abóbora (semente), agrimônia, aipo (semente), alfavaca-de-cobra, aparine, bardana, boldo, borragem, buchu, cacto, cardo-marítimo, cenoura, colinsônia-canadense, dente-de-leão, estigma de milho, eupatório, eupatório-roxo (raiz), falsa-salsa, giesta, grama-de-ponta, íris, lírio-do-vale, marroio-da-água, mil-folhas, noz-de-cola, pilriteiro (bagas), sabugueiro, salsa, *saw palmetto*, tília, uva-ursina, zimbro.

EMENAGOGAS

As ervas emenagogas estimulam e normalizam o fluxo menstrual. Às vezes o termo é usado num contexto mais geral indicando remédios que agem como tônicos do sistema reprodutor feminino.

Abrótano, agnocasto, agripalma, alecrim, alétris (raiz), anêmona, arruda, artemísia, baga-de-perdiz, bolsa-de-pastor, calêndula, camomila, cardo-santo, carlina comum, cimicífuga-preta, erva-de-são-joão, falso-unicórnio (raiz), feno-grego, framboeseira, genciana, gengibre, ginseng-azul, hidraste, hortelã-pimenta, limão-siciliano, lírio-do-bosque, losna, mil-folhas, noveleiro, poejo, salsa, sálvia, tanaceto, tomilho, valeriana, verbena, viburno, zimbro.

EMÉTICAS

As eméticas causam vômito. Em sua maioria, as ervas relacionadas provocam vômito apenas quando ingeridas em altas doses, que são indicadas para cada erva na seção "Herbário".

Cebola-albarrã, erva-cidreira, eupatório, gatária, ipecacuanha, lobélia, sabugueiro (flores), sanguinária-do-canadá, sênega.

EMOLIENTES

As ervas emolientes são aplicadas na pele para amaciá-la, suavizá-la ou protegê-la e agem externamente de modo semelhante à ação interna das demulcentes.

Alcaçuz, alteia, bálsamo-de-gileade, borragem, confrei, feno-grego, ínula, linhaça, malva, marmelo, morrião-dos-passarinhos, olmo-americano, rosa (pétalas), tanchagem, tussilagem, verbasco.

ESTIMULANTES

As ervas estimulantes aceleram e animam a função fisiológica do corpo.

Abrótano, alcaravia, alecrim, alho, angélica, arruda, árvore-da-cera, bálsamo-de-gileade, benjoim, bodelha, calêndula, canela, cardamomo, *chelone glabra*, dente-de-leão, eucalipto, eupatório-roxo, freixo-espinhento, galanga, genciana, ginseng, hera-terrestre, hortelã-pimenta, inhame-bravo, losna, marroio-branco, mil-folhas, mostarda, pimenta-de-caiena, poejo, raiz-forte, sálvia, tanaceto, zimbro.

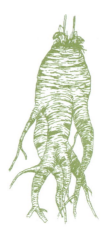

ESTÍPTICAS

As ervas estípticas reduzem ou detêm o sangramento externo devido à sua adstringência. Ver "Adstringentes".

EXPECTORANTES

As ervas expectorantes ajudam o corpo a remover o excesso de muco do sistema respiratório.

Alcaçuz, alho, alteia, anis, bálsamo-de-gileade, bálsamo-de-tolu, bálsamo-do-peru, cebola-albarrã, cerejeira-preta, confrei, erva daninha de borboleta (raiz), grindélia, ínula, hidraste, hissopo, lobélia, marroio-branco, musgo-da-irlanda, musgo-da-islândia, pilosela-das-boticas, pulmonária, repolho-gambá, sabugueiro (flor), sanguinária-do-canadá, sênega, tomilho, tuia, tussilagem, verbasco, verbena.

FEBRÍFUGAS, ANTIPIRÉTICAS

As febrífugas ajudam o corpo a baixar a febre.

Angélica, borragem, calêndula, cardo-santo, erva-cidreira, erva daninha de borboleta (raiz), eucalipto, eupatório, framboeseira, freixo-espinhento, hissopo, hortelã-pimenta, lobélia, pimenta-de-caiena, poejo, quina-vermelha, sabugueiro (flor), sálvia, tanchagem, tomilho, verbena.

GALACTAGOGAS

As ervas galactagogas ajudam a mãe nutriz a aumentar o fluxo de leite.

Anis, cardo-santo, centáurea-menor, framboeseira, funcho, galega, verbena.

HEPÁTICAS

As ervas hepáticas agem sobre o fígado. Tonificam e fortalecem o fígado e aumentam a secreção da bile.

Agrimônia, agripalma, aipo, *aloe vera*, aparine, árvore-franja, azeda-crespa, boldo, cáscara-sagrada, centáurea-menor, *chelone glabra*, dente-de-leão, erva-cidreira, evônimo-da-américa, freixo-espinhento, fumária, funcho, genciana, hidraste, hissopo, índigo-selvagem, inhame-bravo, ínula, íris, *leptandra virginica*, losna, mil-folhas, raiz-forte, trevo-d'água, uva-do-óregon, uva-espim.

HIPNÓTICAS

As ervas hipnóticas induzem o sono (não o transe hipnótico).

Alface-brava, lúpulo, passiflora (flor), piscídia, solidéu, valeriana, visco-branco.

LAXANTES

As ervas laxantes promovem a evacuação dos intestinos.

Alfavaca-de-cobra, aparine, árvore-franja, azeda-crespa, bardana, cáscara-sagrada, *chelone glabra*, dente-de-leão, espinheiro-cerval, evônimo-da-américa, linhaça, ruibarbo (raiz), sene, uva-do-óregon, uva-espim.

MUCILAGINOSAS

As ervas mucilaginosas contêm constituintes gelatinosos e em geral são demulcentes e emolientes.

Alteia, confrei, feno-grego, linhaça, malva, marmelo, musgo-da-irlanda, musgo-da-islândia, olmo-americano.

NERVINAS

As ervas nervinas produzem um efeito benéfico sobre o sistema nervoso, tonificando-o e fortalecendo-o. Algumas agem como estimulantes, outras como relaxantes. Para obter informações mais detalhadas consulte a seção "Herbário".

Agripalma, alecrim, alface-brava, alfazema, anêmona, aveia, camomila, cimicífuga-preta, cipripédio, damiana, erva-cidreira, ginseng, ginseng-azul, hortelã-pimenta, limão-taiti, lobélia, losna, lúpulo, marroio-da-água, noveleiro, noz-de-cola, passiflora, solidéu, tanaceto, tomilho, trevo-dos-prados, valeriana, verbena, viburno, visco-branco.

OXITÓCICAS

As oxitócicas estimulam a contração do útero, facilitando assim o trabalho de parto.

Arruda, baga-de-perdiz, ginseng-azul, hidraste, lírio-do-bosque.

PEITORAIS

As ervas peitorais exercem um efeito fortificante e curativo geral sobre o sistema respiratório.

Alcaçuz, alho, alteia, angélica, anis, bálsamo-de-gileade, bálsamo-de-tolu, bálsamo-do-peru, confrei, erva daninha de borboleta (raiz), hidraste, hissopo, ínula, marroio-branco, musgo-da-irlanda, musgo-da-islândia, pilosela-das-boticas, pulmonária, repolho-gambá, sabugueiro, sanguinária-do-canadá, sênega, tussilagem, verbasco, verbena.

RUBEFACIENTES

Quando aplicadas à pele, as ervas rubefacientes causam uma irritação local branda e estimulam a dilatação dos vasos capilares, aumentando assim a circulação na pele. Elas "puxam" o sangue das regiões mais profundas do corpo para a pele, aliviando, desse modo, dores internas.

Alecrim (óleo), alho, arruda, cravo-da-índia, gengibre, hortelã-pimenta (óleo), mostarda, pimenta-de-caiena, raiz-forte, urtiga.

SEDATIVAS

As ervas sedativas acalmam o sistema nervoso e reduzem o estresse e a tensão do corpo. Dessa forma, afetam o tecido do corpo irritado por problemas nervosos.

Agripalma, alface-brava, anêmona, bodelha, boldo, camomila, cerejeira-preta, cimicífuga-preta, cipripédio, erva-de-são-joão, ginseng-azul, inhame-bravo, lobélia, lúpulo, marroio-da-água, noveleiro,

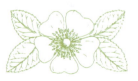

papoula-comum, passiflora, piscídia, primavera, sanguinária-do-canadá, *saw palmetto*, solidéu, trevo-dos-prados, valeriana, viburno.

SIALAGOGAS

As ervas sialagogas estimulam a secreção da saliva das glândulas salivares.

Centáurea-menor, freixo-espinhento, genciana, gengibre, íris, pimenta-de-caiena, sanguinária-do-canadá, sênega.

SOPORÍFERAS

As soporíferas induzem o sono; ver "Hipnóticas".

TÔNICAS

As ervas tônicas fortalecem e estimulam tanto órgãos específicos quanto o corpo inteiro. Esta longa lista faz mais sentido consultando-se a seção sobre tônicos específicos para cada sistema do corpo.

Agrimônia, agripalma, alcaçuz, alho, angélica, anis, aparine, arruda, artemísia, árvore-da-cera, árvore-franja, aveia, azeda-crespa, baga-de-perdiz, bardana, betônica, bistorta, boldo, buchu, calêndula, calumba, camomila, carlina-comum, castanha-da-índia, centáurea-menor, *chelone glabra*, cimicífuga-preta, cipripédio, condurango, confrei, damiana, dente-de-leão, equinácea, erva-cidreira, espinheiro-cerval, eufrásia, eupatório, eupatório-roxo (raiz), falso-unicórnio (raiz), fitolaca, framboeseira, fumária, genciana, gerânio, ginseng, grama-de-ponta, grindélia, hera-terrestre, hidrângea, hidraste, hissopo, inhame-bravo, ínula, *leptandra virginica*, limão-taiti, lírio-do-bosque, losna, marroio-da-água, mil-folhas, mirra, mostarda, musgo-da-islândia, pervinca, pilriteiro, pimenta-de-caiena, salsa, salsaparrilha, serpentária (raiz), solidéu, tamarindo, tanaceto, tomilho, trevo-d'água, trevo-dos-prados, tussilagem, urtiga, uva-do-óregon, uva-ursina, verbena, viburno, visco-branco.

TÔNICOS CARDÍACOS

Os tônicos cardíacos afetam o coração. Sua função específica está descrita na seção "Herbário".

Agripalma, cacto, giesta, lírio-do-vale, marroio-da-água, pimenta-de-caiena, pilriteiro.

VULNERÁRIAS

As ervas vulnerárias são aplicadas externamente e ajudam o corpo a curar feridas e cortes.

Alho, *aloe vera*, alteia, aparine, arnica, bardana, betônica, bistorta, bolsa-de-pastor, calêndula, cavalinha, confrei, erva-de-são-joão, feno-grego, fitolaca, gerânio, hamamélis, hidraste, hissopo, ínula, linhaça, margarida, mil-folhas, mirra, morrião-dos-passarinhos, musgo-da-irlanda, olmo-americano, sabugueiro, salgueiro-preto, tanchagem, tomilho, verbasco.

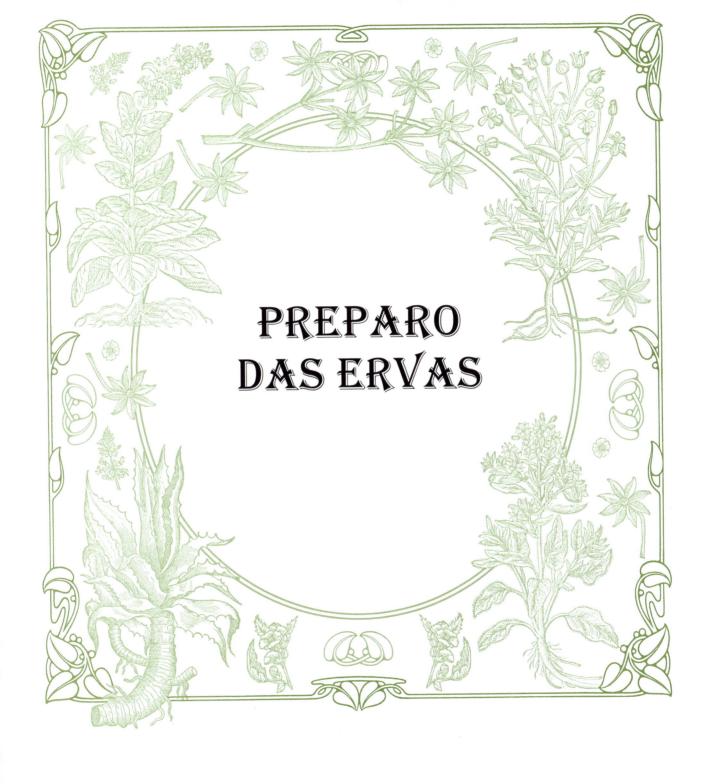

PREPARO DAS ERVAS

PREPARO DAS ERVAS

PREPARO DAS ERVAS

Parte da arte da medicina herbácea consiste em conhecer as técnicas de preparo dos remédios. Ao longo dos séculos, vários métodos foram desenvolvidos para liberar e ativar as propriedades curativas das plantas. Depois de obter as ervas apropriadas, é preciso escolher a melhor maneira de prepará-las.

Sem dúvida, a primeira coisa que os nossos ancestrais fizeram com as ervas foi comê-las frescas. Desde então, no decurso dos milhares de anos durante os quais as ervas vêm sendo usadas, outros métodos de preparo foram desenvolvidos. Com os modernos conhecimentos de farmacologia, podemos fazer escolhas conscientes quanto ao processo a adotar para liberar os constituintes bioquímicos necessários para a cura, sem prejudicar a integridade da planta ao isolar frações do todo.

Por tudo o que se disse até aqui, deve estar claro que a propriedade de uma erva não é apenas a soma de todas as ações das várias substâncias químicas presentes. Há uma sinergia em ação para criar um todo terapêutico que é maior do que a soma de suas partes. Se o método de preparo destrói ou perde parte do todo, grande medida das virtudes curativas dissipa-se. O preparo deve ser feito com muito cuidado e consciência.

Métodos de preparo são mencionados ao longo de todo o livro, mas não são detalhados a cada ocorrência. Nesta seção, damos uma explicação completa desses métodos, mas

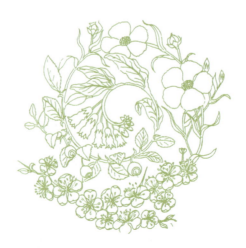

é possível que alguns exemplos oferecidos remetam a outros capítulos para um entendimento mais aprofundado.

Para maior clareza, dividimos os métodos em dois tipos: os que se aplicam ao preparo de remédios para uso interno e os que tratam do preparo de remédios de uso externo.

Remédios Internos

De uma perspectiva holística, a melhor maneira de usar as ervas é ingeri-las, uma vez que a cura acontece a partir de dentro. Os modos de preparar remédios internos são numerosos, mas com todos eles é essencial ter o máximo de cuidado com o processo para se ter certeza de alcançar os resultados desejados.

São três os modos de preparo básicos para uso interno das ervas:

1. À base de água
2. À base de álcool
3. Ervas frescas ou secas

Preparos à base de água

Os preparos de extratos à base de água são de duas formas: infusões e decocções. Quando a erva contém partes duras, lenhosas, fazemos decocções; do contrário, fazemos infusões.

Infusão

Se você sabe fazer chá, sabe também preparar uma infusão. Talvez este seja o método mais simples e comum de ingerir uma erva; para prepará-la, a erva pode estar fresca ou seca. Pode-se substituir uma parte de erva seca por três partes de erva fresca; a diferença está no maior conteúdo de água da erva fresca. Por isso, se as instruções prescrevem 1 colher de chá de erva seca, esta pode ser substituída por 3 colheres de chá de erva fresca.

Para fazer uma infusão:

1. Pegue um recipiente de porcelana ou de vidro previamente aquecido e coloque nele 1 colher de chá de erva seca (ou de uma mistura de ervas secas) para cada xícara de chá.
2. Despeje 1 xícara de água fervente para cada colher de chá da erva depositada no recipiente e tampe-o. Deixe descansar por 10 a 15 minutos.

As infusões podem ser bebidas quentes – o que em geral é melhor para um chá medicinal – ou frias, podendo-se acrescentar gelo. Pode-se adoçá-las com raiz de alcaçuz, com mel ou mesmo açúcar mascavo.

É possível fazer sachês enchendo saquinhos de musselina com misturas de ervas, sempre lembrando a quantidade de colheres de chá posta em cada saquinho. Estes são usados do mesmo modo que sachês de chá comum.

Para quantidades maiores que durem mais tempo, a proporção deve ser de 30 gramas de erva para meio litro de água. A melhor maneira de guardá-la é numa garrafa bem fechada na geladeira. No entanto, a validade de uma infusão feita dessa maneira não é muito longa, pois contém tanta força vital que qualquer micro-organismo que a contamine irá multiplicar-se e prosperar. Havendo qualquer sinal de fermentação ou deterioração, a infusão deve ser jogada fora. Sempre que possível, as infusões devem ser preparadas para uso imediato.

As infusões são mais apropriadas para partes da planta como folhas, flores ou caules verdes, cujas substâncias desejadas são facilmente acessíveis. Desejando-se uma infusão com casca, raiz, sementes ou resina, é preciso triturá-las antes para romper parte de suas paredes celulares e torná-las mais permeáveis à água. Por exemplo, sementes como anis e funcho devem ser levemente esmagadas antes de ser usadas numa infusão, para liberar os óleos voláteis das células. A infusão das ervas aromáticas deve ser feita num pote com tampa que feche bem, para garantir que apenas um mínimo do óleo volátil evapore.

Quando trabalhamos com ervas muito sensíveis ao calor, seja por conterem óleos muito voláteis, seja porque seus constituintes se desagregam a temperaturas elevadas, podemos preparar uma infusão fria. A proporção de erva para água é a mesma, mas nesse caso deve-se deixar a infusão de seis a doze horas em pote de louça bem fechado. Decorrido esse tempo, basta coar e beber.

Como alternativa, pode-se usar também leite frio como base para uma infusão fria. O leite contém gorduras e óleos que ajudam a dissolver os constituintes oleosos das plantas. Infusões com leite podem também ser usadas para compressas e cataplasmas, acrescentando a ação calmante do leite à das ervas. Há, porém, uma contraindicação para o uso do leite numa infusão: se houver qualquer sinal de reação interna ao leite na forma de hipersensibilidade ou alergia, ou se a pele ficar irritada numa aplicação externa, evite essas infusões.

As infusões feitas de acordo com essas orientações serão a base para muitos outros preparos descritos mais adiante.

Além do uso puramente medicinal de ervas, interesse maior deste livro, as ervas podem ser um acréscimo excelente ao estilo de vida pessoal e podem abrir todo um mundo de delícias e prazeres sutis. Elas não são apenas remédios ou alternativas ao café, mas também, por sua própria natureza, podem produzir excelentes chás. Cada pessoa terá suas preferências; não obstante, apresentamos a seguir uma lista de algumas ervas que, isoladas ou misturadas, elaboram chás deliciosos. Selecione desta lista aquelas cujo sabor você mais aprecia ou as que também preservam a sua saúde:

Flores: camomila, hibisco, sabugueiro, tília, trevo-dos-prados
Folhas: alecrim, erva-cidreira, hissopo, hortelã, hortelã-pimenta, sálvia, tomilho, verbena
Bagas: pilriteiro, rosa-canina
Sementes: aipo, alcaravia, anis, endro, funcho
Raízes: alcaçuz

DECOCÇÃO

Sempre que uma erva que se queira usar for dura ou lenhosa, deve-se fazer uma decocção, não uma infusão, para que seus conteúdos solúveis se dissolvam de fato. Raízes, rizomas, hastes, cascas, nozes e algumas sementes são duras e suas paredes celulares são muito fortes; por isso, para que seus constituintes ativos se transfiram para a água, é necessário mais calor do que para infusões, o que se obtém fervendo a erva.

Para fazer uma decocção:
1. Numa caneca ou panela, coloque 1 colher de chá de erva seca ou 3 colheres de chá de erva fresca para cada xícara de água. Ervas secas devem ser moídas ou trituradas; as frescas devem ser cortadas em pequenas porções. Para quantidades maiores, use 30 gramas de ervas secas para cada meio litro de água. (Essas são orientações gerais; dosagens mais específicas para cada erva são

dadas na seção "Herbário". O recipiente deve ser de vidro, cerâmica ou louça.) Se usar metal, deve ser esmaltado. Nunca use alumínio.
2. Acrescente às ervas a quantidade apropriada de água.
3. Leve para ferver e mantenha em fervura lenta pelo tempo indicado para a mistura ou erva específica, em geral de 10 a 15 minutos. Se a erva contém óleos voláteis, tampe o recipiente.
4. Coe o chá enquanto ainda quente.

A decocção é ingerida do mesmo modo que uma infusão.

Ao preparar uma mistura contendo ervas macias e duras, é mais adequado preparar uma infusão e uma decocção em separado para que as ervas mais sensíveis sejam tratadas de modo correspondente.

Com uma erva lenhosa contendo muitos óleos voláteis, para que estes não evaporem, é recomendável triturá-la o máximo possível e então fazer uma infusão.

PREPAROS À BASE DE ÁLCOOL

Em geral, o álcool é um solvente mais eficiente do que a água para os constituintes das plantas. Misturas de álcool e água dissolvem quase todos os ingredientes relevantes de uma erva e agem, ao mesmo tempo, como conservantes. Preparos de álcool são chamados tinturas, termo às vezes usado também para preparos à base de glicerina ou vinagre, como veremos a seguir.

Os métodos descritos aqui para o preparo de tinturas expressam uma abordagem simples e geral; no preparo profissional de tinturas segundo as indicações definidas numa farmacopeia, adotam-se proporções de água/álcool específicas para cada erva, detalhes esses desnecessários quando se trata de uso geral. Para uso doméstico, sugere-se usar um álcool de teor alcoólico de pelo menos 30% – vodca, por exemplo – pois essa é praticamente a mistura álcool/água mais fraca com ação conservante prolongada.

Para fazer uma tintura com álcool:
1. Coloque 120 gramas de erva seca triturada ou moída num recipiente que feche bem. Se as ervas forem frescas, dobre a medida.
2. Despeje meio litro de vodca de teor alcoólico de 30% sobre as ervas e feche bem.
3. Mantenha o recipiente em lugar quente por duas semanas, agitando-o bem duas vezes ao dia.
4. Decantada a maior parte do líquido, despeje o resíduo numa peça de musselina sobreposta a um pote.
5. Esprema todo o líquido. O resíduo forma um composto excelente.
6. Coloque a tintura numa garrafa escura e bem fechada.

Volume por volume, as tinturas são muito mais fortes do que as infusões ou decocções, por isso a dosagem a tomar é bem menor, entre 5 e 15 gotas, dependendo da erva (ver a seção "Herbário" para mais detalhes).

Podemos usar tinturas de várias maneiras. Podemos ingeri-las puras ou misturadas com um pouco de água, ou adicioná-las a 1 xícara de água quente. Nesse caso, o álcool evapora até certo grau e deixa a maior parte do extrato na água; algumas ervas deixam a água um pouco turva, devido à precipitação de resinas e de outros constituintes não solúveis em água. Pode-se acrescentar algumas gotas da tintura a um banho geral, a um pedilúvio ou misturadas com óleo e gordura numa compressa para fazer um unguento. Supositórios e pastilhas também podem ser feitos dessa maneira.

Outra infusão de álcool muito agradável é a que se obtém com vinho. Embora os preparos à base de vinho tenham um prazo de validade menor do que o das tinturas e sejam menos concentrados, eles podem ser muito saborosos e eficazes em alguns casos. O uso do vinho tem uma longa história; na verdade, a maioria dos aperitivos e licores eram originariamente medicamentos fitoterápicos, baseados em ervas como anis, artemísia e losna como facilitadoras do processo digestivo.

Em seu livro *Herbal Medicine*, Dian Dincin Buchman dá a seguinte receita, excelente aliás, para um vinho tônico com um sabor muito agradável:

1/2 litro de vinho Madeira
1 ramo de losna
1 ramo de alecrim
1 noz-moscada pequena, moída
2,5 cm de gengibre moído
2,5 cm de pau de canela moído
12 bagas grandes de uva-passa orgânica

"Mergulhe as ervas em 30 ml de vinho. Feche bem a garrafa e guarde-a num lugar escuro e frio durante uma ou duas semanas. Coe as ervas. Adicione o vinho obtido a uma garrafa de vinho Madeira novo; agite bem. Beba um gole sempre que necessário. Essa infusão alivia o estômago, dá energia e faz a pessoa se sentir melhor".

Pode-se fazer qualquer infusão com vinho mergulhando nele as ervas preferidas. Outro tipo de vinho usado com frequência é o preparado com alecrim:

1 garrafa de vinho branco
1 punhado de folhas de alecrim frescas

Deixe as folhas mergulhadas no vinho por uma semana e coe. Beba a infusão sempre que necessário; ela facilita a digestão e produz os efeitos de um relaxante nervino brando.

Pode-se também fermentar as ervas; afinal, até mesmo a uva é uma erva. Todas as ervas aromáticas produzem vinhos deliciosos; o dente-de-leão e o sabugueiro são particularmente eficazes como vinhos medicinais. Para fazer um bom vinho de dente-de-leão, você precisa:

2 litros de flores de dente-de-leão
1 colher de sopa de gengibre ralado
a casca de 1 laranja, cortada em pedacinhos
a casca de 1 limão, cortada em pedacinhos
700 gramas de açúcar demerara
suco de 1 limão
1 colher de chá de levedura de vinho

Ferva os 2 litros de água e deixe esfriar. Separe as flores de dente-de-leão das hastes e das sépalas amargas e coloque-as num recipiente grande. Despeje a água fria sobre as flores e deixe por um dia, mexendo de vez em quando. Despeje tudo numa panela grande, acrescente o gengibre e as cascas de laranja e de limão, e ferva por 30 minutos. Coe o líquido e despeje-o no recipiente lavado. Acrescente o açúcar e o suco de limão, mexa e deixe esfriar. Em seguida, bata a levedura de vinho com um pouco do líquido e adicione à mistura. Cubra o recipiente com um pano e deixe fermentar em lugar quente durante dois dias, dentro de outro recipiente maior para não perder o líquido que pode espumar e transbordar. Depois de dois dias, despeje o líquido num barrilete, vedando-o com batoque envolto em algodão para impedir a saída do gás, ou numa garrafa com fecho de ar (em geral à venda em fornecedores de produtos para fermentação caseira ou em algumas grandes lojas de alimentos naturais). Deixe a mistura no barrilete até o término da fermentação, quando não há mais formação de bolhas de gás. Mantenha o barrilete hermeticamente fechado por dois meses. Por fim, transfira o líquido puro para garrafas, guardando-as por outros seis meses antes de começar a beber o vinho.

TINTURA À BASE DE VINAGRE

Podemos fazer tinturas também com vinagre, cujo ácido acético age como solvente e conservante à semelhança do álcool. Sempre que você fizer uma tintura de vinagre, é recomendável usar vinagre de maçã, pois ele possui excelentes propriedades de preservação e aumento da saúde. Evite vinagres químicos sintéticos. O método de preparo é o mesmo adotado para tinturas com álcool. Se você acrescentar temperos ou ervas aromáticas, a fragrância resultante será excelente para uso culinário.

TINTURA À BASE DE GLICERINA

As tinturas à base de glicerina têm a vantagem de ser mais suaves para o trato digestório do que as tinturas alcoólicas. No entanto, elas têm a desvantagem de não dissolver muito bem materiais resinosos ou gordurosos. Como solvente, a glicerina é melhor do que a água, mas menos eficiente do que o álcool.

Para preparar uma tintura de glicerina, misture 1 parte de glicerina com 1 parte de água, totalizando meio litro. Acrescente 110 gramas da erva seca e moída e deixe em recipiente bem fechado durante duas semanas, agitando todos os dias. Depois de duas semanas, coe e esprema ou torça o resíduo, como faz com tinturas alcoólicas. Com ervas frescas, dado seu conteúdo maior de água, adicione 220 gramas a uma mistura de 75% glicerina/25% água.

XAROPE

No caso de medicamentos líquidos – sejam infusões, decocções ou tinturas – com sabor particularmente desagradável, às vezes é recomendável mascarar esse sabor adicionando um adoçante. Uma possibilidade é usar um xarope, a forma tradicional de tornar remédios para tosse infantil mais palatáveis, ou algum preparo herbáceo mais saboroso.

Uma base simples para xarope é a seguinte: despeje meio litro de água fervente sobre 1,100 kg de açúcar. Mexa sobre fogo baixo até que o açúcar se dissolva e o líquido comece a ferver, momento em que deve ser retirado do fogo.

É recomendável usar esse xarope com tintura: misture 1 parte de tintura com 3 partes de xarope e guarde para uso futuro.

Com uma infusão ou decocção, é mais simples acrescentar o açúcar diretamente ao líquido: para cada meio litro de líquido acrescente 350 gramas de açúcar e aqueça em fogo baixo até dissolver o açúcar. Este xarope também pode ser guardado para uso futuro e mantido na geladeira.

Como açúcar em demasia não faz bem à saúde, a orientação é usar xaropes somente para gargarejos e como remédios para a tosse.

OXIMEL

Quando você tiver de usar uma erva de sabor forte, como alho, bálsamo-de-gileade, cebola-albarrã, amenize o sabor preparando um oximel, elaborado com 5 partes de mel e 1 parte de vinagre. Para fazer uma base de oximel, coloque meio litro de vinagre e 1 quilo de mel numa panela e ferva até que a mistura adquira consistência de xarope.

O doutor Christopher dá a seguinte receita para o preparo de oximel de alho: coloque 250 ml de vinagre numa panela, ferva com ele 7 gramas de sementes de alcaravia e a mesma quantidade de sementes de funcho. Acrescente 40 gramas de raiz de alho fresco e fatiado; em seguida, coe o líquido e acrescente 300 gramas de mel. Ferva até obter a consistência de xarope.

Você pode usar esse oximel como gargarejo ou então tomar umas duas colheres de sopa por dia.

PREPAROS SECOS

Às vezes é mais conveniente ingerir ervas na forma seca, o que implica dupla vantagem: não se sente a erva e se absorve a erva toda, inclusive o material lenhoso. A principal desvantagem está em que as ervas secas não são processadas e por isso seus constituintes nem sempre são absorvidos com facilidade. Num processo de infusão, por exemplo, o calor e a água favorecem a quebra das paredes celulares da planta e dissolvem os constituintes, o que nem sempre acontece durante o processo digestivo no estômago e no intestino delgado. Além disso, quando os constituintes já estão dissolvidos, sua disponibilidade e ação são imediatas.

Uma segunda desvantagem associada ao uso de ervas secas, como na forma de cápsulas, está no fato de que não se sente o gosto da erva. Por várias razões – mesmo com sabor desagradável – as ervas amargas produzem resultados melhores quando se sente o sabor, pois sua eficácia depende da sensação neurológica do amargor. Uma erva amarga contida numa cápsula ou pílula pode muito bem ter sua ação perdida ou reduzida.

Levando todos esses aspectos em consideração, ainda assim há várias maneiras de usar ervas em forma seca. Nesse caso, o detalhe mais importante a observar é que as ervas sejam trituradas ou moídas o máximo possível. Essa é a garantia do rompimento das paredes celulares e de que a digestão e absorção da erva serão facilitadas.

CÁPSULAS

A forma mais fácil de usar internamente ervas secas pulverizadas é por meio de cápsulas de gelatina (à venda em vários tamanhos na maioria das drogarias. O mercado oferece também cápsulas produzidas sem constituintes de origem animal. Procure fornecedores em sua região). O tamanho necessário depende da quantidade de ervas prescrita por dose e do volume do material. Uma cápsula de tamanho 00, por exemplo, pode conter 0,5 grama de erva pulverizada.

É muito fácil encher uma cápsula:

1. Coloque as ervas em pó numa superfície plana e separe as duas metades da cápsula.
2. Passe as duas metades pelo pó, enchendo-as bem.
3. Junte as metades.

PÍLULAS

Várias são as maneiras de fazer pílulas, dependendo do seu grau de habilidade técnica.

O método mais simples de tomar um remédio desagradável é envolver o pó numa pequena pílula feita com pão fresco, um modo muito eficaz com ervas como pimenta-de-caiena ou hidraste. Em vez de pão, pode-se misturar o pó com queijo cremoso.

Pílulas de maior durabilidade podem ser feitas com pastilhas, a ser engolidas inteiras se cortadas no tamanho adequado.

PASTILHAS

O método de fazer pastilhas se baseia na mistura de uma erva em pó, açúcar e uma mucilagem para produzir a textura característica. Pastilhas constituem o preparo ideal de medicamentos para tratar problemas que afetam a boca, a garganta e o trato respiratório superior, pois assim podem agir onde são mais necessários.

A mucilagem pode ser fornecida pelas raízes do confrei e da alteia, pela casca do olmo-americano ou por uma goma, como a da acácia ou do astrágalo.

Veja como preparar pastilhas de astrágalo: Deixe 30 gramas de astrágalo embeber num pouco de água durante 24 horas, mexendo com a maior frequência possível. Ferva meio litro de água, acrescente os 30 gramas do astrágalo e bata até obter uma consistência uniforme; passe a mistura por um coador de musselina, espremendo se necessário. Pronta a mucilagem, misture-a com a erva pulverizada para formar uma pasta; se necessário, acrescente açúcar para mascarar o sabor. Espalhe a pasta sobre uma chapa, de preferência de mármore, pulverizada com amido de milho ou açúcar para que a pasta não grude. Corte a pasta na forma e no tamanho desejados e deixe as pastilhas expostas ao ar até secar. Guarde-as em recipiente hermeticamente fechado.

Em vez de ervas secas, você pode usar óleos essenciais, por exemplo, de hortelã-pimenta. Misture 12 gotas de óleo de hortelã-pimenta puro com 60 gramas de açúcar e com mucilagem de astrágalo suficiente para formar uma pasta. Em seguida, proceda como descrito acima e guarde o produto em recipiente hermético para uso posterior.

REMÉDIOS EXTERNOS

Como o corpo absorve compostos herbáceos através da pele, foram desenvolvidos numerosos métodos e formulações que aproveitam de maneira vantajosa esse fato. Duchas e supositórios, apesar de parecerem remédios internos, são tradicionalmente classificados como remédios externos.

BANHOS

O modo mais agradável e apropriado de absorver compostos herbáceos através da pele é imergir o corpo numa banheira com meio litro de infusão ou decocção acrescentado à água. Como alternativa, você pode fazer um pedilúvio ou um manilúvio, usando os preparos em forma não diluída.

Toda erva de uso interno pode ser aproveitada também em banhos. Pode-se também, é claro, adicionar ervas ao banho para emprestar-lhe uma fragrância prazerosa.

Para dar uma ideia de ervas particularmente recomendáveis: para um banho relaxante e ao mesmo tempo perfumado, são muito propícias infusões de alecrim (folhas), de alfazema (flores), de erva-cidreira ou de sabugueiro (flores). Para um banho que induza um sono repousante e curativo, acrescente uma infusão de lúpulo, tília ou valeriana. Para crianças com dificuldade para dormir ou que estão na fase de formação dos dentes, use camomila ou tília, pois as ervas mencionadas acima podem ser muito fortes. Para estados febris ou para favorecer a circulação, indicam-se ervas estimulantes e diaforéticas, como eupatório, gengibre, mil-folhas e pimenta-de-caiena.

Essas são apenas algumas possibilidades. Faça suas próprias experiências. Você encontra muitas ideias em livros de aromaterapia, um sistema de cura baseado na aplicação externa de ervas em forma de óleos essenciais. Esses óleos podem ser usados em banhos, bastando acrescentar algumas gotas à água.

Em vez de preparar uma infusão da erva com antecedência, basta encher com ela um saquinho de musselina e amarrá-lo suspenso na torneira de água quente, de modo a fazer com que a água passe por ele. Obtém-se assim uma infusão bem fresca.

DUCHAS

Outro método para uso externo de ervas é a ducha, aqui indicada em particular para tratamentos vaginais com ervas, sobretudo, para infecções. Sempre que possível, prepare uma infusão ou decocção para cada aplicação. Deixe o preparo esfriar até chegar a uma temperatura confortável internamente. Despeje-o então no recipiente da bolsa para ducha e introduza a bolsa na vagina com o aplicador. Deixe o líquido higienizar o interior da vagina. O líquido irá escorrer, por isso recomenda-se aplicar a ducha sentada no vaso sanitário. Não é necessário reter o líquido. Na maioria das situações em que haja a necessidade de duchas, é aconselhável usar o chá não diluído durante vários dias, três vezes ao dia. Todavia, se uma série de duchas aplicadas num período de três a sete dias (juntamente com os remédios herbáceos internos apropriados) não produz resultados perceptíveis, consulte um profissional qualificado para obter um diagnóstico.

UNGUENTOS

Unguentos ou bálsamos são preparos semissólidos que podem ser aplicados à pele. Dependendo do objetivo a que se destinam, muitas são as maneiras de fazer unguentos; eles podem diferenciar-se na textura, variando desde os muito gordurosos até os que formam uma pasta espessa, dependendo da base utilizada e dos compostos misturados.

É possível fazer um unguento com qualquer erva, mas alquemila, alteia (raízes), arnica (flores) (lembre-se que não se deve usar arnica em ferimentos abertos), betônica, calêndula (flores), confrei (raiz), eucalipto, hidraste, mil-folhas, morrião-dos-passarinhos, olmo-americano (casca), pepino, sabugueiro (flores) e tanchagem são particularmente eficazes em misturas curativas externas. Para o uso específico de cada erva, consulte a seção "Herbário".

O modo mais simples de preparar um unguento é formar a base com vaselina ou com um petrolato similar. Embora tenha a desvantagem de ser inorgânica, essa base oferece também diversas vantagens. A vaselina é de fácil manejo, por isso é rápido fazer um unguento simples. Outra vantagem é a de não ser absorvida pela pele, fato que a recomenda como base, por exemplo, para o bálsamo anticatarral descrito mais adiante. Aqui a vaselina opera apenas como condutora dos óleos voláteis, que assim podem evaporar e entrar nas cavidades nasais sem ser absorvidos pela pele.

O método básico para preparar um unguento com vaselina é ferver lentamente 2 colheres de sopa de uma erva em 200 gramas de vaselina, por aproximadamente 10 minutos. Pode-se usar uma única erva, uma mistura de ervas, ervas secas ou frescas, raízes, folhas ou flores.

Como exemplo, veja esta receita para um unguento simples de calêndula, excelente para cortes, ferimentos e queimaduras leves: Pegue 60 gramas (em torno de um punhado) de flores de calêndula frescas e 200 gramas de vaselina. Derreta a vaselina em fogo brando, acrescente as flores de calêndula e leve a mistura ao ponto de fervura. Deixe ferver lentamente por mais ou menos 10 minutos, mexendo bem. Em seguida, peneire com uma gaze espremendo todo o líquido das flores. Despeje o líquido num recipiente, fechando-o bem depois de esfriar.

Em vez de vaselina, unguentos mais tradicionais usavam uma combinação de óleos que serviam de veículo para os remédios e facilitavam sua absorção pela pele; além disso, misturavam agentes endurecedores para chegar à textura desejada. Como exemplo, veja a receita para o "Unguentum Simplex" (unguento simples) da *British Pharmacopoeia*, de 1867:

Cera branca	– 60 gramas
Toicinho	– 90 gramas
Óleo de amêndoa	– 90 mililitros

"Derreta a cera e o toicinho em banho-maria; retire do fogo, acrescente o óleo de amêndoa e mexa até esfriar".

Nessa receita básica, o toicinho e o óleo de amêndoa facilitam a absorção dos remédios herbáceos pela pele. Em vez desses condutores, podemos usar um ou mais de lanolina, manteiga de cacau, óleo de germe de trigo, óleo de oliva e vitamina E. A cera engrossa o produto final, e para isso podemos também usar lanolina, manteiga de cacau ou, de preferência, cera de abelha, dependendo da consistência que queremos obter.

O preparo de um unguento herbáceo a partir de uma base simples como a que acaba de ser descrita implica algumas etapas:

1. Faça o extrato de água apropriado, infusão ou decocção, e coe o líquido a ser usado na etapa 4.
2. Separe as quantidades indicadas de gordura e de óleo para a base.
3. Misture a gordura e o óleo.
4. Acrescente o extrato herbáceo coado e mexa.
5. Ferva em fogo baixo até que a água evapore por completo e o extrato fique incorporado no óleo. Cuide para não ferver a mistura demais e fique atento em particular ao ponto de evaporação total da água, quando não há mais formação de bolhas. Se houver necessidade de incorporar outros endurecedores (como cera de abelha), acrescente-os nesse ponto e derreta-os com a base, esquentando aos poucos e mexendo até misturar totalmente.
6. Caso seja usada uma base perecível (como toicinho), acrescente uma gota de tintura de benjoim para cada 30 gramas de base.
7. Despeje a mistura num recipiente.

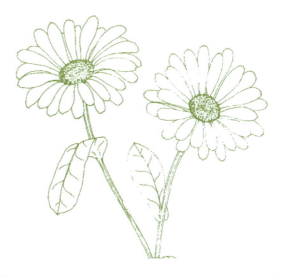

SUPOSITÓRIOS

Os supositórios têm o objetivo de possibilitar a inserção de remédios nos orifícios do corpo. Embora possam ser amoldados para ser introduzidos no nariz ou nos ouvidos, são usados, de modo mais geral, para tratar problemas que afetam o reto ou a vagina. Eles agem como condutores de ervas apropriadas, as quais se dividem em três categorias gerais. Primeiro, algumas ervas como: alteia (raiz), confrei (raiz e folha), hidraste (raiz) e olmo-americano (casca) aliviam as membranas mucosas, reduzem inflamações e favorecem o processo de cura.

Segundo, ervas adstringentes como: azeda-crespa, celidônia-menor, hamamélis e pervinca ajudam a reduzir a evacuação e facilitam o tratamento de hemorroidas.

Terceiro, outras ervas estimulam a peristalse dos intestinos para resolver o problema da constipação crônica – em outras palavras, as laxantes. Muitas vezes convém acrescentar uma erva antimicrobiana às ervas de qualquer uma dessas três categorias.

Como acontece com os unguentos, podemos optar por diferentes bases, lembrando sempre que o supositório precisa ser firme o suficiente para ser introduzido no orifício; ao mesmo tempo, para liberar as ervas que contém, ele precisa ter condições de derreter à temperatura do corpo. As ervas devem ser distribuídas de maneira uniforme na base – um aspecto particularmente importante quando usamos uma erva pulverizada, a forma mais adequada para isso. Para preparar um supositório: Misture a erva pulverizada com uma boa base, de preferência manteiga de cacau, e amolde a mistura conforme descrito abaixo.

Se quisermos evitar a introdução de material vegetal pulverizado no corpo, será necessário adotar um método mais complexo. Para preparar supositórios de forma mais simples, recomenda-se usar gelatina e glicerina – ambas derivadas de produtos animais – e uma infusão, decocção ou tintura, nas seguintes proporções:

Gelatina	10 partes
Água (ou infusão, decocção, tintura)	40 partes
Glicerina	15 partes

Mergulhe a gelatina por alguns minutos no material à base de água, dissolvendo-a com um aquecimento brando. Adicione a glicerina e aqueça a mistura em banho-maria para evaporar a água, pois a consistência final desejada depende da quantidade de água retirada. Com a evaporação total da água, o resultado será uma consistência bem firme.

A maneira mais fácil de preparar um molde – para ambos os tipos de base – é usar uma folha de estanho, possível de amoldar no comprimento e na forma desejados. O melhor formato é o que se assemelha a um torpedo, com 2,5 centímetros de comprimento. Despeje a base derretida no molde e deixe esfriar; você pode guardar os supositórios nos moldes na geladeira por um tempo, embora seja sempre preferível fazê-los quando necessário.

COMPRESSAS

Uma compressa ou fomentação é uma excelente maneira de aplicar um remédio à pele para acelerar o processo de cura. Para fazer uma compressa, pegue um tecido limpo – linho, gaze ou algodão – e mergulhe-o numa infusão ou decocção quente. Aplique esse tecido sobre a área afetada, o mais quente possível. Como o calor intensifica a ação das ervas, troque a compressa quando ela esfriar ou então recubra-a com plástico ou papel encerado, sobrepondo-lhe uma bolsa ou garrafa com água quente, que deve ser reabastecida quando a água esfriar.

Todas as ervas vulnerárias são boas para compressas, como também as estimulantes e diaforéticas em muitas situações.

CATAPLASMAS

A ação de um cataplasma se assemelha muito à de uma compressa, mas, em vez de usar um extrato líquido, utilizamos o material vegetal sólido.

Para um cataplasma, podemos usar ervas frescas ou secas. Com uma planta fresca, aplique as folhas ou a raiz trituradas diretamente sobre a pele ou envoltas numa gaze. Com ervas secas, transforme-as numa pasta, adicionando água quente ou vinagre de maçã até obter a consistência desejada. Para conservar o cataplasma quente, siga o mesmo método adotado para a compressa.

Antes de aplicar a erva diretamente sobre a pele, é recomendável passar um pouco de óleo, como proteção e para facilitar a remoção do cataplasma.

Os cataplasmas podem ser feitos com ervas quentes e estimulantes, com vulnerárias, adstringentes e também com emolientes, que são demulcentes que agem como calmantes e amaciantes sobre a pele, como: alteia (raiz), confrei (raiz), farinha de aveia, linhaça, marmelo (semente) e olmo-americano (casca).

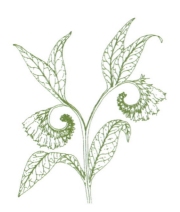

Muitas vezes aplicam-se cataplasmas para "puxar" o material purulento da pele; o número de receitas para isso é incalculável. Algumas delas indicam o repolho, que é excelente; outras, pão e leite; e outras ainda, sabão ou açúcar. Uma antiga receita para um cataplasma de farinha de linhaça era a seguinte: "Misture uma porção suficiente de farinha com água quente para fazer uma massa cremosa. Com uma colher, espalhe essa massa sobre um pedaço de flanela fina ou de musselina velha. Faça uma dobra de 1,5 cm em toda a borda para que o cataplasma não escorra. Ao aplicá-lo sobre a área afetada, cubra-o com uma peça de seda untada, papel untado ou um pano emborrachado fino para conservar a umidade interna".

LINIMENTOS

Os linimentos são formulados, em especial, para ser absorvidos com facilidade pela pele, pois são usados em massagens que visam estimular os músculos e os ligamentos. Eles se restringem ao uso externo, *nunca* interno. Para levar os componentes herbáceos aos músculos e ligamentos, os linimentos são em geral feitos de uma mistura da erva com álcool, às vezes com vinagre de maçã, outras vezes adicionando óleos fitoterápicos. O principal ingrediente de um linimento é, de um modo geral, a pimenta-de-caiena, que pode ser combinada com lobélia ou outras ervas. Jethro Kloss descreve o seguinte linimento (em *Back to Eden*): "Separe 60 gramas de mirra em pó, 30 gramas de hidraste em pó, 15 gramas de pimenta-de-caiena e 1 litro de álcool isopropílico (70%): misture tudo, mexendo bem, e deixe descansar por sete dias; agite bem todos os dias, decante e guarde em garrafas bem fechadas. Se não tiver hidraste, faça o cataplasma sem ele".

Outro linimento excelente para aquecer e também relaxar os músculos é elaborado com partes iguais de noveleiro e lobélia, mais uma pitada de pimenta-de-caiena. Faça com essa mistura uma tintura ou um linimento, conforme descrito acima.

ÓLEOS

Como você poderá constatar na seção "Herbário", muitas ervas são ricas em óleos essenciais. Existem ervas, como a hortelã-pimenta, cujos óleos são voláteis, tornando a planta aromática; existem também aquelas cujos óleos não são exatamente aromáticos, como é o caso da erva-de-são-joão.

Dependendo do modo de extração, os óleos essenciais podem ser usados de duas maneiras. Na primeira, temos os óleos essenciais puros, extraídos da erva por meio de um complexo e meticuloso processo de destilação. Somente um especialista pode fazer esses óleos em casa. É possível adquirir esses óleos de fornecedores especializados (ver lista na seção Recursos e Fornecedores), que os destilam como base para aromaterapia e, desse modo, tomam todos os cuidados para que sejam o mais puros possível.

A segunda maneira de extrair óleos é muito mais simples e se assemelha ao método de infusão a frio. Em vez de mergulhar a erva em água, nós a mergulhamos em óleo, de onde obtemos uma solução do óleo essencial à base de óleo. Os melhores óleos são os vegetais, como de oliva, de girassol ou de amêndoa, mas qualquer bom óleo vegetal prensado pode ser usado, sendo esses preferíveis aos minerais.

Para fazer um óleo com ervas, corte a erva em pedacinhos, cubra-a com óleo e despeje num recipiente de vidro transparente. Deixe o recipiente ao sol ou em lugar quente durante duas ou três semanas, agitando-o todos os dias. Ao término desse período, filtre o líquido em recipiente de vidro escuro e guarde-o.

Um típico e ótimo exemplo desse tipo de óleo é obtido com a erva-de-são-joão. Trata-se de um óleo muito vermelho que pode ser usado externamente para massagens, para aliviar queimaduras de sol e curar ferimentos. Pode-se também ingeri-lo em doses bem pequenas para amenizar dores estomacais. Para prepará-lo, colha as flores recém-abertas e esmague-as numa colher de chá de óleo de oliva. Acrescente um pouco mais de óleo, misture bem e coloque num recipiente de vidro. Deixe o recipiente ao sol ou em lugar quente de três a seis semanas, quando então o óleo estará vermelho-vivo. Coe a mistura, espremendo bem para extrair todo o óleo, e deixe descansar por algum tempo, pois a água presente no líquido se acumulará no fundo, possibilitando a decantação do óleo. Coloque o óleo num recipiente escuro e bem fechado.

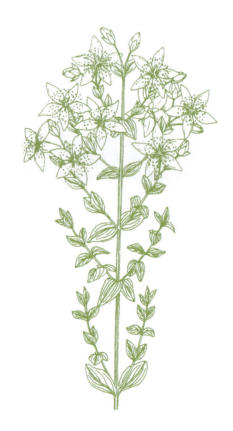

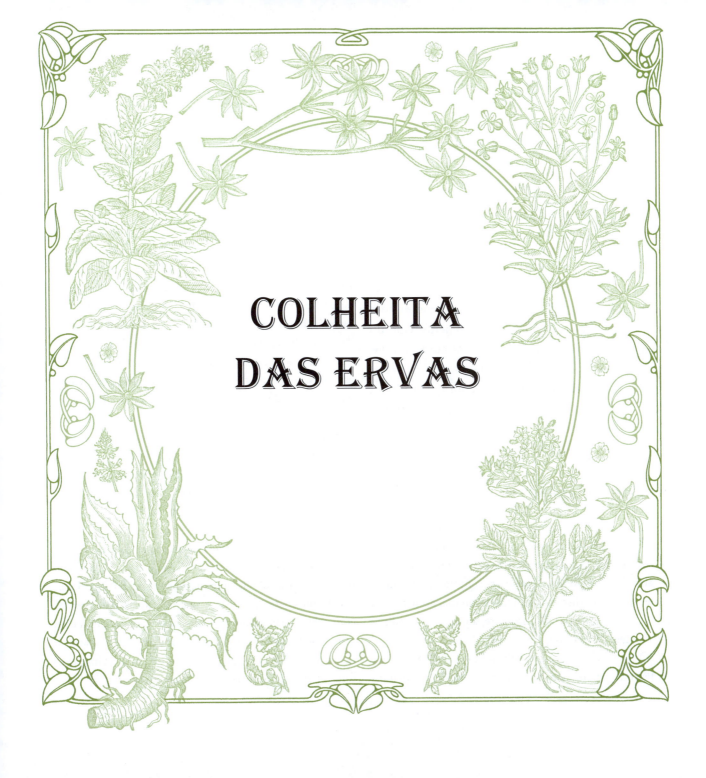

COLHEITA DAS ERVAS

Colher ervas é uma atividade prazerosa. Quer a colheita se faça numa área cultivada, quer catando plantas em campo aberto ou na mata, essa é uma oportunidade para agradecer com amor e celebrar a abundância e a generosidade do nosso planeta. São muitos os detalhes em torno das épocas e dos processos de colheita e secagem, mas o aspecto essencial é a consciência com que a pessoa que colhe realiza essa tarefa. Esse ato pode se transformar numa meditação, numa afirmação ritual do nosso papel de cocriadores com a natureza.

Muitas pesquisas se dedicaram aos efeitos do ciclo de crescimento, dos ritmos diários e do clima sobre a composição bioquímica das plantas medicinais. Essas pesquisas mostram que o antigo saber sobre o momento correto de colher cada planta tem, como base sólida, a química vegetal. Os componentes ativos encontram-se em diferentes níveis em distintos momentos do dia, do mês e do ciclo de crescimento. Não obstante, algumas generalizações podem ser muito úteis.

O nível de constituintes ativos é mais elevado no fim do período de crescimento mais ativo. Assim, as plantas devem ser colhidas logo antes de florescer. Um dia sem chuva, com sol desde o amanhecer, é ideal para a colheita. Embora algumas folhas possam secar com rapidez depois da chuva, outras, como as folhas espessas e peludas do marroio-branco, retêm a umidade, e se ficarem amontoadas antes de secar podem embolorar e apodrecer com facilidade. Calor em excesso seca o óleo das folhas. Somente as folhas mais verdes e de melhor forma devem ser colhidas, descartando-se as que estão murchas, picadas por insetos ou manchadas. Os mesmos princípios aplicam-se também à colheita da planta inteira, pois as folhas mais próximas da raiz podem ser imperfeitas.

As folhas e as ervas devem ser cortadas com uma faca afiada ou com uma tesoura de podar, pois arrancá-las com as mãos pode danificar com facilidade seus talos tenros, retardando o novo crescimento ou permitindo a entrada de fungos ou insetos no tecido prejudicado.

Muitas ervas crescem à beira de estradas e em solo improdutivo; a colheita, porém, só deve ser feita em lugares de pouco tráfego. Evite também áreas pulverizadas com substâncias químicas, que secam e se misturam com a erva medicinal. Procure campos, matas e sebes em torno de sítios orgânicos, com permissão do proprietário, caso fontes livres de poluição sejam raras em sua região.

SECAGEM DAS ERVAS

Faz-se a secagem das ervas espalhando-as separadas umas das outras sobre superfícies planas. Bandejas de grade para esfriar, utilizadas na cozinha, são superfícies muito práticas, pois possibilitam a circulação de ar embaixo, o que favorece uma secagem mais rápida. O tempo de secagem depende da erva e do ambiente, por isso examine as ervas com frequência, virando-as conforme for necessário para obter uniformidade.

SECAGEM DAS RAÍZES

As raízes são as partes mais difíceis de secar, sobretudo porque quase sempre são muito úmidas quando retiradas, visto que são colhidas no outono, quando o solo, ao que tudo indica, está lodoso e grudento. Não se deve extrair as raízes para uso em remédios enquanto as folhas ainda estão em fase de crescimento; elas ainda não alcançaram seu nível máximo de conteúdo medicinal, pois um bom volume deste ainda está retido nas partes aéreas da planta.

Ao arrancar as raízes, é preciso ter todo o cuidado para tirá-las inteiras; para isso, deve-se usar uma pá ou forcado longos. A raiz sairá com terra ou barro grudado. Esse material deve ser retirado, removendo o mais grosso com algum instrumento e em seguida lavando bem a raiz. Talos e radículas devem ser cortados, e raízes grandes, como as de bardana e alcaçuz, podem ser fatiadas para acelerar a secagem.

Para secar, deve-se espalhar as raízes em prateleiras, afastadas umas das outras, ou amarrá-las uma a uma em cordas, em lugar quente ou estufa, por mais ou menos dez dias, avaliando-as e virando-as todos os dias. Quando começam a encolher (raízes perdem em torno de três quartos do seu peso ao secar), pode-se terminar a secagem na chapa do fogão ou num forninho frio, o que exigirá cerca de mais dez dias, dependendo da umidade do ar. As raízes estão secas quando começam a fragmentar-se.

Para secar bulbos e cormos, amarre-os em pequenas pencas, como cebolas, num barracão. Examine-os com frequência para ver se estão secando de maneira uniforme.

ARMAZENAMENTO DAS ERVAS

Depois de secar, a erva, seja raiz ou parte aérea, deve ser acondicionada imediatamente em recipiente seco. O material deve ser manejado com muito cuidado, pois pode quebrar com facilidade. Ervas que contêm óleos voláteis não devem ser armazenadas em caixas ou sacolas de plástico comuns, pois esses materiais absorvem os óleos, que então evapora da superfície externa. Cerâmica esmaltada, vidro escuro ou recipientes de metal com tampas herméticas são os melhores para armazenamento, longe da luz do sol direta ou do calor.

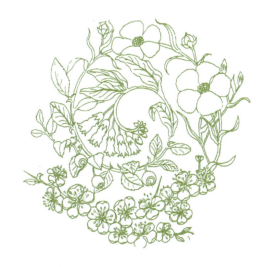

Colheita das Ervas

ÉPOCA DA COLHEITA

A natureza oferece ervas em todas as estações, mas, sem dúvida, nem tudo está à disposição o tempo todo. Para saber o mês em que uma erva pode ser colhida, consulte o calendário a seguir. Ele inclui a maioria das ervas mencionadas no livro, com exceção das que são mais difíceis de encontrar na Europa ou nos Estados Unidos. Quando diferentes partes de uma erva são colhidas em épocas variadas, elas são relacionadas separadamente. As datas indicadas se referem ao centro e ao norte da Europa.

Mês	Jan.	Fev.	Mar.	Abr.	Mai.	Jun.	Jul.	Ago.	Set.	Out.	Nov.	Dez.
Abóbora								•	•	•		
Agnocasto										•	•	
Agrimônia						•	•	•				
Agripalma						•	•	•	•			
Aipo						•	•	•	•			
Alcaravia							•					
Alecrim						•	•	•	•			
Alétris (raiz)								•				
Alface-brava						•	•					
Alfavaca-de-cobra						•		•	•			
Alfazema						•		•	•			
Alho									•			
Alquemila							•	•				
Alteia, folhas				•	•	•						
Alteia, raiz									•	•		
Amor-perfeito			•	•	•	•	•					
Anêmona			•	•								
Angélica, folhas						•			•	•	•	

224 Colheita das Ervas

Mês	Jan.	Fev.	Mar.	Abr.	Mai.	Jun.	Jul.	Ago.	Set.	Out.	Nov.	Dez.
Anis							•	•	•			
Aparine			•	•	•							
Argentina						•						
Arruda						•	•	•	•			
Artemísia					•	•	•					
Árvore-da-cera				•								•
Árvore-franja, casca			•	•					•	•		
Aveia							•					
Azeda-crespa									•	•	•	
Baga-de-perdiz					•	•	•					
Bardana										•	•	
Bétula					•	•	•	•				
Bistorta						•	•	•	•			
Boldo-do-chile		•	•	•	•	•	•	•	•	•	•	•
Bolsa-de-pastor		•	•	•	•	•	•	•	•	•		
Borragem						•	•	•	•			
Buchu						•	•	•	•			
Cálamo-aromático										•	•	
Calêndula						•	•	•	•			
Camomila					•	•	•					
Capuchinha							•	•	•	•		
Cardo-santo, partes aéreas						•	•	•				
Cardo-santo, sementes										•	•	
Carlina-comum										•	•	
Carvalho-vermelho (casca)				•	•							
Castanha-da-índia										•	•	
Cavalinha					•	•	•					
Celidônia-menor					•	•						

Colheita das Ervas

Mês	Jan.	Fev.	Mar.	Abr.	Mai.	Jun.	Jul.	Ago.	Set.	Out.	Nov.	Dez.
Cenoura, partes aéreas						•	•	•				
Cenoura, sementes								•	•			
Cerejeira-preta									•	•		
Chelone glabra						•	•	•	•			
Choupo-tremedor			•	•	•							
Cimicífuga-preta									•	•		
Coentro						•	•	•				
Colinsônia-canadense									•	•		
Confrei			•	•	•				•	•		
Cotonária								•				
Dente-de-leão, folhas	•	•	•	•	•	•	•	•	•	•	•	•
Dente-de-leão, raiz						•	•	•				
Dulcamara									•	•		
Éfedra									•	•	•	
Endro						•	•	•	•			
Equinácea									•	•		
Erva daninha de borboleta (raiz)			•	•								
Erva-benta, partes aéreas							•					
Erva-benta, raiz				•	•							
Erva-cidreira						•	•	•	•			
Erva-de-santiago						•	•	•	•			
Erva-de-são-joão									•	•	•	
Escorodônia					•	•	•	•	•			
Escrofulária						•	•	•				
Espinheiro-cerval									•	•		
Estilíngia							•	•				
Eufrásia									•	•	•	
Eupatório								•	•			

Mês	Jan.	Fev.	Mar.	Abr.	Mai.	Jun.	Jul.	Ago.	Set.	Out.	Nov.	Dez.
Eupatório-roxo									•	•		
Evônimo-da-américa									•	•		
Falsa-salsa					•	•	•					
Falso-unicórnio (raiz)									•	•		
Filipêndula					•	•	•					
Fitolaca (raiz)		•	•							•	•	
Framboeseira			•	•	•	•	•	•	•	•	•	
Freixo-espinhento									•	•		
Fumária						•	•	•				
Funcho								•	•	•		
Galega						•	•					
Gatária					•	•	•	•				
Genciana									•	•		
Gerânio									•	•		
Giesta			•	•	•	•	•	•	•			
Ginseng-azul				•	•				•	•		
Grama-de-ponta			•	•					•	•		
Gualtéria			•	•	•	•	•	•				
Hamamélis				•	•	•	•	•				
Hera-terrestre				•	•	•						
Hidrângea									•	•		
Hissopo							•					
Índigo-selvagem									•	•		
Ínula									•	•		
Íris									•	•		
Leptandra virginica									•	•		
Linhaça									•			
Lírio-do-bosque								•	•			

Colheita das Ervas

227

Mês	Jan.	Fev.	Mar.	Abr.	Mai.	Jun.	Jul.	Ago.	Set.	Out.	Nov.	Dez.
Lírio-do-vale					•	•						
Lobélia								•	•			
Losna							•	•	•			
Lúpulo								•	•			
Malva							•	•	•			
Margarida			•	•	•	•	•	•	•	•		
Marmelo									•	•		
Marroio-branco						•	•	•	•			
Marroio-negro						•						
Mil-folhas						•	•	•	•			
Morrião-dos-passarinhos	•	•	•	•	•	•	•	•	•	•	•	•
Mostarda								•	•			
Musgo-da-islândia					•	•	•	•	•			
Noveleiro (casca)				•	•							
Orégano							•	•	•			
Papoula-comum							•	•				
Papoula-da-califórnia					•	•	•	•				
Passiflora					•	•	•					
Pervinca			•	•								
Pessegueiro, casca			•	•								
Pessegueiro, folhas							•	•				
Petasites híbrido, folhas			•	•	•	•	•	•	•			
Petasites híbrido, rizoma					•	•	•	•				
Picão-preto							•	•	•			
Pilosela-das-boticas					•	•						
Pilriteiro (bagas)									•	•		
Pinheiro-da-escócia		•	•	•								
Poejo							•					

Mês	Jan.	Fev.	Mar.	Abr.	Mai.	Jun.	Jul.	Ago.	Set.	Out.	Nov.	Dez.
Primavera, flores			•	•	•							
Primavera, raiz		•	•					•	•			
Prunela						•						
Pulmonária (erva)			•	•			•		•			
Quelidônia									•	•	•	•
Raiz-forte	•	•										
Rorela							•	•				
Rosa-canina									•	•		
Sabugueiro, casca e bagas								•	•			
Sabugueiro, flores			•	•	•	•						
Salgueiro-preto			•	•								
Sálvia					•	•						
Samambaia									•	•		
Sanguinária-do-canadá				•	•				•	•		
Saponária, folhas									•	•		
Saponária, raiz e rizoma							•	•				
Sênega									•	•		
Solidéu								•	•			
Tanaceto						•	•	•	•			
Tanchagem							•	•	•			
Tasneira						•	•					
Tília							•	•				
Tomilho						•	•	•				
Tormentilha										•	•	
Trevo-d'água					•	•	•					
Trevo-dos-prados					•	•	•		•			
Tuia					•	•	•	•				
Tussilagem, flores		•	•	•								

Colheita das Ervas

Mês	Jan.	Fev.	Mar.	Abr.	Mai.	Jun.	Jul.	Ago.	Set.	Out.	Nov.	Dez.
Tussilagem, folhas					•	•						
Urtiga			•	•	•	•	•					
Uva-do-óregon									•	•		
Uva-espim			•								•	
Valeriana									•	•	•	
Vara-dourada							•	•	•	•		
Verbasco, flores							•	•	•			
Verbasco, folhas								•	•			
Verbena							•					
Viburno									•	•		
Violeta			•	•								
Visco-branco			•	•								
Zimbro (bagas)									•	•		

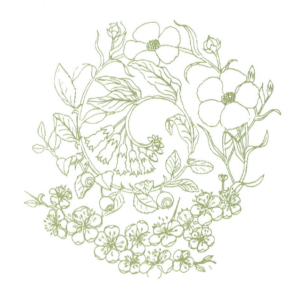

Colheita das Ervas

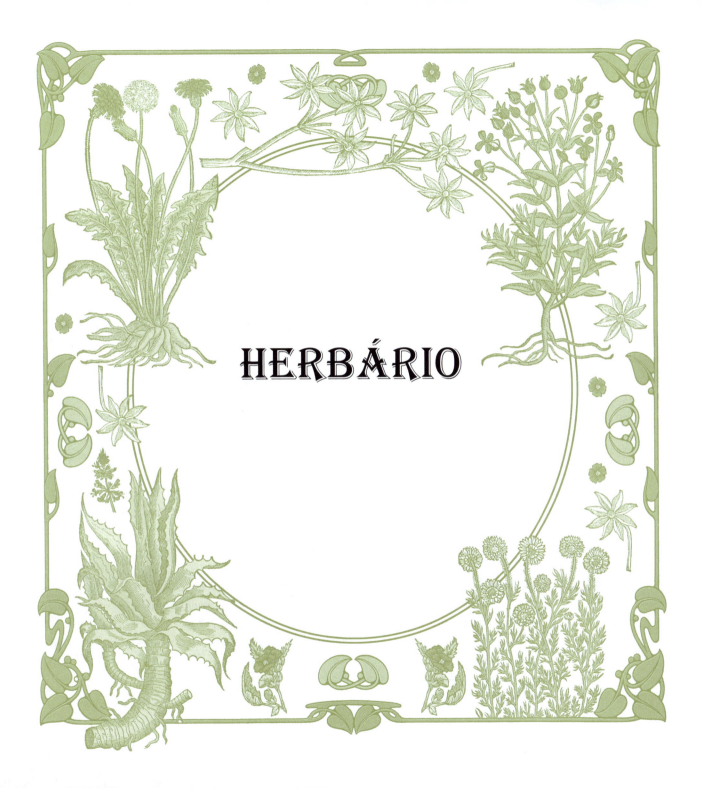

HERBÁRIO

Este capítulo descreve em detalhes cada erva mencionada neste livro. As informações são apresentadas no seguinte formato:

Obs.: Algumas plantas são favorecidas com mais informações do que outras, o que reflete o volume de pesquisas sobre elas, não sua importância.

NOME COMUM DA ERVA
Nome científico
(Nome em inglês)
FAMÍLIA

Nome comum: Quando a erva ou planta é conhecida por um segundo nome, às vezes mais comum e popular, este é dado entre parênteses, precedido da abreviatura "TCC" – também conhecida como.

Parte usada: A parte da planta usada para fins terapêuticos.

Colheita: Indica a melhor época para colher a parte a ser usada e como secá-la.

Constituintes: Relaciona os constituintes químicos mais importantes para a ação medicinal da erva.

Ações: Relação das ações mais importantes exercidas pela erva. Para uma explicação dos termos usados, consulte a seção "Ações Fitoterápicas" (páginas 198-205).

Indicações: Descrevem-se neste item as aplicações específicas da erva e as doenças possíveis de tratar com ela. Incluem-se também informações sobre seu modo de operar no organismo. Havendo contraindicações, estas são assinaladas aqui e também em **PRECAUÇÕES**.

PRECAUÇÕES: Relaciona contraindicações. Mencionam-se aqui as situações em que a erva não deve ser usada.

Combinações: No tratamento de certas moléstias, muitas vezes uma determinada erva combina bem com outras. Especificamos aqui as misturas e também as doenças relevantes.

Preparo e dosagem: Infusão ou decocção: informa se a erva deve ser ingerida como infusão ou decocção, a quantidade a ser usada por xícara (250 ml) de água e o tempo que deve permanecer em infusão ou em fervura em fogo brando.

Tintura: Informa a quantidade e a frequência com que a tintura deve ser tomada.

ABÓBORA

Cucurbita pepo
(Pumpkin)
CUCURBITÁCEAS

Parte usada: Sementes.
Colheita: Colha o fruto do qual são extraídas as sementes no período final do verão.
Constituintes: Óleo graxo, cucurbitina, albumina, lecitina, resina, fitosterina.
Ação: Anti-helmíntica.

INDICAÇÕES:
As sementes desse valioso vegetal são usadas há muito tempo como medicamento contra vermes e tênias. O efeito parece ser mecânico. Use sementes maduras e frescas.

PREPARO E DOSAGEM:

A sra. Margaret Grieve, autora do livro *A Modern Herb*, dá a seguinte receita: "Faça a mistura batendo 60 gramas de sementes com outro tanto de açúcar e leite, ou água, acrescentados para totalizar meio litro. Beba em jejum, em três doses, uma a cada duas horas. Tome o óleo de rícino algumas horas depois da última dose".

ABRÓTANO

Artemisia abrotanum
(Southernwood)
COMPOSTAS

Parte usada: Partes aéreas.
Colheita: É melhor colher no meio do verão, de preferência com as sumidades floridas. Coloque-as para secar com cuidado, para que percam o mínimo possível de óleo volátil.
Constituinte: Óleo volátil.
Ações: Amarga, emenagoga, anti-helmíntica, antisséptica.

INDICAÇÕES:
Embora possua a ação tônica geral dos amargos, o abrótano é mais usado para auxiliar o fluxo menstrual. Estimula o início da menstruação atrasada. Sua ação amarga também ajuda a eliminar lombrigas em crianças.

Combinações: Combina bem com raiz de falso-unicórnio em caso de menstruação atrasada.

PREPARO E DOSAGEM:

Infusão: despeje 1 xícara de água fervente sobre 1 a 2 colheres de chá da erva seca e deixe em infusão por 10 a 15 minutos em recipiente fechado. Beba três vezes ao dia. A Sra. Grieve recomenda 1 colher de chá da erva pulverizada em melado (ou também mel) para tratar vermes em crianças; beba pela manhã e à noite.
Tintura: tome 1 a 4 ml três vezes ao dia.

ACÁCIA-CATECHU

Acacia catechu

(Black Catechu)

LEGUMINOSAS

Parte usada: Extrato seco preparado com o cerne da árvore.
Constituintes: de 20% a 35% de ácido catechutânico, acacatequina, quercitina.
Ações: Adstringente, antisséptica.

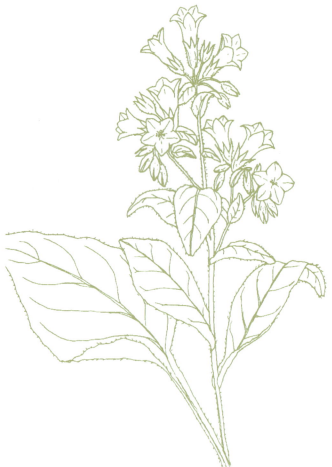

INDICAÇÕES:

A acácia-catechu é um poderoso adstringente para tratar diarreia crônica, disenteria e colite mucosa. Como ducha, é usada para tratar leucorreia. Como enxágue bucal ou gargarejo, trata gengivite, estomatite, faringite e laringite.

Combinações: Em distúrbios do cólon, combina bem com agrimônia, cálamo-aromático, filipêndula e hortelã-pimenta. Como enxágue bucal, combina com mirra.

PREPARO E DOSAGEM:

Infusão: despeje 1 xícara de água fervente sobre 1 colher de chá da erva seca e deixe em infusão por 10 a 15 minutos. Beba três vezes ao dia.

AGNOCASTO

Vitex agnus-castus

(Chasteberry)

VERBENÁCEAS

Parte usada: Fruto.
Colheita: Colha as bagas negras do agnocasto quando maduras, ou seja, entre outubro e novembro. Pode-se secá-las ao sol ou à sombra.
Constituintes: Glicosídeos iridoides que incluem aucubina e agnosídeo; flavonoides, incluindo casticina, isovitexina e orientina; óleo essencial.
Ação: Tônica para os órgãos reprodutores.

INDICAÇÕES:

O agnocasto estimula e regulariza as funções da glândula pituitária, em particular sua função progesterona. Pode ser chamado de remédio anfotérico, pois produz efeitos aparentemente opostos, embora, na verdade, seja apenas regulador. Por exemplo, ele tem a fama de ser tanto afrodisíaco como anafrodisíaco! Possibilita sempre a ocorrência do que é apropriado. De modo geral, o agnocasto normaliza a atividade dos hormônios sexuais femininos, e por isso é indicado para tratar dismenorreia, tensão pré-menstrual e outros distúrbios relacionados com a função hormonal. É benéfico, sobretudo, durante as mudanças da menopausa. Do mesmo modo, pode ser usado para ajudar o corpo a recuperar seu equilíbrio natural após o uso da pílula anticoncepcional.

PREPARO E DOSAGEM:

Infusão: despeje 1 xícara de água fervente sobre 1 colher de chá das bagas maduras e deixe em infusão por 10 a 15 minutos. Beba três vezes ao dia.

Tintura: tome 1 a 2 ml três vezes ao dia.

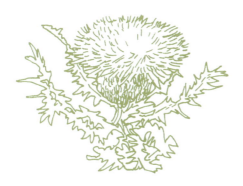

AGRIMÔNIA
Agrimonia eupatoria
(Agrimony)
ROSÁCEAS

Parte usada: Partes aéreas secas.
Colheita: Colha a planta acima do solo quando ela começar a florescer. Coloque-a para secar à sombra e a uma temperatura não superior a 40 ºC.
Constituintes: Taninos, amargos glicosídeos, ácido nicotínico, ácido silícico, ferro, vitaminas B e K, óleo essencial.
Ações: Adstringente, tônica, diurética, vulnerária, colagoga.

INDICAÇÕES:

A combinação de adstringência e de propriedades tônicas amargas faz da agrimônia um medicamento valioso, sobretudo quando se necessita de uma ação adstringente sobre o sistema digestório; sua ação tônica se deve à estimulação amarga das secreções digestivas e hepáticas. A agrimônia é um específico para diarreia infantil. Suas propriedades a tornam eficaz no tratamento de colite mucosa. É a erva preferida para apendicite. Pode ser usada para indigestão. Possui uma longa tradição como tônico da primavera. Pode ser usada para incontinência urinária e cistite. Como gargarejo, é benéfica para aliviar dores de garganta e laringite. Como unguento, favorece a cura de ferimentos e contusões.

Combinações: Para problemas digestivos, é usada muitas vezes com carminativos.

Herbário

PREPARO E DOSAGEM:

Infusão: despeje 1 xícara de água fervente sobre 1 a 2 colheres de chá da erva seca e deixe em infusão por 10 a 15 minutos. Beba três vezes ao dia.

Tintura: tome 1 a 3 ml três vezes ao dia.

AGRIPALMA
Leonurus cardiaca
(Motherwort)
LABIADAS

Parte usada: Partes aéreas.
Colheita: Colha os talos na época da floração, entre junho e setembro.
Constituintes: Glicosídeos amargos, incluindo leonurina e leonuridina; alcaloides, incluindo leonuinina e estaquidrina; óleo volátil; taninos.
Ações: Sedativa, emenagoga, antiespasmódica, cardiotônica.

INDICAÇÕES:

Os nomes dessa planta mostram sua variedade de usos. O nome inglês "Motherwort" (algo como "erva da mãe") indica sua relevância para tratar problemas menstruais e uterinos, enquanto o termo latino "cardiaca" orienta seu uso para tratamento do coração e da circulação. É indicada como estimulante de menstruação atrasada ou ausente, em particular devido à ansiedade ou tensão. É um tônico relaxante eficaz nas mudanças da menopausa. Pode ser usada para aliviar dores de parto falsas. É um excelente tônico cardíaco, pois fortalece sem forçar. É um específico para taquicardia causada por ansiedade e outras emoções semelhantes. Pode ser usada em todos os distúrbios cardíacos associados à ansiedade e à tensão.

PREPARO E DOSAGEM:

Infusão: despeje 1 xícara de água fervente sobre 1 a 2 colheres de chá da erva seca e deixe em infusão por 10 a 15 minutos. Beba três vezes ao dia.

Tintura: tome 1 a 4 ml três vezes ao dia.

AIPO
(TCC SALSÃO-SELVAGEM)
Apium graveolens
(Celery)
UMBELÍFERAS

Parte usada: Fruto maduro seco.
Colheita: Colha as sementes quando maduras, no outono.

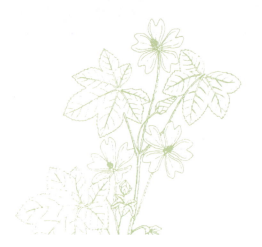

Constituintes: de 2% a 3% óleo volátil.

Ações: Antirreumática, diurética, carminativa, sedativa.

INDICAÇÕES:

As sementes do aipo são usadas, sobretudo, no tratamento do reumatismo, da artrite e da gota. São muito benéficas para artrite reumatoide associada à depressão mental. A ação diurética das sementes tem, sem dúvida, relação com condições reumáticas, mas são também usadas como antisséptico urinário, em grande parte devido ao óleo volátil apiol.

Combinações: Para doenças reumáticas, combina bem com trevo-d'água. Parece ser mais eficaz em combinação com dente-de-leão.

PREPARO E DOSAGEM:

Infusão: despeje 1 xícara de água fervente sobre 1 a 2 colheres de chá de sementes recém-socadas. Deixe em infusão por 10 a 15 minutos. Beba três vezes ao dia.

Tintura: tome 2 a 4 ml três vezes ao dia.

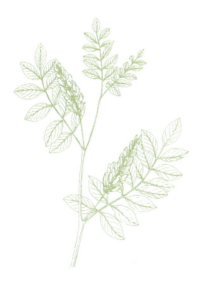

ALCAÇUZ
Glycyrrhiza glabra
(Licorice)
LEGUMINOSAS

Parte usada: Raiz seca.

Colheita: Pelo fim do outono. Limpe bem a raiz e coloque-a para secar.

Constituintes: Glicosídeos chamados glicirrizina e ácido glicirrizínico; saponinas; flavonoides; princípio amargo; óleo volátil; cumarinas; asparagina; substâncias estrogênicas.

Ações: Expectorante, demulcente, anti-inflamatória, agente adrenal, antiespasmódica, laxante branda.

INDICAÇÕES:

O alcaçuz é uma dentre um grupo de plantas que influenciam com vigor o sistema endócrino. Os glicosídeos presentes têm uma estrutura semelhante à dos esteroides naturais do corpo. As implicações disso são analisadas no capítulo sobre o sistema glandular. Elas explicam a ação benéfica do alcaçuz no tratamento de problemas das glândulas suprarrenais, como a doença de Addison. É muito usado para tratar problemas bronquiais, como catarro, bronquite e tosses em geral. O alcaçuz é usado na medicina alopática para tratamento da ulceração péptica, aplicação semelhante ao seu uso fitoterápico para gastrite e úlceras. Pode ser usado para alívio de cólicas abdominais.

Combinações: Para problemas com os brônquios, é usado com tussilagem ou marroio-branco. Para problemas gástricos, combina com alteia, confrei e filipêndula.

Herbário

PREPARO E DOSAGEM:

Decocção: coloque ½ a 1 colher de chá da raiz numa caneca com 250 ml de água fria, leve ao ponto de ebulição e deixe ferver em fogo brando por 10 a 15 minutos. Beba três vezes ao dia.

Tintura: tome 1 a 3 ml três vezes ao dia.

ALCARAVIA
Carum carvi
(Caraway)
UMBELÍFERAS

Parte usada: Sementes.
Colheita: Colha as inflorescências (umbelas) em julho e deixe amadurecer. Depois de secas, é muito fácil obter as sementes apenas sacudindo os ramos.
Constituintes: Até 6% de óleo volátil, inclusive carvona e limoneno; óleo graxo e taninos.
Ações: Carminativa, antiespasmódica, expectorante, emenagoga, galactagoga, adstringente, aromática.

INDICAÇÕES:

A alcaravia é usada como erva calmante para aliviar dispepsia flatulenta e cólica intestinal, sobretudo em crianças. Estimulante do apetite. Sua adstringência auxilia no tratamento da diarreia e da laringite, neste caso como gargarejo. Pode ser usada para tratar bronquite e asma brônquica. Suas ações antiespasmódicas ajudam a aliviar dores menstruais. É ainda usada para aumentar o fluxo do leite durante a amamentação.

Combinações: Para flatulência e cólica, a alcaravia combina bem com camomila e cálamo-aromático; para diarreia, com agrimônia e árvore-da-cera, e para bronquite, com marroio-branco.

PREPARO E DOSAGEM:

Infusão: despeje 1 xícara de água fervente sobre 1 colher de chá de sementes recém-esmagadas e deixe em infusão por 10 a 15 minutos. Beba três vezes ao dia.

Tintura: tome 1 a 4 ml três vezes ao dia.

ALECRIM
Rosmarinus officinalis
(Rosemary)
LABIADAS

Parte usada: Folhas e ramos.
Colheita: Colha as folhas ao longo do verão, embora suas propriedades cheguem ao auge durante a floração.
Constituintes: 1% óleo volátil, entre eles borneol, linalol, canfeno, cineol e cânfora; taninos; princípio amargo; resinas.
Ações: Carminativa, aromática, antiespasmódica, antidepressiva, antisséptica, rubefaciente, parasiticida.

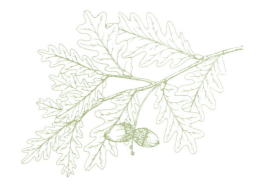

INDICAÇÕES:

O alecrim age como um estimulante circulatório e nervino que, acrescido do efeito tonificante e calmante sobre a digestão, faz dele um medicamento que é usado em situações de tensão psicológica. Esta pode se apresentar, por exemplo, como dispepsia flatulenta, dor de cabeça ou depressão associada a debilidade. Externamente, pode ser usado para aliviar dor muscular, ciática e nevralgia. Age como estimulante para os folículos capilares, podendo ser usado em casos de calvície prematura, condição em que o óleo é de grande eficácia.

Combinações: Para depressão, combina com aveia, noz-de-cola e solidéu.

PREPARO E DOSAGEM:

Infusão: despeje 1 xícara de água fervente sobre 1 a 2 colheres de chá da erva seca e deixe em infusão em recipiente coberto por 10 a 15 minutos. Beba três vezes ao dia.
Tintura: tome 1 a 2 ml três vezes ao dia.

ALÉTRIS

(TCC UNICÓRNIO VERDADEIRO)
Aletris farinosa
(True Unicorn Root)
LILIÁCEAS

Parte usada: Rizoma e raiz.
Colheita: Colha as partes subterrâneas no fim da floração, em agosto. Elas devem ser lavadas, cortadas em pedaços e colocadas para secar.

Constituinte: Princípio amargo.
Ações: Amarga, antiespasmódica, sedativa.

INDICAÇÕES:

Essa erva não deve ser confundida com a que recebe o nome de falso-unicórnio (*Chamaelirium luteum*). A alétris é um excelente remédio para tratar digestão lenta, que pode causar dispepsia, flatulência e debilidade. Sua natureza amarga estimula o processo digestivo, e por isso abranda, em geral, a anorexia (perda de apetite). Outro nome inglês dessa erva é "colic root" (raiz das cólicas), que mostra seu valor no tratamento de cólicas digestivas. Como todos esses distúrbios têm, em geral, envolvimento nervoso, essa erva é considerada um nervino. Entretanto, seu benefício no caso da ansiedade se baseia no alívio dos aspectos físicos e não exatamente no relaxamento direto dos nervos. Existem relatos de que essa erva é eficaz em casos de ameaça de aborto, mas deve-se dar preferência à raiz do falso-unicórnio.

PREPARO E DOSAGEM:

Decocção: coloque ½ a 1 colher de chá da raiz numa caneca com 250 ml de água, leve ao ponto de ebulição e deixe ferver em fogo brando por 10 minutos. Beba três vezes ao dia.
Infusão: despeje 1 xícara de água fervente sobre 1 a 2 colheres de chá da erva seca e deixe em infusão por 10 a 15 minutos. Beba três vezes ao dia.
Tintura: tome 1 a 2 ml três vezes ao dia.

ALFACE-BRAVA

Lactuca virosa
(Wild Lettuce)
COMPOSTAS

Parte usada: Folhas secas.
Colheita: Colha as folhas em junho e julho.
Constituintes: Látex contendo lactucina, lactucona, lactucopicrina, ácido lactúcico; alcaloides; triterpenos.
Ações: Sedativa, anódina, hipnótica.

INDICAÇÕES:

No passado, o látex da alface-brava foi vendido como "ópio da alface", identificando muito bem o uso dessa erva! Ela é um remédio valioso para usar em casos de insônia, agitação e muita inquietação (particularmente em crianças) e de outras manifestações de um sistema nervoso muito ativo. Como antiespasmódico, pode ser usada como parte de um tratamento holístico da coqueluche e de tosses secas e irritáveis em geral. Alivia cólicas intestinais e uterinas, sendo assim eficaz em episódios de menstruação dolorida. Ameniza dores musculares relacionadas com o reumatismo. É usada como anafrodisíaco.

Combinações: Para tosses irritáveis, misturar com cerejeira-preta. Para insônia, combina bem com valeriana e anêmona.

PREPARO E DOSAGEM:

Infusão: despeje 1 xícara de água fervente sobre 1 a 2 colheres de chá das folhas e deixe em infusão por 10 a 15 minutos. Beba três vezes ao dia.
Tintura: tome 2 a 4 ml três vezes ao dia.

ALFAVACA-DE-COBRA

Parietaria diffusa
(Pellitory)
URTICÁCEAS

Parte usada: Partes aéreas.
Colheita: Colha as partes acima da superfície entre junho e setembro.
Constituintes: Princípio amargo, taninos.
Ações: Diurética, demulcente.

INDICAÇÕES:

A alfavaca-de-cobra é usada para tratar inflamações do sistema urinário e, em particular, quando há necessidade de alívio. É benéfica para tratar cistite e pielite. É um bom diurético geral para reduzir a retenção de líquido devido a causas de fundo renal. É também eficaz no tratamento de cálculos renais.

Combinações: Combina bem com buchu, falsa-salsa, uva-ursina ou zimbro.

PREPARO E DOSAGEM:

Infusão: despeje 1 xícara de água fervente sobre 1 a 2 colheres de chá da erva seca e deixe em infusão por 10 a 15 minutos. Beba três vezes ao dia.

Tintura: tome 2 a 4 ml três vezes ao dia.

ALFAZEMA
(TCC LAVANDA)
Lavandula officinalis
(Lavender)

LABIADAS

Parte usada: Flores.

Colheita: Colha as flores pouco antes de abrir, entre junho e setembro. Coloque-as para secar com cuidado a uma temperatura abaixo de 35 ºC.

Constituintes: As flores frescas contêm até 0,5% de óleo volátil, entre outros constituintes; acetato linalil, linalol, geraniol, cineol, limoneno e sesquiterpenos.

Ações: Carminativa, antiespasmódica, antidepressiva, rubefaciente.

INDICAÇÕES:

Essa bela erva tem aplicações culinárias, cosméticas e medicinais. É uma erva eficaz para tratar dores de cabeça, em particular as relacionadas com o estresse. Se combinada com outros remédios, é muito eficaz para amenizar a depressão. Como tônico revigorante brando do sistema nervoso, aplica-se a estados de debilidade nervosa e exaustão. Ela acalma, favorecendo um sono natural. Externamente, seu óleo, como linimento estimulante, alivia dores reumáticas.

Combinações: Para depressão, combina bem com alecrim, noz-de-cola ou solidéu. Para dores de cabeça, com cipripédio ou valeriana.

PREPARO E DOSAGEM:

Infusão: para uso interno, despeje 1 xícara de água fervente sobre 1 colher de chá da erva seca e deixe em infusão por 10 minutos. Beba três vezes ao dia.

Uso externo: pode-se inalar o óleo, passá-lo sobre a pele ou acrescentá-lo ao banho.

ALHO
Allium sativum
(Garlic)

LILIÁCEAS

Parte usada: Bulbo.

Colheita: Colha o bulbo com seus numerosos dentes quando as folhas começarem a fenecer em setembro. Armazene-os em lugar frio e seco.

Constituintes: Óleo volátil, mucilagem, glucoquinina, germânio.

Ações: Antisséptica, antiviral, diaforética, colagoga, hipotensiva, antiespasmódica.

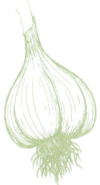

Herbário

INDICAÇÕES:

O alho está entre as poucas ervas de uso e reconhecimento universais. Sua utilização diária auxilia e beneficia o corpo de maneiras dificilmente superadas por outra erva. Ele é uma das plantas antimicrobianas mais eficazes disponíveis, agindo sobre as bactérias, vírus e parasitas alimentares. O óleo volátil é um agente muito eficaz, pois é em grande parte excretado por meio dos pulmões. O alho é usado em infecções desse sistema, como bronquite crônica, catarro, resfriados recorrentes e gripe. Pode ser benéfico no tratamento da coqueluche e como parte de um tratamento mais amplo da asma brônquica. Em geral pode ser usado como preventivo para a maioria das moléstias infecciosas, tanto digestivas como respiratórias. Para o trato digestório, constatou-se que o alho favorece o desenvolvimento da flora bacteriana natural, ao mesmo tempo que elimina organismos patogênicos. Além dessas propriedades extraordinárias, ele diminui a pressão arterial quando ingerido durante bastante tempo, reduzindo também os níveis de colesterol no sangue. O alho deveria ser considerado como um alimento básico, pois aumenta a saúde do corpo e o protege de modo geral. É usado externamente para o tratamento da tinha e de lombrigas.

Combinações: Para infecções microbianas, combina bem com equinácea.

PREPARO E DOSAGEM:

Coma um dente de alho três vezes ao dia. Se o cheiro for constrangedor, use cápsulas de óleo de alho; tome três por dia como profilático ou três vezes ao dia em caso de infecção.

ALOE VERA
(TCC BABOSA)
Aloe vera
(Aloe)
LILIÁCEAS

Parte usada: Suco recém-extraído ou desidratado das folhas.
Constituintes: aloínas, antraquinonas, resina.
Ações: Catártica, vulnerária, emenagoga, vermífuga, demulcente externa, vulnerária.

INDICAÇÕES:

É indicada para uso interno quando uma ação catártica decisiva se faz necessária. Em pequena dosagem, aumenta o fluxo menstrual. Usa-se externamente o suco extraído na hora para tratar queimaduras superficiais, insolação, picadas de insetos etc.

Combinações: Para uso interno, com o objetivo de aumentar o fluxo menstrual, deve-se combiná-la com ervas carminativas para amenizar as cólicas.

PRECAUÇÕES:

Por estimular contrações uterinas, a *aloe vera* deve ser evitada durante a gravidez. Por ser eliminada com o leite materno, deve ser evitada durante o período de amamentação, pois pode ser purgativa para a criança.

PREPARO E DOSAGEM:

Para uso interno, tome 0,1 a 0,3 ml de suco. Para uso externo, cobrir a área afetada com um pouco de suco fresco.

ALQUEMILA
Alchemilla vulgaris
(Lady's Mantle)
ROSÁCEAS

Parte usada: Folhas e brotos em floração.
Colheita: Colha as folhas e os talos entre julho e agosto.
Constituintes: Taninos, princípio amargo, vestígios de óleo essencial, ácido salicílico.
Ações: Adstringente, diurética, anti-inflamatória, emenagoga, vulnerária.

INDICAÇÕES:

Essa e outras espécies de alquemila são muito usadas na medicina popular em toda a Europa. A alquemila ajuda a amenizar dores associadas à menstruação e também a reduzir o fluxo sanguíneo excessivo. É também eficaz para abrandar as mudanças da menopausa. Como emenagoga, estimula o fluxo menstrual em caso de resistência. Sua adstringência favorece o tratamento da diarreia, o enxágue bucal para feridas e úlceras e o gargarejo para laringite.

PREPARO E DOSAGEM:

Infusão: despeje 1 xícara de água fervente sobre 2 colheres de chá da erva seca e deixe em infusão por 10 a 15 minutos. Beba três vezes ao dia. Para amenizar episódios de diarreia e como enxágue bucal ou loção, ferva uma dosagem mais elevada da erva durante alguns minutos para extrair todos os taninos.
Tintura: tome 2 a 4 ml três vezes ao dia.

ALTEIA
Althaea officinalis
(Marshmallow)
MALVÁCEAS

Parte usada: Raiz e folhas.
Colheita: Colha as folhas no verão, depois da floração; a raiz, no final do outono. Limpe a raiz retirando as fibras e a cortiça, e coloque-a para secar imediatamente.
Constituintes: Raiz: de 25% a 35% mucilagem; taninos; pectina; asparagina. Folha: Mucilagem, vestígios de um óleo essencial.
Ações: Raiz: Demulcente, diurética, emoliente, vulnerária. Folha: Demulcente, expectorante, diurética, emoliente.

INDICAÇÕES:

O elevado conteúdo de mucilagem da alteia faz dela um excelente demulcente a ser usado sempre que essa propriedade seja necessária. Embora tenha efeitos muito semelhantes, a raiz é usada para tratar problemas digestivos e cutâneos, enquanto a folha favorece os pulmões e o sistema urinário. Em todas as inflamações do trato digestório, como inflamações da boca, gastrite, úlcera péptica, enterite e colite, recomenda-se enfaticamente a raiz. Para tratar bronquite, catarro nas vias respiratórias e tosse irritante, a alteia é considerada uma alternativa viável. Em episódios de uretrite e cálculos renais, a folha age como sedativo. De fato, essa erva ameniza irritações da membrana mucosa onde quer que se manifestem. Externamente, a raiz é indicada para tratar varizes e úlceras, como também abscessos e furúnculos.

Combinações: Em condições ulcerosas, internas ou externas, pode-se usar alteia com confrei. Para tratar bronquite, use com alcaçuz e marroio-branco. Muitas vezes ela é misturada com olmo-americano para preparar unguentos.

PREPARO E DOSAGEM:

Decocção: coloque 1 colher de chá da raiz cortada numa caneca com 250 ml de água fria e deixe ferver em fogo brando por 10 a 15 minutos. Beba três vezes ao dia.

Infusão: despeje 1 xícara de água fervente sobre 1 a 2 colheres de chá da folha seca e deixe em infusão por 10 minutos. Beba três vezes ao dia.

Compressa: uma boa compressa ou cataplasma pode ser feita com essa erva.

Tintura: tome 1 a 4 ml três vezes ao dia.

AMOR-PERFEITO
Viola tricolor
(Pansy)
VIOLÁCEAS

Parte usada: Partes aéreas.
Colheita: Colha a erva durante seu período de crescimento, de março a agosto.
Constituintes: Salicilatos, saponinas, alcaloides, flavonoides, taninos, mucilagem.
Ações: Expectorante, diurética, anti-inflamatória, antirreumática, laxante.

> **INDICAÇÕES:**
> O amor-perfeito é usado principalmente em três áreas: pele, pulmões e sistema urinário. É indicado para tratar eczemas e outros problemas cutâneos caracterizados por eczema exsudativo (muitas vezes chamado "choroso"). Como expectorante anti-inflamatório, é usado para tratar coqueluche e bronquite aguda, pois alivia e ajuda o corpo a se curar. Em caso de problemas urinários, favorece a cura da cistite e é eficaz no tratamento de micção frequente e dolorosa.

Combinações: Para problemas pulmonares, usa-se com tussilagem. Para problemas cutâneos, com trevo-dos-prados, urtiga e aparine. Para cistite, combina com buchu e grama-de-ponta.

PREPARO E DOSAGEM:

Infusão: despeje 1 xícara de água fervente sobre 1 a 2 colheres de chá da erva seca e deixe em infusão por 10 a 15 minutos. Beba três vezes ao dia.

Tintura: tome 2 a 4 ml três vezes ao dia.

ANÊMONA
(TCC PULSATILA/FLOR-DA-PÁSCOA)
Anemone pulsatilla
(Pasqueflower)
RANUNCULÁCEAS

Parte usada: Partes aéreas.
Colheita: Colha os talos na época da floração, em março ou abril.

Constituintes: Glicosídeos, saponinas, taninos, resina.
Ações: Sedativa, analgésica, antiespasmódica, antibacteriana.

INDICAÇÕES:

A anêmona é um excelente nervino relaxante para tratar problemas relacionados com tensão nervosa e espasmo no sistema reprodutor. Pode ser usada com segurança para alívio de menstruação dolorosa (dismenorreia), dor ovariana e nos testículos. Ela reduz a tensão e dores de cabeça associadas a essas reações. É benéfica para tratamento da insônia e de hiperatividade geral. Devido às suas ações antibacterianas, é recomendada para o tratamento de infecções da pele, em particular dos furúnculos. Do mesmo modo, é eficaz no tratamento de infecções das vias respiratórias e da asma. O óleo ou tintura alivia dores de ouvido.

Combinações: Para menstruação dolorosa, combina bem com noveleiro. Para problemas de pele, combina com equinácea.

PRECAUÇÕES:

Não use essa planta em seu estado fresco!

PREPARO E DOSAGEM:

Infusão: despeje 1 xícara de água fervente sobre ½ a 1 colher de chá da erva seca e deixe em infusão por 10 a 15 minutos. Beba três vezes ao dia ou conforme for necessário.
Tintura: tome 1 a 2 ml três vezes ao dia.

ANGÉLICA
Angelica archangelica
(Angelica)
UMBELÍFERAS

Parte usada: Raízes e folhas têm aplicação medicinal; os caules e as sementes são usados em confeitaria.
Colheita: Colha a raiz no outono do primeiro ano. Se for muito grossa, pode ser cortada no sentido do comprimento para acelerar a secagem. Colha as folhas em junho.
Constituintes: Óleos essenciais, entre eles felandreno e pineno, ácido angélica, compostos de cumarim, princípio amargo, taninos.
Ações: Carminativa, antiespasmódica, expectorante, diurética, diaforética.

INDICAÇÕES:

Essa erva é um expectorante eficaz para tratar tosse, bronquite e pleurisia, sobretudo quando acompanhadas de febre, resfriado ou gripe. Pode-se usar a folha como compressa em inflamações do peito. Seu conteúdo de óleo essencial carminativo explica sua utilização no alívio de cólicas intestinais e flatulência. Como agente digestivo, estimula o apetite e é benéfica para tratar anorexia nervosa. Está comprovado que ela ajuda a amenizar inflamações reumáticas. Age como antisséptico urinário em casos de cistite.

Combinações: Para problemas bronquiais, combina bem com marroio-branco e tussilagem; para indigestão, flatulência e perda de apetite, com camomila.

PREPARO E DOSAGEM:

Decocção: coloque 1 colher de chá da raiz cortada numa caneca com 250 ml de água, leve ao ponto de ebulição e deixe ferver em fogo brando por 2 minutos. Retire do fogo e deixe descansar por 15 minutos. Tome uma xícara três vezes ao dia.

Tintura: tome 2 a 3 ml da tintura três vezes ao dia.

ANIS
(TCC ERVA-DOCE)
Pimpinella anisum
(Aniseed)
UMBELÍFERAS

Parte usada: Fruto seco.
Colheita: Colha o fruto maduro seco entre julho e setembro.
Constituintes: Até 6% de óleos voláteis, entre eles anetol, 30% de óleos graxos, colina.
Ações: Expectorante, antiespasmódica, carminativa, parasiticida, aromática.

INDICAÇÕES:

O óleo volátil no anis fornece a base de uso interno para aliviar dores pungentes, cólicas intestinais e flatulência. Exerce também uma ação expectorante e antiespasmódica importante, podendo ser usado em casos de bronquite, traqueíte com tosse irritável persistente e coqueluche. Externamente, o óleo é usado como unguento-base para o tratamento da sarna. O óleo por si só favorece o controle da proliferação de piolhos.

Combinações: Para cólica flatulenta, misturar anis com quantidades iguais de funcho e alcaravia. Para bronquite, o anis combina bem com lobélia, marroio-branco e tussilagem.

PREPARO E DOSAGEM:

Infusão: esmague as sementes com cuidado antes de usá-las para liberar os óleos voláteis. Despeje 1 xícara de água fervente sobre 1 a 2 colheres de chá das sementes, cubra e deixe descansar por 5 a 10 minutos.
Beba uma xícara três vezes ao dia. Para tratar flatulência, beba o chá lentamente antes das refeições.

Óleo: tome uma gota do óleo misturada a meia colher de chá de mel.

APARINE
Galium aparine
(Cleavers)
RUBIÁCEAS

Parte usada: Partes aéreas secas e o suco fresco.
Colheita: Colha a planta antes da floração e coloque-a para secar à sombra.
Constituintes: Glicosídeo asperulosídeo, ácido galotânico, ácido cítrico.
Ações: Diurética, alterativa, anti-inflamatória, tônica, adstringente, antineoplásica.

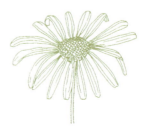

INDICAÇÕES:

A aparine é uma planta muito valiosa e talvez seja o melhor tônico disponível para o sistema linfático. Como tônico linfático com ações alterativa e diurética, pode ser usada para tratar diversos problemas relacionados com o sistema linfático. Desse modo, é usada para tratar glândulas inchadas (linfadenite) em qualquer parte do corpo e, em particular, para tonsilite (amigdalite) e adenoidite. É muito usada para tratar doenças cutâneas, sobretudo das variedades secas, como psoríase. É benéfica no tratamento da cistite e de outras afecções urinárias com dor e para isso pode-se combiná-la com demulcentes. Sua tradição no tratamento de úlceras e tumores resultantes de drenagem linfática é muito longa. A aparine é um vegetal fantástico.

Combinações: Para o sistema linfático, age bem com fitolaca, equinácea e calêndula. Para moléstias da pele, combina melhor com azeda-crespa e bardana.

PREPARO E DOSAGEM:

Infusão: despeje 1 xícara de água fervente sobre 2 a 3 colheres de chá da erva seca e deixe em infusão por 10 a 15 minutos. Beba três vezes ao dia.

Tintura: tome 2 a 4 ml três vezes ao dia.

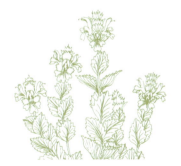

ARGENTINA
Potentilla anserina
(Silverweed)
ROSÁCEAS

Parte usada: Partes aéreas secas.
Colheita: Colha em junho, eliminando todas as folhas desbotadas ou comidas por insetos. Colocar para secar à sombra.
Constituintes: Taninos, flavonoides, princípio amargo, ácidos orgânicos.
Ações: Adstringente, anticatarral, diurética, anti-inflamatória local.

INDICAÇÕES:

A argentina é uma erva anticatarral eficaz que pode ser usada sempre que houver uma produção excessiva de muco. É conhecida, em particular, por sua ação adstringente. Em caso de hemorroidas, pode ser ingerida e também aplicada como compressa. É indicada para tratar diarreia, sobretudo quando acompanhada de indigestão. Em situações de inflamação na boca, como gengivite ou ulcerações aftosas, um enxágue com a infusão de argentina é de grande eficácia. Como gargarejo, alivia inflamações da garganta.

PREPARO E DOSAGEM:

Infusão: despeje 1 xícara de água fervente sobre 2 colheres de chá da erva seca e deixe em infusão por 15 minutos. Beba três vezes ao dia.

Herbário 247

Compressa: ferva 1 a 2 colheres de sopa da erva picada em meio litro de água. Deixe em repouso por 20 minutos. Faça uma compressa úmida com o líquido morno. Umedeça sempre a compressa assim que começar a secar.
Tintura: tome 2 a 4 ml três vezes ao dia.

Combinações: Como loção, pode-se combiná-la com hamamélis destilada.

PRECAUÇÕES:

Não deve ser usada internamente.

ARNICA
Arnica montana
(Arnica)
COMPOSTAS

Parte usada: Capítulo da flor.
Colheita: Colha as flores entre junho e agosto.
Constituintes: Óleos essenciais, lactonas sesquiterpênicas, glicosídeos amargos, alcaloide, poliacetilenos, flavonoides, taninos.
Ações: Anti-inflamatória, vulnerária.

PREPARO E DOSAGEM:

Prepare a tintura dessa erva da seguinte maneira: despeje meio litro de álcool a 70% em 50 gramas de flores recém-colhidas. Feche bem em recipiente de vidro claro e deixe descansar pelo menos durante uma semana ao sol ou em lugar quente. Filtre; está pronta para uso. Para preservar a tintura, feche bem o recipiente e guarde-o em lugar escuro.

INDICAÇÕES:

Por ser muito tóxica, a arnica não deve ser usada internamente. Não obstante, ela é um dos melhores remédios para tratamento externo local e pode ser considerada um específico para o tratamento de contusões e distensões. O preparo homeopático é totalmente seguro para uso interno, em particular quando ingerida de acordo com as orientações homeopáticas. A erva em si, usada externamente, ajuda a amenizar dores reumáticas e as dores e inflamações da flebite e de doenças semelhantes. Com efeito, ela pode ser usada onde quer que haja dor ou inflamação na pele, desde que esta não tenha escoriações.

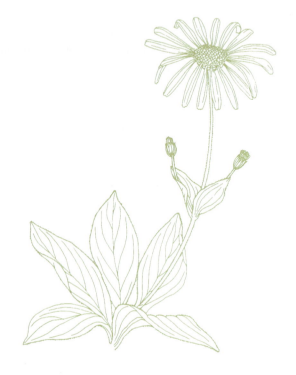

ARRUDA

Ruta graveolens
(Rue)
RUTÁCEAS

Parte usada: Partes aéreas secas.

Colheita: Colha a erva antes de florescer no verão e coloque-a para secar à sombra.

Constituintes: Óleo essencial, rutina, furanocumarinas, alcaloides, taninos.

Ações: Antiespasmódica, emenagoga, antitussígena, abortiva.

INDICAÇÕES:

A arruda tem uma história muito antiga. O gênero denominado *ruta* deriva da palavra grega *reuo*, liberar, soltar, demonstrando sua reputação de libertadora da doença. É eficaz, sobretudo, para regular os períodos menstruais, pois é usada para provocar menstruação atrasada. O óleo da arruda é um poderoso abortivo, por isso essa planta não deve ser usada durante a gravidez. A arruda é utilizada também devido à sua ação antiespasmódica. É eficaz para relaxar os músculos lisos, em particular do sistema digestório, pois alivia as cólicas e a tensão intestinal. Devido ao alívio que causa aos espasmos, é indicada para interromper tosses espasmódicas. Ela também aumenta a circulação periférica e baixa a pressão arterial elevada. Mastigando a folha fresca, obtém-se o alívio de dores de cabeça devidas à tensão, o abrandamento de palpitações e a redução de problemas ligados à ansiedade.

Combinações: Para uso na regulação da menstruação, combina bem com raiz de falso-unicórnio e com tasneira.

PREPARO E DOSAGEM:

Infusão: despeje 1 xícara de água fervente em 1 a 2 colheres de chá da erva seca e deixe em infusão por 10 a 15 minutos. Beba três vezes ao dia.

Tintura: tome 1 a 4 ml três vezes ao dia.

PRECAUÇÕES:

Evite o uso dessa erva durante a gravidez.

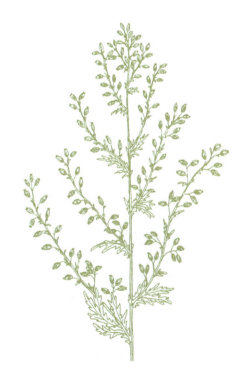

Herbário

ARTEMÍSIA
Artemisia vulgaris
(Mugwort)
COMPOSTAS

Parte usada: Folhas ou raiz.
Colheita: Colha as folhas e os talos pouco antes de florescer, entre julho e setembro.
Constituintes: Óleo volátil contendo cineol e tujona; um princípio amargo, taninos, resina, inulina.
Ações: Tônica amarga, estimulante, tônica nervina, emenagoga.

INDICAÇÕES:

Recorre-se à artemísia sempre que haja necessidade de um estimulante digestivo. Ela facilita a digestão por meio da estimulação amarga dos sucos, ao mesmo tempo que fornece um óleo carminativo. Exerce uma ação nervina branda, amenizando a depressão e a tensão, o que talvez se deva ao óleo volátil; por isso é fundamental não perdê-lo durante o preparo. A artemísia é também eficaz como emenagogo, favorecendo um fluxo menstrual normal.

PREPARO E DOSAGEM:

Infusão: despeje 1 xícara de água fervente sobre 1 a 2 colheres de chá da erva seca e deixe em infusão por 10 a 15 minutos em recipiente tampado. Beba três vezes ao dia. A artemísia é usada como aromatizante em vários aperitivos líquidos – uma forma prazerosa de ingeri-la!
Tintura: tome 1 a 4 ml três vezes ao dia.

ÁRVORE-DA-CERA
Myrica cerifera
(Bayberry)
MIRICÁCEAS

Parte usada: Casca da raiz.
Colheita: Colha a raiz na primavera ou no outono; retire a casca e coloque-a para secar.
Constituintes: Taninos, resina, óleo volátil.
Ações: Adstringente, estimulante circulatório, diaforética.

INDICAÇÕES:

Como estimulante circulatório, a árvore-da-cera é eficaz para muitas doenças tratadas no contexto de uma perspectiva holística. Devido às suas ações específicas, é um adstringente valioso para tratar diarreia e disenteria. É indicada para colite mucosa. Como gargarejo, alivia dores de garganta, e como ducha é benéfica para tratar leucorreia. Pode ser usada para tratar resfriados.

Combinações: Como adstringente digestivo, pode ser usada com raiz de confrei e agrimônia.

PREPARO E DOSAGEM:

Decocção: coloque 1 colher de chá da raiz numa caneca com 250 ml de água fria e deixe ferver por 10 a 15 minutos. Beba três vezes ao dia.
Tintura: tome 1 a 3 ml três vezes ao dia.

ÁRVORE-FRANJA

Chionanthus virginicus
(Fringe Tree)
OLEÁCEAS

Parte usada: Casca da raiz.
Colheita: Colha as raízes na primavera ou no outono. Lave-as bem e retire a casca. Seque-as com cuidado.
Constituintes: Filirina, um glicosídeo linhina, saponinas.
Ações: Hepática, colagoga, alterativa, diurética, tônica, antenética, laxante.

INDICAÇÕES:

Essa erva pode ser usada com segurança para tratar problemas do fígado, sobretudo se evoluíram para icterícia. É um específico para o tratamento de inflamação da vesícula biliar e parte importante do tratamento de cálculos biliares. É um remédio que beneficia o fígado de um modo geral, e por isso é muitas vezes usado como parte de um tratamento mais amplo do corpo todo. Por liberar a bile, a árvore-franja age como laxante brando e eficaz.

Combinações: Para o tratamento do fígado e da vesícula biliar, use-a com evônimo-da-américa, inhame-bravo ou uva-espim.

PREPARO E DOSAGEM:

Infusão: despeje 1 xícara de água fervente sobre 1 a 2 colheres de chá da casca e deixe em infusão por 10 a 15 minutos. Beba três vezes ao dia.
Tintura: tome 1 a 2 ml três vezes ao dia.

AVEIA

Avena sativa
(Oats)
GRAMÍNEAS

Parte usada: Sementes e a planta inteira.
Colheita: Colha o fruto e a palha no período da colheita, em agosto, cerca de quatro semanas depois da colheita do centeio. Ceife os caules e amarre-os em feixes. Deixe-os de pé para secar e depois debulhe os grãos. Os caules secos batidos formam a palha.
Constituintes: Sementes: 50% amido; alcaloides, entre eles trigonelina e avenina; saponinas; flavonas; esteróis; vitamina B. Palha: rica em ácido silícico; mucina; cálcio.
Ações: Tônica nervina, antidepressiva, nutritiva, demulcente, vulnerária.

INDICAÇÕES:

A aveia é um dos melhores remédios para "alimentar" o sistema nervoso, particularmente em situações estressantes. É considerada um específico para casos de debilidade nervosa e exaustão quando associadas à depressão. Pode ser usada com a maioria dos nervinos, tanto relaxantes como estimulantes, para fortalecer todo o sistema nervoso. É também usada para tratar debilidade geral. Os altos níveis de ácido silícico presentes na palha explicam seu uso como remédio para moléstias da pele, em particular em aplicações externas.

Combinações: Para depressão, combina com cipripédio e solidéu.

PREPARO E DOSAGEM:

O mingau é a forma mais apropriada de se comer aveia.

Extrato fluido: em forma líquida, em geral se apresenta como extrato fluido. Tome 3 a 5 ml três vezes ao dia.

Banho: pode-se preparar um banho calmante para casos de nevralgia e pele irritada do seguinte modo: ferva 500 gramas de palha picada em 2 litros de água por meia hora. Coe e adicione ao banho.

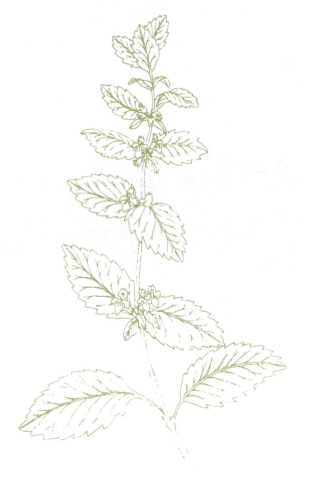

AZEDA-CRESPA
Rumex crispus
(Yellow Dock)
POLIGONÁCEAS

Parte usada: Raiz.
Colheita: Colha no final do verão e no outono, entre agosto e outubro. Lave bem a raiz e corte-a no sentido do comprimento antes de colocá-la para secar.
Constituintes: Glicosídeos antraquinonas, taninos.
Ações: Alterativa, purgativa, colagoga.

INDICAÇÕES:

A azeda-crespa é muito usada no tratamento de problemas cutâneos crônicos, como psoríase. As antraquinonas presentes têm uma ação marcadamente catártica sobre os intestinos, mas nessa erva elas agem de maneira branda, talvez moderada pelo conteúdo tanino. Constitui assim um valioso remédio para constipação, operando de maneira bem mais ampla do que apenas estimulando os músculos intestinais. Ela promove o fluxo da bile e exerce aquela relativamente obscura ação de "depurador do sangue". Devido à sua ação sobre a vesícula biliar, é recomendada para o tratamento da icterícia quando esta é consequência de congestão.

Combinações: A azeda-crespa combina bem com aparine, bardana e dente-de-leão.

PREPARO E DOSAGEM:

Decocção: coloque 1 a 2 colheres de chá da raiz numa caneca com 250 ml de água, leve ao ponto de ebulição e deixe ferver em fogo brando por 10 a 15 minutos. Beba três vezes ao dia.

Tintura: tome 1 a 4 ml três vezes ao dia.

BAGA-DE-PERDIZ
Mitchella repens
(Partridge Vine/Squaw Vine)
RUBIÁCEAS

Parte usada: Partes aéreas.
Colheita: Sendo uma erva perene, pode-se encontrá-la durante todo o ano em seu *habitat* natural, matas e florestas. Colhe-se mais facilmente a flor entre abril e junho.
Constituintes: Saponinas, mucilagem.
Ações: Parturiente, emenagoga, diurética, adstringente, tônica.

INDICAÇÕES:

A baga-de-perdiz é uma erva que recebemos dos nativos norte-americanos. Ela está entre os melhores medicamentos para preparar o útero e todo o corpo para o trabalho de parto. Com esse objetivo, deve ser ingerida durante algumas semanas antes do parto, assegurando assim um nascimento seguro e bem-sucedido tanto para o bebê quanto para a mãe. Pode ser usada para aliviar menstruação dolorosa (dismenorreia). Como adstringente, é usada no tratamento da colite, principalmente quando há excesso de muco.

Combinações: Como parturiente para preparar o parto, pode ser usada com folhas de framboeseira. Para dismenorreia, pode-se misturá-la com noveleiro e anêmona.

PREPARO E DOSAGEM:

Infusão: despeje 1 xícara de água fervente sobre 1 colher de chá da erva e deixe em infusão por 10 a 15 minutos. Beba três vezes ao dia.

Tintura: tome 1 a 2 ml três vezes ao dia.

BÁLSAMO-DE--GILEADE
(TCC BÁLSAMO-DE-MECA)
Populus gileadensis
(Balm of Gilead)
SALICÁCEAS

Parte usada: Botões fechados.
Constituintes: oleorresina, salicina.
Ações: Expectorante estimulante, antisséptica, anti-irritante, vulnerária.

INDICAÇÕES:

Por aliviar, desinfetar e adstringir as membranas mucosas, o bálsamo-de-gileade é um excelente remédio para tratar a dor de garganta, a tosse e a laringite e é, de fato, considerado um específico para tratar laringite com perda da voz. Pode ser usado para tratar bronquite crônica. Externamente, é eficaz para abrandar inflamações devidas ao reumatismo e à artrite, como também em casos de pele seca e escamosa, como psoríase e eczema seco.

Combinações: Tussilagem, sálvia e marroio-branco combinam bem com bálsamo-de-gileade para reforçar suas ações sobre o sistema respiratório; morrião-dos-passarinhos aumenta sua força em aplicações externas.

PREPARO E DOSAGEM:

Infusão: despeje 1 xícara de água fervente sobre 2 colheres de chá do botão e deixe em infusão durante 10 a 15 minutos. Beba essa infusão três vezes ao dia, ou mais, até resolver o problema.

Tintura: tome 1 a 2 ml três vezes ao dia.

BÁLSAMO-DE-TOLU
Myroxylon toluifera
(Balsam of Tolu)
LEGUMINOSAS

Parte usada: Tolu é um bálsamo obtido por incisão no tronco de uma árvore robusta depois de ser golpeada e chamuscada. É originária da Colômbia e da Venezuela.

Constituintes: 80% resina, que é rica em ácido cinâmico e ácido benzoico, mais um pouco de vanilina.

Ações: Antisséptica, expectorante.

> **INDICAÇÕES:**
> Esse bálsamo age principalmente sobre as membranas mucosas do sistema respiratório. É com frequência usado como expectorante em medicamentos para a tosse na forma de xarope ou tintura.

PREPARO E DOSAGEM:

É raro encontrar-se essa erva sozinha nos dias de hoje. Pode-se usá-la como inalante adicionando 1 colher de chá do bálsamo num banho de vapor. A dosagem interna é ½ a 1 grama ingerido três vezes ao dia.

BARDANA
Arctium lappa
(Burdock)
COMPOSTAS

Parte usada: Raízes e rizoma.
Colheita: Colha as raízes e o rizoma em setembro ou outubro.
Constituintes: Glicosídeos flavonoides, glicosídeos amargos, alcaloide, substância antimicrobiana, inulina.
Ações: Alterativa, diurética, amarga.

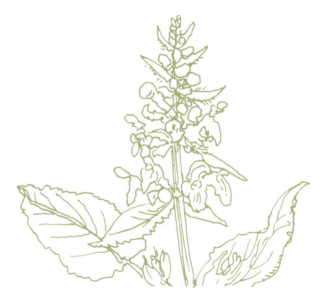

INDICAÇÕES:

A bardana é um remédio de grande eficácia para o tratamento de afecções cutâneas que resultam em pele seca e escamosa. É muito eficaz também para tratar psoríase, desde que usada durante muito tempo. Do mesmo modo, todos os tipos de eczema (em particular os tipos secos) podem ser tratados de maneira eficaz com bardana, se usada por um bom período de tempo. É benéfica como parte de um tratamento mais geral de dores reumáticas, sobretudo se associadas à psoríase. Parte da ação dessa erva se dá por meio da estimulação amarga dos sucos digestivos e, de modo específico, da secreção da bile. Assim, ela favorece a digestão e o apetite. É usada em casos de anorexia nervosa e condições semelhantes, também para auxiliar a função renal e curar a cistite. Em geral, a bardana induz o corpo a um estado de integração e saúde, removendo indicadores de desequilíbrio sistêmico, como problemas de pele e caspa. Externamente, pode ser usada como compressa ou cataplasma para acelerar a cura de feridas e úlceras. Eczema e psoríase também podem ser tratados externamente desse modo, mas é preciso lembrar que essas doenças cutâneas só podem ser curadas de dentro para fora e com a ajuda de remédios internos.

Combinações: Para problemas de pele, combina com azeda-crespa, trevo-dos-prados e aparine.

PREPARO E DOSAGEM:

Decocção: coloque 1 colher (chá) da raiz numa caneca com 250 ml de água fria e deixe ferver. Mantenha a fervura em fogo brando por 10 a 15 minutos. Beba três vezes ao dia. Para uso externo, ver outras informações no capítulo sobre a pele.

Tintura: tome 2 a 4 ml três vezes ao dia.

BETÔNICA
Betonica officinalis
(Betony)
LABIADAS

Parte usada: Partes aéreas secas.
Colheita: Colha as partes aéreas logo antes do desabrochar das flores. Coloque-as para secar com cuidado ao sol.
Constituintes: Alcaloides, inclusive betonicina, estaquidrina e trigonelina.
Ações: sedativa, tônica nervina, amarga.

INDICAÇÕES:

A betônica alimenta e fortalece o sistema nervoso central, além de exercer uma ação sedativa. Tem seu lugar no tratamento de debilidade nervosa associada à ansiedade e à tensão. Alivia dores de cabeça e nevralgia quando a causa é de origem nervosa.

Combinações: Para o tratamento da dor de cabeça de fundo nervoso, combina bem com solidéu.

PREPARO E DOSAGEM:

Infusão: despeje 1 xícara de água fervente sobre 1 a 2 colheres de chá da erva seca e deixe em infusão por 10 a 15 minutos. Beba três vezes ao dia.
Tintura: tome 2 a 6 ml três vezes ao dia.

BETÔNICA-PALUSTRE
Stachys palustris
(Woundwort)
LABIADAS

Parte usada: Partes aéreas.
Colheita: Colha em julho, no início da floração.
Ações: Vulnerária, antisséptica, antiespasmódica, adstringente.

INDICAÇÕES:
Como o seu nome inglês implica, a betônica-palustre é famosa no folclore como erva curadora de feridas. Como vulnerária, equivale ao confrei devido ao seu efeito sobre feridas. Pode ser usada diretamente sobre a ferida ou como unguento ou compressa. Internamente, alivia cólicas e algumas dores nas articulações, além de amenizar episódios de diarreia e disenteria.

PREPARO E DOSAGEM:

Infusão: despeje 1 xícara de água fervente sobre 1 colher de chá da erva seca e deixe em infusão por 10 a 15 minutos. Beba três vezes ao dia.
Uso externo: siga as instruções dadas na seção sobre o preparo das ervas.
Tintura: tome 1 a 2 ml três vezes ao dia.

BÉTULA
Betula pendula
(Birch (Silver))
BETULÁCEAS

Parte usada: Folhas novas e casca.
Colheita: Colha as folhas no fim da primavera ou do verão. Ao colher a casca, é importante não cortá-la na circunferência, para não matar a árvore.
Constituintes: Taninos, saponinas, amargos, glicosídeos, óleo essencial, flavonoides.
Ações: Diurética, antisséptica, tônica.

INDICAÇÕES:
As folhas da bétula agem como remédio eficaz para tratar cistite e outras infecções do sistema urinário; também elimina o excesso de líquido do organismo. Talvez devido a essa atividade diurética purificadora, a planta é usada para tratar gota, reumatismo e dor artrítica branda. A casca alivia dores musculares se aplicada externamente, colocando o lado interno fresco e úmido da casca sobre a pele.

Combinações: Para infecções urinárias, pode ser usada com uva-ursina; para dor reumática, combina bem com salgueiro-preto.

PREPARO E DOSAGEM:

Infusão: despeje 1 xícara de água fervente sobre 1 a 2 colheres de chá de folhas secas e deixe em infusão por 10 minutos. Beba três vezes ao dia.
Tintura: tome 1 a 2 ml três vezes ao dia.

BISTORTA

Polygonum bistorta
(Bistort)
POLIGONÁCEAS

Parte usada: Raiz e rizoma.
Colheita: Colha as raízes e rizomas no outono, em meio ao pasto úmido em que a bistorta cresce. As raízes grandes devem ser cortadas no sentido do comprimento e colocadas para secar ao sol.
Constituintes: Entre 15% a 20% de taninos.
Ações: Adstringente, anticatarral, demulcente, anti-inflamatória.

INDICAÇÕES:

A bistorta é um adstringente calmante, embora forte, que pode ser usada de modo amplo, sempre que houver necessidade de adstringência, sobretudo em episódios de diarreia e disenteria. É considerada um específico para tratar diarreia infantil. Ela adiciona sua adstringência a todo medicamento digestivo, sendo benéfica para tratar colite mucosa. Como suplemento de outros remédios, é eficaz em caso de catarro nasal. Externamente, é benéfica como enxágue bucal para tratar inflamações da boca ou da língua, como gargarejo para laringite ou faringite e como ducha para leucorreia. É usada também como unguento para tratar hemorroidas e fissuras anais.

PREPARO E DOSAGEM:

Decocção: coloque 1 colher de chá da erva seca numa caneca com 250 ml de água fria, leve ao ponto de ebulição e deixe ferver em fogo brando por 10 a 15 minutos. Beba três vezes ao dia. Para uso externo, pode-se usar esse chá também como enxágue bucal ou gargarejo.
Tintura: tome 2 a 4 ml três vezes ao dia.

BODELHA

Fucus vesiculosus
(Bladderwrack/kelp)
FUCÁCEAS

Parte usada: Toda a planta, que é uma alga marinha comum.
Constituintes: Rica em algina e manitol, caroteno e zeaxantina. Estão presentes também iodo e bromo.
Ações: Anti-hipotireoidea, antirreumática.

INDICAÇÕES:

A bodelha se mostra eficaz, em particular, no tratamento do hipotireoidismo e do bócio. A normalização da função da tireoide resulta numa melhora de todos os sintomas associados. Quando a obesidade tem relação com problemas nessa glândula, a bodelha pode reduzir o sobrepeso. Ela tem fama de abrandar reumatismo e artrite reumatoide, usada interna e também externamente sobre as articulações inflamadas.

PREPARO E DOSAGEM:

Como suplemento alimentar, pode-se ingeri-la na forma de comprimido. Caso prefira infusão, despeje uma xícara de água fervente sobre 2 a 3 colheres de chá da erva seca e deixe em infusão por 10 minutos. Beba três vezes ao dia.

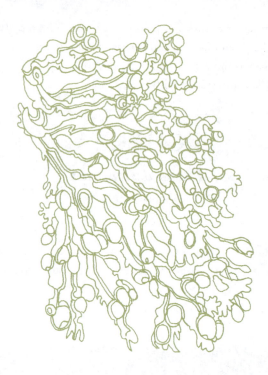

BOLDO-DO-CHILE
Peumus boldus
(Boldo)
MONIMIÁCEAS

Parte usada: Folhas secas.
Colheita: Recolha as folhas perenes sempre que necessário. Seque-as com cuidado à sombra a uma temperatura inferior a 40 ºC.
Constituintes: 2% de óleos voláteis, alcaloide boldina, glicosídeos, resinas e taninos.
Ações: Colagoga, hepática, diurética, sedativa.

INDICAÇÕES:
O boldo é um específico para tratar problemas da vesícula biliar, como cálculos ou inflamações. É também usado para dores viscerais devidas a problemas no fígado ou na vesícula. Tem propriedades demulcentes urinárias brandas e antissépticas, e por isso é eficaz para cistite.

Combinações: Para o tratamento de problemas da vesícula biliar ou do fígado, combina bem com a árvore-franja e com uva-do-óregon.

PREPARO E DOSAGEM:
Infusão: despeje 1 xícara de água fervente sobre 1 colher de chá das folhas secas e deixe em infusão por 10 a 15 minutos. Beba três vezes ao dia.
Tintura: tome 1 a 2 ml três vezes ao dia.

BOLSA-DE-PASTOR
Capsella Bursa-pastoris
(Shepherd's Purse)
CRUCÍFERAS

Parte usada: Partes aéreas.
Colheita: Colha de fevereiro até outubro.
Constituintes: Tiramina, colina acetilcolina, taninos, óleo essencial, resina, saponinas, flavonoides, diosmina, potássio.
Ações: Estimulante uterina, diurética, adstringente.

Herbário

INDICAÇÕES:

Essa planta, fácil de reconhecer, pode ser usada sempre que haja necessidade de um diurético brando – por exemplo, em casos de retenção de líquido devidos a problemas renais. Como adstringente, é eficaz no tratamento da diarreia, de feridas, de sangramento nasal e de outras condições. Tem uso específico na estimulação do processo menstrual, bem como na redução de fluxo excessivo.

PREPARO E DOSAGEM:

Infusão: despeje 1 xícara de água fervente sobre 1 a 2 colheres de chá da erva seca e deixe em infusão por 10 minutos. Se a infusão for preparada para tratar problemas menstruais, deve ser ingerida a cada 2 a 3 horas, um pouco antes e durante o período. Para outras finalidades, beba três vezes ao dia.

Tintura: tome 1 a 2 ml três vezes ao dia.

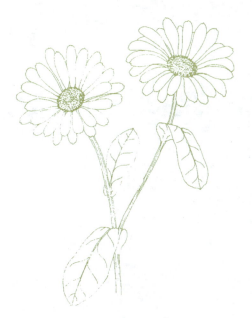

BORRAGEM
Borago officinalis
(Borage)
BORAGINÁCEAS

Parte usada: Folhas secas.
Colheita: Colha as folhas quando a planta começar a florescer, no início do verão. Examine cada folha e descarte as que tiverem qualquer marca, sinal ou defeito. Elas não podem estar molhadas de chuva ou sereno.
Constituintes: Saponinas, mucilagem, taninos, óleo essencial.
Ações: Diaforética, expectorante, tônica, anti-inflamatória, galactagoga.

INDICAÇÕES:

A borragem age sobre o córtex suprarrenal como agente restaurador, o que significa que reanima e revigora as glândulas suprarrenais após um tratamento médico com cortisona ou esteroides. Constata-se uma necessidade crescente de remédios que auxiliem essa glândula nas situações de estresse a que está exposta, externa e internamente. Aplicações da borragem: como tônico para tratar as suprarrenais durante algum tempo; durante episódios de febre; e, em particular, durante a convalescença. É muito conhecida como erva anti-inflamatória para tratar doenças como a pleurisia. As folhas e as sementes estimulam o fluxo do leite durante a amamentação.

Herbário

PREPARO E DOSAGEM:

Infusão: despeje 1 xícara de água fervente sobre 2 colheres de chá da erva seca e deixe em infusão por 10 a 15 minutos. Beba três vezes ao dia.

Tintura: tome 1 a 4 ml três vezes ao dia.

BUCHU
Agathosma betulina
(Buchu)
RUTÁCEAS

Parte usada: Folhas.

Colheita: Colha as folhas durante o estágio de floração e frutificação.

Constituintes: Até 2,5% de óleos voláteis, os quais contêm diosfenol, limoneno e mentona.

Ações: Diurética, urinária, antisséptica.

INDICAÇÕES:

O Buchu é usado para tratar infecções do sistema genitourinário, como cistite, uretrite e prostatite. Suas propriedades curativas e calmantes indicam seu uso com outros remédios relevantes em quaisquer distúrbios desse sistema. Pode ser benéfico em casos de micção dolorida e ardente.

Combinações: Em caso de cistite, combina com mil-folhas ou grama-de-ponta; na micção ardente, com alteia ou estigma de milho.

PREPARO E DOSAGEM:

Infusão: despeje 1 xícara de água fervente sobre 1 a 2 colheres de chá das folhas e deixe em infusão por 10 minutos. Beba três vezes ao dia.

Tintura: tome 2 a 4 ml três vezes ao dia.

CACTO
(TCC FLOR-DE-BAILE)
Selenicereus grandiflorus
(Night-Blooming Cereus)
CACTÁCEAS

Parte usada: Caule fresco.

Ações: Cardiotônica, diurética.

INDICAÇÕES:

Essa erva tem excelente reputação como tônico cardíaco, sobretudo para tratar problemas relacionados com os nervos e fraqueza. No entanto, hoje é praticamente impossível obtê-la na Grã-Bretanha, e também nos Estados Unidos, onde se encontra em algumas áreas desérticas, protegida por lei, sendo necessária autorização para colhê-la.

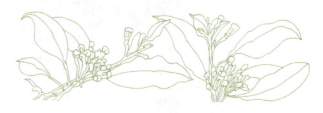

Herbário

CÁLAMO-AROMÁTICO
Acorus calamus
(Calamus)
ARÁCEAS

Parte usada: Rizoma seco.

Colheita: Colha entre setembro e outubro. Talvez você precise de um gancho para extrair o rizoma do solo barrento. Tire as folhas e a raiz do rizoma e lave-o bem. Divida-o ao meio no sentido do comprimento e coloque para secar à sombra.

Constituintes: Mucilagem, até 3% de óleo volátil, princípios amargos, glicosídeo, taninos.

Ações: Carminativa, demulcente, antiespasmódica.

INDICAÇÕES:
O cálamo-aromático combina efeitos demulcentes da mucilagem com o efeito carminativo do óleo volátil e o efeito estimulante dos amargos. É, desse modo, um excelente tônico para tratar todo o trato gastrointestinal. Pode ser usado para tratar dispepsia de todos os tipos, gastrite e úlceras gástricas. Estimula o apetite e ameniza o cansaço e a fraqueza associados a problemas digestivos. Pode ser considerado um específico para tratar cólicas devidas à flatulência.

Combinações: Para cólica flatulenta, combina bem com gengibre e inhame-bravo. Para problemas gástricos, combina melhor com filipêndula e alteia.

PREPARO E DOSAGEM:
Infusão: despeje 1 xícara de água fervente sobre 2 colheres de chá da erva seca e deixe em infusão por 10 a 15 minutos. Beba uma xícara meia hora antes das refeições.

Tintura: tome 2 a 4 ml três vezes ao dia.

CALÊNDULA
Calendula officinalis
(Marigold)
COMPOSTAS

Parte usada: Pétala amarela (flósculos)

Colheita: Colha as sumidades inteiras ou apenas as pétalas entre junho e setembro. Coloque-as para secar com muito cuidado para que não percam a coloração.

Constituintes: Saponinas, carotenoides, princípio amargo, óleo essencial, esteróis, flavonoides, mucilagem.

Ações: Anti-inflamatória, adstringente, vulnerária, fungicida, colagoga, emenagoga.

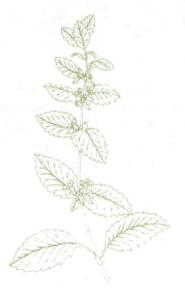

INDICAÇÕES:

A calêndula é uma das melhores ervas para tratar problemas cutâneos locais. Pode ser usada com segurança sempre que houver inflamação na pele, seja ela devida a infecção ou ferimento físico. Pode ser usada para tratar qualquer sangramento externo ou ferida, contusão ou distensão. Também é benéfica para tratar feridas que demoram para sarar e para úlceras cutâneas. É ideal para tratamento de primeiros socorros de queimaduras leves e escaldaduras. O tratamento tópico pode ser com uma loção, um cataplasma ou uma compressa, enfim, com o que for mais prático. Internamente, age como erva valiosa para tratar inflamações digestivas ou úlceras. Assim, pode ser usada no tratamento de úlceras gástricas e duodenais. Como colagoga, abranda problemas associados à vesícula biliar e também muitos distúrbios digestivos vagos classificados como indigestão. A calêndula tem uma intensa atividade antifúngica e pode ser usada interna e externamente para combater essa variedade de infecção. Como emenagoga, é conhecida por amenizar problemas de menstruação atrasada e menstruação dolorida. Em geral, é reguladora do processo menstrual.

Combinações: Para problemas digestivos, pode ser usada com raiz de alteia e com gerânio. Como aplicação externa calmante, combina com olmo-americano e algum outro remédio pertinente. Obtém-se uma loção antisséptica benéfica combinando calêndula com hidraste e mirra.

PREPARO E DOSAGEM:

Infusão: despeje 1 xícara de água fervente sobre 1 a 2 colheres de chá dos flósculos e deixe em infusão por 10 a 15 minutos. Beba três vezes ao dia.

Uso externo: ver orientações no capítulo sobre a pele.

Tintura: tome 1 a 4 ml três vezes ao dia.

CALUMBA
Jateorhiza palmata
(Calumba)
MENISPERMÁCEAS

Parte usada: Raiz.

Colheita: Essa raiz é colhida de uma trepadeira nativa das florestas do Moçambique e de Madagascar.

Constituintes: Alcaloides, incluindo columbamina, jateorrhizina, palmatina e glicosídeos amargos.

Ações: Tônica amarga, estimulante digestiva, sialagoga.

INDICAÇÕES:

A calumba é um excelente remédio digestivo que tonifica todo o trato digestório, estimulando-o suavemente, mas não tem propriedades adstringentes. Pode ser usada sempre que houver debilidade relacionada com algum problema digestivo.

PREPARO E DOSAGEM:

Decocção: coloque 1 a 2 colheres de chá da raiz numa caneca com 250 ml de água fria e deixe ferver. Deixe em infusão por 10 minutos e beba uma xícara meia hora antes das refeições.

Tintura: tome 1 a 4 ml três vezes ao dia.

CAMOMILA-DOS-ALEMÃES

Matricaria chamomilla
(Chamomile, German)
ASTERÁCEAS

e

CAMOMILA-ROMANA

Anthemis nobilis
(Chamomile, Garden)
ASTERÁCEAS

Parte usada: Flores.

Colheita: Colha as flores entre maio e agosto, no momento em que não estiverem molhadas pelo sereno ou pela chuva. Coloque-as para secar com cuidado a uma temperatura moderada.

Constituintes: Óleo volátil que inclui camazuleno e isadol; mucilagem; cumarina; glicosídeos flavonoides.

Ações: Antiespasmódica, carminativa, anti-inflamatória, analgésica, antisséptica, vulnerária.

INDICAÇÕES:

A camomila é famosa por seus usos medicinais e caseiros. A lista aparentemente interminável de sintomas para os quais é benéfica reduz-se às ações relaxante, carminativa e anti-inflamatória. Ela é um sedativo excelente, suave, útil e seguro para crianças. Com sua ação relaxante, contribui com todas as combinações, sendo assim usada para tratar ansiedade e insônia. Em geral abranda indigestão e inflamações, como a gastrite. Do mesmo modo, pode-se usá-la como enxágue bucal para tratar inflamações na boca, como gengivite, e para banhar inflamações nos olhos. Como gargarejo, alivia dores de garganta. Como inalação em banho de vapor, acelera a recuperação de catarros nasais. Externamente, acelera a cura de feridas e reduz o inchaço devido a inflamações. Como carminativa com propriedades relaxantes, ameniza flatulência e desconforto dispéptico.

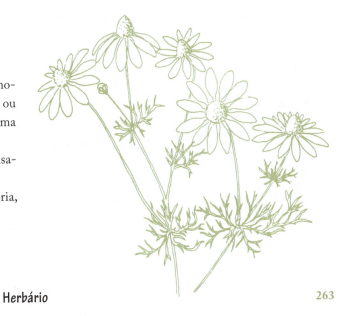

herbário

PREPARO E DOSAGEM:

Infusão: despeje 1 xícara de água fervente sobre 2 colheres de chá das folhas secas e deixe em infusão por 5 a 10 minutos. Para problemas digestivos, esse chá deve ser bebido após as refeições. Usa-se uma infusão mais forte como enxágue bucal para condições como gengivite. Para inalação, ferva meia xícara de flores em 2 litros de água. Cubra a cabeça com uma toalha e inale o vapor.

Tintura: tome 2 a 4 ml três vezes ao dia.

CANELA
Cinnamomum zeylanicum
(Cinnamon)
LAURÁCEAS

Parte usada: Casca interna seca dos brotos.
Colheita: A casca é colhida para fins comerciais em toda a região dos trópicos.
Constituintes: Óleos voláteis.
Ações: Carminativa, adstringente, aromática, estimulante.

INDICAÇÕES:

A canela é usada, em geral, como acréscimo carminativo a outras ervas. Ela abranda náuseas e vômitos. Por sua adstringência branda, é usada contra diarreia.

PREPARO E DOSAGEM:

A casca, em geral transformada em pó, pode ser usada à vontade em misturas ou sozinha para aromatizar chás.

CAPUCHINHA
Tropaeolum majus
(Nasturtium)
TROPEOLÁCEAS

Parte usada: Partes aéreas.
Colheita: Colha as folhas e flores entre julho e outubro.
Constituintes: Glicosilinatos, substância antibacteriana desconhecida, vitamina C.
Ações: Antimicrobiana.

INDICAÇÕES:

A capuchinha é um antimicrobiano potente, sobretudo quando usada como medicação tópica para o tratamento de infecção bacteriana. Internamente, pode ser usada de maneira benéfica em todo caso de infecção bacteriana, mas é indicada, sobretudo, para tratar infecções respiratórias, como bronquite. Constatou-se também que é eficaz para tratar gripe e para o resfriado comum. Alguns herboristas a recomendam para tratar infecções dos órgãos reprodutores femininos.

PREPARO E DOSAGEM:

A capuchinha é mais eficaz quando fresca. Use-a externamente como cataplasma ou compressa. Para infusão: despeje 1 xícara de água fervente sobre 1 a 2 colheres de chá de folhas frescas e deixe em infusão por 10 a 15 minutos. Beba três vezes ao dia.

Tintura: tome 1 a 4 ml três vezes ao dia.

CARDAMOMO

Elattaria cardamomum
(Cardamom)
ZINGIBERÁCEAS

Parte usada: Sementes.
Colheita: As sementes são obtidas principalmente de plantas comerciais no Sri Lanka ou Índia Meridional, com a colheita feita entre outubro e dezembro.
Constituintes: Até 4% de óleo volátil, incluindo terpineol, cineol, limoneno, sabineno e pineno.
Ações: Carminativa, sialagoga, orexígena, aromática.

INDICAÇÕES:
Emprega-se essa valiosa erva culinária para tratar dispepsia flatulenta e abrandar dores agudas. Estimula o apetite e a salivação. É usada com frequência como agente carminativo aromatizante ao se ministrar um purgante.

PREPARO E DOSAGEM:
Infusão: despeje 1 xícara de água fervente sobre 1 colher de chá das sementes recém-esmagadas e deixe em infusão por 10 a 15 minutos. Beba três vezes ao dia. Para tratamento da flatulência ou perda do apetite, tome o chá meia hora antes das refeições.

CARDO-MARIANO

Silybum marianum
(Milk Thistle)
COMPOSTAS

Parte usada: Sementes.
Colheita: Os aquênios (cabeças de semente) maduros são cortados e armazenados em lugar morno. Depois de alguns dias, bata as cabeças e recolha as sementes.
Constituintes: Flavonas silibina, silidianina e silicristina; óleo essencial; princípio amargo; mucilagem.
Ações: Colagoga, galactagoga, demulcente.

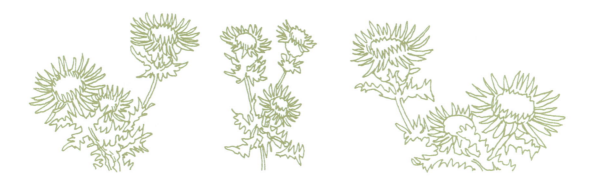

Herbário

> **INDICAÇÕES:**
> Como o nome inglês dessa erva indica, ela é uma excelente estimuladora da secreção de leite e perfeitamente segura para todas as mães que estão amamentando. O cardo-mariano também aumenta a secreção e o fluxo da bile do fígado e da vesícula biliar, sendo assim benéfico para todos os problemas relacionados com a vesícula biliar.

PREPARO E DOSAGEM:

Infusão: despeje 1 xícara de água fervente sobre 1 colher de chá da erva seca e deixe em infusão por 10 a 15 minutos. Beba três vezes ao dia.

Tintura: tome 1 a 2 ml três vezes ao dia.

CARDO-MARÍTIMO

Eryngium maritimum
(Sea Holly)
UMBELÍFERAS

Parte usada: Raízes secas.
Colheita: Colha as raízes em seu *habitat* natural, as áreas litorâneas, no fim do período de floração.
Ações: Diurética, antilítica.

> **INDICAÇÕES:**
> Essa impressionante planta de solos arenosos é indicada para o tratamento de uma grande variedade de problemas urinários. Ela é um diurético no sentido herbáceo, ou seja, tem afinidade com o sistema, não sendo um agente eficiente de eliminação do líquido do corpo. É mais usada para o tratamento de cálculos renais, em particular quando o fluxo urinário é restrito. Alivia cólicas devidas a problemas urinários e também estanca hemorragias. Ajuda em casos de cistite, uretrite e de próstata aumentada e inflamada.

PREPARO E DOSAGEM:

Decocção: coloque 1 a 2 colheres de chá da raiz numa caneca com 250 ml de água, leve ao ponto de ebulição e deixe ferver por 10 minutos. Beba três vezes ao dia.

Tintura: tome 1 a 2 ml três vezes ao dia.

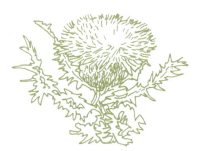

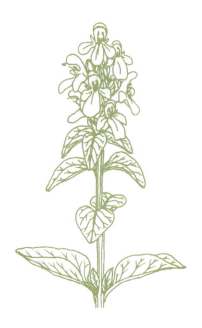

Herbário

CARDO-SANTO

Cnicus benedictus

(Blessed Thistle)

COMPOSTAS

Parte usada: Partes aéreas e sementes secas.

Colheita: Colha as folhas e os pequenos ramos quando começarem a florescer (junho a agosto). Coloque-os para secar à sombra e em seguida triture-os. Colha as sementes no outono, quando a planta produz sementes.

Constituintes: Glicosídeo amargo chamado cnicina; flavonoides, óleo essencial, mucilagem.

Ações: Tônica amarga, adstringente, diaforética, antibacteriana, expectorante.

INDICAÇÕES:

Por suas propriedades amargas, o cardo-santo aumenta o fluxo das secreções gástrica e biliar. Pode ser usado beneficamente para perda do apetite (anorexia), dispepsia e indigestão. Desempenha um papel ativo em doenças do sistema digestório acompanhadas de gases e cólicas. Devido à sua adstringência, é indicado para tratar diarreia e hemorragia. Externamente, é vulnerário e antisséptico.

Combinações: Em episódios de indigestão devidos à lentidão do sistema digestório, combina com *chelone glabra* e noz-de-cola; para diarreia, com filipêndula e tormentilha.

PREPARO E DOSAGEM:

Infusão: despeje 1 xícara de água fervente sobre 1 colher de chá da erva seca e deixe em infusão por 10 a 15 minutos. Beba três vezes ao dia.

Tintura: tome 1 a 2 ml três vezes ao dia.

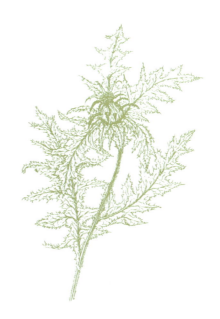

CARLINA-COMUM

Carlina vulgaris

(Carline Thistle)

COMPOSTAS

Parte usada: Raiz.

Colheita: Colha a raiz dessa planta perene no outono.

Constituintes: Óleo essencial, sesquiterpeno, taninos, inulina.

Ações: Diurética, diaforética, vulnerária.

> **INDICAÇÕES:**
> A descrição dessa bela erva lhe atribui propriedades semelhantes às da ínula. Possui qualidades antissépticas valiosas no tratamento de feridas. É indicada para tratar problemas urinários, sobretudo infecções como a cistite.

PREPARO E DOSAGEM:

Infusão: despeje 1 xícara de água fervente sobre 1 colher de chá da erva seca e deixe em infusão por 10 a 15 minutos. Beba três vezes ao dia.

Tintura: tome 1 a 2 ml três vezes ao dia.

CARVALHO--VERMELHO

Quercus robur

(Oak Bark)

FAGÁCEAS

Parte usada: Casca.

Colheita: A casca nova é retirada com cuidado do tronco ou de ramos com menos de 10 centímetros de espessura. Cuide para extrair somente porções no sentido do comprimento, nunca uma faixa em torno do tronco, o que mataria a árvore. Colhe-se a casca em abril ou maio. Deve-se raspá-la para que fique sem defeitos.

Constituintes: Até 20% de taninos, ácido gálico, elagitanina.

Ações: Adstringente, anti-inflamatória, antisséptica.

> **INDICAÇÕES:**
> Pode-se recorrer ao carvalho-vermelho sempre que se precisar de um adstringente – por exemplo, em casos de diarreia, disenteria ou hemorroidas. Como gargarejo, usa-se a decocção para tonsilite, faringite e laringite. É eficaz como enema para o tratamento de hemorroidas e como ducha para leucorreia. É principalmente indicado para casos de diarreia aguda, ingerido em doses pequenas frequentes.

Combinações: É frequentemente servido com gengibre antes das refeições.

PREPARO E DOSAGEM:

Decocção: coloque 1 colher de chá da casca numa caneca com 250 ml de água fria, leve ao ponto de ebulição e deixe ferver em fogo brando por 10 a 15 minutos. Beba três vezes ao dia.

Tintura: tome 1 a 2 ml três vezes ao dia.

CÁSCARA-SAGRADA

Rhamnus purshiana

(Cascara Sagrada)

RAMNÁCEAS

Parte usada: Casca seca.

Colheita: A casca do tronco dessa árvore do oeste dos Estados Unidos é retirada na primavera e no verão, depois é deixada para envelhecer durante alguns anos. Devido à extração indiscriminada feita pelos colonizadores brancos no século XIX, o número de árvores nativas está bem reduzido.

Constituintes: Antraquinonas, taninos, óleo volátil.
Ações: purgativa branda, tônica amarga.

INDICAÇÕES:

A cáscara-sagrada é indicada para constipação crônica, pois estimula o peristaltismo e tonifica músculos relaxados do sistema digestório.

Combinações: Mistura-se com ervas aromáticas e carminativas – por exemplo, alcaçuz.

PREPARO E DOSAGEM:

Decocção: coloque 1 a 2 colheres de chá da casca numa caneca com 250 ml de água fria, leve ao ponto de fervura e deixe em infusão por 10 minutos. Beba na hora de dormir.
Tintura: tome 1 a 2 ml à noite, ao ir para a cama.

CASTANHA-DA-ÍNDIA
Aesculus hippocastanum
(Horse Chestnut)
HIPOCASTANÁCEAS

Parte usada: O próprio fruto.
Colheita: Colha as castanhas maduras quando caem das árvores, em setembro e outubro.
Constituintes: Saponinas, taninos, flavonas, amido, óleo graxo, os glicosídeos aesculina e fraxina.
Ações: Adstringente, tônica circulatória.

INDICAÇÕES:

As únicas ações da castanha-da-índia incidem sobre os vasos do sistema circulatório. Ao que tudo indica, ela aumenta a resistência e o tônus das veias. Internamente, auxilia o corpo no tratamento de problemas como flebite, inflamação nas veias, varizes e hemorroidas. Externamente, pode ser usada como loção para as mesmas doenças e também para úlceras nas pernas.

PREPARO E DOSAGEM:

Infusão: despeje 1 xícara de água fervente sobre 1 a 2 colheres de chá do fruto seco e deixe em infusão por 10 a 15 minutos. Beba três vezes ao dia ou use como loção.
Tintura: tome 1 a 4 ml três vezes ao dia.

CAVALINHA
Equisetum arvense
(Horsetail)
EQUISETÁCEAS

Parte usada: Caules secos.
Colheita: Colha no início do verão. Corte a planta logo acima do solo, pendure em feixes para secar em lugar arejado.
Constituintes: Ácido silícico (uma fonte de silicone); saponina, glicosídeos de flavona; ácidos orgânicos; nicotina; palustrina.
Ações: Adstringente, diurética, vulnerária.

Herbário

INDICAÇÕES:

A cavalinha é um excelente adstringente para o sistema genitourinário, reduzindo hemorragias e curando feridas, graças ao alto conteúdo de sílica. Embora seja um diurético brando, suas ações tonificantes e adstringentes a tornam valiosa no tratamento da incontinência e da enurese em crianças. É considerada um específico em casos de inflamação ou aumento benigno da próstata. Externamente, é vulnerária, isto é, cura ferimentos. Em alguns casos, alivia dores reumáticas e favorece a cura de frieiras.

Combinações: Muitas vezes combina-se a cavalinha com hidrângea para tratar problemas da próstata.

PREPARO E DOSAGEM:

Infusão: despeje 1 xícara de água fervente sobre 2 colheres de chá da erva seca e deixe em infusão por 15 a 20 minutos. Beba três vezes ao dia.

Banho: acrescente cavalinha ao banho para aliviar dores reumáticas e frieiras. Mergulhe 100 gramas da erva em água quente por 1 hora. Misture essa infusão com a água do banho.

Tintura: tome 2 a 4 ml três vezes ao dia.

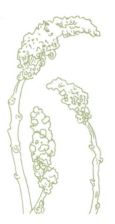

CEBOLA-ALBARRÃ

Urginea maritima
(Squill)
LILIÁCEAS

Parte usada: Bulbo.
Colheita: Colha logo depois da floração.
Constituintes: Glicosídeo cardíaco, mucilagem, taninos.
Ações: Expectorante, catártica, emética, cardioativa, diurética.

INDICAÇÕES:

A cebola-albarrã é um poderoso expectorante usado para tratar bronquite crônica, sobretudo quando há pouca produção de catarro, o que causa uma tosse irritável seca. Ela produz uma secreção mucosa mais fluida, a qual, por sua vez, facilita a expectoração. O conteúdo de mucilagem alivia e relaxa as passagens dos bronquíolos, equilibrando desse modo a estimulação dos glicosídeos. Pode-se usá-la para tratar asma brônquica e coqueluche. Ela exerce uma ação estimulante sobre o coração, sendo indicada para insuficiência cardíaca e retenção de líquido associada a problemas cardíacos.

Combinações: Para bronquite, pode ser usada com marroio-branco e tussilagem; para coqueluche, com rorela.

PREPARO E DOSAGEM:

Infusão: a dose é bem pequena, somente 0,06 a 0,2 gramas do bulbo. Por ser uma quantidade muito pequena, prepare meio litro da infusão por vez despejando meio litro de água fervente sobre ½ a 1 colher de chá do bulbo. Deixe em infusão por 10 a 15 minutos. Guarde o líquido no refrigerador e beba uma xícara três vezes ao dia.

Tintura: tome ½ a 1 ml três vezes ao dia.

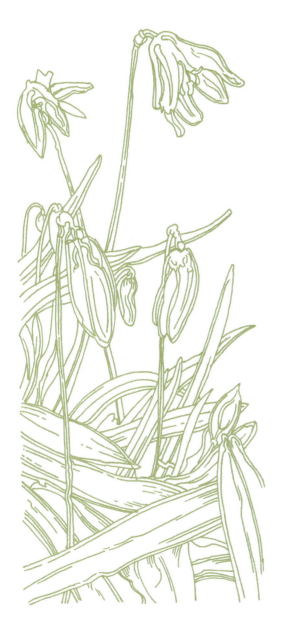

CELIDÔNIA-MENOR

(TCC FICÁRIA)
Ranunculus ficaria
(Lesser Celandine/Pilewort)
RANUNCULÁCEAS

Parte usada: Raiz.
Colheita: colha durante os meses de maio e junho.
Constituintes: Anemonina, protoanemonina, taninos.
Ação: Adstringente.

INDICAÇÕES:

A celidônia-menor é praticamente um específico para o tratamento de hemorroidas. Com esse fim, pode ser usada internamente ou sob a forma muito eficaz de unguento. Também é benéfica sempre que houver necessidade de adstringência.

Combinações: Combina bem com tanchagem, calêndula ou agrimônia para tratamento interno de hemorroidas.

PREPARO E DOSAGEM:

Infusão: despeje 1 xícara de água fervente sobre 1 a 2 colheres de chá da erva seca e deixe em infusão por 10 minutos. Beba três vezes ao dia.
Unguento: Prepare-o com vaselina, conforme descrito na seção sobre o preparo das ervas.
Tintura: tome 2 a 4 ml três vezes ao dia.

Herbário

CENOURA
Daucus carrota
(Wild Carrot)
UMBELÍFERAS

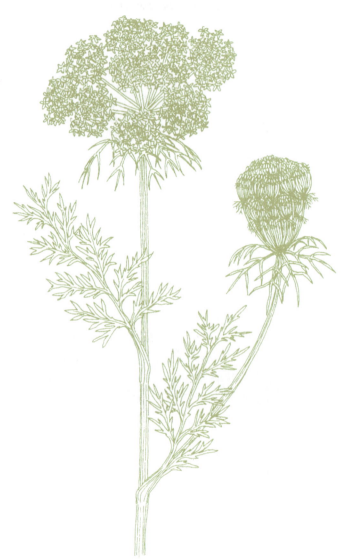

Parte usada: Partes aéreas secas e sementes.

Colheita: Colha as partes aéreas entre junho e agosto, quando em flor, ou na época de formação da semente, em agosto e setembro.

Constituintes: Óleo volátil, um alcaloide.

Ações: Diurética, antilítica, carminativa.

INDICAÇÕES:

O óleo volátil presente na cenoura é um antisséptico urinário ativo, o que explica seu uso no tratamento de inflamações como cistite e prostatite. Foi considerada durante muito tempo um específico no tratamento de cálculos renais. Para tratar gota e reumatismo, é usada em combinação com outros remédios, contribuindo com sua ação diurética purificadora. As sementes constituem um agente carminativo calmante para amenizar flatulência e cólicas.

Combinações: Para tratar infecções urinárias, usa-se com mil-folhas e uva-ursina. Para cálculos renais, com hidrângea, raiz de eupatório-roxo ou alfavaca-de-cobra.

PREPARO E DOSAGEM:

Infusão: despeje 1 xícara de água fervente sobre 1 colher de chá da erva seca e deixe em infusão por 10 a 15 minutos. Beba três vezes ao dia. Para uma infusão de sementes, adicione 1 xícara de água a ½ a 1 colher de chá de sementes.

Tintura: tome 1 a 2 ml da tintura três vezes ao dia.

CENTÁUREA-MENOR

Centaurium erythraea
(Centaury)
GENCIANÁCEAS

Parte usada: Partes aéreas secas.

Colheita: Colha a folhagem na época da floração, de julho a setembro, e coloque-as para secar ao sol.

Constituintes: Princípios amargos glicosídeos como genciopicrina e eritrocentaurina; compostos de ácido nicotínico; indícios de óleo essencial; ácido oleanólico e outros ácidos; resina.

Ações: Amarga, aromática, nervina branda, estimulante gástrica.

INDICAÇÕES:

Pode ser usada sempre que houver necessidade de um estimulante digestivo e gástrico. Indicada principalmente em casos de perda de apetite (anorexia) quando associada a fraqueza hepática. A centáurea-menor é uma erva indicada para tratar dispepsia e para situações de digestão lenta.

Combinações: Para dispepsia, combina bem com filipêndula, raiz de alteia e camomila. Para anorexia nervosa, com raiz de bardana e camomila.

PREPARO E DOSAGEM:

Infusão: despeje 1 xícara de água fervente sobre 1 colher de chá da erva seca e deixe em infusão por 5 a 10 minutos. Beba uma xícara meia hora antes das refeições.

Tintura: tome 1 a 2 ml três vezes ao dia.

CEREJEIRA-PRETA

Prunus serotina
(Wild Cherry)
ROSÁCEAS

Parte usada: Casca seca.

Colheita: Extraia a casca das plantas jovens no outono, quando está no auge da sua atividade. Retire a casca externa e coloque a interna para secar com cuidado à sombra. Ela deve ser guardada em recipiente hermeticamente fechado e protegido da luz.

Constituintes: Glicosídeos cianogênicos, inclusive prunasina; óleo volátil; cumarinas; galitaninos; resina.

Ações: Antitussígena, expectorante, adstringente, sedativa, digestiva amarga.

INDICAÇÕES:

Devido à sua potente ação sedativa sobre a tosse, a cerejeira-preta é usada principalmente no tratamento de tosses irritantes, sendo assim de grande eficácia para tratar a bronquite e a coqueluche. Combinada com outras ervas, controla a asma. É preciso lembrar, porém, que a inibição da tosse não equivale à cura de uma infecção pulmonar, que ainda precisa ser tratada. É possível usá-la também como um amargo em casos de digestão lenta. A infusão fria da casca é benéfica como ablução para inflamação dos olhos.

PREPARO E DOSAGEM:

Infusão: despeje 1 xícara de água fervente sobre 1 colher de chá da casca seca e deixe em infusão por 10 a 15 minutos. Beba três vezes ao dia.

Tintura: tome 1 a 2 ml três vezes ao dia.

CHELONE GLABRA

Chelone glabra
(Balmony)
ESCROFULARIÁCEAS

Parte usada: Partes aéreas secas.
Colheita: Colha as partes aéreas e coloque-as para secar durante o período de florescimento entre julho e setembro.
Ações: Colagoga, antiemética, estimulante, laxante.

> ### INDICAÇÕES:
> *Chelone glabra* é um excelente agente para tratar problemas do fígado. Age como tônico sobre todo o sistema digestório e absortivo. Exerce um efeito estimulante sobre a secreção dos sucos digestivos, e desse modo absolutamente natural produz suas propriedades laxativas. A *chelone glabra* é usada para tratar cálculos biliares, inflamação da vesícula biliar e para icterícia. Ela estimula o apetite, alivia cólicas, dispepsia e biliosidade e é benéfica em caso de debilidade. Externamente, é aplicada sobre seios inflamados, úlceras doloridas e hemorroidas. É considerada um específico para tratar cálculos biliares que resultam em icterícia congestiva.

Combinações: Para o alívio de constipação, a *chelone glabra* combina com a nogueira-americana. Em caso de icterícia, recomenda-se misturar com hidraste.

PREPARO E DOSAGEM:
Infusão: despeje 1 xícara de água fervente sobre 2 colheres de chá da erva seca e deixe em infusão por 10 a 15 minutos. Beba três vezes ao dia.
Tintura: tome 1 a 2 ml três vezes ao dia.

CHOUPO-TREMEDOR

Populus tremuloides
(White Poplar)
SALICÁCEAS

Parte usada: Casca.
Colheita: Colha na primavera, cuidando para não tirar a casca em toda a volta da árvore, o que a mataria.
Constituintes: Glicosídeos, flavonoides, óleo essencial, taninos.
Ações: Anti-inflamatória, adstringente, antisséptica, anódina, colagoga.

> ### INDICAÇÕES:
> O choupo-tremedor é um excelente remédio para o tratamento da artrite e do reumatismo quando acompanhados de muita dor e inchaço. Seu uso é muito semelhante ao do salgueiro-preto. É mais eficaz quando utilizado num contexto terapêutico amplo, e não sozinho. É muito útil em crises de artrite reumatoide. Como colagogo, estimula a digestão e, em especial, a função estomacal e hepática, em particular se há perda de apetite. Pode ser uma alternativa em casos de resfriados com febre e de infecções como cistite. Como adstringente, é benéfico no tratamento da diarreia.

Combinações: Para artrite reumatoide, combina bem com cimicífuga-preta, trevo-d'água e aipo. Como estimulante digestivo, com *chelone glabra* e hidraste.

PREPARO E DOSAGEM:

Decocção: coloque 1 a 2 colheres de chá da erva seca numa caneca com 250 ml de água, leve ao ponto de ebulição e deixe ferver por 10 a 15 minutos. Beba três vezes ao dia. Para estimular o apetite, beba 30 minutos antes das refeições.

Tintura: tome 2 a 4 ml três vezes ao dia.

CIMICÍFUGA-PRETA

(TCC ERVA-DE-SÃO-CRISTÓVÃO)
Cimicifuga racemosa
(Black Cohosh)
RANUNCULÁCEAS

Parte usada: Raiz e rizoma secos, não frescos.
Colheita: Colha as raízes com os rizomas no outono, após o amadurecimento do fruto. Eles devem ser cortados no sentido do comprimento e colocados para secar com cuidado.
Constituintes: Resina, glicosídeos amargos, ranunculina (que ao secar se transforma em anemonina), ácido salicílico, taninos, princípio estrogênico.
Ações: Emenagoga, antiespasmódica, alterativa, sedativa.

INDICAÇÕES:

A cimicífuga-preta é uma erva preciosa que chegou até nós por intermédio dos nativos norte-americanos. Ela possui uma vigorosa ação relaxante e reguladora do sistema reprodutor feminino. Pode ser usada de maneira benéfica em casos de menstruação dolorida ou atrasada. Alivia dores ou cólicas ovarianas. Exerce ação reguladora sobre o equilíbrio dos hormônios sexuais femininos e pode ser usada com segurança para restabelecer a atividade hormonal normal. É muito ativa no tratamento de doenças reumáticas de toda espécie. Pode-se usá-la em casos de dores reumáticas, mas também para artrite reumatoide, osteoartrite e para dores musculares e neurológicas. É favorável também para tratar ciática e nevralgia. Como nervino relaxante, é eficaz em muitas situações que necessitam desse agente. Facilita trabalhos de parto, auxiliando a atividade uterina e controlando o nervosismo. A cimicífuga-preta reduz espasmos e assim beneficia o tratamento de problemas pulmonares como coqueluche. Também se mostra benéfica em casos de tinido.

Combinações: Para distúrbios uterinos, combina com ginseng-azul. Para problemas reumáticos, use com trevo-d'água.

PREPARO E DOSAGEM:

Decocção: despeje 1 xícara de água sobre ½ a 1 colher de chá da raiz seca, leve ao ponto de ebulição e deixe ferver em fogo brando por 10 a 15 minutos. Beba três vezes ao dia.

Tintura: tome 2 a 4 ml três vezes ao dia.

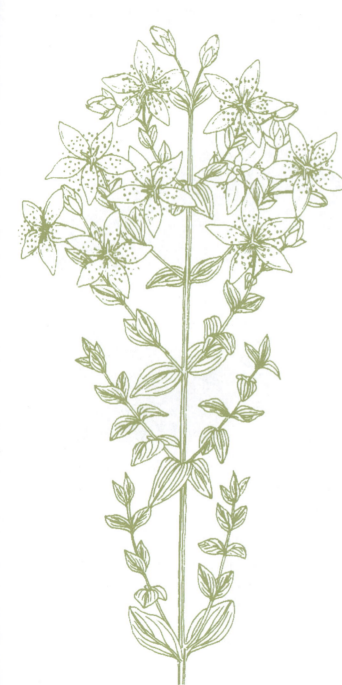

CIPRIPÉDIO

Cypripedium pubescens
(Lady's Slipper)
ORQUIDÁCEAS

Parte usada: Raiz.
Colheita: O cipripédio é uma planta muito rara no Reino Unido e nos Estados Unidos, e por isso é proibido colhê-la quando encontrada em seu *habitat* natural.
Constituintes: Óleo volátil, resinas, glucosídeos, taninos.
Ações: Sedativa, hipnótica, antiespasmódica, tônico nervino.

INDICAÇÕES:

O cipripédio é um dos nervinos de aplicação mais extensa na *materia medica*. Pode-se usá-lo em todas as reações de estresse, tensão emocional e estados de ansiedade. Ele promove o bom humor, sobretudo em casos de depressão. Ameniza dores de fundo nervoso, embora para esse propósito seja mais eficaz em combinação com outras ervas. Possivelmente, alcança o auge de sua eficácia no tratamento da ansiedade associada à insônia.

Combinações: Combina bem com aveia e solidéu. Para dor de fundo nervoso, pode-se usá-lo com piscídia, passiflora e valeriana.

PREPARO E DOSAGEM:

Infusão: despeje 1 xícara de água fervente sobre 1 a 2 colheres de chá da raiz e deixe em infusão por 10 a 15 minutos. Beba conforme seja necessário.
Tintura: tome 1 a 4 ml três vezes ao dia.

COENTRO

Coriandrum sativum

(Coriander)

UMBELÍFERAS

Parte usada: Sementes maduras.

Colheita: Colha as inflorescências (umbelas) no fim do verão e coloque-as para amadurecer. Para extrair as sementes, basta bater ou agitar as inflorescências secas.

Constituintes: Óleo essencial, incluindo coriandrol, óleo graxo; taninos, açúcar.

Ações: Carminativa, aromática.

INDICAÇÕES:

Esse condimento delicioso é usado como coadjuvante para tratar o sistema digestório com o objetivo de eliminar gases e aliviar dores (cólicas) espasmódicas que às vezes acompanham a flatulência. Também abranda a diarreia, sobretudo em crianças. Pode-se considerá-lo como equivalente ao *"gripe water"*, que em geral é feito de sementes de endro. O óleo age como estimulante para o estômago, aumentando a secreção dos sucos digestivos e por consequência estimulando o apetite.

PREPARO E DOSAGEM:

Infusão: despeje 1 xícara de água fervente sobre 1 colher de chá das sementes socadas e deixe em infusão por 5 minutos em recipiente tampado. Beba antes das refeições.

COLINSÔNIA-CANADENSE

(TCC RAIZ-DE-PEDRA)

Collinsonia canadensis

(Hardhack/Stone Root)

LABIADAS

Parte usada: Raiz e rizoma.

Colheita: Colha a raízes e rizoma no outono.

Constituintes: Saponinas, resina, taninos, ácido orgânico, alcaloide.

Ações: Antilítica, diurética, diaforética.

INDICAÇÕES:

Como seu nome alternativo sugere, a raiz-de-pedra encontra seu uso no tratamento e prevenção de grânulos e pedras no sistema urinário e na vesícula biliar. Pode ser usada como um profilático, mas é também excelente quando o corpo precisa de ajuda para eliminar pedras ou grânulos. É ainda um diurético potente.

Combinações: Para tratar pedra e grânulos na bexiga, pode-se combinar com falsa-salsa, raiz de eupatório-roxo, alfavaca-de-cobra ou hidrângea.

PREPARO E DOSAGEM:

Decocção: coloque 1 a 3 colheres de chá da raiz seca numa caneca com 250 ml de água fria, leve ao ponto de ebulição e deixe ferver em fogo brando por 10 a 15 minutos. Beba três vezes ao dia.

Tintura: tome 2 a 4 ml três vezes ao dia.

CONDURANGO
Marsdenia condurango
(Condurango)
ASCLEPIADÁCEAS

Parte usada: Casca seca.
Constituintes: Glicosídeos, resina, taninos, óleo fixo.
Ações: Amarga, sedativa estomacal.

INDICAÇÕES:

Esse amargo pode ser usado para tratar toda uma variedade de problemas digestivos e estomacais. É mais conhecido como estimulante do apetite, ação comum a todos os amargos. No entanto, além disso, relaxa os nervos do estômago, preparando-o para lidar com a indigestão causada por tensão nervosa e ansiedade. A combinação descrita no capítulo sobre o sistema digestório confere a essa erva um papel ativo no tratamento da anorexia nervosa.

Combinações: Combina bem com muitos amargos, carminativos e nervinos, dependendo da doença específica e da pessoa.

PREPARO E DOSAGEM:

Infusão: despeje 1 xícara de água fervente sobre 1 a 2 colheres de chá da casca triturada e deixe em infusão por 10 a 15 minutos. Beba três vezes ao dia.
Tintura: tome 1 a 2 ml três vezes ao dia.

CONFREI
Symphytum officinale
(Comfrey)
BORAGINÁCEAS

Parte usada: Raiz e rizoma, folha.
Colheita: Colha as raízes na primavera ou no outono, quando os níveis de alantoína estão mais elevados. Divida as raízes pelo meio e coloque-as para secar a temperaturas moderadas de aproximadamente 40 a 60 ºC.
Constituintes: Mucilagem, goma, alantoína, taninos, alcaloides, resina, óleo volátil.
Ações: Vulnerária, demulcente, adstringente, expectorante.

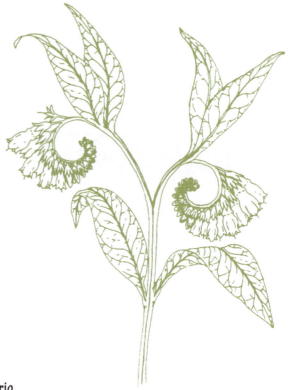

INDICAÇÕES:

As impressionantes propriedades curativas do confrei são devidas, em parte, à presença da alantoína. Essa substância estimula a proliferação celular e assim acelera a cura de feridas, interna e externamente. A adição de muita mucilagem demulcente torna o confrei um poderoso agente curativo de úlceras gástricas e duodenais, de hérnia de hiato e de colite ulcerativa. Sua adstringência é benéfica em casos de hemorragia. É usado com eficácia em casos de bronquite e tosse irritável, aliviando e reduzindo a irritação ao mesmo tempo que estimula a expectoração. Pode-se usar o confrei externamente para acelerar a cura de feridas e prevenir a formação inadequada de cicatrizes. Deve-se ter cuidado com feridas muito profundas, porém, pois sua aplicação externa pode levar à formação de tecido na superfície da ferida antes que ela cure bem no fundo, possibilitando o surgimento de abscessos. Como compressa ou cataplasma, usa-se para tratar úlcera externa, ferimentos e fraturas. É excelente para tratar úlceras varicosas crônicas. É famoso por sua ação anticancerígena.

Combinações: Para tratar úlceras gástricas e inflamações, combina bem com alteia e filipêndula. Para problemas no peito e nos brônquios, use-o com tussilagem, marroio-branco ou ínula.

PREPARO E DOSAGEM:

Decocção: coloque 1 a 3 colheres de chá da erva seca numa caneca de água fria, leve ao ponto de ebulição e deixe ferver em fogo brando por 10 a 15 minutos. Beba três vezes ao dia. Para aplicações externas, consulte o capítulo sobre a pele.

Tintura: tome 2 a 4 ml três vezes ao dia.

COSSO
Hagenia abyssinica
(Kousso)
ROSÁCEAS

Parte usada: Flores e fruto verde.
Constituintes: Óleo volátil, princípio amargo, toxina.
Ações: Purgativa, anti-helmíntica.

INDICAÇÕES:

O cosso é usado de modo eficaz para tratar a tênia. Sua ação se deve a uma potente substância química natural que resultou na sua inclusão na lista de venenos da Inglaterra.

PREPARO E DOSAGEM:

A dosagem que a sra. Grieve indica para essa erva é de 14 gramas da erva para meio litro de água fervente. Ingerir em doses de 110 ml a intervalos de duas horas.

COTONÁRIA
Gnaphalium uliginosum
(Cudweed)
COMPOSTAS

Parte usada: Partes aéreas secas.
Colheita: Colha a planta em agosto, quando em flor, coloque-a para secar à sombra.
Constituintes: Óleo volátil.
Ações: Anticatarral, adstringente, antisséptica, antitussígena.

Herbário

> **INDICAÇÕES:**
> A cotonária pode ser usada em todos os casos de catarro ou de inflamações nas vias respiratórias superiores, como laringite e tonsilite. Para estas duas doenças, pode-se usar como gargarejo.

Combinações: Para catarro, combina com vara-dourada.

PREPARO E DOSAGEM:

Infusão: despeje 1 xícara de água fervente sobre 1 a 2 colheres de chá da erva seca e deixe em infusão por 10 minutos. Beba três vezes ao dia.

Tintura: Tome 1 a 4 ml três vezes ao dia.

> **INDICAÇÕES:**
> O cravo-da-índia pode ser usado para atenuar náuseas, vômitos e flatulência e para estimular o sistema digestório. É um poderoso antisséptico local e anestésico brando a ser usado externamente para dor de dente.

PREPARO E DOSAGEM:

O cravo-da-índia é usado como tempero em alimentos ou chá; coloque alguns botões numa xícara com água fervente e deixe em infusão por 10 minutos. Para dor de dente, coloque um cravo perto do dente e mantenha-o na boca. Como alternativa, pingue algumas gotas do óleo de cravo num chumaço de algodão e mantenha rente ao dente.

CRAVO-DA-ÍNDIA
Eugenia caryophyllata
(Cloves)
MIRTÁCEAS

Parte usada: Flores secas e óleo.
Colheita: Colha os botões quando as partes inferiores da planta passam de verde a roxo. A planta cresce em todas as regiões ao redor do Oceano Índico.
Constituintes: Até 20% de óleo volátil.
Ações: Estimulante, carminativa, aromática.

DAMIANA
Turnera aphrodisiaca
(Damiana)
TURNERÁCEAS

Parte usada: Folhas e talos secos.
Colheita: Colha as folhas e talos no período de floração.
Constituintes: Óleo essencial, incluindo pineno, cineol, cimol, arbutina, cimeno, cadineno e copeneno; alcaloides, amargo; flavonoide; glicosídeo cianogênico; taninos; resina.
Ações: Tônica para os nervos, antidepressiva, antisséptica urinária, laxante.

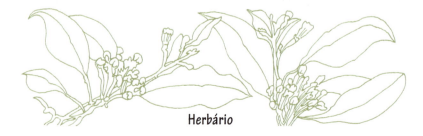

INDICAÇÕES:

Damiana é um excelente fortificante para o sistema nervoso. Tem reputação antiga como afrodisíaco, o que é controverso. Indiscutível é o fato de que exerce uma ação tônica sobre os sistemas nervoso central e hormonal. A farmacologia da planta sugere que os alcaloides agem de modo semelhante à testosterona, um hormônio masculino. Como antidepressivo, a damiana é considerada um específico para tratar ansiedade e depressão associadas a fatores de ordem sexual. Pode-se usá-la para revigorar o sistema sexual masculino.

Combinações: Como tônico para os nervos, é usada muitas vezes com aveia. Dependendo da situação, combina bem com noz-de-cola ou solidéu.

PREPARO E DOSAGEM:

Infusão: despeje 1 xícara de água fervente sobre 1 colher de chá das folhas secas e deixe em infusão por 10 a 15 minutos. Beba três vezes ao dia.

Tintura: tome 1 a 2 ml três vezes ao dia.

DENTE-DE-LEÃO
Taraxacum officinale
(Dandelion)
COMPOSTAS

Parte usada: Raiz ou folha.
Colheita: É recomendável colher as raízes entre junho e agosto, quando são mais amargas. Divida-as no sentido do comprimento antes de secá-las. As folhas podem ser colhidas a qualquer tempo.

Constituintes: Glicosídeos, triterpenoides, colina, até 5% de potássio.
Ações: Diurética, colagoga, antirreumática, laxante, tônica.

INDICAÇÕES:

O dente-de-leão é um diurético potente, comparando-se sua ação à da droga frusemida. O efeito comum de uma droga estimulante da função renal é a perda de potássio vital do corpo, o que agrava possíveis problemas cardiovasculares presentes. Porém, com dente-de-leão temos uma das melhores fontes naturais de potássio. Ele é então um diurético perfeitamente equilibrado e seguro que se pode usar sempre que essa ação é necessária, incluindo casos de retenção de líquido devida a problemas cardíacos. Como colagogo, é eficaz para tratar inflamação e congestão do fígado e da vesícula biliar. É específico para icterícia congestiva. Como parte de um tratamento mais amplo do reumatismo muscular, pode dar ótimos resultados. Essa erva é um tônico geral de grande valor e talvez o diurético e tônico hepático de maior utilização.

Combinações: Para tratar problemas do fígado e da vesícula biliar, pode-se misturar com uva-espim e *chelone glabra*. Para retenção de líquido, com grama-de-ponta ou mil-folhas.

PREPARO E DOSAGEM:

Decocção: coloque 2 a 3 colheres de chá da raiz numa caneca com 250 ml de água fria, leve ao ponto de ebulição e deixe ferver em fogo brando por 10 a 15 minutos. Beba três vezes ao dia. As folhas, cruas, podem ser misturadas a saladas.

Tintura: tome 5 a 10 ml três vezes ao dia.

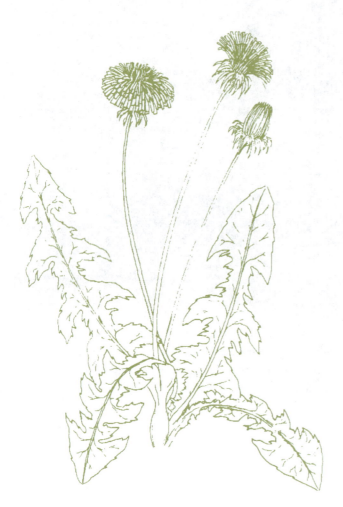

DULCAMARA
Solanum dulcamara
(Bittersweet)
SOLANÁCEAS

Parte usada: Folhas e caules.

> **PRECAUÇÕES:**
>
> As bagas são venenosas.

Colheita: Colha os caules em setembro e outubro, e as folhas, no verão.

Constituintes: Dulcamarina, taninos, goma, 1% de alcaloides, inclusive solanidina.

Ações: Diurética, alterativa, antirreumática, expectorante, sedativa branda.

> **INDICAÇÕES:**
>
> O caule da dulcamara é usado, em particular, para tratar a pele e dores reumáticas, o que sugere uma possível origem próxima dessas moléstias, ambas consequência de fatores sistêmicos. Utiliza-se a dulcamara para tratamento da psoríase, do eczema e da pitiríase. Ela ameniza e aos poucos ajuda a recuperar-se de inflamações reumáticas e artríticas. É eficaz para combater diarreia e disenteria, icterícia e doença hepática. Os caules e, em especial, as folhas produzem bons unguentos a ser usados para tratar eczema, psoríase e úlceras.

> **PRECAUÇÕES:**
> Como as bagas contêm níveis elevados de alcaloides, elas podem ser venenosas e devem ser evitadas.

PREPARO E DOSAGEM:

Infusão: despeje 1 xícara de água fervente sobre 1 colher de chá da erva seca e deixe em infusão por 10 minutos. Beba duas vezes ao dia.

Tintura: tome 1 a 2 ml três vezes ao dia.

ÉFEDRA
Ephedra sinica
(Ephedra)
EFEDRÁCEAS

Parte usada: Ramos.
Colheita: Colha os ramos novos no outono, antes da primeira geada, momento em que os níveis de alcaloide são mais elevados. Você pode colocá-los para secar ao sol.
Constituintes: Mais de 1,25% de alcaloides, entre os quais efedrina e norefedrina; taninos; saponina; flavona; óleo essencial.
Ações: Vasodilatadora, hipertensiva, estimulante circulatória, antialérgica.

> **INDICAÇÕES:**
> Os alcaloides presentes na éfedra têm, aparentemente, efeitos opostos sobre o corpo. A ação geral, porém, é de equilíbrio e benefício. Devido à sua capacidade de abrandar espasmos que afetam os tubos bronquiais, é usada com ótimos resultados no tratamento da asma e distúrbios afins, e para tratar asma brônquica, bronquite e coqueluche. Também reduz reações alérgicas, sendo então benéfica para tratar febre do feno e outras alergias. É eficaz também para pressão baixa e insuficiência circulatória.

PREPARO E DOSAGEM:

Decocção: coloque 1 a 2 colheres de chá da erva seca numa caneca com 250 ml de água fria, leve ao ponto de ebulição e deixe ferver em fogo brando por 10 a 15 minutos. Beba três vezes ao dia.

Tintura: tome 1 a 4 ml três vezes ao dia.

ENDRO
Anethum graveolens
(Dill)
UMBELÍFERAS

Parte usada: Sementes.
Colheita: Colha as sementes quando estiverem bem maduras, com a cor acastanhada. Espalhe-as para secar em ambiente quente natural.
Constituintes: 4% de óleo volátil, contendo carvona e limoneno.
Ações: Carminativa, aromática, antiespasmódica, galactagoga.

> **INDICAÇÕES:**
> O endro é um remédio excelente para o tratamento de flatulência e cólicas resultantes dela. É a erva preferida para tratar cólicas em crianças. Ela estimula o fluxo de leite no período de amamentação. Controla-se o mau hálito (halitose) mascando as sementes.

PREPARO E DOSAGEM:

Infusão: despeje 1 xícara de água fervente sobre 1 a 2 colheres de chá das sementes esmagadas e deixe em infusão por 10 a 15 minutos. Para tratamento da flatulência, tome uma xícara antes das refeições.

Tintura: tome 1 a 2 ml três vezes ao dia.

EQUINÁCEA
Echinacea angustifolia
(Echinacea)
COMPOSTAS

Parte usada: Cone da flor.
Colheita: Colha as raízes no outono. Algumas pessoas sugerem que o extrato fresco é mais eficaz do que a raiz seca.
Constituintes: Óleo volátil, glicosídeo, equinaceína, fenólicos.
Ações: Antimicrobiana, alterativa.

> **INDICAÇÕES:**
> A equinácea é o principal remédio para auxiliar o corpo a eliminar infecções microbianas. É eficaz contra ataques tanto de bactérias quanto de vírus, sendo aplicada em casos de furúnculos, septicemia e outras infecções dessa natureza. Misturada com outras ervas, é indicada para tratar infecções em qualquer parte do corpo. Combinada com mil-folhas ou uva-ursina, resolve, por exemplo, com eficácia o problema da cistite. É benéfica para tratar infecções do trato respiratório superior, como laringite e tonsilite, e para condições catarrais do nariz e dos seios da face. De modo geral, é segura e aplicável em numerosas situações. A tintura ou decocção, como enxágue bucal, ajuda a tratar a piorreia e a gengivite. Como loção externa, trata feridas e cortes sépticos.

Combinações: Essa erva benéfica pode ser combinada com muitas diferentes plantas.

PREPARO E DOSAGEM:

Decocção: coloque 1 a 2 colheres de chá da raiz numa caneca com 250 ml de água fria e leve ao ponto de ebulição e deixe ferver em fogo brando por 10 a 15 minutos. Beba três vezes ao dia.

Tintura: tome 1 a 4 ml três vezes ao dia.

ERVA-BENTA

Geum urbanum
(Avens)
ROSÁCEAS

Parte usada: Raízes e partes aéreas.
Colheita: Colha as raízes na primavera, quando estão mais ricas em óleos voláteis. Colha as partes aéreas em julho, quando as flores estão no auge.
Constituintes: Óleos essenciais com *gein* (eugenol glicosídeo) e eugenol, taninos, princípio amargo, flavona, resina, ácidos orgânicos.
Ações: Adstringente, estíptica, diaforética, aromática.

INDICAÇÕES:

A forte adstringência da erva-benta, combinada com suas propriedades digestivas, confere-lhe sua capacidade de amenizar muitos problemas intestinais, como diarreia, disenteria, colite mucosa e distúrbios semelhantes. Ela combate a náusea e diminui o vômito. Sua adstringência também explica seu uso no tratamento da gengivite e da dor de garganta como gargarejo ou enxágue bucal. Internamente, alivia resfriados com febre e o catarro. Como ducha, é muito benéfica para tratar leucorreia.

Combinações: Muitas vezes, combina-se com agrimônia para tratar problemas digestivos, como colite.

PREPARO E DOSAGEM:

Decocção: coloque 1 colher de chá da raiz numa caneca com 250 ml de água fria, leve ao ponto de ebulição e deixe ferver em fogo brando por 5 minutos. Beba três vezes ao dia.
Tintura: tome 1 a 3 ml três vezes ao dia.

ERVA-CIDREIRA

(TCC MELISSA)
Melissa officinalis
(Balm)
LABIADAS

Parte usada: Partes aéreas secas ou frescas na estação.
Colheita: É possível colher as folhas duas ou três vezes por ano entre junho e setembro. Colha cortando os brotos novos com comprimento aproximado de 30 cm. Coloque para secar à sombra a uma temperatura inferior a 35 ºC.
Constituintes: Rica em óleo essencial contendo citral, citronelal, geraniol e linalol; princípios amargos; flavonas; resina.
Ações: Carminativa, antiespasmódica, antidepressiva, diaforética, hipotensiva.

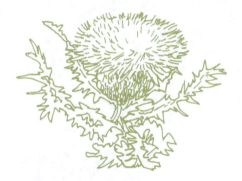

INDICAÇÕES:

A erva-cidreira é um excelente agente carminativo que alivia espasmos no trato digestório e ameniza a dispepsia flatulenta. Por suas propriedades antidepressivas, é indicada para tratar, sobretudo, dispepsia associada à ansiedade ou à depressão, pois os óleos suavemente sedativos abrandam a tensão e as reações ao estresse, reduzindo assim a depressão. A erva-cidreira age como um tônico sobre o coração e sobre o sistema circulatório, causando uma dilatação branda dos vasos periféricos, diminuindo assim a pressão arterial. Pode-se usá-la também em situações febris, como a gripe.

Combinações: Para tratar problemas digestivos, combine com lúpulo, camomila ou filipêndula. Para estresse e tensão, com alfazema e tília.

PREPARO E DOSAGEM:

Infusão: despeje 1 xícara de água fervente sobre 2 a 3 colheres de chá da erva seca ou de 4 a 6 folhas frescas e deixe em infusão por 10 a 15 minutos, bem coberta até o momento de tomar a infusão. Beba uma xícara desse chá pela manhã e à noite, ou quando necessário.

Tintura: tome 2 a 6 ml três vezes ao dia.

ERVA DANINHA DE BORBOLETA

Asclepias tuberosa
(Pleurisy Root)
ASCLEPIADÁCEAS

Parte usada: Rizoma.
Colheita: Colha no mês de março ou abril. Lave bem e corte-o em pedaços, coloque-o para secar à sombra ou ao sol.
Constituintes: Glicosídeos, incluindo asclepiadina e possivelmente glicosídeos cardioativos; óleo essencial.
Ações: Diaforética, expectorante, antiespasmódica, carminativa.

INDICAÇÕES:

Essa erva é eficaz contra infecções das vias respiratórias, reduzindo inflamações e estimulando a expectoração. Pode-se usá-la no tratamento da bronquite e de outras moléstias que afetam o peito. Suas propriedades diaforéticas e antiespasmódicas explicam sua valorização para o tratamento da pleurisia e da pneumonia. Benéfica também para casos de gripe.

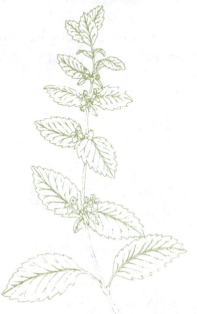

Combinações: Combina bem com pimenta-de-caiena, lobélia e grindélia no tratamento de congestão respiratória.

PREPARO E DOSAGEM:

Infusão: despeje 1 xícara de água fervente sobre ½ a 1 colher de chá da erva e deixe em infusão por 10 a 15 minutos. Beba três vezes ao dia.

Tintura: tome 1 a 2 ml três vezes ao dia.

ERVA-DE-SANTA-LUZIA

Euphorbia pilulifera
(Pill-Bearing Spurge)
EUFORBIÁCEAS

Parte usada: Partes aéreas.
Colheita: Colha as partes aéreas enquanto a planta está florida.
Constituintes: Glicosídeo, alcaloides, esteróis, taninos, ácido fórbico.
Ações: Antiasmática, expectorante, antiespasmódica.

INDICAÇÕES:
A erva-de-santa-luzia exerce um efeito relaxante sobre os músculos lisos dos pulmões e é muito benéfica em casos de moléstias como asma e bronquite. Também alivia espasmos na laringe e abranda tosses nervosas. Além disso, facilita a eliminação do catarro nas vias respiratórias superiores. Especificamente, destrói os organismos causadores de infecções amebianas nos intestinos.

Combinações: Para o tratamento de estados asmáticos, combina bem com grindélia e lobélia.

PREPARO E DOSAGEM:

Infusão: despeje 1 xícara de água fervente sobre ½ a 1 colher de chá das folhas secas e deixe em infusão por 10 a 15 minutos. Beba três vezes ao dia.

Tintura: tome 1 a 2 ml três vezes ao dia.

ERVA-DE-SANTIAGO

Senecio Jacobaea
(Ragwort)
COMPOSTAS

Parte usada: Partes aéreas.
Colheita: Colha essa planta comum quando florida, entre junho e setembro.
Constituintes: Óleo essencial, rutina, um alcaloide, mucilagem.
Ação: Rubefaciente.

INDICAÇÕES:
A erva-de-santiago é muito venenosa para o fígado e em circunstância nenhuma deve ser usada internamente. Para uso externo, como linimento, constitui um preparo estimulante e calorífico para tratar reumatismo muscular.

PREPARAÇÃO E DOSAGEM:

Cataplasma: seguir as orientações dadas no capítulo sobre o preparo das ervas.

> **PRECAUÇÕES:**
> Nunca use essa planta internamente.

ERVA-DE-SÃO-JOÃO

Hypericum perforatum

(St. John's Wort)

HIPERICÁCEAS

Parte usada: Partes aéreas.
Colheita: Toda a planta acima da superfície deve ser colhida quando florida e colocada para secar o mais rápido possível.
Constituintes: Glicosídeos, inclusive rutina; óleo volátil; taninos, resina, pectina.
Ações: Anti-inflamatória, adstringente, vulnerária, sedativa.

> **INDICAÇÕES:**
> Para uso interno, a erva-de-são-joão tem um efeito sedativo e analgésico, o que lhe confere um lugar de destaque no tratamento de nevralgia, ansiedade, tensão e problemas semelhantes. Seu uso é favorável quando as mudanças da menopausa produzem episódios de irritabilidade e ansiedade. Porém, não é recomendável usá-la em casos de depressão acentuada. Além de dores nevrálgicas, ela alivia fibrosite, ciática e dores reumáticas. Para uso externo, é um valioso remédio curativo e anti-inflamatório. Como loção, acelera a cura de feridas e de escoriações, de veias varicosas e de queimaduras leves. O óleo é benéfico para tratar queimaduras de sol.

PREPARO E DOSAGEM:

Infusão: despeje 1 xícara de água fervente sobre 1 a 2 colheres de chá da erva seca e deixe em infusão por 10 a 15 minutos. Beba três vezes ao dia.
Uso externo: ver o capítulo sobre a pele.
Tintura: tome 1 a 4 ml três vezes ao dia.

ESCORODÔNIA

Teucrium scorodonia

(Wood Sage)

LABIADAS

Parte usada: Partes aéreas.
Colheita: Colha a erva quando em flor durante o verão.
Constituintes: Óleo essencial, princípio amargo, taninos, polifenóis, flavonoides, saponinas.
Ações: Adstringente, diaforética, carminativa, vulnerária, antirreumática, antimicrobiana.

> **INDICAÇÕES:**
> A escorodônia pode ser usada para tratar todas as infecções do trato respiratório superior, em particular para resfriados e gripes. Como diaforético, é eficaz em todos os casos de febre. Mostra-se benéfica em alguns casos de reumatismo. É eficiente no estímulo dos sucos gástricos, ajudando assim a digestão e aliviando a indigestão flatulenta. Externamente, acelera a cura de feridas, furúnculos e abscessos.

Combinações: No tratamento de resfriados e gripes, combina bem com mil-folhas, hortelã-pimenta e flor do sabugueiro. Como cataplasma ou unguento, combina com morrião-dos-passarinhos.

PREPARO E DOSAGEM:

Infusão: despeje 1 xícara de água fervente sobre 1 a 2 colheres de chá da erva seca e deixe em infusão por 10 minutos. Beba três vezes ao dia.

Tintura: tome 2 a 4 ml três vezes ao dia.

ESCROFULÁRIA

Scrophularia nodosa

(Figwort)

ESCROFULARIÁCEAS

Parte usada: Partes aéreas.
Colheita: Colha os talos e folhas durante a floração, entre junho e agosto.
Constituintes: Saponinas, glicosídeos cardioativos, flavonoides, resina, açúcar, ácidos orgânicos.
Ações: Alterativa, diurética, purgativa branda, estimulante cardíaco.

INDICAÇÕES:

De um modo geral, a escrofulária ajuda o corpo a funcionar bem, produzindo um estado de limpeza interna. Pode ser usada para tratar eczema, psoríase e outras moléstias da pele em que há coceira e irritação. Parte da limpeza ocorre devido às ações purgativa e diurética. Pode ser usada como laxante brando para tratar constipação. Como estimulante cardíaco, deve-se evitá-la em caso de taquicardia.

Combinações: Em caso de problemas cutâneos, essa erva combina bem com azeda-crespa e raiz de bardana.

PRECAUÇÕES:

Evite em caso de taquicardia.

PREPARO E DOSAGEM:

Infusão: despeje 1 xícara de água fervente sobre 1 a 3 colheres de chá das folhas secas e deixe em infusão por 10 a 15 minutos. Beba três vezes ao dia.

Tintura: tome 2 a 4 ml três vezes ao dia.

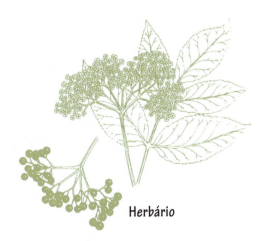

ESPINHEIRO-CERVAL

Rhamnus cathartica
(Buckthorn)
RAMNÁCEAS

Parte usada: Fruto fresco ou seco.
Colheita: Colha o fruto em setembro e outubro.
Constituintes: Derivados da antraquinona, inclusive ramnocartrina; vitamina C.
Ações: Laxante, diurética, alterativa.

> **INDICAÇÕES:**
> Espinheiro-cerval é um laxante eficaz e seguro.

PREPARO E DOSAGEM:

Infusão: despeje 1 xícara de água fervente sobre 2 colheres de chá da fruta e deixe em infusão por 10 a 15 minutos. Beba pela manhã ou à noite, pois são necessárias 12 horas para fazer efeito. Também se pode mastigar as sementes (em torno de 10) antes do café da manhã. Em dosagem muito alta, o espinheiro-cerval pode provocar diarreia e possivelmente vômito.

Tintura: tome 1 a 2 ml à noite e pela manhã.

ESTIGMA DE MILHO

Zea mays
(Corn Silk)
GRAMINÁCEAS

Parte usada: Os estigmas das flores femininas do milho: fios finos e macios com 10 a 20 cm de comprimento. Também chamados de cabelo ou barba de milho.
Colheita: Colha os estigmas logo antes da polinização, cuja ocorrência depende do clima. É melhor usar estigmas frescos, pois parte de suas ações perde-se com o tempo.
Constituintes: Saponinas, um alcaloide volátil, esteróis, alantoína, taninos.
Ações: Diurética, demulcente, tônica.

> **INDICAÇÕES:**
> Como diurético calmante, o estigma de milho é benéfico para tratar irritações do sistema urinário, bem como problemas renais em crianças e como demulcente urinário combinado com outras ervas no tratamento de cistite, uretrite, prostatite e inflamações semelhantes.

Combinações: Com grama-de-ponta, uva-ursina ou mil-folhas no tratamento da cistite.

PREPARO E DOSAGEM:

Infusão: despeje 1 xícara de água fervente sobre 2 colheres de chá da erva fresca ou seca e deixe em infusão por 10 a 15 minutos. Beba três vezes ao dia.

Tintura: tome 3 a 6 ml três vezes ao dia.

ESTILÍNGIA

Stillingia sylvatica
(Queen's Delight)
EUFORBIÁCEAS

Parte usada: Raiz.
Colheita: Colha depois da floração, em julho.
Constituintes: Óleo volátil, resina acre, óleo fixo, taninos.
Ações: Alterativa, expectorante, diaforética, sialagoga.

INDICAÇÕES:

Essa erva norte-americana é usada para tratar doenças cutâneas crônicas, como eczema e psoríase. Porém, o tratamento deve se estender por longo tempo. Essas doenças de pele se devem a todo um conjunto de fatores. A estilíngia é de grande utilidade quando há envolvimento linfático. É usada também para tratar bronquite e laringite, particularmente quando há perda da voz. Como adstringente, ela é usada no tratamento de diversas moléstias, especialmente das hemorroidas.

Combinações: Para problemas de pele, combina bem com bardana, azeda-crespa, aparine e íris.

PREPARAÇÃO E DOSAGEM:

Decocção: coloque ½ a 1 colher de chá da raiz seca numa caneca com 250 ml de água fria, leve ao ponto de ebulição e deixe ferver em fogo brando por 10 a 15 minutos. Beba três vezes ao dia.
Tintura: tome 1 a 2 ml três vezes ao dia.

EUFRÁSIA

Euphrasia officinalis
(Eyebright)
ESCROFULARIÁCEAS

Parte usada: Partes aéreas secas.
Colheita: Colha a planta inteira na floração, no final do verão ou no outono, coloque-a para secar em lugar ventilado.
Constituintes: Glicosídeos, incluindo aucubina, taninos, resinas, óleo volátil.
Ações: Anticatarral, adstringente, anti-inflamatória.

INDICAÇÕES:

A eufrásia é um excelente remédio para tratar problemas das membranas mucosas. A combinação de propriedades anti-inflamatórias e adstringentes a torna relevante no tratamento de muitas doenças. Internamente, é um poderoso anticatarral, podendo-se assim usá-la para tratar catarro nasal, sinusite e outros estados congestivos. É mais conhecida para tratamento de problemas nos olhos, sendo então benéfica para inflamações agudas ou crônicas, para ardência e lacrimação, e também para hipersensibilidade à luz. Como compressa e para uso interno, é eficaz para tratar conjuntivite e blefarite.

Combinações: Para catarro, combina bem com vara-dourada, com flor de sabugueiro ou com hidraste. Em condições alérgicas que afetam os olhos, pode-se combinar com éfedra. Como loção para os olhos, mistura-se com hidraste e hamamélis destilada.

PREPARO E DOSAGEM:

Infusão: despeje 1 xícara de água fervente sobre 1 colher de chá da erva seca e deixe em infusão por 5 a 10 minutos. Beba três vezes ao dia.

Compressa: coloque 1 colher de chá da erva seca em meio litro de água e deixe ferver por 10 minutos; deixe esfriar um pouco. Umedeça a compressa (chumaço de algodão, gaze ou musselina) no líquido morno, esprema um pouco e coloque sobre os olhos. Mantenha a compressa por 15 minutos. Repita várias vezes ao dia.

Tintura: tome 1 a 4 ml três vezes ao dia.

EUPATÓRIO
Eupatorium perfoliatum
(Boneset)
COMPOSTAS

Parte usada: Partes aéreas secas.
Colheita: Colha o eupatório assim que as flores abrirem, em agosto ou setembro.
Constituintes: Um glicosídeo amargo chamado eupatorina, óleo volátil, ácido gálico, um tanino glicosídeo.
Ações: Diaforética, laxante, tônica, antiespasmódica, relaxa as membranas mucosas.

INDICAÇÕES:

O eupatório talvez seja o melhor remédio para aliviar os sintomas que acompanham a gripe. Ele ameniza rapidamente o mal-estar, as dores e a febre. É usado também para limpar a congestão mucosa do trato respiratório superior. Sua ação laxante branda ajuda a eliminar possíveis acúmulos de resíduos e diminui a constipação. Esse remédio pode ser usado com segurança para tratar a febre e também como agente de limpeza geral. É benéfico no tratamento do reumatismo muscular.

Combinações: Para gripe, combina com mil-folhas, flores de sabugueiro, pimenta-de-caiena e gengibre.

PREPARO E DOSAGEM:

Infusão: despeje 1 xícara de água fervente sobre 1 a 2 colheres de chá da erva seca e deixe em infusão por 10 a 15 minutos. Beba o mais quente possível. Em caso de febre ou gripe, tome o chá a cada meia hora.

Tintura: tome 2 a 4 ml da tintura três vezes ao dia.

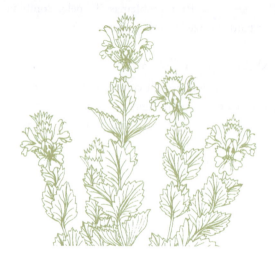

EUPATÓRIO-ROXO

(TCC RAIZ DE CASCALHO)
Eupatorium purpureum
(Gravel Root)
COMPOSTAS

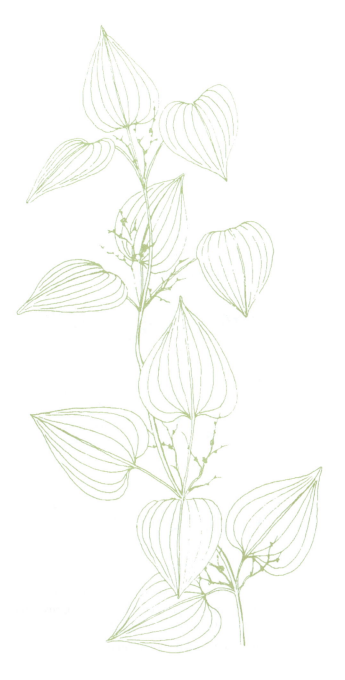

Parte usada: Rizoma e raiz.

Colheita: Colha o rizoma e a raiz no outono, depois da floração. Lave bem, fatie e coloque para secar.

Constituintes: Contém até 0,07% de óleo volátil; um flavonoide amarelo chamado euparina; resina.

Ações: Diurética, antilítica, antirreumática.

INDICAÇÕES:

A raiz de eupatório-roxo é usada para tratar, sobretudo, cálculos renais. É benéfica para tratar infecções urinárias, como cistite e uretrite. É indicada também no tratamento sistemático do reumatismo e da gota.

Combinações: Para tratar pedras ou cálculos renais, combina bem com falsa-salsa, alfavaca-de-cobra ou hidrângea.

PREPARO E DOSAGEM:

Decocção: coloque 1 colher de chá da erva numa caneca com 250 ml de água fria, leve ao ponto de ebulição e deixe ferver por 10 minutos. Beba três vezes ao dia.

Tintura: tome 1 a 2 ml três vezes ao dia.

EVÔNIMO-DA-AMÉRICA

(TCC SARÇA-ARDENTE)
Euonymus atropurpureus
(Winged Elm/Wahoo)
CELASTRÁCEAS

Parte usada: Casca da raiz.
Colheita: A casca é retirada de raízes colhidas no outono. Pode-se substituir a casca da raiz pela dos talos.
Constituintes: Evonimol, evonisterol, atropurpurol, dulcitol, citrulol, ácidos graxos.
Ações: Colagoga, laxante, diurética, estimulante da circulação.

INDICAÇÕES:

O evônimo-da-américa é uma das principais ervas para o fígado. Ela age dissolvendo a congestão hepática, facilitando o fluxo livre da bile e favorecendo o processo digestivo. Pode ser usada no tratamento da icterícia e de problemas da vesícula biliar, como inflamação e dor ou congestão devida a cálculos. Abranda a constipação quando esta se deve a problemas relacionados ao fígado ou à vesícula biliar. Por sua ação reguladora sobre o fígado, ajuda em inúmeros problemas cutâneos em que haja possível envolvimento do fígado.

PREPARO E DOSAGEM:

Decocção: coloque ½ a 1 colher de chá da casca numa caneca com 250 ml de água. Ferva e deixe em infusão por 10 a 15 minutos. Beba três vezes ao dia.
Tintura: tome 1 a 2 ml três vezes ao dia.

FALSA-SALSA

Aphanes arvensis
(Parsley Piert)
ROSÁCEAS

Parte usada: Partes aéreas.
Colheita: Colha no verão, quando floresce.
Constituinte: Taninos.
Ações: Diurética, demulcente, antilítica.

INDICAÇÕES:

Essa pequena e delicada planta é usada com frequência para eliminar cálculos e grânulos renais e urinários. Por sua forte ação diurética associada com sua atividade demulcente, aliviando o trato urinário, é benéfica em todos os casos de micção dolorida. Pode-se usá-la em casos de retenção de líquido, em particular quando esta decorre de problemas renais ou hepáticos.

Combinações: A falsa-salsa combina bem com alfavaca-de-cobra ou buchu em casos de cálculos ou grânulos renais.

PREPARO E DOSAGEM:

Infusão: despeje 1 xícara de água fervente sobre 1 a 2 colheres de chá da erva seca e deixe em infusão por 10 a 15 minutos. Beba três vezes ao dia.
Tintura: tome 2 a 4 ml três vezes ao dia.

FALSO-UNICÓRNIO

Chamaelirium luteum

(False Unicorn Root)

LILIÁCEAS

Parte usada: Rizoma e raiz secos.
Colheita: Colha as partes subterrâneas no outono.
Constituintes: saponinas esteroidais, que incluem camelirina.
Ações: Tônica uterina, diurética, anti-helmíntica, emética, emenagoga.

PREPARO E DOSAGEM:

Decocção: coloque de 1 a 2 colheres de chá da raiz numa caneca com 250 ml de água, leve ao ponto de ebulição e deixe ferver em fogo brando por 10 a 15 minutos. Beba três vezes ao dia. Para ameaça de aborto, beba esse chá à vontade.
Tintura: tome 2 a 4 ml três vezes ao dia.

INDICAÇÕES:

Essa erva, que chegou até nós por meio dos nativos norte-americanos, é um dos melhores tônicos e fortificantes do sistema reprodutor que temos à nossa disposição. Embora seja usada principalmente para tratar o sistema feminino, pode também ser benéfica para os homens. É conhecida por conter precursores dos estrogênios (hormônios femininos). Entretanto, ela age como anfotérico para regularizar a função do corpo. Ela equilibra e tonifica o corpo, sendo assim benéfica em situações aparentemente opostas. É indicada para todos os problemas uterinos, mas é útil, sobretudo, em caso de menstruação atrasada ou ausente (amenorreia). Pode-se usá-la com segurança para tratar dores ovarianas. Indicada também para prevenir ameaça de aborto e para amenizar vômito associado à gravidez. Não obstante, doses elevadas causam náusea e vômitos.

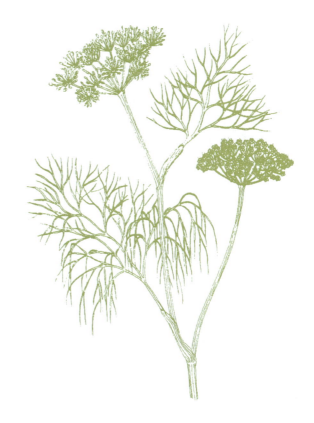

FENO-GREGO
Trigonella foenum-graecum
(Fenugreek)
PAPILIONÁCEAS

Parte usada: Sementes.
Constituintes: Saponinas esteroidais incluindo diosgenina, alcaloide, 30% de mucilagem, princípio amargo, óleo volátil e fixo.
Ações: Expectorante, demulcente, tônica, galactagoga.

INDICAÇÕES:
O feno-grego é uma erva com história antiga. É muito usada em tratamentos tópicos para reduzir a inflamação de moléstias como feridas, furúnculos, chagas, fístulas e tumores. Pode-se ingerir o feno-grego para aliviar a bronquite e fazer gargarejo para curar dores de garganta. Seu amargor explica sua eficácia para amenizar distúrbios digestivos. É um forte estimulante da produção de leite na amamentação, sendo perfeitamente seguro, e tem a reputação de estimular o desenvolvimento dos seios.

PREPARO E DOSAGEM:

Cataplasma: para uso externo, as sementes devem ser amassadas para fazer um cataplasma.
Decocção: para aumentar a produção de leite, ferva em fogo brando 1,5 colher de chá das sementes numa caneca com 250 ml de água por 10 minutos. Beba uma xícara três vezes ao dia. Para um chá mais saboroso, acrescente 1 colher de chá de anis.
Tintura: tome 1 a 2 ml três vezes ao dia.

FILIPÊNDULA
Filipendula ulmaria
(Meadowsweet)
ROSÁCEAS

Parte usada: Partes aéreas.
Colheita: Colha as flores totalmente abertas e as folhas na época da floração, entre junho e agosto. Coloque-as para secar com cuidado a uma temperatura não superior a 40 ºC.
Constituintes: Óleo essencial com compostos do ácido salicílico chamados espireína e gaulterina; ácido salicílico; taninos; ácido cítrico.
Ações: Antirreumática, anti-inflamatória, estomáquica, antiácida, antiemética, adstringente.

INDICAÇÕES:
A filipêndula é um dos melhores remédios digestivos de que dispomos e, por isso, é indicado para tratar a maioria dos distúrbios, quando estes são tratados de forma holística. Ela protege e alivia as membranas mucosas do trato digestório, reduzindo o excesso de acidez e diminuindo a náusea. É usada no tratamento da azia, hiperacidez, gastrite e ulceração péptica. Sua leve adstringência é benéfica no tratamento da diarreia em crianças. A presença de substâncias afins da aspirina explica a ação da filipêndula na redução da febre e no alívio de dores reumáticas nos músculos e articulações.

PREPARO E DOSAGEM:

Infusão: despeje 1 xícara de água fervente sobre 1 a 2 colheres de chá da erva seca e deixe em infusão por 10 a 15 minutos. Beba três vezes ao dia ou conforme seja necessário.

Tintura: tome 1 a 4 ml três vezes ao dia.

FITOLACA

Phytolacca americana
(Pokeweed Root/Poke Root)
FITOLACÁCEAS

Parte usada: Raiz.
Colheita: Colha no fim do outono ou na primavera. Limpe bem a raiz e divida-a no sentido do comprimento antes de colocá-la para secar.
Constituintes: Saponinas triterpenoides, alcaloide, resinas, ácido fitolácico, taninos, ácido fórmico.
Ações: Antirreumática, estimulante, anticatarral, purgativa, emética.

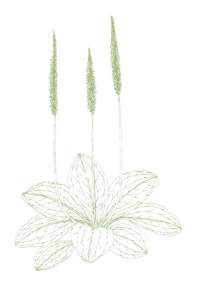

INDICAÇÕES:

A fitolaca tem múltiplos usos e é um acréscimo valioso a muitos tratamentos holísticos. Pode-se considerá-la principalmente como remédio para tratar infecções do trato respiratório superior, eliminando o catarro e ajudando a limpar as glândulas linfáticas. Utiliza-se para tratar catarro, tonsilite, laringite, adenite, caxumba etc. É eficaz no tratamento de problemas linfáticos em outras partes do corpo e, em particular, da mastite, caso em que se pode usá-la internamente e como cataplasma. A fitolaca é ainda usada para tratar reumatismo, sobretudo se este for persistente. Deve-se ter cuidado com essa erva, pois em doses altas é muito emética e purgativa. Pode-se usá-la externamente como loção ou unguento para tratamento da sarna e de outras afecções cutâneas.

PRECAUÇÕES:

Em doses altas, a fitolaca é muito emética e purgativa.

Combinações: Para problemas linfáticos, pode-se misturá-la com aparine ou íris.

PREPARO E DOSAGEM:

Decocção: use apenas pequenas quantidades dessa erva. Coloque ¼ a ½ colher de chá da raiz numa caneca com 250 ml de água fria, leve ao ponto de ebulição e deixe ferver em fogo brando por 10 a 15 minutos. Beba três vezes ao dia.

Tintura: tome ½ a 1 ml três vezes ao dia.

Herbário

FRAMBOESEIRA

Rubus idaeus
(Raspberry)
ROSÁCEAS

Parte usada: Folhas e fruto.
Colheita: Colha as folhas durante todo o período de crescimento. Coloque-as para secar lentamente em ambiente ventilado para assegurar a preservação adequada das propriedades.
Constituintes: Folhas: frutose, óleo volátil, pectina, ácido cítrico, ácido málico.
Ações: Adstringente, tônica, refrigerante, parturiente.

INDICAÇÕES:

As folhas da framboeseira têm uma longa tradição de uso na gravidez pois fortalece e tonifica o tecido uterino, facilita as contrações e previne possível hemorragia durante o parto. Essas ações ocorrerão se a erva for ingerida regularmente durante a gravidez e também durante os trabalhos de parto. Como adstringente, pode-se usá-la em várias situações, inclusive em casos de diarreia, leucorreia e outros distúrbios semelhantes. É valiosa para aliviar problemas bucais como úlceras, sangramento da gengiva e inflamações. Como gargarejo, abranda dores de garganta.

PREPARO E DOSAGEM:

Infusão: despeje 1 xícara de água fervente sobre 2 colheres de chá da erva seca e deixe em infusão por 10 a 15 minutos. Tome o quanto quiser.
Tintura: tome de 2 a 4 ml três vezes ao dia.

FREIXO-ESPINHENTO

Zanthoxylum americanum
(Prickly Ash)
RUTÁCEAS

Parte usada: Casca e bagas.
Colheita: Colha as bagas no final do verão; retire as cascas dos ramos na primavera.
Constituintes: Alcaloides, óleo volátil nas bagas.
Ações: Estimulante (particularmente circulatória), tônica, alterativa, carminativa, diaforética.

INDICAÇÕES:

O freixo-espinhento é usado de modo semelhante ao da pimenta-de-caiena, embora seja de ação mais lenta. É usado para tratar muitos problemas crônicos, como reumatismo e doenças de pele. Qualquer sinal de má circulação pede o uso dessa erva, como frieiras, cãibra nas pernas, varizes e úlceras varicosas. Externamente, ele é usado como linimento estimulante para tratar reumatismo e fibrosite. Por seu efeito estimulante sobre o sistema linfático, a circulação e as membranas mucosas, é benéfico no tratamento holístico de muitas moléstias específicas.

PREPARO E DOSAGEM:

Infusão: despeje 1 xícara de água fervente sobre 1 a 2 colheres de chá da casca e deixe em infusão por 10 a 15 minutos. Beba três vezes ao dia.
Tintura: tome 2 a 4 ml três vezes ao dia.

FUMÁRIA
Fumaria officinalis
(Fumitory)
FUMARIÁCEAS

Parte usada: Partes aéreas.
Colheita: Colha quando em flor, ou seja, durante todo o verão.
Constituintes: Alcaloides, princípio amargo, mucilagem, ácido fumárico, aminoácidos, resina.
Ações: Diurética, laxante, alterativa.

INDICAÇÕES:

A fumária tem uma longa história de aplicação no tratamento de problemas de pele como eczema e acne. Sua ação se deve, provavelmente, a uma limpeza geral intermediada pelos rins e pelo fígado. Ela também pode ser usada como solução para lavar os olhos a fim de aliviar a conjuntivite.

Combinações: É benéfica em combinação com bardana, aparine e escrofulária.

PREPARO E DOSAGEM:

Infusão: despeje 1 xícara de água fervente sobre 1 a 2 colheres de chá da erva seca e deixe em infusão por 10 a 15 minutos. Tome esse chá à vontade, mas em caso de problemas cutâneos ele deve ser ingerido pelo menos três vezes ao dia.
Tintura: tome 1 a 2 ml três vezes ao dia.

FUNCHO
Foeniculum vulgare
(Fennel)
UMBELÍFERAS

Parte usada: Sementes.
Colheita: Colha e separe as sementes quando maduras, no outono. Retire a umbela acastanhada e limpe bem as sementes. Coloque para secar levemente à sombra.
Constituintes: Até 6% de óleo volátil, que inclui anetol e fenchona; 10% de óleo graxo.
Ações: Carminativa, aromática, antiespasmódica, estimulante, galactagoga, rubefaciente, expectorante.

INDICAÇÕES:

O funcho é um excelente medicamento para o estômago e para os intestinos, aliviando a flatulência e a cólica e estimulando a digestão e o apetite. Assemelha-se ao anis em seu efeito calmante sobre a bronquite e a tosse. Pode ser usado para aromatizar medicamentos antitussígenos. O funcho aumenta o fluxo do leite durante a amamentação. Externamente, seu óleo abranda dores musculares e reumáticas. A infusão pode ser usada para tratar conjuntivite e inflamação das pálpebras (blefarite) como compressa.

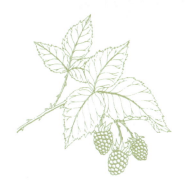

PREPARO E DOSAGEM:

Infusão: despeje 1 xícara de água fervente sobre 1 a 2 colheres de chá de sementes levemente amassadas e deixe em infusão por 10 minutos. Beba três vezes ao dia. Para amenizar a flatulência, tome uma xícara meia hora antes das refeições.

Tintura: tome 2 a 4 ml três vezes ao dia.

GALANGA
Alpinia officinarum
(Galangal)
ZINGIBERÁCEAS

Parte usada: Rizoma.
Colheita: Essa erva é cultivada na China, onde os rizomas são colhidos no final do verão e início do outono, lavados, cortados em pedaços e colocados para secar.
Constituintes: Óleo volátil, resina acre, galangol, quenferol, galangina, alpinina.
Ações: Estimulante, carminativa.

INDICAÇÕES:

Como muitas outras plantas de grande valor, a galanga é pouco usada nos dias de hoje. Ela nos fornece um eficiente estimulante carminativo que auxilia em casos de flatulência, dispepsia e náusea, em particular quando devidos a um metabolismo lento. Ela ameniza o enjoo no mar. A sra. Grieve comenta que os árabes "a usam para tornar seus cavalos fogosos".

PREPARAÇÃO E DOSAGEM:

Infusão: despeje 1 xícara de água fervente sobre ½ colher de chá do rizoma triturado e deixe em infusão por 10 a 15 minutos. Beba três vezes ao dia.

Tintura: tome 1 a 2 ml três vezes ao dia.

GALEGA
Galega officinalis
(Goat's Rue)
PAPILIONÁCEAS

Parte usada: Partes aéreas secas.
Colheita: Colha os talos com as folhas e flores na época da floração, entre julho e agosto. Coloque-as para secar à sombra.
Constituintes: Alcaloides, saponinas, glicosídeos flavonas, amargos, taninos.
Ações: Reduz o açúcar no sangue, galactagoga, diurética, diaforética.

INDICAÇÕES:

A galega é um dentre muitos medicamentos herbáceos cuja ação é reduzir os níveis de açúcar no sangue. Por isso, é indicada para o tratamento do diabetes melito. Ela não deve substituir a terapia com insulina, mas ser sempre ingerida sob supervisão profissional. É também um poderoso galactagogo, estimulando a produção e o fluxo de leite. Registrou-se que ela aumenta o fluxo de leite até 50% em alguns casos. Pode também estimular o desenvolvimento das glândulas mamárias.

PREPARO E DOSAGEM:

Infusão: despeje 1 xícara de água fervente sobre 1 colher de chá de folhas secas e deixe em infusão por 10 a 15 minutos. Beba duas vezes ao dia.

Tintura: tome 1 a 2 ml três vezes ao dia.

GARRA-DO-DIABO
Harpagophytum procumbens
(Devil's Claw)
PEDALIÁCEAS

Parte usada: Rizoma.
Colheita: Essa planta cresce na Namíbia em condições áridas. Colha as raízes no fim da estação chuvosa.
Constituintes: Harpagosídeo, harpagídeo, procumbina.
Ações: Anti-inflamatória, anódina.

INDICAÇÕES:

Essa planta valiosa se mostra eficaz no tratamento de alguns casos de artrite. Essa ação parece dever-se à presença de um glicosídeo chamado harpagosídeo que reduz inflamações nas articulações. Infelizmente, a garra-do-diabo nem sempre leva aos resultados esperados, mas vale a pena avaliar a possibilidade de usá-la em casos de artrite acompanhada de inflamação e dores. Pode ser benéfica também para tratar distúrbios do fígado e da vesícula biliar.

Combinações: Combina com semente de aipo, trevo-d'água ou filipêndula no tratamento da artrite.

PREPARO E DOSAGEM:

Decocção: coloque ½ a 1 colher de chá do rizoma numa caneca com 250 ml de água fria e leve ao ponto de ebulição e deixe ferver em fogo brando por 10 a 15 minutos. Beba três vezes ao dia, durante um mês, pelo menos.

Tintura: tome 1 a 2 ml três vezes ao dia.

GATÁRIA
Nepeta cataria
(Catnip)
LABIADAS

Parte usada: Folhas e sumidades floridas.
Colheita: Colha as folhas e as sumidades floridas entre junho e setembro.
Constituintes: Óleos voláteis, inclusive citronelol, geraniol e citral; princípio amargo; taninos.
Ações: Carminativa, antiespasmódica, diaforética, sedativa, adstringente.

INDICAÇÕES:

A gatária é um dos nossos medicamentos tradicionais para tratar resfriados e gripes. É um poderoso diaforético usado em caso de estados febris, sobretudo para tratar bronquite. Como carminativo com propriedades antiespasmódicas, a gatária alivia distúrbios estomacais, dispepsia, flatulência e cólica. É um remédio perfeito para o tratamento de diarreia em crianças. Sua ação sedativa sobre os nervos complementa suas propriedades em geral relaxantes.

Combinações: Combina com eupatório, sabugueiro, mil-folhas e pimenta-de-caiena para resfriados.

PREPARO E DOSAGEM:

Infusão: despeje 1 xícara de água fervente sobre 2 colheres de chá da erva seca e deixe em infusão por 10 a 15 minutos. Beba três vezes ao dia.

Tintura: tome 2 a 4 ml três vezes ao dia.

GENCIANA

Gentiana lutea

(Gentian Root)

GENCIANÁCEAS

Parte usada: Rizoma e raiz secos.
Colheita: Colha as partes subterrâneas no outono. Elas devem ser cortadas e colocadas para secar lentamente. É durante o processo de secagem que o aroma, cor e sabor se desenvolvem.
Constituintes: Princípios amargos, inclusive genciopicrina e amarogentina; pectina; taninos; mucilagem; açúcar.
Ações: Amarga, estimulante gástrica, sialagoga, colagoga.

INDICAÇÕES:

A genciana é um excelente amargo que, como todos os amargos, estimula o apetite e a digestão por meio da estimulação geral dos sucos digestivos. Assim, ela promove a produção de saliva, de sucos gástricos e de bile. Também acelera o esvaziamento do estômago. É indicada sempre que há falta de apetite e lentidão do sistema digestório. Pode então ser usada em casos de sintomas de digestão lenta, como a dispepsia e a flatulência. Ao estimular a digestão, em geral exerce também um efeito fortificante.

Combinações: A genciana é bastante usada com outros digestivos, como gengibre e cardamomo.

PREPARO E DOSAGEM:

Decocção: coloque ½ colher de chá da raiz picada numa caneca com 250 ml de água fria e deixe ferver por 5 minutos. Beba quente 15 a 30 minutos antes das refeições ou quando dores estomacais agudas resultam da sensação de saciedade.

Tintura: tome 1 a 4 ml três vezes ao dia, seguindo as orientações acima.

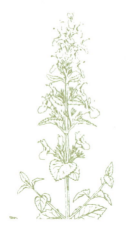
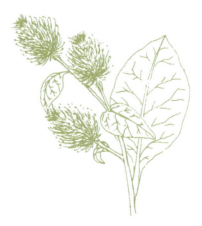

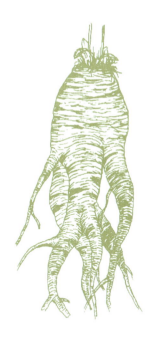

GENGIBRE

Zingiber officinale
(Ginger)
ZINGIBERÁCEAS

Parte usada: Rizoma.
Colheita: Colha o rizoma depois que as folhas secarem. Retire as sobras do caule e das fibras da raiz. Lave bem e coloque para secar ao sol.
Constituintes: Rico em óleo volátil, que inclui zingibereno, zingiberol, felandreno, borneol, cineol, citral; amido; mucilagem; resina.
Ações: Estimulante, carminativa, rubefaciente, diaforética.

INDICAÇÕES:

O gengibre pode ser usado como estimulante da circulação periférica em casos de má circulação, frieira e cólicas. Em estados febris, o gengibre age como um bom diaforético, promovendo a transpiração. Como carminativo, estimula a secreção gástrica e é usado para tratar dispepsia, flatulência e cólica. Como gargarejo, alivia dores de garganta. Externamente, é a base de muitos tratamentos para fibrosite e distensões musculares.

PREPARO E DOSAGEM:

Infusão: despeje 1 xícara de água fervente sobre 1 colher de chá da raiz fresca e deixe em infusão por 5 minutos. Beba sempre que necessário.
Decocção: coloque 1,5 colher de chá da raiz seca pulverizada ou bem triturada numa caneca com 250 ml de água fria, leve ao ponto de ebulição e deixe ferver em fogo brando por 5 a 10 minutos. Beba sempre que necessário.
Tintura: a tintura pode assumir duas formas: tintura fraca B.P., que deve ser tomada numa dose de 1,5 a 3 ml três vezes ao dia; e a tintura forte B.P., que deve ser tomada numa dose de 0,25 a 0,5 ml três vezes ao dia.

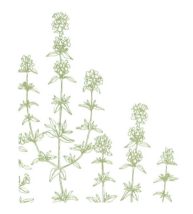

GERÂNIO

Geranium maculatum
(Geranium)
GERANIÁCEAS

Parte usada: Rizoma.
Colheita: Colha em setembro e outubro. Corte o rizoma em pedaços e coloque para secar.
Constituintes: de 12% a 25% de taninos, com seu nível mais elevado logo antes da floração.
Ações: Adstringente, anti-hemorrágica, anti-inflamatória, vulnerária.

INDICAÇÕES:

O gerânio é um adstringente eficaz usado para tratar diarreia, disenteria e hemorroidas. Em caso de sangramento de úlceras duodenais ou gástricas, usa-se o gerânio em combinação com outras ervas importantes. Em caso de fezes com sangue, essa erva ajuda, embora seja fundamental um diagnóstico preciso. Ela pode ser usada para tratar fluxo excessivo de sangue durante a menstruação (menorragia) ou para hemorragia uterina (metrorragia). Como ducha, é usada para leucorreia.

Combinações: Combina com filipêndula, confrei, alteia ou agrimônia, para tratar úlcera péptica. Para leucorreia, pode-se misturá-la com lírio-do-bosque.

PREPARO E DOSAGEM:

Decocção: coloque 1 a 2 colheres de chá do rizoma numa caneca com 250 ml de água fria e deixe ferver lentamente por 10 a 15 minutos. Beba três vezes ao dia.
Tintura: tome 2 a 4 ml três vezes ao dia.

GIESTA

Sarothamnus scoparius
(Broom Tops)
PAPILIONÁCEAS

Parte usada: Sumidades floridas.
Colheita: Colha durante a primavera, o verão e o outono. Coloque as sumidades para secar ao sol ou por aquecimento.
Constituintes: Alcaloides, inclusive esparteína e cistisina; glicosídeos flavonoides; taninos; princípio amargo; óleo volátil.
Ações: Diurética cardioativa, hipertensiva, vasoconstritora periférica, adstringente.

INDICAÇÕES:

A giesta é um remédio valioso em casos de insuficiência cardíaca e pressão baixa. Como é também diurética e produz constrição periférica dos vasos sanguíneos ao mesmo tempo que aumenta a eficiência de cada batida do coração, pode ser usada quando há retenção de líquido devida à fraqueza do coração. A giesta é usada em casos de menstruação abundante.

Combinações: Pode-se combinar com lírio-do-vale e bagas de pilriteiro para tratar o coração.

> ### PRECAUÇÕES:
>
> Não use giesta durante a gravidez ou em caso de hipertensão.

PREPARO E DOSAGEM:

Infusão: despeje 1 xícara de água fervente sobre 1 colher de chá da erva seca e deixe em infusão por 10 a 15 minutos. Beba três vezes ao dia.

Tintura: tome 1 a 2 ml três vezes ao dia.

GINSENG-AZUL
Caulophyllum thalictroides
(Blue Cohosh)
BERBERIDÁCEAS

Parte usada: Rizoma e raiz.
Colheita: Colha as raízes e o rizoma no outono, pois são mais ricos em substâncias químicas naturais no fim da estação de crescimento.
Constituintes: Saponinas esteroidais, alcaloides.
Ações: Tônica uterina, emenagoga, antiespasmódica, antirreumática.

> ### INDICAÇÕES:
>
> O ginseng-azul é uma planta que chegou até nós por meio dos nativos norte-americanos. É um excelente tônico uterino para se usar em situações de fraqueza ou perda do tônus. A gestante pode usá-lo com segurança sempre que houver alguma ameaça de aborto. Do mesmo modo, por sua ação antiespasmódica, abranda dores falsas do parto. No entanto, no início dos trabalhos, a ingestão de ginseng-azul pouco antes da expulsão do feto predispõe o organismo a um parto mais fácil. Em todos esses casos, o ginseng-azul é uma erva segura. Como emenagogo, ele estimula a menstruação tardia ou suprimida, aliviando ao mesmo tempo as dores que às vezes a acompanham. Pode-se usar ginseng-azul quando há necessidade de um antiespasmódico, como na ocorrência de cólica, asma ou tosses nervosas. Ele tem ainda a reputação de amenizar dores reumáticas.

Combinações: Usa-se com raiz de falso-unicórnio, com agripalma e com mil-folhas para fortalecer o útero.

PREPARO E DOSAGEM:

Decocção: coloque 1 colher de chá da raiz seca numa caneca com 250 ml de água fria, leve ao ponto de ebulição e deixe ferver em fogo brando por 10 minutos. Beba três vezes ao dia.

Tintura: tome 1 a 2 ml três vezes ao dia.

GINSENG-COREANO
Panax ginseng
(Ginseng)
ARALIÁCEAS

Parte usada: Raiz.
Colheita: O ginseng é cultivado na China, na Coreia e no nordeste dos Estados Unidos.
Constituintes: Glicosídeos esteroidais chamados panaxosídeos; esterol; vitaminas do grupo D.
Ações: Antidepressiva, aumenta a resistência e melhora o desempenho físico e mental.

INDICAÇÕES:
O ginseng tem uma história antiga e, como tal, acumulou muito folclore em torno de suas ações e usos. Muitas das propriedades que lhe são atribuídas são exageradas, mas não há dúvida de que se trata de uma planta muito especial. Ele tem o poder de levar uma pessoa ao seu auge físico, em geral aumentando a vitalidade e o desempenho físico. Em casos em particular, leva a pressão arterial baixa a um nível normal. Afeta a depressão, sobretudo quando devida à fraqueza e exaustão. Pode ser usado de um modo geral para tratar cansaço e fraqueza. Tem a reputação de ser afrodisíaco. Às vezes, seu uso provoca dores de cabeça.

PREPARO E DOSAGEM:
Mastigue a raiz ou faça uma decocção. Coloque 1/2 colher de chá da raiz triturada numa caneca com 250 ml de água fria, leve ao ponto de ebulição e deixe ferver em fogo brando por 10 minutos. Beba três vezes ao dia.

GINSENG-SIBERIANO
Eleutherococcus senticosus
(Siberian Ginseng)
ARALIÁCEAS

Parte usada: Raiz de um arbusto do nordeste asiático.
Constituintes: As pesquisas realizadas até o momento indicam que o grupo farmacologicamente importante é constituído por saponinas triterpenoides denominadas eleuterosídeos.
Ações: Adaptógena, um estimulante circulatório, vasodilatadora.

INDICAÇÕES:
Use essa erva com segurança para aumentar a resistência às exigências e ao desgaste demasiado do dia a dia. As pressões podem ser físicas ou mentais, mas para o corpo são uma coisa só. Por isso, recorre-se ao ginseng-siberiano em casos de debilidade, exaustão e depressão, a menos que esses estados sejam devidos a motivos médicos específicos que recomendam um tratamento próprio. Sua fama, que é difundida cada vez mais, é de que aumenta todas as formas de resistência física. Não obstante, é possível que esses alardes decorram de um entusiasmo exagerado. Quanto aos efeitos sobre o sistema circulatório, as conclusões procedem de excelentes pesquisas russas que ainda não foram inteiramente replicadas em outros países.

Combinações: Pode-se usar o ginseng-siberiano sozinho ou com ervas indicadas para cada caso em especial.

PREPARO E DOSAGEM:

Em geral, a erva está disponível em forma de cápsulas ou em pó; a dosagem deve ser de 0,2 a 1 grama três vezes ao dia durante um longo período de tempo.

GRAMA-DE-PONTA
Agropyrum repens
(Couch Grass)
GRAMINÁCEAS

Parte usada: Rizoma.
Colheita: Colha o rizoma na primavera ou no início do outono. Lave-o bem e coloque-o para secar ao sol ou à sombra.
Constituintes: Triticina, mucilagem, ácido silícico, potássio, inositol, manitol, glicosídeo, uma substância antimicrobiana.
Ações: Diurética, demulcente, antimicrobiana.

INDICAÇÕES:
A grama-de-ponta é indicada para tratar infecções urinárias, como cistite, uretrite e prostatite. Suas propriedades demulcentes aliviam irritações e inflamações. É eficaz no tratamento da próstata aumentada. Pode-se usá-la também em casos de cálculos e grânulos renais. Como diurético tônico, a grama-de-ponta é usada com outras ervas no tratamento do reumatismo.

Combinações: Para cistite, uretrite e prostatite, pode-se usar com buchu, uva-ursina ou mil-folhas. Para problemas de próstata, pode-se combinar com hidrângea.

PREPARO E DOSAGEM:

Decocção: coloque 2 colheres de chá do rizoma cortado numa caneca com 250 ml de água, leve ao ponto de ebulição e deixe ferver em fogo brando por 10 minutos. Beba três vezes ao dia.
Tintura: tome 3 a 6 ml três vezes ao dia.

GRINDÉLIA
(TCC MALMEQUER-DO-CAMPO)
Grindelia camporum
(Grindelia)
COMPOSTAS

Parte usada: Partes aéreas secas.
Colheita: Colha as partes aéreas antes da abertura dos botões. Coloque-as para secar o mais rápido possível ao sol.
Constituintes: Saponinas, óleo volátil, alcaloides amargos, resina, taninos.
Ações: Antiespasmódica, expectorante, hipotensiva.

INDICAÇÕES:
A grindélia relaxa os músculos lisos e os músculos do coração. É o que explica seu uso no tratamento de estados asmáticos e bronquiais, em particular se associados a batimento cardíaco rápido e resposta nervosa. Pode-se usá-la em casos de asma, bronquite, coqueluche e catarro nas vias respiratórias superiores. Seu efeito relaxante sobre o coração e a frequência cardíaca pode reduzir a pressão arterial. Externamente, usa-se a loção para tratar dermatite causada por sumagre-venenoso.

Combinações: No tratamento de distúrbios asmáticos, pode-se usar com lobélia e erva-de-santa-luzia.

PREPARO E DOSAGEM:

Infusão: despeje 1 xícara de água fervente sobre 1 colher de chá da erva seca e deixe em infusão por 10 a 15 minutos. Beba três vezes ao dia.

Tintura: tome 1 a 2 ml três vezes ao dia.

GUAIACO
Guaiacum officinale
(Guaiacum)
ZIGOFILÁCEAS

Parte usada: Cerne.
Colheita: A resina da madeira escorre naturalmente e, em geral, é colhida e usada nessa forma; de modo alternativo, corta-se o próprio cerne em pedaços pequenos. A árvore cresce na América do Sul e no Caribe.
Constituintes: Ácidos resinosos, incluindo os ácidos guaiacônico, guaianético e guaiácico; saponinas, politerpenoide; vanilina.
Ações: Antirreumática, anti-inflamatória, laxante, diaforética, diurética.

INDICAÇÕES:
O guaiaco é um específico para tratar dores reumáticas. É indicado, sobretudo, quando há muita inflamação e dor. Por isso é usado para tratar reumatismo crônico e artrite reumatoide, em particular quando é necessário um adstringente. Auxilia no tratamento da gota e pode-se usá-lo para prevenir a recorrência dessa doença.

Combinações: Combina com trevo-d'água, filipêndula ou semente de aipo.

PREPARO E DOSAGEM:

Decocção: coloque 1 colher de chá de lascas da madeira numa caneca com 250 ml de água fria, leve ao ponto de ebulição e deixe ferver em fogo brando por 15 a 20 minutos. Beba três vezes ao dia.

GUALTÉRIA
Gaultheria procumbens
(Wintergreen)
ERICÁCEAS

Parte usada: Folhas.
Colheita: Colha durante todo o ano, mas de preferência no verão. Coloque para secar à sombra.
Constituintes: Óleo volátil, em grande parte salicilato.
Ações: Anódina, adstringente, estimulante, diurética, emenagoga, galactagoga.

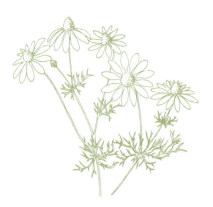

INDICAÇÕES:

A gualtéria é usada, acima de tudo, por causa do seu óleo que é naturalmente rico em salicilato de metila. Essa substância química é a base do grupo aspirina e explica grande parte da atividade da gualtéria na redução da dor e inflamação do reumatismo agudo. De modo geral, é mais usada externamente como linimento para tratar formas crônicas de problemas musculares e esqueléticos, como lumbago e ciática. Internamente, a planta tem sido usada por sua ação diurética e emenagoga. Consta também que é galactagoga.

PREPARO E DOSAGEM:

Infusão: despeje 1 xícara de água fervente sobre 1 colher de chá das folhas e deixe em infusão por 10 a 15 minutos. Beba três vezes ao dia.

Linimentos e cataplasmas: para mais detalhes, consultar a seção sobre o preparo das ervas.

HAMAMÉLIS

Hamamelis virginiana
(Witch Hazel)
HAMAMELIADÁCEAS

Parte usada: Casca ou folhas.
Colheita: Colha as folhas durante o verão e coloque-as para secar o mais rápido possível para que não percam a coloração. Colha a casca na primavera, após a brotação.
Constituintes: Rica em taninos e ácido gálico, amargos, vestígios de óleo volátil.
Ação: Adstringente.

INDICAÇÕES:

Encontramos essa erva na maioria das residências na forma de hamamélis destilada. Ela é o adstringente de maior aplicação, até por ser de manuseio fácil. Como acontece com todos os adstringentes, pode-se usar essa erva em todos os casos de sangramento, tanto interno como externo. É particularmente eficaz no alívio de hemorroidas. Tem a reputação merecida de tratar contusões, inchaço inflamado e varizes. A hamamélis controla a diarreia e ajuda a amenizar a disenteria.

Combinações: Para o alívio de hemorroidas, combina bem com celidônia-menor (ficária).

PREPARO E DOSAGEM:

Infusão: despeje 1 xícara de água fervente sobre 1 colher de chá das folhas secas e deixe em infusão por 10 a 15 minutos. Beba três vezes ao dia.
Unguento: Pode-se fazer um excelente unguento com hamamélis.
Tintura: tome 1 a 2 ml três vezes ao dia.

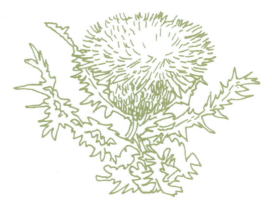

HERA-TERRESTRE

Nepeta hederacea
(Ground Ivy)
LABIADAS

Parte usada: Partes aéreas.
Colheita: Colha as inflorescências entre abril e junho.
Constituintes: Princípio amargo, taninos, óleo volátil, resina, saponina.
Ações: Anticatarral, adstringente, expectorante, diurética, vulnerária.

INDICAÇÕES:
A hera-terrestre é indicada para tratar manifestações de catarro na região dos seios da face ou no peito. Ela favorece a cura de tosses e da bronquite, mas é mais eficiente se combinada com outros remédios. Se há formação de catarro no ouvido médio, causando zumbido (tinido), essa erva é de grande eficácia. Sua adstringência favorece o tratamento da diarreia e das hemorroidas. É benéfica também para tratar a cistite.

Combinações: Para tosses, pode-se usar com tussilagem, marroio-branco e ínula. Para catarro nos seios da face, combine com vara-dourada.

PREPARO E DOSAGEM:
Infusão: despeje 1 xícara de água fervente sobre 1 colher de chá da erva seca e deixe em infusão por 10 a 15 minutos. Beba três vezes ao dia.
Tintura: tome 1 a 4 ml três vezes ao dia.

HIDRÂNGEA

Hidrangea arborescens
(Hydrangea)
SAXIFRAGÁCEAS

Parte usada: Raízes e rizoma secos.
Colheita: Colha as raízes no outono. Limpe-as e corte-as enquanto ainda frescas, pois endurecem muito ao secar.
Constituintes: Glicosídeos, saponinas, resinas.
Ações: Diurética, antilítica.

INDICAÇÕES:
O uso mais comum da hidrângea é para o tratamento de próstata inflamada ou aumentada. Use-a também para tratar cálculos renais associados a infecções como cistite.

Combinações: Para tratar pedras nos rins, combina com falsa-salsa, uva-ursina e raiz de eupatório-roxo. Para problemas de próstata, combina bem com cavalinha.

PREPARO E DOSAGEM:
Decocção: coloque 2 colheres de chá da raiz numa caneca com 250 ml de água fria, leve ao ponto de ebulição e deixe ferver em fogo brando por 10 a 15 minutos. Beba três vezes ao dia.
Tintura: tome 2 a 4 ml três vezes ao dia.

HIDRASTE

Hydrastis canadensis
(Golden Seal)
RANUNCULÁCEAS

Parte usada: Raiz e rizoma.

Colheita: Colha a raiz e o rizoma de plantas de três anos de idade no outono, depois do amadurecimento das sementes. Limpe com cuidado e coloque para secar lentamente ao sol.

Constituintes: 5% da raiz é composta dos alcaloides hidrastina, berberina e canadina; vestígios de óleo essencial; óleo graxo.

Ações: Tônica, adstringente, anticatarral, laxante, estimulante muscular, oxitócica, amarga.

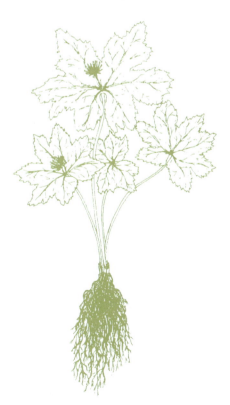

INDICAÇÕES:

A hidraste é uma das ervas mais úteis que temos à disposição. Ela deve a maioria dos seus usos específicos às qualidades tônicas valiosas que demonstra no tratamento das membranas mucosas do organismo. Assim, é benéfica para todos os problemas relacionados com a digestão – por exemplo, gastrite, ulceração séptica e colite. Devido à sua estimulação amarga é recomendada para a perda do apetite. Todos os estados catarrais se beneficiam com o hidraste, em particular quando o catarro afeta as vias respiratórias superiores. Devido às suas propriedades tônicas e adstringentes é recomendada para o tratamento de distúrbios uterinos, como menorragia (menstruação excessiva) e hemorragia. Com o estímulo adicional dos músculos involuntários, é um excelente auxílio durante os trabalhos de parto, mas é exatamente por essa razão que deve ser evitada durante a gravidez. Externamente, é usada para o tratamento de eczema, tinha, prurido (coceira), dores de ouvido e conjuntivite.

PRECAUÇÕES:

Por estimular os músculos involuntários do útero, a hidraste deve ser evitada durante a gravidez.

Combinações: Em casos de distúrbios estomacais, combina bem com filipêndula e camomila. Para tratar hemorragia uterina, combina com lírio-do-bosque. Externamente, como loção para irritação e prurido, combina bem com hamamélis destilada. Na forma de gotas para o ouvido, combina com verbasco.

PREPARO E DOSAGEM:

Infusão: despejar 1 xícara de água fervente sobre ½ a 1 colher de chá da erva pulverizada e deixe em infusão por 10 a 15 minutos. Beba três vezes ao dia.

Tintura: tome 2 a 4 ml três vezes ao dia.

HISSOPO
Hyssopus officinalis
(Hyssop)
LABIADAS

Parte usada: Partes aéreas secas.

Colheita: Colha as sumidades do hissopo em agosto e coloque-as para secar ao sol.

Constituintes: Até 1% de óleo volátil; glicosídeos flavonoides; diosmina; taninos.

Ações: Antiespasmódica, expectorante, diaforética, sedativa, carminativa.

INDICAÇÕES:

O hissopo tem uma variedade interessante de usos, que são atribuídos, em grande parte, à ação antiespasmódica do óleo volátil. É usado para tratar tosses, bronquite e catarro crônico. Suas propriedades diaforéticas explicam seu uso no tratamento do resfriado comum. Como nervino, pode ser usado para tratar estados de ansiedade, histeria e uma forma de epilepsia tipo pequeno mal (*petit mal*).

Combinações: Pode-se combiná-lo com marroio-branco e tussilagem no tratamento de tosses e bronquite. Para o resfriado comum, pode-se misturá-lo com eupatório, flor de sabugueiro e hortelã-pimenta.

PREPARO E DOSAGEM:

Infusão: despeje 1 xícara de água fervente sobre 1 a 2 colheres de chá da erva seca e deixe em infusão por 10 a 15 minutos. Beba três vezes ao dia.

Tintura: tome 1 a 4 ml três vezes ao dia.

HORTELÃ-PIMENTA
Mentha piperita
(Peppermint)
LABIADAS

Parte usada: Partes aéreas.

Colheita: Colha antes da floração.

Constituintes: Até 2% de óleo volátil, contendo mentol, mentona e jasmona; taninos, princípio amargo.

Ações: Carminativa, antiespasmódica, aromática, diaforética, antiemética, nervina, antisséptica, analgésica.

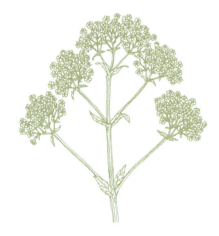

INDICAÇÕES:

A hortelã-pimenta é um dos melhores agentes carminativos disponíveis. Ela tem efeito relaxante sobre os músculos viscerais, propriedades antiflatulentas e estimula a secreção da bile e do suco digestivo, características essas que ajudam a explicar seu valor no alívio de cólica intestinal, dispepsia flatulenta e outros distúrbios semelhantes. O óleo volátil age como anestésico brando para a parede do estômago, o que atenua sensações de náusea e de ânsia de vômito. Ela abranda o desejo de vomitar da gravidez e o enjoo de viagem. A hortelã-pimenta é eficaz no tratamento da colite ulcerativa e da doença de Crohn. É de grande utilidade no tratamento de febres e, em especial, de resfriados e gripes.

Como inalante, é indicada para o tratamento temporário do catarro nasal. É benéfica para tratar enxaqueca associada à digestão. Como nervino, sua ação é tonificadora, amenizando a ansiedade, a tensão, a histeria etc. Em episódios de dismenorreia, alivia a dor e relaxa a tensão a ela associada. Externamente, atenua prurido e inflamações.

Combinações: Para tratar resfriados e gripe, pode-se misturar com eupatório, flor de sabugueiro e mil-folhas.

PREPARO E DOSAGEM:

Infusão: despeje 1 xícara de água fervente sobre 1 colher de chá da erva seca e deixe em infusão por 10 minutos. Beba com a frequência desejada.
Tintura: tome 1 a 2 ml três vezes ao dia.

ÍNDIGO-SELVAGEM
Baptisia tinctoria
(Wild Indigo)
LEGUMINOSAS

Parte usada: Raiz.
Colheita: Colha no outono, após o término da floração. Lave bem a raiz, corte-a em pedaços e coloque-a para secar.
Constituintes: Alcaloides, glicosídeos, oleorresina.
Ações: Antimicrobiana, anticatarral, febrífuga.

INDICAÇÕES:

O índigo-selvagem é uma erva que se deve levar em consideração sempre que ocorrer uma infecção localizada. Ela é muito útil no tratamento de infecções e catarro nos ouvidos, nariz e garganta. Pode ser usada para tratar laringite, tonsilite, faringite e infecções catarrais no nariz e nos seios da face. Quando usada internamente e como enxágue bucal, favorece a cura de úlceras bucais, da gengivite e ajuda a controlar a piorreia. De modo sistemático, pode ser benéfica no tratamento de gânglios linfáticos aumentados e inflamados (linfadenite) e também na redução de febres. Externamente, um unguento abranda úlceras infectadas e alivia mamilos doloridos. Uma ducha da decocção reduz a leucorreia.

Combinações: Para o tratamento de infecções, indica-se com equinácea e mirra. Para problemas linfáticos, combina com aparine e fitolaca.

Herbário

PREPARO E DOSAGEM:

Decocção: coloque ½ a 1 colher de chá da raiz numa caneca com 250 ml de água, leve ao ponto de ebulição e deixe ferver em fogo brando por 10 a 15 minutos. Beba três vezes ao dia.

Tintura: tome 1 a 2 ml três vezes ao dia.

INHAME-BRAVO

(TCC YAM-MEXICANO)
Dioscorea villosa
(Wild Yam)
DIOSCOREÁCEAS

Parte usada: Partes subterrâneas secas.
Colheita: Colha essa planta tropical, proveniente da África Ocidental, no outono.
Constituintes: Saponinas esteroidais, incluindo a dioscina; fitoesteróis; alcaloides; taninos; muito amido.
Ações: Antiespasmódica, anti-inflamatória, antirreumática, colagoga.

INDICAÇÕES:

No passado, essa valiosa erva foi a única fonte de substâncias químicas que serviam de matéria-prima para a fabricação do hormônio contraceptivo. Na medicina herbácea, o inhame-bravo é uma erva preciosa que se pode usar para aliviar cólicas intestinais, abrandar a diverticulite e amenizar a dismenorreia e dores ovarianas e uterinas. É muito eficaz no tratamento da artrite reumatoide, principalmente em sua fase aguda em que há inflamação intensa.

Combinações: Para aliviar cólicas intestinais, combina com cálamo-aromático, camomila e gengibre. Para artrite reumatoide, mistura-se com cimicífuga-preta.

PREPARO E DOSAGEM:

Decocção: coloque 1 a 2 colheres de chá da erva numa caneca com 250 ml de água, leve ao ponto de ebulição e deixe ferver em fogo brando por 10 a 15 minutos. Beba três vezes ao dia.

Tintura: tome 2 a 4 ml três vezes ao dia.

ÍNULA

Inula helenium
(Elecampane)
COMPOSTAS

Parte usada: Rizoma.
Colheita: Colha o rizoma entre setembro e outubro. Corte os pedaços grandes antes de pôr para secar ao sol ou, de modo artificial, a uma temperatura entre 50 e 70 ºC.
Constituintes: 40% inulina, óleo essencial chamado helenina, mucilagem, triterpenos, princípio amargo.
Ações: Expectorante, antitussígena, diaforética, estomáquica, antibacteriana.

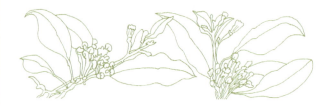

INDICAÇÕES:

A ínula é um específico para tratar tosses bronquiais irritantes, sobretudo em crianças. Pode ser usada sempre que houver formação de muito catarro – por exemplo, em caso de bronquite e enfisema. Esse remédio mostra a forma complexa e integrada como as ervas agem. A mucilagem tem um efeito relaxante acompanhado pela estimulação dos óleos essenciais. Desse modo, a expectoração é acompanhada por uma ação calmante que nessa erva combina com um efeito antibacteriano. Pode ser usada para tratar asma e asma brônquica. A ínula tem sido usada no tratamento da tuberculose. O princípio amargo a torna benéfica também para estimular a digestão e o apetite.

Combinações: A ínula combina bem com marroio-branco, tussilagem, erva daninha de borboleta e mil-folhas para tratar problemas respiratórios.

PREPARO E DOSAGEM:

Infusão: despeje 1 xícara de água fria sobre 1 colher de chá da raiz picada. Deixe descansar por 8 a 10 horas. Aqueça e tome bem quente três vezes ao dia.

Tintura: tome 1 a 2 ml três vezes ao dia.

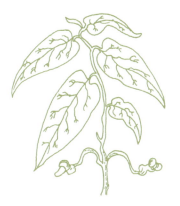

IPECACUANHA

Cephaelis ipecacuanha

(Ipecacuanha)

RUBIÁCEAS

Parte usada: Raiz e rizoma.
Colheita: A raiz desse pequeno arbusto da América do Sul é colhida durante o ano todo, embora os nativos façam a colheita quando ele está florido, nos meses de janeiro e fevereiro.
Constituintes: Alcaloides, inclusive emetina e cefalina; os taninos glicosídeos ácido ipecacuânhico e ipecacuanhina; ipecosídeo; amido; oxalato de cálcio.
Ações: Expectorante, emética, sialagoga, antiprotozoária.

INDICAÇÕES:

A ipecacuanha é usada como expectorante para tratar bronquite e doenças como coqueluche. Em doses mais altas é um poderoso emético e, como tal, é usada no tratamento de episódios de envenenamento. Deve-se ter muita cautela com o uso dessa erva. Depois da administração de uma dose emética consistente, é recomendável também tomar muita água. Do mesmo modo que a ipecacuanha favorece a expectoração pela estimulação da secreção mucosa e sua consequente eliminação, assim também ela estimula a produção de saliva. Constatou-se que é eficaz no tratamento de disenteria amebiana.

Combinações: Em condições bronquiais, a ipecacuanha combina bem com marroio-branco, tussilagem e grindélia. Em caso de disenteria amebiana, pode ser usada com gerânio ou equinácea.

Herbário

PREPARO E DOSAGEM:

Infusão: como se trata de uma erva potente, deve-se usá-la apenas em pequena quantidade. Como infusão, use apenas 10 a 25 ml. Despeje 1 xícara de água fervente sobre uma pequena quantidade da erva (equivalente ao tamanho de uma ervilha) e deixe em infusão por 5 minutos. Beba três vezes ao dia. Se precisar dela como emético forte, use apenas 1 a 2 gramas, o que equivale a ¼ a ½ colher de chá quando usada para infusão.

ÍRIS
(TCC FLOR-DE-LIS)
Iris versicolor
(Blue Flag)
IRIDÁCEAS

Parte usada: Rizoma.
Colheita: A melhor estação do ano para colher o rizoma é o outono.
Constituintes: Oleorresina, ácido salicílico, alcaloide, taninos.
Ações: Colagoga, alterativa, laxante, diurética, anti-inflamatória.

INDICAÇÕES:

Esse medicamento tem grande aplicação no tratamento de doenças de pele, aparentemente beneficiando a pele por sua ação por meio do fígado, o principal órgão de desintoxicação do corpo. Pode ser usada em erupções cutâneas, como eczema, pústulas e manchas. Para os problemas de pele mais crônicos, como eczema e psoríase, é indicada como parte de um tratamento mais amplo. Pode ser usada com eficácia em caso de constipação associada com problemas hepáticos ou biliares.

Combinações: A íris combina bem com equinácea ou bardana e azeda-crespa.

PREPARO E DOSAGEM:

Decocção: coloque ½ a 1 colher de chá da erva seca numa caneca com 250 ml de água fria, leve ao ponto de ebulição e deixe ferver em fogo brando por 10 a 15 minutos. Beba três vezes ao dia.
Tintura: tome 2 a 4 ml três vezes ao dia.

JAMELÃO
Syzygium cumini
(Jambul)
MIRTÁCEAS

Parte usada: Fruto seco.
Colheita: A árvore cresce desde a Índia até a Austrália. Seu fruto é colhido no final do verão.
Constituintes: Óleo volátil, óleo fixo, resina contendo ácido elágico, taninos.
Ações: Adstringente, carminativa, considerada hipoglicêmica.

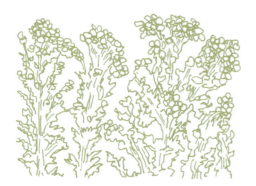

> **INDICAÇÕES:**
> O jamelão pode ser usado para tratar diarreia ou para situações em que haja necessidade de um adstringente brando e eficaz. Suas propriedades carminativas, devidas ao óleo volátil, o tornam ideal para tratar distúrbios em que a diarreia está associada a dores agudas. Ele é usado na medicina para tratar o diabetes.

PREPARO E DOSAGEM:

Infusão: despeje 1 xícara de água fervente sobre 1 a 2 colheres de chá das sementes e deixe em infusão por 10 a 15 minutos. Beba três vezes ao dia.

Tintura: tome 1 a 4 ml três vezes ao dia.

LEPTANDRA VIRGINICA

Leptandra virginica

(Black Root)

ESCROFULARIÁCEAS

Parte usada: Rizoma e raiz.
Colheita: Colha essa raiz, introduzida no herbalismo europeu por meio da tribo Seneca dos nativos norte-americanos, no outono e armazene-a por um ano antes de usá-la.
Constituintes: Leptandrina, um princípio amargo, glicosídeos, fitoesteróis, saponinas, taninos, resina.
Ações: Colagoga, catártica branda, diaforética, antiespasmódica.

> **INDICAÇÕES:**
> A *leptandra virginica* é usada como lenitivo para tratar congestão hepática e inflamação da vesícula biliar (colecistite). Essa erva também é recomendada em caso de icterícia decorrente de congestão hepática, pois é eficaz sempre que surja qualquer sintoma de problemas no fígado. Muitas vezes a constipação crônica se deve a uma disfunção hepática, caso em que essa erva também é ideal.

Combinações: A *leptandra virginica* combina bem com uva-espim e dente-de-leão.

PREPARO E DOSAGEM:

Decocção: coloque 1 a 2 colheres de chá da erva seca numa caneca com 250 ml de água fria, leve ao ponto de ebulição e deixe ferver em fogo brando por 10 minutos. Beba 1 xícara três vezes ao dia.

Tintura: tome 2 a 4 ml três vezes ao dia.

LINHAÇA

Linum usitatissimum

(Flax)

LINÁCEAS

Parte usada: Sementes maduras.
Colheita: Colha as vagens com as sementes quando estiverem totalmente maduras, em setembro.
Constituintes: 30 a 40% de óleo fixo, o que inclui os ácidos linoleico, linolênico e oleico; mucilagem, proteína; o glicosídeo linamarina.
Ações: Demulcente, antitussígena, laxante, emoliente.

> **INDICAÇÕES:**
> Pode-se usar a linhaça em todas as infecções pulmonares, sobretudo para tratar bronquite com a formação de muito catarro. Muitas vezes ela é usada como cataplasma para pleurisia e outras moléstias pulmonares. Como cataplasma, aplica-se em furúnculos e carbúnculos, cobreiro e psoríase. Como purgativo, alivia a constipação.

Combinações: Como cataplasma para o peito, combina bem com mostarda. Para furúnculos, inchaços e inflamações, combina com raiz de alteia e olmo-americano.

PREPARO E DOSAGEM:

Infusão: despeje 1 xícara de água fervente sobre 2 a 3 colheres de chá da erva seca e deixe em infusão por 10 a 15 minutos. Beba pela manhã e à noite.

Cataplasma: para fazer um cataplasma, consulte a seção sobre o preparo das ervas.

Tintura: tome 2 a 6 ml três vezes ao dia.

LÍRIO-DO-BOSQUE
Trillium erectum
(Trillium/Beth Root)
LILIÁCEAS

Parte usada: Raiz e rizoma secos.
Colheita: Colha a raiz e o rizoma no final do verão ou início do outono.
Constituintes: Saponinas esteroidais, glicosídeos esteroidais, taninos, óleo fixo.
Ações: Tônico uterino, adstringente, expectorante.

> **INDICAÇÕES:**
> O lírio-do-bosque é uma planta que contém um precursor natural dos hormônios sexuais femininos, que é usado pelo corpo quando necessário ou ser preservado, um exemplo do poder regulador de algumas ervas. Embora o lírio-do-bosque seja um excelente tônico para o útero, o poder adstringente a ele associado explica seu uso em casos de sangramento e hemorragia. Ele pode ser usado em episódios de fluxo excessivo de sangue durante a menstruação (menorragia) ou de perda de sangue no intervalo entre menstruações (metrorragia). É considerado um específico para perda excessiva de sangue associada às mudanças da menopausa. Como ducha, pode ser usado para tratar a leucorreia; como cataplasma ou unguento, aplica-se ao tratamento de úlceras externas. Devido à sua adstringência, ele pode ser utilizado para tratar hemorragias em qualquer parte do corpo, desde que se trate também a causa.

Combinações: Em caso de menstruação excessiva, combina com pervinca ou gerânio.

PREPARO E DOSAGEM:

Decocção: coloque 1 a 2 colheres de chá da erva seca numa caneca com 250 ml de água e deixe ferver em fogo baixo por 10 minutos. Beba três vezes ao dia.
Tintura: tome 1 a 4 ml três vezes ao dia.

LÍRIO-DO-VALE

(TCC LÍRIO-DE-MAIO)
Convallaria majalis
(Lily of the Valley)
LILIÁCEAS

Parte usada: Folhas secas.
Colheita: Colha as folhas na época da floração, em maio e junho.
Constituintes: Glicosídeos cardíacos, incluindo convalatoxina e convalatoxol; saponinas, incluindo convalarina e ácido convalárico; asparagina; flavonoides; óleo essencial com farnesol.
Ações: Cardioativa, diurética.

INDICAÇÕES:

O lírio-do-vale talvez seja o remédio cardíaco mais valioso prescrito pelo médico herborista atualmente. Os aspectos específicos de sua ação são abordados no capítulo sobre farmacologia fitoterápica, mas vale lembrar que essa erva tem uma ação equivalente à da dedaleira (*Digitalis purpurea*) sem seus efeitos tóxicos potenciais. O lírio-do-vale pode ser usado no tratamento de insuficiência cardíaca e retenção de líquido (hidropisia) quando associada a problemas do coração. Auxilia o corpo quando a respiração se torna difícil devido a condições congestivas do coração.

Combinações: Combina bem com agripalma e pilriteiro.

PREPARO E DOSAGEM:

O lírio-do-vale só deve ser usado com supervisão profissional qualificada.

LOBÁRIA

Lobaria pulmonaria
(Lungwort Moss)
ESTICTÁCEAS

Parte usada: Líquen seco.
Colheita: Esse líquen cresce na casca do carvalho e mais raramente nos talos da urze ou em pedras com musgo.
Constituintes: Uma erva bem analisada contendo arabitol, ácido girofórico, ácido estíctico, ácido telefórico, ergosterol, fugosterol; ácidos palmítico, oleico e linoleico.
Ações: Expectorante, demulcente pulmonar.

INDICAÇÕES:

Esse líquen tem propriedades que a medicina herbácea europeia reconhece há muitas gerações. Ele pode ser usado com segurança sempre que haja necessidade de um expectorante calmante. Favorece o tratamento de todas as variedades de bronquite, sobretudo se houver tendência à asma. É muito benéfico para tratar tosse infantil.

Combinações: A lobária é usada com frequência em combinação com tussilagem e marroio-branco.

PREPARO E DOSAGEM:

Infusão: despeje 1 xícara de água fervente sobre 1 colher de chá do líquen seco e deixe em infusão por 10 minutos. Beba três vezes ao dia.
Tintura: tome 1 a 2 ml três vezes ao dia.

LOBÉLIA
Lobelia inflata
(Lobelia)
CAMPANULÁCEAS

Parte usada: Partes aéreas.
Colheita: Colha a planta inteira acima da superfície, como também as vagens, no fim do período de floração, entre agosto e setembro.
Constituintes: Alcaloides, inclusive lobelina, lobelidina, lobelanina, isolobelanina; glicosídeos amargos; óleo volátil; resina; goma.
Ações: Estimulante respiratória, antiasmática, antiespasmódica, expectorante, emética.

INDICAÇÕES:

A lobélia é um dos relaxantes sistêmicos mais eficazes que temos à nossa disposição. Ela exerce uma ação sedativa geral sobre o sistema nervoso central, autônomo e neuromuscular. Pode ser usada para tratar muitas moléstias em combinação com outras ervas para aumentar sua eficácia, se houver necessidade de relaxamento. Sobretudo, é mais indicada para o tratamento da asma e da bronquite. Uma análise da ação dos alcaloides presentes revela efeitos aparentemente paradoxais. A lobelina é um poderoso estimulante respiratório; a isolobelanina é um emético e relaxante respiratório, estimulando a secreção do catarro e a expectoração ao mesmo tempo que relaxa os músculos do sistema respiratório. A ação geral é uma combinação realmente holística de estímulo e relaxamento!

Combinações: Combina bem com pimenta-de-caiena, grindélia, erva-de-santa-luzia, rorela e éfedra para tratar a asma.

PREPARO E DOSAGEM:

Infusão: despeje 1 xícara de água fervente sobre ¼ a ½ colher de chá das folhas secas e deixe em infusão por 10 a 15 minutos. Beba três vezes ao dia.
Tintura: tome ½ a 1 ml três vezes ao dia.

LOSNA
(TCC ABSINTO)
Artemisia absinthum
(Wormwood)
COMPOSTAS

Parte usada: Folhas ou sumidades floridas.
Colheita: No fim do período de floração, entre julho e setembro.
Constituintes: Rico em óleos essenciais, incluindo absintol, tuiol, ácido isovaleriânico; sesquiterpenos amargos; glicosídeos flavonoides.
Ações: Tônica amarga, carminativa, anti-helmíntica, anti-inflamatória.

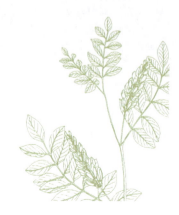

INDICAÇÕES:

Tradicionalmente, a losna tem sido usada para um sem-número de moléstias, a maioria das quais corroborada pela análise da erva. É usado sobretudo como um amargo e por isso tem o efeito de estimular e fortalecer todo o processo digestivo. Pode ser usada em casos de indigestão, principalmente quando há uma quantidade ou qualidade deficiente do suco gástrico. É um remédio poderoso no tratamento de infestações de vermes, sobretudo de lombrigas e oxiúros. Pode ser usada também para ajudar o corpo a lidar com febres e infecções. Devido à sua ação tônica geral, é eficaz no tratamento das mais variadas doenças porque beneficia o corpo de um modo geral.

PREPARO E DOSAGEM:

Infusão: despeje 1 xícara de água fervente sobre 1 a 2 colheres de chá da erva seca e deixe em infusão por 10 a 15 minutos. Beba três vezes ao dia.

Pílula: a erva pulverizada pode ser usada na forma de pílula para eliminar vermes, evitando assim seu sabor amargo forte.

Tintura: tome 1 a 4 ml três vezes ao dia.

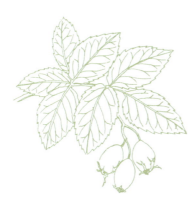

LÚPULO

Humulus lupulus

(Hops)

CANABINÁCEAS

Parte usada: Inflorescência.
Colheita: Colha os cones de lúpulo antes do pleno amadurecimento, em agosto e setembro. Coloque-os para secar com cuidado à sombra.
Constituintes: Lupulina, amargos, resina, óleo volátil, taninos, substância estrogênica.
Ações: Sedativa, hipnótica, antisséptica, adstringente.

INDICAÇÕES:

O lúpulo é um remédio com efeito relaxante acentuado sobre o sistema nervoso central. É muito usado para o tratamento da insônia. Reduz a tensão e a ansiedade e é indicado para casos em que essa tensão resulta em agitação, dores de cabeça e possivelmente indigestão. Por ser um adstringente com propriedades relaxantes, é indicado para tratar colite mucosa. No entanto, deve-se evitá-lo em caso de depressão severa, pois esta pode se agravar. Externamente, recorre-se à sua ação antisséptica para tratar úlceras.

PRECAUÇÕES:

Não use lúpulo em caso de depressão severa.

Combinações: Para insônia, pode-se combiná-la com valeriana e passiflora.

Herbário 321

PREPARO E DOSAGEM:

Infusão: despeje 1 xícara de água fervente sobre 1 colher de chá das flores secas e deixe em infusão por 10 a 15 minutos. Beba uma xícara à noite para induzir o sono. Se necessário, pode-se aumentar essa dose.

Tintura: tome 1 a 4 ml três vezes ao dia.

MALVA
Malva sylvestris
(Mallow)
MALVÁCEAS

Parte usada: Flores e folhas.
Colheita: Colha as flores e as folhas e coloque-as para secar com cuidado entre julho e setembro.
Constituintes: Mucilagem, óleo essencial, vestígio de tanino.
Ações: Demulcente, anti-inflamatória, expectorante, adstringente.

INDICAÇÕES:

Pode-se usar a malva de modo semelhante à alteia, porém, em geral, ela é menos eficaz. Internamente, é indicada para tratar gastrite, úlceras estomacais, laringite, faringite, catarro das vias respiratórias superiores e bronquite. Externamente, é adicionada à água do banho ou como compressa para o tratamento de abscessos, furúnculos e queimaduras leves.

PREPARO E DOSAGEM:

Infusão: para uso interno, despeje 1 xícara de água fervente sobre 2 colheres de chá da erva seca e deixe em infusão por 10 a 15 minutos. Beba três vezes ao dia.

Compressa: para uso externo, coloque 1 colher de chá da erva numa caneca com 250 ml de água fria, leve ao ponto de ebulição e deixe ferver em fogo brando por 10 a 15 minutos. Faz-se a compressa com essa decocção.

Tintura: tome 2 a 4 ml três vezes ao dia.

MARGARIDA
Bellis perennis
(Daisy)
COMPOSTAS

Parte usada: Inflorescências frescas ou secas.
Colheita: Colha as flores entre março e outubro.
Constituintes: Saponinas, taninos, óleo essencial, flavonas, princípio amargo, mucilagem.
Ações: Expectorante, adstringente.

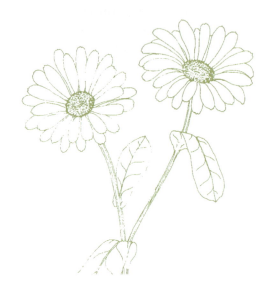

> **INDICAÇÕES:**
> A margarida, uma das plantas mais comuns, é benéfica para tratar tosses e catarro. Em todas as manifestações dessa natureza, pode-se usar a margarida sem restrições e com segurança. Ela tem fama de ser eficaz também em casos de artrite e reumatismo e, além disso, para tratar problemas do fígado e dos rins. Por sua adstringência, é recomendada para tratar diarreia.

Combinações: Para tratamento do catarro, combina com vara-dourada ou tussilagem.

PREPARO E DOSAGEM:

Infusão: despeje 1 xícara de água fervente sobre 1 colher de chá da erva seca e deixe em infusão por 10 minutos. Beba três vezes ao dia.

Tintura: tome 2 a 4 ml três vezes ao dia.

MARMELO
Cydonia oblonga
(Quince)
ROSÁCEAS

Parte usada: Sementes.
Colheita: As sementes são retiradas do fruto, que é colhido no outono.
Constituintes: Mucilagem, taninos, óleo graxo, pectina, amigdalina, vitamina C.
Ações: Adstringente, anti-inflamatória, demulcente, laxante.

> **INDICAÇÕES:**
> As sementes do marmelo agem como laxante brando de grande eficácia em casos de constipação, bem como adstringente calmante de doenças como gastrite e enterite. Como enxágue bucal, elas amenizam a sensibilidade e inflamações na boca. Com bons resultados, são usadas também para tratar tosse seca e irritante em que seja necessário o uso de um expectorante. Externamente, pode-se aplicá-las em queimaduras leves.

PREPARO E DOSAGEM:

Infusão: deixe as sementes mergulhadas em água durante 3 a 5 horas para que formem uma solução com o muco do seu revestimento externo. Beba essa solução conforme necessário ou três vezes ao dia.

Tintura: tome 1 a 2 ml três vezes ao dia ou conforme a necessidade.

MARROIO-BRANCO
Marrubium vulgare
(White Horehound)
LABIADAS

Parte usada: Folhas secas e sumidades floridas.
Colheita: Colha na época em que a erva está florescendo, entre junho e setembro. Coloque para secar à sombra a uma temperatura não superior a 35ºC.
Constituintes: Amargos sesquiterpenos, incluindo marrubina; óleo essencial; mucilagem; taninos.
Ações: Expectorante, antiespasmódica, digestiva amarga, vulnerária.

INDICAÇÕES:

O marroio-branco é uma planta valiosa para tratar bronquite acompanhada de tosse, mas uma tosse que não produz muco. Ele combina a ação de relaxamento dos músculos lisos dos brônquios com a de produção de muco, o que resulta em expectoração. É usado de modo benéfico no tratamento da coqueluche. A ação amarga estimula o fluxo e a secreção da bile da vesícula biliar, facilitando a digestão. A aplicação externa do marroio-branco favorece a cura de ferimentos.

Combinações: Combina bem com tussilagem, lobélia e verbasco.

PREPARO E DOSAGEM:

Infusão: despeje 1 xícara de água fervente sobre ½ a 1 colher de chá da erva seca e deixe em infusão por 10 a 15 minutos. Beba três vezes ao dia.

Tintura: tome 1 a 2 ml três vezes ao dia.

MARROIO-DA-ÁGUA
Lycopus europaeus
(Bugleweed)
LABIADAS

Parte usada: Partes aéreas.
Colheita: Colha antes da floração.
Constituintes: Glicosídeos da flavona, óleo volátil, taninos.
Ações: Diurética cardioativa, vasoconstritora periférica, adstringente, sedativa, antagonista da tiroxina, antitussígena.

INDICAÇÕES:

O marroio-da-água é um específico para tratar o hipertireoidismo, sobretudo quando existem sintomas como respiração tensa, palpitação e tremores. Pode ser usado com segurança em caso de palpitações devidas ao nervosismo. O marroio-da-água é indicado em caso de insuficiência cardíaca associada à retenção de líquido no corpo. Como sedativo para a tosse, acalma a tosse irritante, em particular quando esta é de origem nervosa.

Combinações: Pode ser usado com nervinos, como solidéu ou valeriana.

PREPARO E DOSAGEM:

Infusão: despeje 1 xícara de água fervente sobre 1 colher de chá da erva seca e deixe em infusão por 10 a 15 minutos. Beba três vezes ao dia.

Tintura: tome 1 a 2 ml três vezes ao dia.

MARROIO-NEGRO
Ballota nigra
(Black Horehound)
LABIADAS

Parte usada: Partes aéreas secas.
Colheita: Colha a erva antes de florescer, em julho.
Constituinte: Flavonoides.
Ações: Antiemética, sedativa, adstringente branda, emenagoga, expectorante.

INDICAÇÕES:

O marroio-negro – que não deve ser confundido com o marroio-branco – é um remédio excelente para reduzir a náusea e o vômito quando a causa tem origem no sistema nervoso e não no estômago. Pode ser usado com segurança para tratar o enjoo causado pelo movimento (cinetose), por exemplo, quando o enjoo é provocado pelo ouvido interno e pelo sistema nervoso central. Essa erva também é benéfica para o tratamento da náusea ou vômito da gravidez e do vômito causado pelo nervosismo. Esse medicamento tem a reputação de ser um regulador da função menstrual e também um expectorante brando.

Combinações: Para alívio da náusea e do vômito, pode ser combinado com filipêndula e camomila.

PREPARO E DOSAGEM:

Infusão: despeje 1 xícara de água fervente sobre 1 a 2 colheres de chá da erva seca e deixe em infusão por 10 a 15 minutos. Beba três vezes ao dia ou conforme seja necessário.

Tintura: tome 1 a 2 ml três vezes ao dia.

MATRICÁRIA

Tanacetum parthenium

(Feverfew)

ASTERÁCEAS

Parte usada: Folhas.

Colheita: Colha as folhas durante a primavera e o verão, embora se recomende que seja antes da floração.

Ações: Anti-inflamatória, vasodilatadora, relaxante, amarga digestiva, estimulante uterina.

INDICAÇÕES:

A matricária recuperou sua merecida reputação como principal remédio para o tratamento da enxaqueca, em particular aquelas que cedem com a aplicação de calor à cabeça. Ela pode também auxiliar no tratamento da artrite em seu estágio de inflamação mais doloroso. A matricária acalma episódios de tontura e zumbido no ouvido, principalmente se usada em combinação com outros remédios. Também alivia dores decorrentes da menstruação e estimula um fluxo menstrual lento.

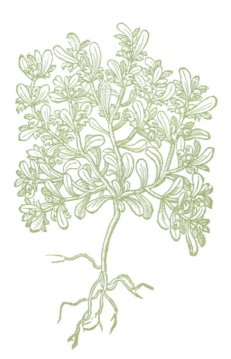

Herbário

> **PRECAUÇÕES:**
>
> Por sua ação estimulante sobre o útero, a matricária não deve ser usada durante a gravidez. Em pessoas sensíveis, as folhas frescas podem causar úlceras na boca.

PREPARO E DOSAGEM:

É recomendável usar o equivalente a 1 folha fresca de uma a três vezes ao dia; ela pode ser usada fresca ou congelada.

MIL-FOLHAS
(TCC MILEFÓLIO)
Achillea millefolium
(Yarrow)
COMPOSTAS

Parte usada: Partes aéreas.
Colheita: Colha toda a planta acima do solo quando em flor, entre junho e setembro.
Constituintes: Até 5% de óleo volátil, flavonoides, taninos, um alcaloide amargo.
Ações: Diaforética, hipotensiva, adstringente, diurética, antisséptica.

> **INDICAÇÕES:**
>
> A mil-folhas é uma das melhores ervas diaforéticas e um remédio-padrão para auxiliar o corpo a combater febres. Ela baixa a pressão arterial pela dilatação dos vasos periféricos. Estimula a digestão e tonifica os vasos sanguíneos. Como antisséptico urinário, é indicada para tratar infecções como, por exemplo, a cistite. Usada externamente, favorece a cura de feridas. É considerada um específico em casos de trombose associados à pressão arterial elevada.

Combinações: Para febres, combina bem com flor de sabugueiro, hortelã-pimenta, eupatório, pimenta-de-caiena e gengibre. Para pressão arterial alta, usa-se com pilriteiro, tília e visco-branco.

PREPARO E DOSAGEM:

Infusão: despeje 1 xícara de água fervente sobre 1 a 2 colheres de chá da erva seca e deixe em infusão por 10 a 15 minutos. Beba esse chá quente três vezes ao dia. Em caso de febre, beba a cada hora.
Tintura: tome 2 a 4 ml três vezes ao dia.

MIRRA
Commiphora molmol
(Myrrh)
BURSERÁCEAS

Parte usada: Resina gomosa.
Colheita: A resina gomosa é extraída dos arbustos que a secretam nas regiões áridas da África Oriental e da Arábia.

Constituintes: Até 17% de óleo essencial, até 40% de resina, gomas.

Ações: Antimicrobiana, adstringente, carminativa, anticatarral, expectorante, vulnerária.

INDICAÇÕES:

A mirra é um agente antimicrobiano que revela sua eficácia em duas situações complementares. Em primeiro lugar, ela estimula a produção de glóbulos brancos no sangue (com suas ações antipatogênicas); em segundo lugar, tem um efeito antimicrobiano direto. Assim, a erva auxilia e intensifica o processo natural de defesa, uma atividade vital, pois com muita frequência atualmente drogas antibióticas realizam essa tarefa para o corpo. É possível usar a mirra para tratar uma série de moléstias em que seja necessário um agente antimicrobiano. Ela é usada, sobretudo, no tratamento de infecções na boca, como úlceras bucais, gengivite, piorreia, e também de problemas de catarro decorrentes da faringite e da sinusite. Também pode ajudar em casos de laringite e de distúrbios respiratórios. Sistematicamente, é de grande valor no tratamento de furúnculos e de condições semelhantes, e ainda de febre glandular e brucelose. É usada com frequência como parte do tratamento do resfriado comum. Externamente, é antisséptica e curativa em casos de feridas e escoriações.

Combinações: Combina bem com equinácea para infecções e como enxágue bucal para úlceras e problemas semelhantes. Para uso externo, deve ser misturada com hamamélis destilada.

PREPARO E DOSAGEM:

Infusão: como a resina se dissolve na água com muita dificuldade, deve-se pulverizá-la bem para fazer uma infusão. Despeje 1 xícara de água fervente sobre 1 a 2 colheres de chá do pó e deixe em infusão por 10 a 15 minutos. Beba três vezes ao dia.

Tintura: como a resina dissolve com facilidade no álcool, é preferível e mais prático trabalhar com a tintura. Tome 1 a 4 ml três vezes ao dia.

MORRIÃO-DOS-PASSARINHOS

Stellaria media
(Chickweed)
CARIOFILÁCEAS

Parte usada: Partes aéreas secas.

Colheita: Colha essa erva daninha, muito comum em jardins e pastagens, durante todo o ano, embora seja escassa no inverno.

Constituinte: Saponinas.

Ações: Antirreumática, vulnerária, emoliente.

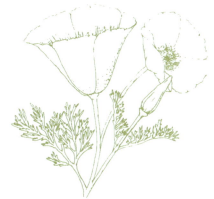

Herbário

> **INDICAÇÕES:**
> O morrião-dos-passarinhos é uma erva muito usada como medicamento externo para tratar cortes e feridas, sobretudo para coceira e irritação. É muito benéfica se a irritação for causada por eczema ou psoríase. Internamente, é conhecida como remédio para reumatismo.

Combinações: O morrião-dos-passarinhos é um unguento excelente quando combinado com alteia.

PREPARO E DOSAGEM:

Infusão: despeje 1 xícara de água fervente sobre 2 colheres de chá da erva seca e deixe em infusão por 5 minutos. Beba três vezes ao dia. Para uso externo, pode-se usar a erva como unguento ou como cataplasma. Para aliviar a coceira, uma infusão forte da planta fresca é muito benéfica como acréscimo à água do banho.

MOSTARDA (BRANCA/PRETA)

Brassica alba e *Brassica nigra*
(Mustard)
CRUCÍFERAS

Parte usada: Sementes.
Colheita: Colha as vagens maduras no fim do verão. Extraia as sementes e espalhe-as para secar.
Constituintes: Mucilagem, óleo fixo, óleo volátil, sinigrina.
Ações: Rubefaciente, irritante, estimulante, diurética, emética.

> **INDICAÇÕES:**
> Esse conhecido condimento tem seu principal uso medicinal como aplicação externa estimulante. A ação rubefaciente causa leve irritação na pele, estimulando a circulação para a área e aliviando dores musculares e esqueléticas. Sua ação estimulante e diaforética pode ser utilizada do mesmo modo que a pimenta-de-caiena e o gengibre. Em caso de febres, resfriados e gripes, a mostarda pode ser tomada como chá ou moída e adicionada ao banho. A estimulação da circulação é benéfica também para tratar frieiras e para as condições já mencionadas. Uma infusão ou cataplasma de mostarda é eficaz para casos de bronquite.

PREPARO E DOSAGEM:

Cataplasma: De um modo mais geral, a mostarda é usada como cataplasma, que podemos preparar misturando 100 gramas de sementes de mostarda recém-moídas com água morna (em torno de 45 ºC) para formar uma pasta espessa. Espalhe essa pasta sobre um retalho de pano do tamanho da área do corpo a ser coberta. Para que a pasta não grude na pele, coloque uma gaze umedecida sobre a pele. Aplique o retalho de pano e retire-o depois de 1 minuto. Essa aplicação pode deixar a pele vermelha, o que pode ser amenizado aplicando-se de imediato óleo de oliva.
Infusão: despeje 1 xícara de água fervente sobre 1 colher de chá de farinha de mostarda e deixe em infusão por 5 minutos. Beba três vezes ao dia.
Escalda-pés: faça uma infusão com 1 colher de sopa de sementes esmagadas para 1 litro de água quente.

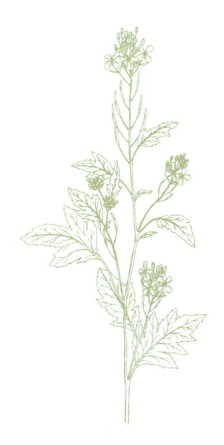

MUSGO-DA-IRLANDA

Chondrus crispus

(Irish Moss)

RODÓFITAS

Parte usada: O talo seco. É uma alga marinha.
Colheita: A colheita é feita nas rochas costeiras do noroeste da Europa, sobretudo na Irlanda, na maré baixa, durante todo o ano.
Constituintes: Até 80% de mucilagem; carragenos; iodo; bromo; ferro; outros sais minerais; vitaminas A e B1.
Ações: Expectorante, demulcente.

INDICAÇÕES:

A indústria alimentícia utiliza grandes quantidades da mucilagem dessa planta para fabricar geleias ou *aspic* e também para uso como aglutinante brando. Essa propriedade é a base do seu uso em condições digestivas em que seja necessário um demulcente, como em casos de gastrite e úlceras. Seu principal uso, porém, é para tratar problemas respiratórios, como bronquite. Na cosmética, é usado para produzir emolientes para a pele.

PREPARO E DOSAGEM:

Infusão: despeje 1 xícara de água fervente sobre 1 a 1½ colher de chá da erva seca e deixe em infusão por 10 minutos. Beba três vezes ao dia.
Tintura: tome 1 a 2 ml três vezes ao dia.

MUSGO-DA-ISLÂNDIA

Cetraria islandica

(Iceland Moss)

PARMELIÁCEAS

Parte usada: A planta inteira. É um líquen.
Colheita: O musgo pode ser colhido durante o ano todo, mas a melhor época é entre maio e setembro. Limpe-o de todas as impurezas e coloque-o para secar ao sol ou à sombra.
Constituintes: Rico em mucilagem; ácido fumárico amargo; ácido úsnico; um pouco de iodo, vestígios de vitamina A.
Ações: Demulcente, antiemética, expectorante.

> **INDICAÇÕES:**
> Como demulcente calmante, com elevado conteúdo de mucilagem, o musgo-da-islândia é usado no tratamento de gastrite, vômito e dispepsia. Em geral, ele alivia as membranas mucosas. Além disso, suas qualidades nutritivas contribuem para o tratamento da caquexia, um estado extremo de fraqueza e debilidade.

Combinações: Para o tratamento de náusea e vômito, pode-se combiná-lo com marroio-negro.

PREPARO E DOSAGEM:

Decocção: coloque 1 colher de chá do musgo desfiado numa caneca com 250 ml de água fria; ferva por 3 minutos e deixe descansar por 10 minutos. Beba 1 xícara pela manhã e à noite.

Tintura: tome 1 a 2 ml três vezes ao dia.

NOVELEIRO
(TCC VIBURNO-BOLA-DE-NEVE)
Viburnum opulus
(Cramp Bark)
CAPRIFOLIÁCEAS

Parte usada: Casca seca.
Colheita: Colha a casca em abril e maio, corte em pedaços e coloque para secar.
Constituintes: Um amargo chamado viburnina, ácido valérico, salicosídeos, resina, taninos.
Ações: Antiespasmódica, sedativa, adstringente.

> **INDICAÇÕES:**
> O noveleiro é muito conhecido como relaxante da tensão muscular e do espasmo. É usado principalmente em duas situações: em primeiro lugar, para tratar cãibras musculares; em segundo, para problemas musculares dos ovários e do útero. Ele relaxa o útero e assim abranda as cólicas doloridas relacionadas com a menstruação (dismenorreia). De modo semelhante, como medicamento preventivo, pode ser usado em casos de ameaça de aborto. Sua ação adstringente o torna eficiente no tratamento da perda excessiva de sangue na menstruação e, em particular, do sangramento associado à menopausa.

Combinações: Para alívio de cãibras, combina com freixo-espinhento e inhame-bravo. Para cólicas uterinas e ovarianas ou ameaça de aborto, use com viburno e valeriana.

PREPARO E DOSAGEM:

Decocção: coloque 2 colheres de chá da casca seca numa caneca com 250 ml de água fria, leve ao ponto de ebulição e deixe ferver em fogo brando por 10 a 15 minutos. Beba três vezes ao dia.

Tintura: tome 4 a 8 ml três vezes ao dia.

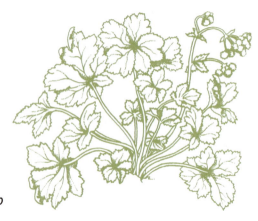

NOZ-DE-COLA

Cola vera
(Kola Nut)
ESTERCULIÁCEAS

Parte usada: Amêndoa da semente.
Colheita: A árvore da noz-de-cola é nativa da África tropical e é cultivada na América do Sul. As sementes são colhidas quando maduras e, no início, são brancas, assumindo a cor vermelha característica ao secar.
Constituintes: Alcaloides que incluem mais de 1,25% de cafeína e teobromina; tanino; óleo volátil.
Ações: Estimulante do sistema nervoso central, antidepressiva, adstringente, diurética.

INDICAÇÕES:

A noz-de-cola exerce um efeito estimulante acentuado sobre a consciência humana. Pode ser usada sempre que há necessidade de estimulação direta, que é menos frequente do que em geral se acredita. Ao recuperar a saúde adequada e, consequentemente, o funcionamento correto, o sistema nervoso não precisa desse auxílio. No curto prazo, pode ser usada para tratar debilidade nervosa, em estados de atonia e fraqueza. Pode agir como específico para diarreia nervosa. É eficaz em momentos de depressão e em algumas pessoas pode levar a estados de euforia. Pode ser de grande eficácia para algumas variedades de enxaqueca. Como estimulante, é parte valiosa no tratamento da anorexia. Pode ser considerada um específico em casos de depressão associada a fraqueza e debilidade.

Combinações: A noz-de-cola combina bem com aveia, damiana e solidéu.

PREPARAÇÃO E DOSAGEM:

Decocção: coloque 1 a 2 colheres de chá da noz pulverizada numa caneca com 250 ml de água fria, leve ao ponto de ebulição e deixe ferver em fogo brando por 10 a 15 minutos. Beba quando necessário.
Tintura: tome 1 a 4 ml três vezes ao dia.

OLMO-AMERICANO

Ulmus fulva
(Slippery Elm)
ULMÁCEAS

Parte usada: Parte interna da casca.
Colheita: A casca é retirada do tronco e dos ramos mais grossos na primavera. Em termos comerciais, essa extração leva, na maior parte das vezes, à morte da árvore, pois quase toda a casca é removida. Recomenda-se a casca de árvores com 10 anos de vida.
Constituintes: Mucilagem, taninos.
Ações: Demulcente, emoliente, nutriente, adstringente.

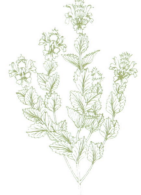

INDICAÇÕES:
A casca do olmo-americano é um demulcente nutritivo calmante perfeitamente apropriado para tratar membranas mucosas sensíveis ou inflamadas do sistema digestório. Pode ser usada para tratar gastrite, úlcera gástrica ou duodenal, enterite, colite e distúrbios semelhantes. É usada com frequência como alimento durante a convalescença, pois é leve e de fácil assimilação. Em caso de diarreia, abranda e adstringe ao mesmo tempo. Externamente, constitui um excelente cataplasma para uso em casos de furúnculos, abscessos ou úlceras.

Combinações: Para problemas digestivos, pode ser usado com alteia.

PREPARO E DOSAGEM:

Decocção: use uma parte da casca pulverizada para oito partes de água. Vá pondo água aos poucos, para facilitar a mistura. Leve ao ponto de ebulição e deixe ferver em fogo brando por 10 a 15 minutos. Beba meia xícara três vezes ao dia.

Cataplasma: misture o pó da casca com água fervente o suficiente para formar uma pasta.

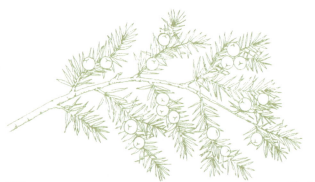

ORÉGANO
Origanum vulgare
(Marjoram, Wild)
LABIADAS

Parte usada: Partes aéreas.
Colheita: Colha a erva assim que a planta florescer, evitando os talos maiores e mais grossos.
Constituintes: Óleo essencial com timol, carvacrol; ácidos; taninos; princípio amargo.
Ações: Estimulante, diaforética, antisséptica, expectorante, emenagoga, rubefaciente.

INDICAÇÕES:
O orégano é uma erva utilizada em larga escala em medicamentos populares e no preparo de alimentos. Como diaforético estimulante, é usado com frequência no tratamento de resfriados e da gripe, nesse caso um uso semelhante ao do hissopo. As propriedades antissépticas favorecem o tratamento de problemas bucais como enxágue para inflamações da boca e da garganta. Também pode ser usado externamente para tratar escoriações e feridas infectadas. A infusão é usada para tosse e coqueluche. Dores de cabeça, sobretudo quando devidas à tensão, podem ser aliviadas tomando-se um chá de orégano ou friccionando a testa e as têmporas com o óleo. Usa-se o óleo também para massagear áreas com dores musculares e reumáticas. Pode-se fazer com ele uma loção que alivia picadas e mordidas.

PREPARO E DOSAGEM:

Infusão: para uso interno, despeje 1 xícara de água fervente sobre 1 colher de chá da erva e deixe em infusão por 10 a 15 minutos. Beba três vezes ao dia.

Enxágue bucal: despeje meio litro de água fervente sobre 2 colheres de sopa da erva. Deixe descansar por 10 minutos, com o recipiente tampado. Faça o gargarejo sempre que necessário, requentando o preparado, durante 5 a 10 minutos, três a quatro vezes ao dia.

Tintura: tome 1 a 2 ml três vezes ao dia.

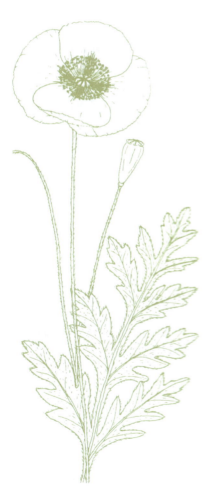

PAPOULA-COMUM
Papaver rhoeas
(Red Poppy)
PAPAVERÁCEAS

Parte usada: Pétalas.
Colheita: Colha as pétalas numa manhã seca, depois de dissipado o sereno, nos meses de julho e agosto. Coloque-as para secar com cuidado.
Constituintes: Taninos, mucilagem, vestígios de alcaloides.
Ações: Sedativo brando, expectorante.

INDICAÇÕES:
Essa bela erva que se reproduz à beira das estradas não tem a atividade potente da sua parenta, a papoula de ópio. Pode ser usada para aliviar tosses irritáveis e em casos de catarro respiratório. Pode-se adicionar as pétalas a chás de ervas e misturas para dar cor.

PREPARO E DOSAGEM:

Infusão: Despeje 1 xícara de água fervente sobre 1 a 2 colheres de chá das pétalas secas e deixe em infusão por 10 a 15 minutos. Beba três vezes ao dia.
Tintura: tome 2 a 4 ml três vezes ao dia.

PAPOULA-DA-CALIFÓRNIA

Eschscholzia californica

(Californian Poppy)

PAPAVERÁCEAS

Parte usada: Partes aéreas secas.
Colheita: Colha as partes aéreas na época da floração, entre junho e setembro. Coloque-as para secar à sombra.
Constituintes: Alcaloides semelhantes ao ópio; glicosídeos flavonoides.
Ações: Sedativa, hipnótica, antiespasmódica, anódina.

INDICAÇÕES:

A papoula-da-califórnia tem a reputação de ser uma alternativa ao ópio, por ser mais fraca e não viciar. Ela tem sido usada como medicamento sedativo e hipnótico para crianças em casos de excitabilidade excessiva e insônia. Pode ser usada sempre que haja necessidade de um medicamento antiespasmódico. Os nativos norte-americanos a usavam para tratar dores abdominais; ela pode ser usada também no tratamento de cólicas da vesícula biliar.

PREPARO E DOSAGEM:

Infusão: despeje 1 xícara de água fervente sobre 1 a 2 colheres de chá da erva seca e deixe em infusão por 10 minutos. Beba à noite para ter um sono repousante.
Tintura: tome 1 a 4 ml à noite.

PASSIFLORA

(TCC MARACUJÁ/FLOR-DA-PAIXÃO)

Passiflora incarnata

(Passion Flower)

PASSIFLORÁCEAS

Parte usada: Folhas secas.
Colheita: Caso se queira apenas as folhas, deve-se colhê-las antes da floração, entre maio e julho. Pode-se colher as folhas com o fruto após a floração. Secar à sombra.
Constituintes: Alcaloides, incluindo harmina, harmana, harmol e passiflorina; glicosídeos flavonoides; esteróis.
Ações: Sedativa, hipnótica, antiespasmódica, anódina.

INDICAÇÕES:

A passiflora é a erva preferida para o tratamento da insônia irredutível. Ela facilita a passagem para um sono reparador sem nenhum vestígio "narcótico". Pode ser usada sempre que haja necessidade de um antiespasmódico – por exemplo, para tratar mal de Parkinson, convulsões e histeria. Pode ser muito eficaz para dores nos nervos, como nevralgia, e para a inflamação viral denominada herpes-zóster. Pode-se usá-la para tratar asma acompanhada de muita atividade espasmódica, sobretudo quando associada à tensão.

Combinações: Para insônia, combina bem com valeriana, lúpulo e piscídia.

PREPARO E DOSAGEM:

Infusão: despeje 1 xícara de água fervente sobre 1 colher de chá da erva seca e deixe em infusão por 15 minutos. Beba 1 xícara à noite se tiver dificuldade para dormir e 1 xícara duas vezes ao dia para amenizar outras condições.

Tintura: tome 1 a 4 ml, seguindo o mesmo procedimento adotado para a infusão.

PEPINO
Cucumis sativa
(Cucumber)
CUCURBITÁCEAS

Parte usada: O fruto todo, sementes.
Ações: Demulcente, vulnerária, diurética branda.
Semente: Anti-helmíntica.

INDICAÇÕES:

As sementes do pepino têm efeitos semelhantes às da abóbora, uma vez que também possuem propriedades antiverminosas. O principal uso do pepino é como cosmético. O suco ou o fruto fresco é refrescante, curativo e calmante para a pele.

PREPARO E DOSAGEM:

Para tratar infestações de solitária, misture 60 gramas de sementes moídas com açúcar ou mel. Tome em jejum; depois de duas horas, tome um purgante.

PERVINCA
Vinca major
(Periwinkle)
APOCINÁCEAS

Parte usada: Partes aéreas.
Colheita: Colha essa erva na primavera.
Constituintes: Alcaloides, taninos.
Ações: Adstringente, sedativa.

INDICAÇÕES:

A pervinca é um excelente adstringente de uso geral interno ou externo. Seu principal uso é no tratamento do fluxo menstrual excessivo, quer durante o próprio período (menorragia), quer no intervalo entre períodos (metrorragia). É possível usá-la para tratar problemas digestivos, como colite ou diarreia, quando age para reduzir a perda de fluido ou de sangue, ao mesmo tempo que tonifica as membranas. Pode ser usada também em casos de hemorragia nasal, sangramento nas gengivas, úlceras bucais e inflamação da garganta. Tem fama de ser eficaz no tratamento do diabetes.

Combinações: Combina bem com gerânio e agrimônia. Para tratar problemas menstruais, mistura-se com lírio-do-bosque.

PREPARO E DOSAGEM:

Infusão: despeje 1 xícara de água fervente sobre 1 colher de chá da erva seca e deixe em infusão por 10 a 15 minutos. Beba três vezes ao dia.

Tintura: tome 1 a 2 ml três vezes ao dia.

Herbário

PESSEGUEIRO

Prunus persica
(Peach)
ROSÁCEAS

Parte usada: Folhas ou casca.
Colheita: Colha a casca na primavera, extraindo-a de árvores jovens. Colha as folhas em junho e julho.
Ações: Demulcente, sedativa, diurética, expectorante.

INDICAÇÕES:
As folhas dessa árvore que nos fornece uma fruta tão saborosa, o pêssego, põem à nossa disposição um calmante eficaz para o tratamento do trato digestório em distúrbios como a gastrite. Tradicionalmente, é usado também para coqueluche e bronquite.

PREPARO E DOSAGEM:
Infusão: despeje 1 xícara de água fervente sobre 1 colher de chá da casca ou 2 das folhas e deixe em infusão por 10 minutos. Beba três vezes ao dia.

PETASITES HÍBRIDO

Petasites hybridus
(Butterbur)
COMPOSTAS

Parte usada: Rizoma ou folhas.
Colheita: Colha os rizomas no verão; as folhas, durante toda a estação de crescimento.

Constituintes: Óleo essencial, mucilagem, glicosídeos amargos, taninos.
Ações: Antiespasmódica, diurética, diaforética.

INDICAÇÕES:
O petasites é um excelente relaxante para os músculos, usado em moléstias como cólica intestinal, asma ou dismenorreia (menstruação dolorida). Além de aliviar espasmos musculares, tem também um efeito analgésico e é usado para tratar a febre. Externamente, pode-se fazer curativos para feridas com as folhas frescas.

PREPARO E DOSAGEM:
Decocção: ferva em fogo brando, por 10 a 15 minutos, 1 colher de chá da raiz em 250 ml de água. Beba três vezes ao dia.
Tintura: tome 1 a 2 ml três vezes ao dia.

PICÃO-PRETO

Bidens tripartita
(Bur Marigold)
COMPOSTAS

Parte usada: Partes aéreas.
Colheita: Colha a planta inteira acima do solo quando em flor, entre julho e setembro.
Ações: Adstringente, diaforética, diurética.

> **INDICAÇÕES:**
>
> Embora pouco usado nos dias de hoje, o picão-preto é conhecido como ótimo adstringente para tratar hemorragia, onde quer que ela ocorra. Pode ser usado em caso de febre e para retenção de líquido resultante de problemas renais. Queimando-se a erva seca, os capítulos exalam um odor semelhante ao do cedro, agindo como incenso contra insetos.

PREPARO E DOSAGEM:

Infusão: despeje 1 xícara de água fervente sobre 1 a 2 colheres de chá da erva seca e deixe em infusão por 5 a 10 minutos. Beba três vezes ao dia.

Tintura: tome 1 a 2 ml três vezes ao dia.

PILOSELA-DAS-BOTICAS

Pilosella officinarum
(Mouse-Ear)
COMPOSTAS

Parte usada: Partes aéreas.
Colheita: Colha no período de floração, entre maio e junho.
Constituintes: Umbeliferona cumarina; flavonas e flavonoides; ácido cafeico; ácido clorogênico.
Ações: Antiespasmódica, expectorante, anticatarral, adstringente, sialagoga, vulnerária.

> **INDICAÇÕES:**
>
> O nome inglês, em tradução literal orelha de rato, se deve ao formato da folha e identifica uma das antigas ervas tradicionais da Inglaterra e do País de Gales. É usada para tratar problemas respiratórios em que há formação de muito muco, com irritação e possivelmente até com tosse acompanhada de sangue. É considerada um específico em casos de coqueluche. Também é benéfica para tratar bronquite ou asma. Externamente, pode ser usada como cataplasma para curar feridas ou, em particular, para tratar hérnias e fraturas.

Combinações: Para coqueluche, pode-se misturá-la com rorela, marroio-branco, verbasco ou tussilagem.

PREPARO E DOSAGEM:

Infusão: despeje 1 xícara de água fervente sobre 1 a 2 colheres de chá da erva seca e deixe em infusão por 10 a 15 minutos. Beba três vezes ao dia.

Tintura: tome 1 a 4 ml três vezes ao dia.

PILRITEIRO

Crataegus oxyacanthoides
(Hawthorn Berries)
ROSÁCEAS

Parte usada: Fruto maduro.
Colheita: Colha as bagas em setembro e outubro.
Constituintes: Saponinas; glicosídeos; flavonoides; ácidos, incluindo o ascórbico; taninos.
Ações: Tônica cardíaca, hipotensiva.

> **INDICAÇÕES:**
> As bagas do pilriteiro nos fornece um dos melhores remédios tônicos para o coração e para o sistema circulatório. Elas agem como reguladores cardíacos estimulando ou então reduzindo a atividade do coração, dependendo da necessidade. Em outras palavras, elas fazem com que o coração reassuma aos poucos sua função normal. Como tratamento prolongado, podem ser usadas com segurança para tratar insuficiência ou fraqueza cardíaca. Também podem ser usadas para tratar palpitações. Como tônico para o sistema circulatório, usam-se principalmente para tratar pressão alta, arteriosclerose e *angina pectoris*. Embora sejam muito eficazes no tratamento dessas condições, é essencial haver supervisão qualificada.

Combinações: Para tratamento da pressão arterial alta e do sistema circulatório, pode-se combiná-las com tília, visco-branco e mil-folhas.

PREPARO E DOSAGEM:

Infusão: despeje 1 xícara de água fervente sobre 2 colheres de chá das bagas e deixe em infusão por 20 minutos. Beba três vezes ao dia por longo tempo.

Tintura: tome 2 a 4 ml três vezes ao dia.

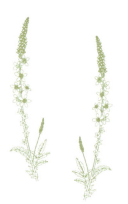

PIMENTA-DA-JAMAICA

Pimenta officinalis

(Allspice)

MIRTÁCEAS

Parte usada: Fruto.
Ações: Carminativa, estimulante digestiva, aromática.

> **INDICAÇÕES:**
> A pimenta-da-jamaica pode ser usada sem restrições sempre que se necessita de um carminativo agradável. Ela ameniza a flatulência e o desconforto dispéptico.

PIMENTA-DE-CAIENA

Capsicum minimum

(Cayenne)

SOLANÁCEAS

Parte usada: Fruto.
Colheita: Colha o fruto quando estiver bem maduro, coloque-o para secar à sombra.
Constituintes: Capsaicina, carotenoides, flavonoides, óleo essencial, vitamina C.
Ações: Estimulante, carminativa, tônica, sialagoga, rubefaciente, antisséptica.

INDICAÇÕES:

A pimenta-de-caiena é o mais indicado dos estimulantes sistêmicos. Ela regula o fluxo sanguíneo, harmonizando e fortalecendo o coração, as artérias, os vasos capilares e os nervos. É um tônico geral e é específico para tratar os sistemas circulatório e digestório. Pode ser usada para tratar dispepsia flatulenta e cólica. É indicada em caso de circulação periférica insuficiente, com o consequente esfriamento de mãos e pés e possivelmente frieiras. É usada ainda no tratamento de debilidade e para prevenir resfriados. Externamente, ela age como rubefaciente para tratar problemas como dores lombares e reumáticas. Como unguento, usado com moderação, ajuda a curar frieiras. Como gargarejo para laringite, combina bem com mirra, uma mistura que é também uma boa ablução antisséptica.

PREPARO E DOSAGEM:

Infusão: despeje 1 xícara de água fervente sobre ½ a 1 colher de chá de pimenta-de-caiena e deixe em infusão por 10 minutos. Misture uma colher de sopa dessa infusão com água quente e beba quando necessário.

Tintura: tome 0,25 a 1 ml três vezes ao dia ou quando necessário.

PINHEIRO-DA-ESCÓCIA

Pinus sylvestris
(Pine, Scots)
PINÁCEAS

Outras espécies podem ser usadas, como o pinheiro-bravo, o pinheiro-manso e o pinheiro-larício.

Parte usada: Agulhas e botões novos.
Colheita: Colha os ramos com as agulhas e os botões novos na primavera, coincidindo com o período de brotação.
Constituintes: Taninos, resina, óleo essencial, terpenos, pinipricina.
Ações: Antisséptica, anticatarral, estimulante, tônica.

INDICAÇÕES:

O pinheiro-da-escócia pode ser usado em casos de bronquite, sinusite e catarro nas vias respiratórias superiores, como inalante ou internamente. Sua ação estimulante o torna eficaz no tratamento interno do reumatismo e da artrite. Tradicionalmente, acrescenta-se à água do banho um preparo com os ramos para atenuar a fadiga, a debilidade nervosa e a insônia, para favorecer a cura de cortes e aliviar irritações da pele.

PREPARO E DOSAGEM:

Infusão: despeje 1 xícara de água fervente sobre ½ colher de chá dos ramos e deixe em infusão por 10 a 15 minutos. Beba três vezes ao dia.

Inalante: ferva 2 a 3 punhados de ramos em 2 litros de água, por 5 minutos, lentamente; em seguida, cubra a cabeça com uma toalha e inale o vapor por 15 minutos. Repita frequentemente.

Herbário

Banho: deixe 3 punhados de ramos mergulhados em 750 ml de água fria durante meia hora, leve ao ponto de ebulição e deixe ferver em fogo brando por 10 minutos, coe e acrescente à água quente do banho.

Tintura: tome 1 a 2 ml três vezes ao dia.

PISCÍDIA
Piscidia erythrina
(Jamaican Dogwood)
LEGUMINOSAS

Parte usada: Casca do caule.
Colheita: Colha a casca em tiras verticais da planta, que cresce no Caribe, no México e no Texas.
Constituintes: Glicosídeos, incluindo piscidina, jamaicina, ictiona; flavonoides, inclusive sumatrol, lisetina, pisceritrona, piscidina, rotenona; alcaloide de resina.
Ações: Sedativa, anódina.

INDICAÇÕES:
A piscídia é um sedativo de grande eficácia, usado onde tem sua origem, as Índias Ocidentais, como veneno para peixe. Embora não seja venenosa para os humanos, não se deve exceder a dosagem indicada. Ela é um poderoso remédio para o tratamento de condições dolorosas como nevralgia e enxaqueca. Também pode ser usada para aliviar dores no ovário e no útero. Seu uso principal talvez seja para tratar insônia quando esta é consequência de tensão nervosa ou dor.

Combinações: Para aliviar insônia, combina melhor com lúpulo e valeriana. Para dismenorreia, mistura-se com viburno.

PREPARO E DOSAGEM:
Decocção: coloque 1 a 2 colheres de chá da raiz numa caneca com 250 ml de água fria, leve ao ponto de ebulição e deixe ferver em fogo brando por 10 a 15 minutos. Beba quando necessário.

Tintura: tome 1 a 4 ml três vezes ao dia.

POEJO
Mentha pulegium
(Pennyroyal)
LABIADAS

Parte usada: Partes aéreas.
Colheita: Colha os caules antes da floração, em julho.
Constituintes: Óleo volátil, taninos, glicosídeos flavonoides.
Ações: Carminativa, diaforética, estimulante, emenagoga.

INDICAÇÕES:
Com seu óleo volátil ricamente aromático, o poejo ameniza a flatulência e as cólicas abdominais devidas aos gases. Ele relaxa dores espasmódicas e reduz a ansiedade. No entanto, seu principal uso é como emenagogo para estimular o processo menstrual e fortalecer as contrações uterinas. Em doses altas, é abortífero, por isso deve ser evitado durante a gravidez. Deve-se evitar também o óleo, dada a sua ação muito forte.

> **PRECAUÇÕES:**
>
> Evite durante a gravidez.

PREPARAÇÃO E DOSAGEM:

Infusão: despeje 1 xícara de água fervente sobre 1 a 2 colheres de chá das folhas secas e deixe em infusão por 10 a 15 minutos. Beba três vezes ao dia.

Tintura: tome 1 a 2 ml três vezes ao dia.

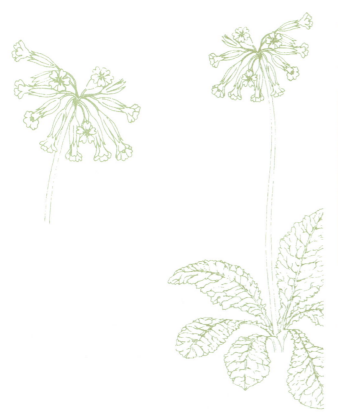

PRIMAVERA
Primula veris
(Cowslip)
PRIMULÁCEAS

Parte usada: Pétalas amarelas e a raiz.

Colheita: Colha as corolas florais, sem o cálice verde, entre março e maio. Seque o mais rápido possível à sombra. Colha as raízes antes da floração ou então no outono. Colheitas em excesso estão tornando essa planta cada vez mais rara. Colha somente se houver abundância e apenas em quantidade limitada.

Constituintes: Até 10% de saponinas; glicosídeos; óleo essencial; flavonoides.

Ações: Sedativa, antiespasmódica, expectorante.

> **INDICAÇÕES:**
>
> A primavera é um excelente medicamento sedativo e relaxante. Ela abranda reações ao estresse e à tensão, relaxando a agitação nervosa e promovendo um sono reparador. Ela pode ser usada com segurança para tratar bronquite, resfriados, calafrios e tosses. Experimente-a em casos de dor de cabeça e insônia de fundo nervoso.

Combinações: Para problemas relacionados com o estresse, misture com nervinos relaxantes, como tília ou solidéu. Para tosses, use com tussilagem e semente de anis.

PREPARO E DOSAGEM:

Infusão para pétalas: despeje 1 xícara de água fervente sobre 2 colheres de chá das pétalas e deixe em infusão por 10 a 15 minutos. Beba três vezes ao dia.

Decocção para a raiz: coloque 1 colher de chá da raiz numa caneca com 250 ml de água fria, leve ao ponto de ebulição e deixe ferver em fogo brando por 5 minutos. Tome uma xícara três vezes ao dia.

Tintura: tome 2 a 4 ml três vezes ao dia.

PREPARO E DOSAGEM:

Infusão: despeje 1 xícara de água fervente sobre 1 a 2 colheres de chá da erva seca e deixe em infusão por 10 minutos. Beba três vezes ao dia ou use como gargarejo ou loção.

Tintura: tome 1 a 2 ml três vezes ao dia.

PRUNELA
Prunella vulgaris
(Self-Heal)
LABIADAS

Parte usada: Partes aéreas.
Colheita: Colha os brotos e as folhas em junho, antes da floração.
Constituintes: Óleo volátil, princípio amargo, taninos.
Ações: Adstringente, vulnerária, tônica.

INDICAÇÕES:

Como o seu nome inglês sugere, a prunela tem uma longa tradição como erva curativa para tratar ferimentos. Pode-se usar a folha nova ou fazer um cataplasma ou compressa para tratar de modo higiênico cortes e feridas. Como adstringente brando, é usada internamente para tratar diarreia, hemorroidas e hemorragias de menor gravidade. Para dor de garganta, como gargarejo, adoça-se com mel. Para hemorroidas sangrentas, usa-se como unguento ou loção. Pode-se usar a prunela como tônico de primavera ou como tônico geral na convalescença.

PULMONÁRIA
Pulmonaria officinalis
(Lungwort Herb)
BORAGINÁCEAS

Parte usada: Folhas.
Colheita: Colha durante e após a floração, entre março e setembro.
Constituintes: Mucinas, ácido silícico, tanino, saponina, alantoína, quercetina, canferol, vitamina C.
Ações: Demulcente, expectorante, adstringente, vulnerária.

INDICAÇÕES:

A pulmonária se aplica a duas grandes áreas. A primeira, a que lhe empresta o nome, é a sua utilização no tratamento de tosses e da bronquite, sobretudo quando associadas com catarro nas vias respiratórias superiores. A outra grande área é a relacionada com sua adstringência. Isso explica seu uso no tratamento da diarreia, em particular em crianças, e no alívio das hemorroidas. Como acontece com todas as plantas, essas duas áreas abrangentes devem ser vistas como parte da atividade geral da erva, que age como uma unidade. Externamente, essa planta pode ser usada para curar cortes e feridas.

Combinações: Para condições pulmonares, combina-se com marroio-branco, tussilagem ou lobélia.

PREPARO E DOSAGEM:

Infusão: despeje 1 xícara de água fervente sobre 1 a 2 colheres de chá da erva seca e deixe em infusão por 10 a 15 minutos. Beba três vezes ao dia.

Tintura: tome 1 a 4 ml três vezes ao dia.

QUÁSSIA

Picrasma excelsa

(Quassia)

SIMARUBÁCEAS

Parte usada: Lascas ou aparas da madeira dos ramos, sem casca.

Colheita: Colha após a derrubada da árvore.

Constituintes: Glicosídeos amargos, alcaloides.

Ações: Tônica amarga, sialagoga, anti-helmíntica.

INDICAÇÕES:

A quássia é um excelente medicamento para tratar condições dispépticas devidas à falta de tônus. Como ocorre com todos os amargos, ela estimula a produção de saliva e de sucos digestivos, aumentando assim o apetite. Pode ser usada com segurança em todos os casos de falta de apetite, como anorexia nervosa e lentidão digestiva. É usada, em forma de enema ou infusão, para eliminar lombrigas. Externamente, pode ser usada como loção para combater piolhos.

Combinações: Para dispepsia, pode-se usar com filipêndula, raiz de alteia e lúpulo.

PREPARO E DOSAGEM:

Infusão fria: deixe ½ a 1 colher de chá da madeira mergulhada numa xícara de água fria durante uma noite. Beba três vezes ao dia.

Enema: faça uma infusão fria com uma parte de quássia para 20 partes de água.

Tintura: tome ½ a 1 ml três vezes ao dia.

QUELIDÔNIA

Chelidonium majus

(Greater Celandine)

PAPAVERÁCEAS

Parte usada: Raízes e partes aéreas.

Colheita: Colha a raiz no fim do verão ou no outono e coloque-a para secar ao sol ou à sombra. Colha a folhagem na época da floração (maio a junho) e coloque-a para secar o mais rápido possível à sombra.

Constituintes: Raiz: Alcaloides, inclusive quelidonina, queleritina, coptisina, protopina; ácido quelidônico; óleo essencial; saponina; látex amarelo com látex carotenoide.

Ações: Antiespasmódica, colagoga, anódina, purgativa, diurética.

INDICAÇÕES:

Em doses terapêuticas, a quelidônia é um excelente remédio para o tratamento de infecções da vesícula biliar e cálculos biliares. Em doses mais elevadas, essa planta é venenosa, causando uma limpeza drástica do trato digestório. Pode ser usada como medicamento antiespasmódico para dor de estômago. Externamente, o látex alaranjado do caule pode ser usado no tratamento de verrugas, tumores na pele e tinha (infecção da pele causada por fungos). Descobriu-se que o alcaloide quelidonina inibe a mitose.

PRECAUÇÕES:

Não exceda a dosagem indicada abaixo.

Combinações: Para tratar cálculos biliares, a quelidônia combina bem com uva-espim e dente-de-leão.

PREPARO E DOSAGEM:

Decocção: coloque 2 colheres de chá da erva ou 1 colher da raiz numa caneca com água fria e ferva. Retire do fogo e deixe descansar por 10 minutos. Beba uma xícara duas vezes ao dia.

ATENÇÃO:

É perigoso exceder essa dose.

Tintura: tome 1 a 2 ml três vezes ao dia.

QUINA-VERMELHA
(TCC CASCA PERUANA/CINCHONA)
Cinchona succirubra
(Peruvian Bark)
RUBIÁCEAS

Parte usada: Casca.
Colheita: Obtém-se a casca derrubando árvores com seis a oito anos de desenvolvimento e descascando-as.
Constituintes: Alcaloides, incluindo quinina e quinidina; taninos; princípio amargo.
Ações: Febrífuga, amarga digestiva, anti-helmíntica, relaxante cardíaca.

INDICAÇÕES:

A quina-vermelha é muito conhecida como tratamento de estados febris e, em particular, dos que se manifestam periodicamente, como a malária. Pode ser usada para tratar todos os tipos de febres mas, em geral, é usada como parte de um tratamento mais abrangente. A ação amarga a torna eficaz na estimulação do sistema digestório, favorecendo o processo todo. Ela estimula a secreção dos sucos digestivos e assim age como tônico. Ela apresenta também uma ação clara que consiste em acalmar o coração, reduzindo as palpitações e normalizando a função.

PREPARO E DOSAGEM:

Infusão: despeje 1 xícara de água fervente sobre 1 colher de chá da casca e deixe em infusão por 30 minutos. Beba três vezes ao dia.
Tintura: tome 1 a 2 ml três vezes ao dia.

RAIZ-FORTE

Armoracia rusticana
(Horseradish)
CRUCÍFERAS

Parte usada: Raiz primária.
Colheita: Colha as raízes no inverno e armazene-as na areia.
Constituintes: Óleo essencial, contendo glicosídeos de óleo de mostarda; sinigrina.
Ações: Estimulante, carminativa, rubefaciente, laxativa branda, diurética.

INDICAÇÕES:

A raiz-forte é um antigo remédio caseiro usado sempre que se precisa de uma erva estimulante. Pode-se usá-la para tratar gripe e febre, como um equivalente aproximado da pimenta-de-caiena. Ela estimula o processo digestivo, ao mesmo tempo que alivia gases e cólicas. É usada em casos de infecção urinária. Externamente, tem uma ação estimulante semelhante à semente de mostarda. Pode ser usada para tratar o reumatismo e, como cataplasma, para tratar a bronquite.

PREPARO E DOSAGEM:

A raiz fresca é bastante usada como vegetal.
Infusão: despeje 1 xícara de água fervente sobre 1 colher de chá da raiz pulverizada ou picada. Deixe em infusão por 5 minutos. Beba três vezes ao dia, ou mais, para tratamento da gripe ou da febre.

RATÂNIA

(TCC KRAMÉRIA)
Krameria triandra
(Rhatany/Krameria)
CRAMERIÁCEAS

Parte usada: Raiz.
Colheita: A raiz desse arbusto é colhida no Peru.
Constituintes: Até 9% de um tanino chamado ácido rataniatânico.
Ação: Adstringente.

INDICAÇÕES:

A ratânia é um poderoso adstringente que fazia parte, até recentemente, da farmacopeia oficial. Pode ser usada sempre que haja indicação de um adstringente – por exemplo, para tratar diarreia, hemorroidas, hemorragias, ou como estíptico. A ratânia é usada com frequência em cremes dentais e pós de ervas, sendo muito eficaz para tratar gengivite. Pode ser usada como rapé com sanguinária-do-canadá para tratar pólipos nasais.

PREPARO E DOSAGEM:

Decocção: coloque 1 a 2 colheres de chá da raiz numa caneca com 250 ml de água, leve ao ponto de ebulição e deixe ferver em fogo brando por 10 a 15 minutos. Beba três vezes ao dia.
Tintura: tome 1 a 4 ml três vezes ao dia.

REPOLHO-GAMBÁ
Symplocarpus foetidus
(Skunk Cabbage)
ARÁCEAS

Parte usada: Raiz e rizoma.
Colheita: Colha as partes subterrâneas no outono ou no início da primavera. Não guarde, porém, por mais de um ano, pois se deterioram com o tempo e com a secagem.
Constituintes: Óleo volátil, resina, um princípio acre.
Ações: Antiespasmódica, diaforética, expectorante.

INDICAÇÕES:
O repolho-gambá pode ser usado sempre que houver uma condição tensa ou espasmódica nos pulmões. Sua ação relaxa e alivia tosses irritáveis. É eficaz para tratar asma, bronquite e coqueluche. Como diaforético, acalma a febre.

Combinações: Para o tratamento de distúrbios asmáticos, mistura-se com grindélia, erva-de-santa-luzia e lobélia.

PREPARO E DOSAGEM:
Tradicionalmente, o repolho-gambá é usado como pó misturado ao mel, com uma parte de pó de repolho para oito partes de mel. Tome ½ a 1 colher de chá três vezes ao dia. Para fazer um chá, use ½ colher de chá da erva e prepare como infusão ou como decocção.
Tintura: tome ½ a 1 ml três vezes ao dia.

ROMÃZEIRA
Punica granatum
(Pomegranate)
LITRÁCEAS

Parte usada: Casca.
Constituintes: Taninos, alcaloides.
Ação: Anti-helmíntica.

INDICAÇÕES:
Várias partes da romãzeira podem ser usadas na medicina, mas a casca se destaca por sua atividade anti-helmíntica. Ela pode ser bastante forte e traumática, sendo associada com frequência à náusea e ao vômito, uma vez que o tratamento contra a tênia requer um regime de jejum estrito seguido de purgativos ou enemas.

DOSAGEM E PREPARO:
Decocção: A sra. Grieve receita uma dose de 120 gramas de casca para 600 ml de água. Tome 15 ml por vez.

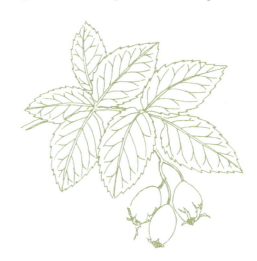

RORELA

(TCC ORVALHINHA)
Drosera rotundifolia
(Sundew)
DROSERÁCEAS

Parte usada: Toda a planta.
Colheita: Colha a planta inteira durante o período de floração, em julho ou agosto.
Constituintes: Naftaquinonas, incluindo plumbagina; flavonoides; taninos; ácido cítrico e málico.
Ações: Antiespasmódica, demulcente, expectorante.

INDICAÇÕES:

A rorela pode ser usada com grande eficácia para tratar bronquite e coqueluche. A presença da plumbagina ajuda a explicar essa aplicação, pois ela se mostra ativa contra as bactérias estreptococo, estafilococo e pneumococo. Ela também combate infecções em outras partes do trato respiratório. Seu efeito relaxante sobre os músculos involuntários ajuda a aliviar a asma. Além dos distúrbios pulmonares, tem uma longa história no tratamento de úlceras estomacais.

Combinações: Para o tratamento da asma, pode-se misturá-la com grindélia e erva-de-santa-luzia.

PREPARO E DOSAGEM:

Infusão: despeje 1 xícara de água fervente sobre 1 colher de chá da erva seca e deixe em infusão por 10 a 15 minutos. Beba três vezes ao dia.
Tintura: tome 1 a 2 ml da tintura três vezes ao dia.

ROSA-CANINA

Rosa canina
(Rose Hips)
ROSÁCEAS

Parte usada: Fruto e sementes.
Colheita: Os frutos são colhidos no outono.
Constituintes: Vitamina C, taninos, pectina, caroteno, ácidos de frutas, óleos graxos.
Ações: Nutriente, laxante branda, diurética branda, adstringente branda.

INDICAÇÕES:

Os frutos da rosa-canina constituem uma das melhores fontes naturais e disponíveis de vitamina C. Podem ser usados sempre que essa vitamina seja necessária. Eles ajudam as defesas do corpo contra infecções e, em particular, contra o desenvolvimento de resfriados. Constituem também um excelente tônico de primavera, sendo de grande eficácia em casos de debilidade geral e exaustão. Ajudam em casos de constipação e de problemas da vesícula biliar de menor gravidade, como também em estados que afetam os rins e a bexiga.

PREPARO E DOSAGEM:

A decocção ou xarope podem ser ingeridos à vontade.
Decocção: coloque 2½ colheres de chá dos frutos cortados numa caneca com 250 ml de água, leve ao ponto de ebulição e deixe ferver em fogo brando durante 10 minutos.

Xarope: para fazer um xarope, siga as orientações dadas no capítulo sobre o preparo das ervas. Para esse ou qualquer outro preparo culinário, é importante retirar as sementes dos frutos, como também os estigmas diminutos e quebradiços desenvolvidos numa das pontas.

Tintura: tome 2 a 4 ml três vezes ao dia.

RUIBARBO
Rheum palmatum
(Rhubarb Root)
POLIGONÁCEAS

Parte usada: Rizoma do *Rheum palmatum* e de outras espécies, não do ruibarbo de jardim.

Colheita: Essa raiz é colhida na China e na Turquia.

Constituintes: Antraquinoses, taninos, princípio amargo aromático.

Ações: Estomáquica amarga, purgativa branda, adstringente.

INDICAÇÕES:
Por sua ação purgativa, a raiz de ruibarbo é usada no tratamento da constipação, mas tem também um efeito adstringente. Portanto, exerce uma ação efetivamente purgativa sobre os intestinos, eliminando resíduos e em seguida adstringindo também com propriedades antissépticas.

OBSERVAÇÃO:
A raiz de ruibarbo pode deixar a urina amarela ou vermelha.

Combinações: Pode ser combinada com ervas carminativas para aliviar possíveis cólicas.

PREPARO E DOSAGEM:

Decocção: coloque ½ a 1 colher de chá da raiz numa caneca com 250 ml de água, leve ao ponto de ebulição e deixe ferver em fogo brando por 10 minutos. Beba pela manhã e à noite.

Tintura: tome 1 a 2 ml três vezes ao dia.

SABUGUEIRO
Sambucus nigra
(Elderberry)
CAPRIFOLIÁCEAS

Parte usada: Casca, flores, bagas, folhas.

Colheita: Colha as flores na primavera e no início do verão e coloque-as para secar o mais rápido possível à sombra. Colha a casca e as bagas de preferência em agosto e setembro.

Constituintes: Flores: flavonoides, incluindo rutina, isoquercitrina e canferol; o glicosídeo hidrociânico sambunigrina; taninos; óleo essencial. Bagas: açúcar invertido; ácidos de frutas; tanino; vitamina C e P; pigmentos antrociânicos; vestígios de óleo essencial.

Ações: Casca: purgativa, emética, diurética. Folhas: Externamente emoliente e vulnerária; internamente como purgativa, expectorante, diurética e diaforética. Flores: Diaforética, anticatarral. Bagas: Diaforética, diurética, laxante.

INDICAÇÕES:

A árvore de sabugueiro é um verdadeiro baú medicinal por si só. As folhas são usadas em especial para tratar contusões, distensões, feridas e frieiras. Existem relatos de que as folhas podem ser benéficas como unguento para tratar tumores. As flores do sabugueiro são ideais para o tratamento de resfriados e gripe. São também indicadas para tratar inflamações catarrais do trato respiratório superior, como febre do feno e sinusite. A surdez catarral responde bem às flores do sabugueiro. As bagas têm propriedades semelhantes às das flores, com o acréscimo de sua utilidade para o reumatismo.

Combinações: Para tratar resfriados e febres, pode ser usado com hortelã-pimenta, mil-folhas ou hissopo. Para gripe, combina bem com eupatório. Em caso de catarro, misturar com vara-dourada.

PREPARO E DOSAGEM:

Infusão: despeje 1 xícara de água fervente sobre 2 colheres de chá de flores secas ou frescas e deixe em infusão por 10 minutos. Beba esse chá quente três vezes ao dia.
Suco: ferva bagas frescas em água por 2 a 3 minutos e em seguida esprema o suco. Para conservar, ferva o suco com 1 parte de mel para 10 partes de suco. Tome um copo diluído com água quente duas vezes ao dia.

Unguento: separe 3 partes de folhas frescas e esquente-as com 6 partes de vaselina derretida até que as folhas fiquem enrugadas. Coe e guarde.
A sra. Grieves dá a receita de um excelente unguento para refrigerar e curar: separe 220 g de folhas de sabugueiro frescas, 110 g de folhas de tanchagem frescas, 60 g de hera-terrestre e 120 g de losna fresca. Corte tudo em pequenos pedaços e aqueça em 1,8 kg de vaselina até que as folhas fiquem enrugadas. Esprema e coe o unguento para armazenar.
Tintura: tome 2 a 4 ml (feita com as flores) três vezes ao dia.

SALGUEIRO-PRETO

Salix nigra
(Black Willow)
SALICÁCEAS

Parte usada: Casca.
Colheita: Colha a casca na primavera, quando começa a nova brotação.
Constituintes: Salicina, taninos.
Ações: Anti-inflamatória, antipirética, analgésica, antisséptica, adstringente.

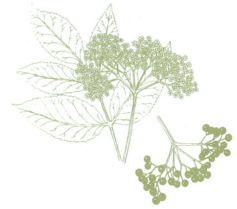

INDICAÇÕES:

O salgueiro-preto é uma fonte natural segura de substâncias químicas relacionadas com a aspirina, o que explica sua reputação no tratamento do reumatismo e da artrite associados a muita dor e inflamação. Pode ser usado como parte de um tratamento mais geral para tratar inflamação do tecido conjuntivo em qualquer parte do corpo, mas é eficaz, acima de tudo, para o tratamento de artrite reumatoide. Também pode ser usado para tratar febre, como em caso de gripe.

Combinações: Pode ser usado com cimicífuga-preta, semente de aipo, guaiaco e trevo-d'água no tratamento da artrite reumatoide.

PREPARO E DOSAGEM:

Decocção: despeje 1 xícara de água sobre 1 a 2 colheres de chá da raiz, leve ao ponto de ebulição e deixe ferver em fogo brando por 10 minutos. Beba três vezes ao dia.
Tintura: tome 2 a 4 ml três vezes ao dia.

SALSA
Petroselinum crispum
(Parsley)
UMBELÍFERAS

Parte usada: Raiz principal, folhas e sementes.
Colheita: Colha a raiz no outono, de plantas de dois anos de idade. As folhas podem ser usadas a qualquer tempo durante a estação de crescimento.

Constituintes: Óleo essencial, incluindo apiol e miristicina, vitamina C, glicosídeo apiina, amido.
Ações: Diurética, expectorante, emenagoga, carminativa, suposto afrodisíaco.

INDICAÇÕES:

A erva fresca, muito usada na culinária, é uma das nossas fontes mais ricas de vitamina C. Em termos medicinais, a salsa é utilizada em três áreas principais: Primeira, é um diurético de grande eficácia, ajudando o corpo a se livrar do excesso de líquido, e assim pode ser usada sempre que se deseja esse efeito. Lembre-se, porém, que é preciso identificar e tratar a causa do problema, não apenas os sintomas. Segunda, como substância emenagoga, ela estimula o processo menstrual. Não é aconselhável usar salsa em dosagem medicinal durante a gravidez, pois pode haver um estímulo excessivo do útero. Terceira, como carminativa, a salsa alivia a flatulência e as cólicas que podem acompanhá-la.

PRECAUÇÕES:

Não use salsa em dosagem medicinal durante a gravidez.

PREPARO E DOSAGEM:

Infusão: despeje 1 xícara de água fervente sobre 1 a 2 colheres de chá das folhas ou da raiz e deixe em infusão por 5 a 10 minutos em recipiente fechado. Beba três vezes ao dia.
Tintura: tome 2 a 4 ml três vezes ao dia.

SALSAPARRILHA

Smilax officinalis
(Sarsaparilla)
LILIÁCEAS

Parte usada: Raiz e rizoma.
Colheita: Colha as raízes e rizomas no decorrer do ano inteiro.
Constituintes: Sapogeninas, glicosídeos, óleo essencial, resina.
Ações: Alterativa, antirreumática, diurética, diaforética.

INDICAÇÕES:

A salsaparrilha é uma erva alterativa de extensa aplicação. É possível usá-la para auxiliar o funcionamento apropriado do organismo como um todo e para corrigir problemas sistêmicos difusos, como doenças cutâneas e reumáticas. É particularmente eficaz para tratar afecções de pele escamosa, como psoríase, sobretudo com muita irritação. Deve ser levada em consideração como parte de um tratamento mais geral para tratar reumatismo crônico, e é útil para tratar artrite reumatoide. Está comprovado que a salsaparrilha contém substâncias químicas que promovem a atividade da testosterona no corpo.

Combinações: Em caso de psoríase, combina bem com bardana, azeda-crespa e aparine.

PREPARO E DOSAGEM:

Decocção: coloque 1 a 2 colheres de chá da raiz numa caneca com 250 ml de água, leve ao ponto de ebulição e deixe ferver em fogo brando por 10 a 15 minutos. Beba três vezes ao dia.
Tintura: tome 1 a 2 ml três vezes ao dia.

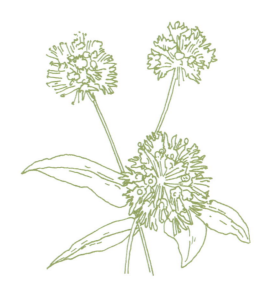

SÁLVIA

Salvia officinalis
(Red Sage)
LABIADAS

Parte usada: Folhas.
Colheita: Colha as folhas um pouco antes ou bem no início da floração, em dia seco e de sol, em maio ou junho. Coloque-as para secar à sombra ou em temperatura não superior a 35 ºC.

Herbário 351

Constituintes: Óleo volátil, inclusive 30% de tujona, 5% de cineol, linalol, borneol, cânfora, salveno e pineno; um princípio amargo; taninos; triterpenoides; flavonoides; substâncias estrogênicas; resina.

Ações: Carminativa, espasmolítica, antisséptica, adstringente, anti-hidrótica.

INDICAÇÕES:

A sálvia é o remédio clássico para tratar inflamações na boca, na garganta e nas tonsilas (amígdalas); seus óleos voláteis aliviam as membranas mucosas. Pode ser usada internamente e como enxágue bucal para tratar inflamação e sangramento das gengivas (gengivite), inflamação da língua (glossite) e inflamação generalizada da boca (estomatite). É um excelente remédio para tratar úlceras bucais (aftas). Como gargarejo, ajuda no tratamento da faringite, laringite e tonsilite. É um carminativo eficaz usado para tratar dispepsia. Ingerida, reduz a transpiração; pode ser usada para diminuir a produção do leite materno. Como compressa, facilita a cura de ferimentos. A sálvia estimula os músculos do útero e por isso deve ser evitada durante a gravidez.

PRECAUÇÕES:

Evite durante a gravidez.

Combinações: Como gargarejo para tratar doenças da garganta, combina bem com tormentilha e bálsamo-de--gileade. Para dispepsia, pode-se combiná-la com filipêndula e camomila.

PREPARO E DOSAGEM:

Infusão: despeje 1 xícara de água fervente sobre 1 a 2 colheres de chá das folhas e deixe em infusão por 10 minutos. Beba três vezes ao dia.

Enxágue bucal: coloque 2 colheres de chá das folhas em meio litro de água, leve ao ponto de ebulição e deixe descansar, tampada, por 15 minutos. Faça gargarejos com o chá quente durante 5 a 10 minutos várias vezes ao dia.

Tintura: tome 2 a 4 ml três vezes ao dia.

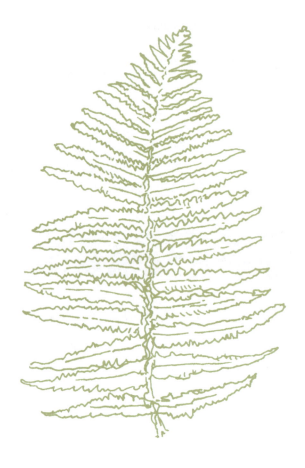

SAMAMBAIA

Dryopteris filix-mas
(Male Fern)
POLIPODIÁCEAS

Parte usada: Rizoma livre da raiz.
Colheita: Colha no outono.
Constituintes: Filicina, ácido filixido, tanino, derivados da floroglucina, vestígios de óleo essencial.
Ação: Vermífugo.

INDICAÇÕES:

A samambaia é um dos tratamentos mais eficazes contra a tênia. Porém, é muito venenosa em doses acima das recomendadas e só deve ser usada com supervisão médica.

SANGUINÁRIA-DO--CANADÁ

Sanguinaria canadensis
(Bloodroot)
PAPAVERÁCEAS

Parte usada: Rizoma seco.
Colheita: Colha o rizoma no início do verão (maio a junho) ou no outono, quando as folhas secaram. Coloque para secar cuidadosamente à sombra.
Constituintes: Alcaloides, inclusive sanguinarina, queleritrina, protopina e homoquelidina; resina vermelha, ácido cítrico, ácidos málicos.
Ações: Expectorante, antiespasmódica, emética, catártica, antisséptica, cardioativa, irritante tópica.

INDICAÇÕES:

A sanguinária-do-canadá é usada principalmente no tratamento de todas as formas de bronquite. Suas propriedades estimulantes se revelam em sua força emética e expectorante, e sua ação relaxante se manifesta nos músculos bronquiais. Ela exerce assim um papel importante no tratamento da asma, do crupe e da laringite. Age como estimulante em casos de circulação periférica deficiente. Pode ser usada como rapé no tratamento de pólipos nasais.

Combinações: Pode-se combiná-la com lobélia para asma brônquica. No caso da faringite, combina bem com sálvia e uma pitada de pimenta-de-caiena.

PREPARO E DOSAGEM:

Decocção: coloque 1 colher de chá do rizoma numa caneca com 250 ml de água fria, ferva e deixe em infusão por 10 minutos. Beba três vezes ao dia.
Tintura: tome 2 a 4 ml três vezes ao dia.

SANTÔNICA

(TCC SÊMEN-CONTRA)
Artemisia cina
(Santonica)
COMPOSTAS

Parte usada: Sementes.
Colheita: Colha as sementes no outono nas áreas onde crescem, ou seja, em grande parte da Ásia.
Constituintes: Santonina, óleo volátil, artemísia.
Ação: Anti-helmíntica.

INDICAÇÕES:

A santônica é um dos vermífugos mais antigos de que se tem notícia. Ela é muito eficaz no combate à lombriga, mas não em relação à tênia. Devido à potência e ao baixo nível de toxidez da santônica, ela só deve ser usada com supervisão médica.

Constituinte: Saponinas.
Ações: Expectorante, laxante, diurética suave.

INDICAÇÕES:

Em termos medicinais, a saponária pode ser usada como expectorante eficaz para tratar bronquite e tosse seca. Existem relatos de que ela também traz bons resultados no tratamento de cálculos biliares. Em doses mais altas, é um poderoso laxante, mas pode causar distúrbios estomacais. Externamente, é usada para tratar problemas de pele, como eczema.

PREPARO E DOSAGEM:

Decocção: a melhor maneira de preparar uma decocção dessa raiz é imergir 4 colheres de sopa de raiz seca (ou 2 de raiz fresca picada) em 1 litro de água fria durante 5 horas. Em seguida, ferva em fogo brando por 10 minutos. Beba três a quatro vezes ao dia.
Tintura: tome 1 a 2 ml três vezes ao dia.

SAPONÁRIA

(TCC ERVA-SABOEIRA)
Saponaria officinalis
(Bouncing Bet/Soapwort)
CARIOFILÁCEAS

Parte usada: Rizoma e raízes; partes aéreas em menor grau.
Colheita: É recomendável colher e secar a raiz e o rizoma entre setembro e outubro. Colha as folhas entre julho e agosto.

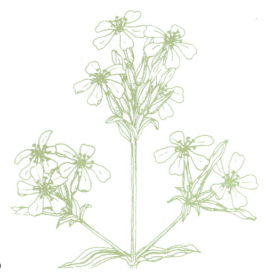

SASSAFRÁS
Sassafras albidum
(Sassafras)
LAURÁCEAS

Parte usada: Casca da raiz.
Colheita: Essa planta está espalhada em grandes áreas da América do Norte, podendo-se colher sua raiz durante todo o ano.
Constituintes: Óleo essencial, incluindo safrol; sesamina; taninos; resina.
Ações: Alterativa, carminativa, diaforética, diurética.

INDICAÇÕES:
O sassafrás é usado em particular para tratar problemas de pele, como eczema e psoríase. Como outro aspecto da sua indubitável atividade sistêmica, é indicado no tratamento do reumatismo e da gota. Como diaforético, é eficaz para tratar febres e infecções sistêmicas. A planta tem uma ação desinfetante, sendo muito benéfica como enxágue bucal e dentifrício. Ela age como um específico contra piolhos e outras infestações.

Combinações: Em caso de problemas cutâneos, pode-se usar com bardana, urtiga e azeda-crespa.

PREPARO E DOSAGEM:
Infusão: despeje 1 xícara de água fervente sobre 1 a 2 colheres de chá da erva seca e deixe em infusão por 10 a 15 minutos. Beba três vezes ao dia.
Óleo: usa-se o óleo de sassafrás no tratamento externo contra piolhos; não deve ser ingerido nunca.
Tintura: tome 1 a 2 ml três vezes ao dia.

SAW PALMETTO
Serenoa serrulata
(Saw Palmetto)
PALMÁCEAS

Parte usada: As bagas.
Colheita: Colha as bagas dessa bela palmeira de setembro até janeiro.
Constituintes: Óleo volátil, esteroides, dextrose, resinas.
Ações: Diurética, antisséptica urinária, agente endócrino.

INDICAÇÕES:
O *saw palmetto* tonifica e fortalece o sistema reprodutor masculino. Pode ser usado com segurança em situações em que seja necessária uma estimulação dos hormônios sexuais masculinos. É um específico para tratar próstata aumentada. É eficaz no tratamento de todas as variedades de infecção do trato gastrointestinal.

Combinações: Para fraqueza associada ao sistema reprodutor, combina bem com damiana e noz-de-cola. Para o tratamento de próstata aumentada, pode-se usar com cavalinha e hidrângea.

PREPARO E DOSAGEM:

Decocção: coloque ½ a 1 colher de chá das bagas numa caneca com 250 ml de água, leve ao ponto de ebulição e deixe ferver em fogo brando por 5 minutos. Beba três vezes ao dia.

Tintura: tome 1 a 2 ml três vezes ao dia.

SENE

Cassia angustifolia e *Cassia senna*
(Senna)
LEGUMINOSAS

Parte usada: Fruto seco das vagens.
Colheita: As vagens são colhidas durante o inverno no Egito, no Sudão, na Jordânia e na Índia.
Constituinte: Antraquinonas.
Ação: Catártica.

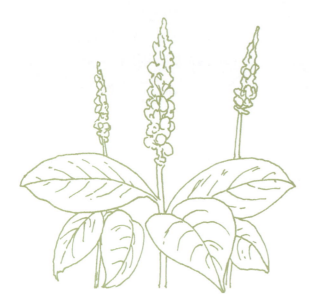

INDICAÇÕES:

O sene é usado como um poderoso catártico no tratamento da constipação. É importante reconhecer, porém, que a constipação é consequência de alguma outra coisa, e não a causa inicial, e esta precisa ser encontrada e tratada. Ver o capítulo sobre o sistema digestório para obter mais informações.

Combinações: É recomendável combinar o sene com ervas aromáticas e carminativas para torná-la palatável e reduzir o desconforto – por exemplo, cardamomo, gengibre ou funcho.

PREPARO E DOSAGEM:

Infusão: mergulhe as vagens secas em água morna por 6 a 12 horas. Se a variedade for sene-de-alexandria, coloque 3 a 6 vagens numa xícara de água; se for sene-de-tinnevelly (ou indiano), use 4 a 12 vagens. Esses nomes identificam duas espécies diferentes à venda no comércio.

Tintura: tome 2 a 7 ml três vezes ao dia.

SÊNEGA

Polygala senega
(Sênega)
POLIGALÁCEAS

Parte usada: Raiz e rizoma.
Colheita: Colha as raízes e o rizoma em setembro e outubro.
Constituintes: 5% a 6% de saponinas, óleo fixo, mucilagem, ácido salicílico, resina.
Ações: Expectorante, diaforética, sialagoga, emética.

INDICAÇÕES:

Conhecemos a sênega por intermédio dos nativos norte-americanos. Ela era usada pelos índios sêneca para tratar picadas de cobra. Ela possui efeitos expectorantes excelentes, podendo ser utilizada no tratamento da asma brônquica, sobretudo quando há dificuldade de expectorar. Ela tem a propriedade geral de estimular a secreção, inclusive a saliva. Pode-se usá-la como enxágue bucal e gargarejo para tratar faringite e laringite. Quando ingerida em excesso, age como irritante do revestimento dos intestinos e provoca vômitos.

Combinações: Para doenças associadas à bronquite, usa-se com sanguinária-do-canadá, marroio-branco, grindélia ou erva-de-santa-luzia.

PREPARO E DOSAGEM:

Infusão: despeje 1 xícara de água fervente sobre ½ a 1 colher de chá da raiz seca e deixe em infusão por 10 a 15 minutos. Beba três vezes ao dia.

Tintura: tome 1 a 2 ml três vezes ao dia.

SERPENTÁRIA
Aristolochia serpentaria
(Virginia Snakeroot)
ARISTOLOQUIÁCEAS

Parte usada: Rizoma e raiz.
Colheita: As partes subterrâneas são colhidas no outono nas matas que cobrem as regiões orientais da América do Norte.

Constituintes: Ácido aristolóquico, óleo essencial, taninos, princípio amargo.
Ações: Estimulante, digestiva, tônica, diaforética.

INDICAÇÕES:

No passado, a serpentária, proveniente dos Estados Unidos, foi considerada uma das ervas mais importantes a entrar na Europa; é pouco usada hoje. Seu nome inglês deriva do seu uso para combater a urticária, o sumagre-venenoso e picadas de cobras.

Essa ação anti-inflamatória explica até certo ponto seu uso no tratamento do reumatismo e da gota. Seu principal uso tem sido no tratamento da dispepsia, da náusea, de cólicas e de problemas digestivos semelhantes. Ela estimula o sistema digestório e favorece suas funções.

PREPARO E DOSAGEM:

Infusão: despeje 1 xícara de água fervente sobre 1 colher de chá da raiz pulverizada e deixe em infusão por 10 a 15 minutos. Beba três vezes ao dia.

Tintura: tome 1 a 2 ml três vezes ao dia.

SOLIDÉU
Scutellaria lateriflora
(Skullcap)
LABIADAS

Parte usada: Partes aéreas.
Colheita: A colheita das partes aéreas é feita no fim do período de floração, nos meses de agosto e setembro.

Constituintes: Glicosídeo flavonoide, incluindo escutelarina e escutelareína; vestígios de óleo volátil; princípio amargo.

Ações: Tônica nervina, sedativa, antiespasmódica.

INDICAÇÕES:

O solidéu talvez seja o nervino mais importante que temos à disposição na *materia medica*. Ele relaxa estados de tensão nervosa ao mesmo tempo que renova e revigora o sistema nervoso central. Tem uso específico no tratamento de convulsões, estados histéricos e epilepsia. Pode ser usado em todos os estados de exaustão e depressão. É totalmente seguro para o alívio da síndrome pré-menstrual.

Combinações: Combina bem com valeriana.

PREPARO E DOSAGEM:

Infusão: despeje 1 xícara de água fervente sobre 1 a 2 colheres de chá da erva seca e deixe em infusão por 10 a 15 minutos. Beba três vezes ao dia ou quando necessário.

Tintura: tome 2 a 4 ml três vezes ao dia.

SUMAGRE-
-AROMÁTICO

Rhus aromatica
(Sweet Sumach)
ANACARDIÁCEAS

Parte usada: Casca da raiz.
Constituinte: Taninos.
Ação: Adstringente.

INDICAÇÕES:

O sumagre-aromático é um adstringente eficiente, indicado, acima de tudo, para tratar a incontinência urinária tanto em jovens quanto em idosos. Pode ser usado com segurança sempre que haja necessidade de um adstringente, como em casos de diarreia e hemorragia. Essa erva tem fama de reduzir o açúcar no sangue. Sua eficácia nesse sentido, porém, é objeto de debates.

Combinações: Para o controle da incontinência urinária, pode ser combinada com cavalinha e agrimônia.

PREPARO E DOSAGEM:

Decocção: coloque 1 colher de chá da casca da raiz numa caneca com 250 ml de água, leve ao ponto de ebulição e deixe ferver em fogo brando por 10 minutos. Beba três vezes ao dia.

Tintura: tome 1 a 2 ml três vezes ao dia.

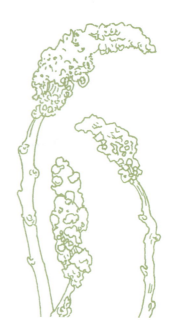

TANACETO

(TCC CATINGA-DE-MULATA)
Tanacetum vulgare
(Tansy)
COMPOSTAS

Parte usada: Partes aéreas.
Colheita: Colha as folhas e flores na época da floração, entre junho e setembro.
Constituintes: Óleo volátil contendo tujona; glicosídeos amargos; lactonas sesquiterpênicas; terpenoides; flavonoides; taninos.
Ações: Vermífuga, anti-helmíntica, amarga digestiva, carminativa, emenagoga.

INDICAÇÕES:

O tanaceto é um remédio eficaz para livrar o trato digestório de infestações de vermes. Embora seu uso para essa finalidade seja seguro, sua utilização continuada por períodos mais longos deve ser evitada, pois alguns constituintes do óleo são bastante perigosos em altas dosagens. A erva é eficaz contra vermes e lombrigas e pode ser usada em crianças como enema. Como um amargo, estimula o processo digestivo e alivia a dispepsia, exercendo todas as ações de um tônico amargo. Pode ser usada como emenagogo para estimular a menstruação, mas deve ser evitada durante a gravidez. Externamente, como loção, é eficaz em casos de sarna.

PRECAUÇÕES:

Evite durante a gravidez.

Combinações: Para vermes intestinais, pode ser usada com losna e um carminativo, como camomila, junto com um purgativo, como sene.

PREPARO E DOSAGEM:

Infusão: despeje 1 xícara de água fervente sobre 1 colher de chá da erva seca e deixe em infusão por 10 a 15 minutos. Beba duas vezes ao dia.
Tintura: tome 1 a 2 ml três vezes ao dia.

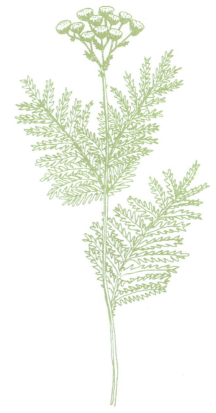

TANCHAGEM

Plantago major
(Plantain, Greater)
PLANTAGINÁCEAS

Parte usada: Folhas ou partes aéreas.
Colheita: Colha durante a floração ao longo do verão. Coloque para secar o mais rápido possível, pois as folhas perdem a coloração se forem colocadas para secar de maneira inadequada.
Constituintes: Glicosídeos, incluindo aucubina, mucilagem, ácido clorogênico e ácido ursólico; ácido silícico.
Ações: Expectorante, demulcente, adstringente, diurética.

INDICAÇÕES:

Tanto a tanchagem como a sua parenta próxima, a tanchagem-menor, têm propriedades curativas valiosas. Ela age como expectorante brando ao mesmo tempo que alivia as membranas inflamadas e irritadas, tornando-a ideal para tosses e bronquite branda. Sua adstringência ajuda em casos de diarreia, hemorroidas e também de cistite com sangramento.

PREPARO E DOSAGEM:

Infusão: despeje 1 xícara de água fervente sobre 2 colheres de chá da erva seca e deixe em infusão por 10 minutos. Beba três vezes ao dia.
Unguento: para tratar hemorroidas e ferimentos.
Tintura: tome 2 a 3 ml três vezes ao dia.

TASNEIRA

Senecio aureus
(Golden Ragwort)
COMPOSTAS

Parte usada: Partes aéreas secas.
Colheita: Colha a erva logo antes do desabrochar das pequenas flores, no verão.
Constituintes: Alcaloides, inclusive senecifolina, senecina, resinas.
Ações: Tônica uterina, diurética, expectorante, emenagoga.

INDICAÇÕES:

Como tônico uterino, pode-se usar a tasneira com segurança sempre que haja necessidade de adquirir força e cuidado. Ela é muito útil em casos de distúrbios da menopausa. É eficaz para casos de menstruação atrasada ou suprimida. Como ducha, é indicada para tratar leucorreia. Também é conhecida como tônico geral para estados de debilidade e para doenças como a tuberculose.

Combinações: Para problemas da menopausa, pode-se combinar de maneira benéfica com erva-de-são-joão, aveia ou anêmona.

PREPARO E DOSAGEM:

Infusão: despeje 1 xícara de água fervente sobre 1 a 3 colheres de chá da erva seca e deixe em infusão por 10 a 15 minutos. Beba três vezes ao dia.
Tintura: tome 1 a 4 ml três vezes ao dia.

TÍLIA

Tilia europea

(Lime Blossom)

TILIÁCEAS

Parte usada: Flores secas.

Colheita: Colha as flores logo após a floração, no meio do verão. Colha-as num dia seco e coloque-as para secar com cuidado à sombra.

Constituintes: Óleo essencial contendo farnesol; mucilagem; flavonoides; hesperidina; cumarina fraxoside; vanilina.

Ações: Nervina, antiespasmódica, diaforética, diurética, adstringente branda.

INDICAÇÕES:

A tília é muito conhecida como um remédio relaxante em situações de tensão nervosa. É profilática contra o desenvolvimento de arteriosclerose e hipertensão. É considerada um específico para o tratamento da pressão arterial alta associada com arteriosclerose e tensão nervosa. Sua ação relaxante, combinada com um efeito geral sobre o sistema circulatório, lhe confere eficácia no tratamento de algumas formas de enxaqueca. A diaforese combinada com o relaxamento explica seu valor em episódios de resfriados com febre e gripes.

Combinações: Para pressão alta, combina com pilriteiro e visco-branco; para tensão nervosa, com lúpulo; para resfriado comum, com flor de sabugueiro.

PREPARO E DOSAGEM:

Infusão: despeje 1 xícara de água fervente sobre 1 colher de chá das flores secas e deixe em infusão por 10 minutos. Beba três vezes ao dia. Para um efeito diaforético em casos de febre, use 2 a 3 colheres de chá.

Tintura: tome 1 a 2 ml três vezes ao dia.

TOMILHO

Thymus vulgaris

(Thyme)

LABIADAS

Parte usada: Folhas e sumidades floridas.

Colheita: Colha os ramos floridos entre junho e agosto, em dia seco e ensolarado. Retire as folhas dos ramos secos.

Constituintes: Mais de 1% de óleo volátil, que inclui timol, carvacrol, cimol, linalol, borneol; princípios amargos; taninos; flavonoides; triterpenoides.

Ações: Carminativa, antimicrobiana, antiespasmódica, expectorante, adstringente, anti-helmíntica.

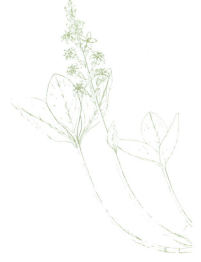

INDICAÇÕES:

Com seu alto conteúdo de óleo volátil, o tomilho é um bom carminativo para usar em ocorrências de dispepsia e digestão lenta. Esse óleo é também uma substância fortemente antisséptica, o que explica suas inúmeras aplicações. Pode ser usado externamente como loção para tratar feridas infectadas, mas também internamente para infecções respiratórias e digestivas. Como gargarejo em casos de laringite e tonsilite, alivia dores de garganta e abranda tosses irritáveis. É um excelente remédio para a tosse, produzindo expectoração e reduzindo espasmos desnecessários. Pode ser usado no tratamento da bronquite, da coqueluche e da asma. Como adstringente brando, produz bons resultados no tratamento da diarreia e da enurese infantis.

Combinações: Para problemas asmáticos, combina bem com lobélia e éfedra, acrescentando-lhes seu efeito antimicrobiano. Para coqueluche, use-o com cerejeira-preta e rorela.

PREPARO E DOSAGEM:

Infusão: despeje 1 xícara de água fervente sobre 2 colheres de chá da erva seca e deixe em infusão por 10 minutos. Beba três vezes ao dia.

Tintura: tome 2 a 4 ml três vezes ao dia.

TORMENTILHA
Potentilla tormentilla
(Tormentil)
ROSÁCEAS

Parte usada: Rizoma.
Colheita: O rizoma é extraído no outono; corte-o em pedaços pequenos, lave-os e seque-os.
Constituintes: 15% de taninos, glicosídeos, matéria corante vermelha.
Ações: Adstringente, vulnerária.

INDICAÇÕES:

A tormentilha é um adstringente de grande eficácia para casos de diarreia, em particular quando aguda ou de origem nervosa. É muitas vezes usada como parte do tratamento da colite, tanto de natureza mucosa como ulcerativa. Constitui um bom gargarejo adstringente para as membranas mucosas da boca e da garganta, podendo ser usada para tratar laringite, faringite, sangramento das gengivas, úlceras bucais e problemas semelhantes. Como loção, é usada externamente para aliviar hemorroidas. Como unguento, loção, compressa ou cataplasma, acelera a cura de ferimentos e cortes.

PREPARO E DOSAGEM:

Decocção: coloque 1 a 2 colheres de chá do rizoma seco numa caneca com 250 ml de água, leve ao ponto de ebulição e deixe ferver em fogo brando por 10 a 15 minutos. Beba três vezes ao dia.

Tintura: tome 2 a 4 ml três vezes ao dia.

TREVO-D'ÁGUA
Menyanthes trifoliata
(Buckbean)
MENIANTÁCEAS

Parte usada: Folhas.
Colheita: A melhor época para colheita é entre maio e julho. Coloque as folhas para secar ao sol ou a uma temperatura moderada.
Constituintes: Glicosídeos amargos, alcaloides, saponina, óleo essencial, flavonoides, pectina.
Ações: Amarga, diurética, colagoga, antirreumática.

INDICAÇÕES:

O trevo-d'água é uma erva de grande eficácia para o tratamento do reumatismo, da artrite e da artrite reumatoide. Tem um efeito estimulante sobre as paredes do cólon, agindo como laxante, mas não deve ser usada para reumatismo acompanhado de colite ou diarreia. Tem uma ação estimulante notável sobre os sucos digestivos e sobre o fluxo da bile, sendo por isso benéfica em estados debilitados devidos a uma digestão lenta, indigestão e problemas do fígado e da vesícula biliar.

Combinações: Para o tratamento de doenças reumáticas, combina bem com cimicífuga-preta e aipo (semente).

PREPARO E DOSAGEM:

Infusão: despeje 1 xícara de água fervente sobre 1 a 2 colheres de chá da erva seca e deixe em infusão por 10 a 15 minutos. Beba três vezes ao dia.
Tintura: tome 1 a 4 ml três vezes ao dia.

TREVO-DOS-PRADOS
Trifolium pratense
(Red Clover)
PAPILIONÁCEAS

Parte usada: Inflorescências.
Colheita: Colha entre maio e setembro.
Constituintes: Glicosídeos fenólicos, flavonoides, cumarinas, glicosídeos cianogênicos.
Ações: Alterativa, expectorante, antiespasmódica.

INDICAÇÕES:

O trevo-dos-prados é um dos remédios mais úteis para crianças com problemas de pele. Pode ser usado com segurança total em qualquer caso de eczema infantil. Também pode ser de grande proveito em outras afecções cutâneas crônicas, como psoríase. Embora seja mais eficaz com crianças, dá bons resultados também com adultos. Devido à sua ação expectorante e antiespasmódica, esse remédio é recomendado para o tratamento da tosse e da bronquite, em especial da coqueluche. Como alterativo, é indicado para numerosos problemas, quando considerado do ponto de vista holístico. Alguns indícios sugerem uma ação antineoplásica em animais.

Combinações: Para problemas cutâneos, combina bem com azeda-crespa e urtiga.

PREPARAÇÃO E DOSAGEM:

Infusão: despeje 1 xícara de água fervente sobre 1 a 3 colheres de chá da erva seca e deixe em infusão por 10 a 15 minutos. Beba três vezes ao dia.

Tintura: tome 2 a 6 ml três vezes ao dia.

TUIA
Thuja occidentalis
(Thuja)
CUPRESSÁCEAS

Parte usada: Ramos novos.
Colheita: Colha os ramos dessa conífera perene durante todo o ano, mas a estação mais apropriada é o verão.
Constituintes: 1% de óleo volátil, inclusive tujona; glicosídeo flavonoide; mucilagem, taninos.
Ações: Expectorante, estimulante para os músculos lisos, diurética, adstringente, alterativa.

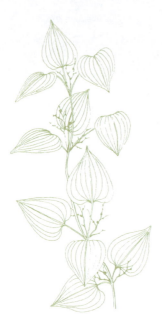

INDICAÇÕES:

A principal ação da tuia se deve ao seu óleo volátil estimulante e alterativo. No caso de catarro nos brônquios, a tuia combina expectoração com uma estimulação sistêmica benéfica, se houver também fraqueza cardíaca.

A tuia deve ser evitada quando a tosse resulta de um excesso de estimulação, como na tosse seca, irritável. Essa erva exerce uma ação reflexa específica sobre o útero e pode auxiliar na menstruação atrasada; por causa dessa ação, deve ser evitada na gravidez. Pode-se usá-la em caso de incontinência urinária devida à perda de tônus muscular. A tuia se mostra eficaz no tratamento da psoríase e do reumatismo. Externamente, é eficaz para tratar verrugas. Existem relatos de que combate os efeitos nocivos da vacina contra a varíola. Apresenta um efeito antifúngico marcante se usada externamente para tratar a tinha e a afta.

PRECAUÇÕES:

Evite durante a gravidez.

Combinações: Para tratar doenças pulmonares, combina com sênega, grindélia e lobélia.

PREPARO E DOSAGEM:

Infusão: despeje 1 xícara de água fervente sobre 1 colher de chá da erva seca e deixe em infusão por 10 a 15 minutos. Beba três vezes ao dia.

Tintura: tome 1 a 2 ml três vezes ao dia.

TUSSILAGEM

Tussilago farfara
(Coltsfoot)
COMPOSTAS

Parte usada: Flores e folhas secas.
Colheita: Colha as flores antes de desabrocharem totalmente (fim de fevereiro até abril) e coloque-as para secar com cuidado à sombra. A melhor época para colher as folhas é entre maio e junho. Elas devem ser picadas, postas para secar e armazenadas. As folhas frescas podem ser usadas até o outono.
Constituintes: Flores: Mucina; flavonoides rutina e caroteno; taraxantina; arnidiol e faradiol; taninos; óleo essencial. Folhas: Mucina; taninos em abundância; princípio amargo glicosidal; inulina; sitosterol; zinco.
Ações: Expectorante, antitussígena, demulcente, anticatarral, diurética.

Combinações: No tratamento de tosses, pode-se usá-la com marroio-branco e verbasco.

PREPARAÇÃO E DOSAGEM:

Infusão: despeje 1 xícara de água fervente sobre 1 a 2 colheres de chá das flores ou folhas secas e deixe em infusão por 10 minutos. Beba três vezes ao dia, o mais quente possível.
Tintura: tome 2 a 4 ml três vezes ao dia.

UMBIGO-DE-VÊNUS

Umbilicus rupestris
(Pennywort)
CRASSULÁCEAS

Parte usada: Folhas frescas.
Ações: Demulcente, anódina.

INDICAÇÕES:

A tussilagem combina um efeito expectorante calmante com uma ação antiespasmódica. Possui bons níveis de zinco nas folhas. Está comprovado que esse mineral tem efeitos anti-inflamatórios marcantes. Ela pode ser usada para tratar bronquite crônica ou aguda, tosse irritante, coqueluche e asma. Sua ação expectorante calmante lhe confere uma função importante na maioria das doenças respiratórias, inclusive em estados crônicos de enfisema. Como diurético brando, é usada para tratar cistite. As folhas frescas esmagadas são eficazes para tratar furúnculos, abscessos e úlceras supurantes.

INDICAÇÕES:

Descobri que o umbigo-de-vênus é um específico para tratar dores de ouvido, mas não encontrei nenhuma referência sobre isso na literatura herbácea. Das folhas frescas esmagadas extrai-se o suco, abundante nas folhas sumarentas, atividade fácil de fazer com a ajuda de uma peneira de metal. Introduz-se e mantém-se esse suco no ouvido com a ajuda de um tampão de algodão. Com esse procedimento, observei um alívio rápido e completo das fortes dores de ouvido em muito pouco tempo. Esse remédio é seguro inclusive para tratar crianças pequenas. Não é recomendado em caso de suspeita de lesão do tímpano.

URTIGA
Urtica dioica
(Nettle)
URTICÁCEAS

Parte usada: Partes aéreas.
Colheita: Colha a erva na época da floração.
Constituintes: Histamina, ácido fórmico, clorofila, glucoquinina, ferro, vitamina C.
Ações: Adstringente, diurética, tônica.

INDICAÇÕES:

A urtiga é uma das plantas de maior aplicação que temos. Ela fortalece e beneficia o corpo todo. É eficaz em todas as variedades de eczema, sobretudo o eczema nervoso. Como adstringente, pode ser usada para tratar sangramento nasal ou para aliviar os sintomas de hemorragia no corpo – por exemplo, hemorragia uterina.

Combinações: A urtiga combina bem com escrofulária e bardana no tratamento de eczemas.

PREPARO E DOSAGEM:

Infusão: despeje 1 xícara de água fervente sobre 1 a 3 colheres de chá da erva seca e deixe em infusão por 10 a 15 minutos. Beba três vezes ao dia.
Tintura: tome 1 a 4 ml da tintura três vezes ao dia.

UVA-DO-ÓREGON
Berberis aquifolium
(Mountain Grape)
BERBERIDÁCEAS

Parte usada: Rizoma e raiz.
Colheita: Colha as partes subterrâneas no outono, limpe-as bem, corte-as em fatias e coloque-as para secar.
Constituintes: Alcaloides, inclusive berberina, oxiacantina e berbamina.
Ações: Alterativa, colagoga, laxante, antiemética, anticatarral, tônica.

INDICAÇÕES:

Por sua ação, a uva-do-óregon se assemelha tanto ao hidraste quanto à uva-espim. É usada, sobretudo, no tratamento de doenças cutâneas crônicas e escamosas, como psoríase e eczema. Como problemas de pele dessa natureza se devem a causas sistêmicas no interior do organismo, a atividade tônica dessa erva sobre o fígado e a vesícula biliar ajuda a explicar sua potência. Pode ser usada para tratar problemas do estômago e da vesícula biliar, em particular quando há náusea e vômito. Como laxante, usa-se com segurança em caso de constipação crônica.

Combinações: Para tratar problemas de pele, combina bem com raiz de bardana, azeda-crespa e aparine. Para problemas da vesícula biliar, mistura-se com a raiz de *leptandra virginica* e a casca da árvore-franja.

PREPARO E DOSAGEM:

Decocção: coloque 1 a 2 colheres de chá da raiz numa caneca com 250 ml de água fria, leve ao ponto de ebulição e deixe ferver em fogo brando por 10 a 15 minutos. Beba três vezes ao dia.

Tintura: tome 1 a 4 ml três vezes ao dia.

UVA-ESPIM

Berberis vulgaris
(Barberry)
BERBERIDÁCEAS

Parte usada: Casca da raiz ou do caule.

Colheita: Extraia as raízes na primavera (março) ou no outono (novembro); colha a casca do caule na mesma época. Retire a casca da raiz e do caule e coloque-a para secar à sombra.

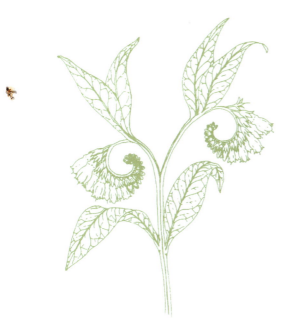

Constituintes: Alcaloides, inclusive berberina, oxiacantina, ácido quelidônico, taninos.

Ações: Colagoga, antiemética, tônica amarga, purgativa.

INDICAÇÕES:

A uva-espim é um dos melhores medicamentos para corrigir a função hepática e promover o fluxo da bile. É indicada para tratar inflamação da vesícula biliar e também para cálculos biliares. Indicada ainda para tratar icterícia devida à congestão do fígado. Como tônico amargo com efeitos laxantes brandos, é usada em pessoas fracas ou debilitadas para fortalecer e limpar o sistema. Uma ação interessante é sua capacidade de reduzir um baço aumentado. Ela combate a malária e é também eficaz no tratamento de infecção protozoária devida à leishmânia spp.

Combinações: Em casos de distúrbios da vesícula biliar, combina bem com a casca da árvore-franja e com a *leptandra virginica*.

PRECAUÇÕES:

Evite durante a gravidez.

PREPARO E DOSAGEM:

Decocção: coloque 1 colher de chá da casca numa caneca com 250 ml de água fria e deixe ferver por 10 a 15 minutos. Beba três vezes ao dia.

Tintura: tome 2 a 4 ml três vezes ao dia.

Herbário

UVA-URSINA

Arctostaphylos uva-ursi
(Bearberry)
ERICÁCEAS

Parte usada: Folhas.
Colheita: As folhas perenes podem ser colhidas ao longo de todo o ano, mas de preferência na primavera e no verão.
Constituintes: Glicosídeos, incluindo arbutina e ericolina. 6% de taninos, flavonoides e resina.
Ações: diurética, adstringente, antisséptica, demulcente.

> ## INDICAÇÕES:
> A uva-ursina tem um efeito antisséptico e adstringente específico sobre as membranas do sistema urinário. Em geral, ela alivia, tonifica e fortalece essas membranas. É usada, acima de tudo, para tratar cálculos ou ulcerações nos rins ou na bexiga. Pode ser usada no tratamento de infecções, como pielite e cistite, ou como parte de uma abordagem holística de problemas renais mais crônicos. Exerce uma função eficaz no tratamento de grânulos ou cálculos renais. Com sua elevada adstringência, é usada em algumas formas de enurese. Como ducha, é benéfica para ulceração e infecção vaginal.

Combinações: Com grama-de-ponta e mil-folhas para infecções urinárias.

PREPARO E DOSAGEM:

Infusão: despeje 1 xícara de água fervente sobre 1 a 2 colheres de chá de folhas secas e deixe em infusão por 10 a 15 minutos. Beba três vezes ao dia.
Tintura: tome 2 a 4 ml três vezes ao dia.

VALERIANA

Valeriana officinalis
(Valerian)
VALERIANÁCEAS

Parte usada: Rizoma e raízes.
Colheita: Colha no final do outono. Lave bem e coloque para secar à sombra.

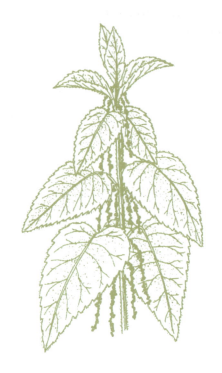

Constituintes: Óleo volátil, inclusive ácido valérico, ácido isovalérico, borneol, pineno, canfeno; alcaloides voláteis.

Ações: Sedativa, hipnótica, antiespasmódica, hipotensiva, carminativa.

INDICAÇÕES:

A valeriana é um dos nervinos relaxantes mais benéficos que temos à nossa disposição. A medicina ortodoxa reconhece esse fato, como o comprova sua inclusão como sedativo em muitas farmacopeias. Pode ser usada com segurança para reduzir a tensão e a ansiedade, a excitabilidade excessiva e estados histéricos. É uma ajuda eficaz em casos de insônia, induzindo um sono reparador natural. Como erva antiespasmódica, ajuda no alívio de espasmos e cólicas intestinais e é também benéfica para tratar cólicas e dores menstruais. Como analgésico, é recomendada para situações em que a dor está associada à tensão. A valeriana pode aliviar episódios de enxaqueca e de dores reumáticas.

Combinações: Para o alívio da tensão, combina com grande eficácia com solidéu. Para insônia, combina-se com passiflora e lúpulo. Para o tratamento de cólicas, é eficaz com noveleiro.

PREPARO E DOSAGEM:

Infusão: despeje 1 xícara de água fervente sobre 1 a 2 colheres de chá da raiz e deixe em infusão por 10 a 15 minutos. Beba quando necessário.

Tintura: tome 2 a 4 ml três vezes ao dia.

VARA-DOURADA
Solidago virgaurea
(Golden Rod)
COMPOSTAS

Parte usada: Partes aéreas secas.

Colheita: Colha os talos na época da floração, entre julho e outubro, de preferência de plantas que ainda não floresceram. Coloque para secar à sombra ou então a uma temperatura abaixo de 40 ºC.

Constituintes: Saponinas, óleo essencial, princípio amargo, taninos, flavonoides.

Ações: Anticatarral, anti-inflamatória, antisséptica, diaforética, carminativa, diurética.

INDICAÇÕES:

A vara-dourada talvez seja a primeira planta a se ter em mente em caso de catarro nas vias respiratórias superiores, seja de natureza aguda ou crônica. Ela pode ser usada em combinação com outras ervas no tratamento da gripe. Por suas propriedades carminativas, é benéfica para tratar dispepsia flatulenta. Como antisséptico urinário anti-inflamatório, a vara-dourada é eficaz para tratar cistite, uretrite e outras inflamações dessa natureza. Ela favorece a cura de ferimentos e como gargarejo pode ser usada para tratar laringite e faringite.

Combinações: Para catarro nas vias respiratórias superiores, combina com cotonária, equinácea, fitolaca e índigo-selvagem.

PREPARO E DOSAGEM:

Infusão: despeje 1 xícara de água fervente sobre 2 a 3 colheres de chá da erva seca e deixe em infusão por 10 a 15 minutos. Beba três vezes ao dia.

Tintura: tome 2 a 4 ml três vezes ao dia.

VERBASCO
Verbascum thapsus
(Mullein)
ESCROFULARIÁCEAS

Parte usada: Folhas e flores secas.

Colheita: Colha as folhas em meados do verão, antes de assumirem uma cor acastanhada. Coloque-as para secar à sombra. Colha as flores entre julho e setembro, com tempo seco. Coloque-as para secar à sombra ou com aquecimento artificial não superior a 40 ºC. As flores assumem a cor castanha na presença da umidade, tornando-se inúteis.

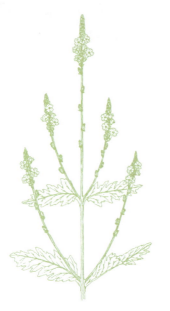

Constituintes: Mucilagem e goma; saponinas; óleo volátil; flavonoides, inclusive hesperidina e verbascosídeo; glicosídeos, inclusive aucubina.

Ações: Expectorante, demulcente, diurética branda, sedativa branda, vulnerária.

INDICAÇÕES:

O verbasco é um remédio respiratório muito benéfico que podemos utilizar para tratar a maioria das doenças que afetam esse sistema vital. É um medicamento ideal para tonificar as membranas mucosas do sistema respiratório, reduzindo a inflamação e estimulando a produção de fluido e assim facilitando a expectoração. É considerado um específico para tratar bronquite, seguida de muita tosse com irritação e dor. Suas propriedades anti-inflamatórias e demulcentes indicam seu uso para tratar a inflamação da traqueia e condições análogas. Externamente, um extrato feito em óleo de oliva é excelente para aliviar e curar qualquer superfície inflamada.

Combinações: Para bronquite, combina bem com marroio-branco, tussilagem e lobélia.

PREPARO E DOSAGEM:

Infusão: despeje 1 xícara de água fervente sobre 1 a 2 colheres de chá das folhas ou flores secas e deixe em infusão por 10 a 15 minutos. Beba três vezes ao dia.

Tintura: tome 1 a 4 ml três vezes ao dia.

VERBENA
Verbena officinalis
(Vervain)
LABIADAS

Parte usada: Partes aéreas.
Colheita: Colha a erva antes da floração, em geral em julho. Coloque para secar o mais rápido possível.
Constituintes: Glicosídeo amargo chamado verbenalina; óleo essencial; mucilagem; taninos.
Ações: Tônica nervina, sedativa, antiespasmódica, diaforética, possível galactagoga, hepática.

INDICAÇÕES:

A verbena é uma erva que fortalece o sistema nervoso ao mesmo tempo que relaxa tensões e o estresse. É usada para amenizar a depressão e a melancolia, sobretudo quando estas ocorrem após uma doença, como a gripe. Ela auxilia no tratamento de convulsões e histeria. Como diaforético, é eficaz nos estágios iniciais de febres. Como remédio hepático, auxilia no tratamento de inflamação da vesícula biliar e da icterícia. Pode ser usada como enxágue bucal para tratar cáries e problemas das gengivas.

Combinações: No tratamento da depressão, combina com solidéu, aveia e cipripédio.

PREPARO E DOSAGEM:

Infusão: despeje 1 xícara de água fervente sobre 1 a 3 colheres de chá da erva seca e deixe em infusão por 10 a 15 minutos. Beba esse preparo três vezes ao dia.
Tintura: tome 2 a 4 ml três vezes ao dia.

VIBURNO
Viburnum prunifolium
(Black Haw)
CAPRIFOLIÁCEAS

Parte usada: Casca seca da raiz, do caule ou do tronco.
Colheita: Colha a casca das raízes e do tronco no outono. Cave os arbustos e retire a casca das raízes e do tronco. Colha a casca dos ramos na primavera e no verão. Em ambos os casos, a casca deve ser colocada para secar à sombra.
Constituintes: Triterpenoides, cumarinas, princípio amargo, ácido valérico, salicosídios, taninos.
Ações: Antiespasmódica, sedativa, hipotensiva, adstringente.

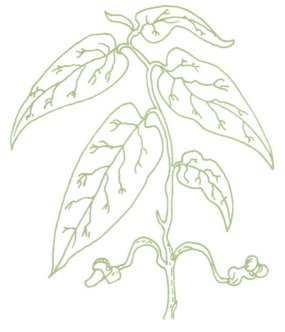

Herbário

INDICAÇÕES:

O viburno tem um uso semelhante ao do noveleiro, com o qual está estreitamente relacionado. É um relaxante vigoroso do útero e usado para dismenorreia (cólica uterina) e dores de parto falsas. Pode ser usado também em casos de ameaça de aborto. Suas ações relaxante e sedativa explicam sua capacidade de reduzir a pressão sanguínea, decorrente do relaxamento dos vasos sanguíneos periféricos. Como antiespasmódico, pode ser usado no tratamento da asma.

Combinações: Em caso de ameaça de aborto, combina bem com noveleiro e raiz de falso-unicórnio.

PREPARO E DOSAGEM:

Decocção: coloque 2 colheres de chá da casca seca numa caneca com 250 ml de água fria, leve ao ponto de ebulição e deixe ferver em fogo brando por 10 minutos. Beba três vezes ao dia.

Tintura: tome 5 a 10 ml três vezes ao dia.

Ações: Expectorante, alterativa, anti-inflamatória, diurética, antineoplásica.

INDICAÇÕES:

A violeta tem uma longa história de uso como remédio para a tosse e, em particular, para o tratamento da bronquite. Ela favorece o tratamento do catarro nas vias superiores. Com a combinação de ações, é utilizada em afecções cutâneas, como eczema, e, há muito tempo, no tratamento do reumatismo. É eficaz também para tratar infecções urinárias. A violeta tem fama de ser anticancerígena, sendo de suma importância num contexto holístico para o tratamento do câncer.

PREPARO E DOSAGEM:

Infusão: despeje 1 xícara de água fervente sobre 1 colher de chá da erva e deixe em infusão por 10 a 15 minutos. Beba três vezes ao dia.

Tintura: tome 1 a 2 ml três vezes ao dia.

VIOLETA
Viola odorata
(Sweet Violet)
VIOLÁCEAS

Parte usada: Folhas e flores.
Colheita: Colha na primavera, ou seja, março e abril. Coloque para secar com cuidado.
Constituintes: Saponinas, salicilato de mentilo, alcaloides, flavonoides, óleo essencial.

VISCO-BRANCO
(TCC VISCO-EUROPEU)
Viscum album
(Mistletoe)
LORANTÁCEAS

Parte usada: Ramos folhosos secos.
Colheita: Colha os ramos novos na primavera.

> **PRECAUÇÕES:**
> Não use as bagas.

Constituintes: Viscotoxina (um polipeptídeo cardioativo), saponinas triterpênicas, colina, histamina, proteínas antitumorais.
Ações: Nervina, hipotensora, cardiotônica, possivelmente antitumoral.

INDICAÇÕES:

O visco-branco é um excelente nervino relaxante indicado para muitos casos. Ele acalma, alivia e tonifica o sistema nervoso. Esse medicamento age diretamente sobre o nervo vago para reduzir a frequência cardíaca ao mesmo tempo que fortalece a parede dos vasos capilares periféricos. Assim, age para reduzir a pressão sanguínea e amenizar a arteriosclerose. Pode ser muito benéfico em episódios de taquicardia de fundo nervoso. Também abranda dores de cabeça causadas por pressão arterial elevada. Pesquisas atuais sobre o câncer mostram que o visco-branco desenvolve certa atividade antitumoral.

Combinações: O visco-branco combina bem com as bagas de pilriteiro e com tília no tratamento de pressão arterial alta.

PREPARO E DOSAGEM:

Infusão: despeje 1 xícara de água fervente sobre 1 a 2 colheres de chá da erva seca e deixe em infusão por 10 a 15 minutos. Beba três vezes ao dia.
Tintura: tome 1 a 4 ml três vezes ao dia.

ZIMBRO
(TCC JUNÍPERO)
Juniperus communis
(Juniper Berries)
CUPRESSÁCEAS

Parte usada: Bagas maduras secas.
Colheita: Colha as bagas maduras, sem rugas, no outono e coloque-as para secar lentamente à sombra para evitar a perda do óleo presente.

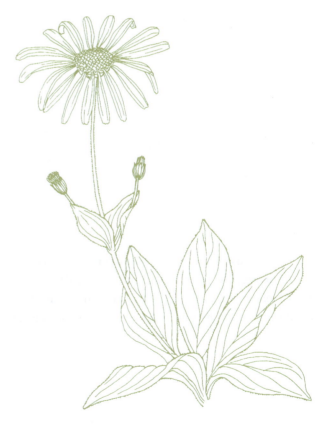

Herbário

Constituintes: Rico em óleo essencial contendo monoterpenos e sesquiterpenos; açúcar invertido; glicosídeos de flavona; resina; taninos; ácidos orgânicos.

Ações: Diurética, antisséptica, carminativa, antirreumática.

INDICAÇÕES:

As bagas do zimbro formam um excelente antisséptico no caso de inflamações como cistite. O óleo essencial presente é estimulante para os néfrons dos rins, e por isso deve-se evitar essa erva em caso de doenças renais. A ação amarga favorece a digestão e alivia cólicas flatulentas. É usado para tratar reumatismo e artrite. Externamente, alivia dores nas articulações e nos músculos.

PRECAUÇÕES:

Devido à sua ação sobre os rins, evite as bagas de zimbro em caso de doenças renais.
Evite-as também na gravidez.

PREPARO E DOSAGEM:

Infusão: despeje 1 xícara de água fervente sobre 1 colher de chá de bagas levemente amassadas e deixe em infusão por 20 minutos. Beba uma xícara à noite e pela manhã. O tratamento do reumatismo crônico deve se prolongar de quatro a seis semanas na primavera ou no outono.

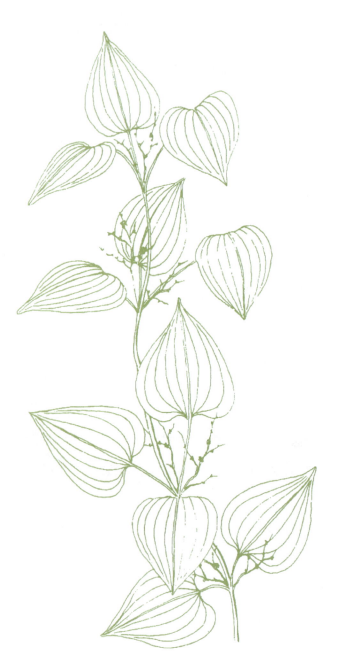

RECURSOS E FORNECEDORES

De um modo geral, é preferível usar ervas recém-colhidas, silvestres ou cultivadas. Como essa opção nem sempre está disponível, segue uma lista dos fornecedores mais recomendáveis de ervas e de produtos herbáceos.

RECURSOS E FORNECEDORES NOS ESTADOS UNIDOS

American Herbalists Guild
14 Waverly Court
Asheville, NC 28805
Tel.: (617) 520-4372
ahgoffice@earthlink.net
www.americanherbalistsguild.com

American Botanical Council
PO Box 144345
Austin, TX 78714-4345
Tel.: (1-800) 373-7105
abc@herbalgram.org
www.herbalgram.org

HerbPharm
PO Box 116
Williams, OR 97544
Tel.: (1-800) 348-4372
HerbPharm@aol.com

Herbalist & Alchemist, Inc.
51 S. Wandling Ave.
Washington, NJ 07882
Tel.: (1-800) 611-8235
www.herbalist-alchemist.com

Gaia Herbs Inc.
108 Island Ford Road
Brevard, NC 28712
Tel.: (828) 884-4242
VOB@gaiaherbs.com
www.gaiaherbs.com

Eclectic Institute
36560 S.E. Industrial Way
Sandy, OR 97055
Tel.: (1-800) 859-4971
customerservice@eclectic-herb.com
www.eclecticherb.com

RECURSOS E FORNECEDORES NO REINO UNIDO

Leyland Mills
Leyland Mill Lane
Wigan WN1 2SB
Tel.: 01144 (0) 1942 405100

Phytoproducts, Ltd.
Park Works
Park Road
Mansfield Woodhouse
Notts NG19 8EF
Tel.: 01144 (0) 1623 644334

Arnold Pierce S., & Son
Herb, Spice Wholesalers
270 London Rd
Wallington SM6 7DJ
Tel.: 01144 (0) 20 8647 5330

Neal's Yard Remedies
15 Neal's Yard
Covent Garden
London WC2H 9DP
Tel.: 01144 (0) 20 7379 7222
www.nealsyardremedies.com
mail@nealsyardremedies.com

PARA PEDIDOS POR CORREIO

29 Dalton Street
Manchester M2 6DS
Tel.: 01144 (0) 161 831 7875
Fax: 01144 (0) 161 835 9322

BIBLIOGRAFIA

Herbários

Em geral, há duas modalidades de livros sobre ervas disponíveis nos dias de hoje. Uma delas relaciona as plantas usadas medicinalmente, descrevendo suas propriedades. Para consultar esse tipo de livro, o leitor precisa ter conhecimento prévio da planta apropriada para uma determinada doença. A outra modalidade se concentra nas doenças e sintomas, indicando ervas que favoreçam a cura de algumas. Nenhuma dessas formas é ideal, mas facilitam muito o estudo desse campo fascinante.

A lista oferecida a seguir representa apenas uma pequena seleção do que está à disposição no momento. Acrescentei um pequeno comentário a alguns desses livros. Ao procurar um livro sobre ervas, o mais recomendável é ir a uma livraria e pesquisar.

Bove, Mary
An Encyclopedia of Natural Healing for Children and Infants. New Canaan, CT: Keats, 1996.

Chevallier, Andrew
The Encyclopedia of Medicinal Plants. Nova York, NY: DK Publishing, 1996.

Gladstar, Rosemary
Family Herbal: A Guide to Living Life with Energy, Health, and Vitality. Pownal, VT: Storey Books, 2001.

Gladstar, Rosemary
Herbal Healing for Women. Nova York, NY: Simon & Schuster, 1993.

Grieve, Mrs. M.
A Modern Herbal. Dover Publications, 1931. De longe, o melhor livro de referência sobre ervas, suas origens, cultivo, uso medicinal e folclore. Imprescindível.

Hoffmann, David
Medical Herbalism: The Science and Practice of Herbal Medicine. Rochester, VT: Healing Arts Press, 2003.

Kloss, Jethro
Back to Eden. Beneficial Books, 1971. Um clássico da medicina herbácea e naturopática.

Lust, John
The Herb Book. Bantam Books, 1974. Um herbário americano, verdadeira mina de informações sobre as ervas abordadas, apesar de omitir muitas espécies britânicas.

McIntyre, Anne
The Complete Herbal Tutor: A Structured Course to Achieve Professional Expertise. Gaia Books, 2010. [*Guia Completo de Fitoterapia*, publicado pela Editora Pensamento, São Paulo, 2012.]

McIntyre, Anne
The Complete Woman's Herbal. Nova York, NY: Henry Holt Company. pp. 166-70, 189; 1995.

Mills, Simon, e Bone, Kerry
Principles and Practice of Phytotherapy: Modern Herbal Medicine. Edimburgo, RU: Churchill Livingstone, 1999.

Potter's New Cyclopaedia of Botanical Drugs. Health Science Press, 1975. Este é um dos livros de referência-padrão, mas deixa muito a desejar.

Wood, Matthew
The Earthwise Herbal: A Complete Guide to New World Medicinal Plants. Berkeley, CA: North Atlantic Books, 2009.

Farmacognosia e Medicina

São abundantes as informações disponíveis sobre os constituintes das plantas e seu uso na medicina e na farmacologia. As fontes tendem a ser volumes acadêmicos muito esotéricos, mas vale a pena explorá-las. Existem inúmeras revistas científicas dedicadas exclusivamente aos remédios herbáceos, como *Lloydia, Plant Medica* e *Journal of Ethnobotany*. A seguir, uma seleção de livros que tratam do uso ortodoxo das plantas.

Barnes, J., Anderson, L. A., e Phillipson, J. D.
Herbal Medicines – A Guide for Health-care Professionals. Londres, Inglaterra: The Pharmaceutical Press, 2002.

Bradley, P., org.
British Herbal Compendium. Dorset, Inglaterra: British Herbal Medicine Association. Vol. 2, 2006.

British Pharmaceutical Codex
Em particular edições anteriores a 1949.

United States Pharmacopoeia

Martindale
The Extra Pharmacopoeia
Pharmaceutical Press, 1989.

Trease & Evans
Pharmacognosy
Bailliere Tindall, 1989.

Geral

Centenas de livros abordam inúmeros aspectos da cura holística, da Nova Era e do herbalismo em geral. Esta é apenas uma seleção simbólica.

Bailey, Alice A.
Esoteric Healing. Lucis Press, 1953. [*Cura Esotérica*, publicado pela Editora Pensamento, São Paulo, 2009] (fora de catálogo)

Bohm, David
Wholeness and the Implicate Order. Routledge & Kegan Paul, 1980. [*A Totalidade e a Ordem Inplicada*, publicado pela Editora Cultrix, São Paulo, 1992.] (fora de catálogo)

Capra, Fritjof
The Tao of Physics. Fontana/Collins, 1975. [*O Tao da Física*, 2ª edição, publicado pela Editora Cultrix, São Paulo, 2011.]

Capra, Fritjof
The Turning Point. Wildwood House, 1982. Este é um dos livros mais importantes publicados. Trata-se do estudo mais claro e convincente com que me deparei da transformação social, psicológica e espiritual pela qual estamos passando. A revisão da medicina efetuada por Capra tem implicações profundas para a medicina herbácea. [*O Ponto de Mutação*, publicado pela Editora Cultrix, São Paulo, 31ª reimpressão, 2016.]

Dossey, Larry
Space, Time and Medicine. Shambhala, 1982. [*Espaço, Tempo e Medicina*, publicado pela Editora Cultrix, São Paulo, 1998.]

Gaskin, Ina M.
Spiritual Midwifery. The Book Publishing Company, 1980. Excelente livro sobre parto natural.

Griggs, Barbara
Green Pharmacy. Norman & Hobhouse, 1981. Uma história excepcional e elucidativa da medicina herbácea até os dias de hoje.

Grigson, Geoffrey
The Englishman's Flora. Paladin. Um excelente livro sobre o folclore de plantas britânicas.

Lovelock, J. E.
Gaia, A New Look at Life on Earth. Oxford University Press, 1979.

Poucher, W. A.
Perfumes, Cosmetics and Soaps. Chapman and Hall, HB, 1975; PB, 1978.

Schultes, Richard Evans e Hoffmann, Albert
Plants of the Gods. Hutchinson. Este livro explora o uso de plantas alucinógenas em todo o mundo. É um testemunho da relação espiritual e ecológica entre a humanidade e o nosso planeta.

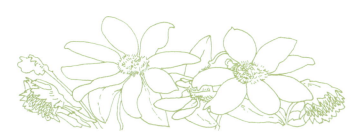

REPERTÓRIO

Este repertório relaciona as ervas que podem ser usadas para doenças específicas. As ervas que podem ser consideradas como específicos estão sublinhadas.

ABORTO (AMEAÇA)

Falso-unicórnio (raiz), Ginseng-azul, Noveleiro, Viburno.

ABSCESSO

Alho, Alteia, Aparine, Equinácea, Feno-grego, Fitolaca, Hidraste, Índigo-selvagem, Íris, Malva, Mirra, Tussilagem.

ACNE

Alho, Aparine, Equinácea, Fitolaca, Índigo-selvagem, Íris.

ADENOIDE

Alho, Aparine, Calêndula, Equinácea, Fitolaca, Hidraste, Índigo-selvagem.

AMENORREIA

ver "Menstruação (atrasada)"

ANGINA PECTORIS

Agripalma, Pilriteiro.

ANSIEDADE

Agripalma, Alface-brava, Anêmona, Aveia, Betônica, Camomila, Damiana, Erva-cidreira, Erva-de-são-joão, Hissopo, Hortelã-pimenta, Lúpulo, Papoula-da-califórnia, Passiflora, Primavera, Solidéu, Tília, Valeriana, Verbena, Visco-branco.

APENDICITE

Agrimônia, Gerânio, Hidraste, Inhame-bravo.

ARTERIOSCLEROSE

Pilriteiro, Tília, Visco-branco.

ARTRITE

Aipo (semente), Bétula, Choupo-tremedor, Cimicífuga-preta, Dulcamara, Filipêndula, Guaiaco, Gualtéria, Inhame-bravo, Margarida, Mil-folhas, Pinheiro-da-escócia, Trevo-d'água, Zimbro.

ASMA

Anêmona, Bálsamo-de-tolu, Cerejeira-preta, Cimicífuga-preta, Éfedra, Erva-de-santa-luzia, Ginseng-azul, Grindélia, Ínula, Lobélia, Petasites híbrido, Rorela, Sanguinária-do-canadá, Sênega, Tussilagem, Verbasco, Viburno.

AZIA

Alteia, Confrei, Filipêndula, Malva, Musgo-da-irlanda, Musgo-da-islândia, Olmo-americano.

BRONQUITE

Alcaçuz, Alcaravia, Alho, Alteia, Amor-perfeito, Angélica, Anis, Bálsamo-de-gileade, Bálsamo-de-tolu, Capuchinha, Carlina-comum, Cebola-albarrã, Cerejeira-preta, Confrei, Éfedra, Equinácea, Erva daninha de borboleta (raiz), Erva-de-santa-luzia, Feno-grego, Funcho, Grindélia, Hera-terrestre, Hissopo, Ínula, Ipecacuanha, Linhaça, Lobélia, Malva, Marroio-branco, Musgo-da-irlanda, Musgo-da-islândia, Pilosela-das-boticas, Pinheiro-da-escócia, Primavera, Raiz-forte, Rorela, Sanguinária-do-canadá, Saponária, Sênega, Tanchagem, Tomilho, Tussilagem, Verbasco, Violeta.

CÃIBRA

Alface-brava, Anêmona, Betônica-palustre, Cimicífuga-preta, Gengibre, Inhame-bravo, Noveleiro, Pimenta-de-caiena, Solidéu, Valeriana.

CÁLCULOS RENAIS

Alfavaca-de-cobra, Cardo-marítimo, Cenoura, Colinsônia-canadense, Dente-de-leão, Estigma de milho, Eupatório-roxo (raiz), Grama-de-ponta, Hidrângea, Mil-folhas, Uva-ursina.

CATARRO

Alho, Bálsamo-de-tolu, Bistorta, Camomila, Equinácea, Erva-benta, Erva-de-santa-luzia, Eufrásia, Feno-grego, Fitolaca, Grindélia, Hera-terrestre, Hidraste, Hissopo, Hortelã-pimenta, Índigo-selvagem, Malva, Margarida, Mirra, Musgo-da-islândia, Pilosela-das-boticas, Pinheiro-da-escócia, Sabugueiro, Tussilagem, Vara-dourada, Verbasco, Violeta.

CIÁTICA

Cimicífuga-preta, Erva-de-são-joão, Mil-folhas, Piscídia.

CIRCULAÇÃO

Alecrim, Cavalinha, Freixo-espinhento, Gengibre, Mostarda, Pimenta-de-caiena.

CISTITE

Aipo (semente), Alfavaca-de-cobra, Amor-perfeito, Angélica, Aparine, Benjoim, Bétula, Boldo, Buchu, Cardo-marítimo, Carlina-comum, Cavalinha, Equinácea, Estigma de milho, Eupatório-roxo (raiz), Grama-de-ponta, Hera-terrestre, Hidrângea, Mil-folhas, Tussilagem, Uva-ursina, Vara-dourada, Zimbro.

COCEIRA

Aparine, Calêndula, Camomila, Erva-de-são-joão, Hidraste, Hortelã-pimenta, Morrião-dos-passarinhos, Pepino.

CÓLICA

Alcaçuz, Alcaravia, Alface-brava, Angélica, Anis, Arruda, Artemísia, Boldo-do-chile, Cálamo-aromático, Camomila, Canela, Cardamomo, Cardo-santo, *Chelone glabra*, Coentro, Condurango, Endro, Erva-benta, Funcho, Gatária, Genciana, Gengibre, Ginseng-azul, Hortelã-pimenta, Inhame-bravo, Jamelão, Losna, Noveleiro, Petasites híbrido, Pimenta-da-jamaica, Pimenta-de-caiena, Poejo, Raiz-forte, Tormentilha, Valeriana, Zimbro.

COLITE

Acácia-catechu, Agrimônia, Alteia, Árvore-da-cera, Bistorta, Carvalho-vermelho, Confrei, Filipêndula, Gerânio, Tormentilha.

CONJUNTIVITE

Calêndula, Camomila, Eufrásia, Funcho, Hidraste.

CONSTIPAÇÃO

Abóbora, *Aloe vera*, Azeda-crespa, Boldo, Cáscara-sagrada, *Chelone glabra*, Escrofulária, Espinheiro-cerval, Evônimo-da-américa, *Leptandra virginica*, Linhaça, Ruibarbo, Sene, Trevo-d'água, Uva-espim.

CONTUSÕES

Alquemila, Arnica, Calêndula, Erva-de-são-joão, Morrião-dos-passarinhos, Pepino, Sabugueiro.

COQUELUCHE

Alho, Amor-perfeito, Cerejeira-preta, Cimicífuga-preta, Éfedra, Grindélia, Lobélia, Pilosela-das-boticas, Rorela, Trevo-dos-prados, Tussilagem, Verbasco.

DEBILIDADE

Agrimônia, Alecrim, Alétris (raiz), Artemísia, Aveia, Betônica, Cálamo-aromático, Cardo-santo, *Chelone glabra*, Choupo-tremedor, Damiana, Dente-de-leão, Gengibre, Hidraste, Losna, Noz-de-cola, Pimenta-de-caiena, Tasneira, Uva-espim.

DEPRESSÃO

Abrótano, Aipo, Alecrim, Artemísia, Aveia, Camomila, Damiana, Erva-cidreira, Losna, Noz-de-cola, Solidéu, Valeriana, Verbena, Visco-branco.

DIARREIA

Acácia-catechu, Agrimônia, Alcaravia, Alquemila, Argentina, Árvore-da-cera, Bistorta, Canela, Cardo-santo, Carvalho-vermelho, Coentro, Confrei, Erva-benta, Eufrásia, Filipêndula, Gatária, Gerânio, Hera-terrestre, Jamelão, Margarida, Noz-de-cola, Picão-preto, Prunela, Ratânia, Tanchagem, Tormentilha.

Repertório

DIARREIA (EM CRIANÇAS)

Alquemila, Filipêndula, Gerânio.

DIVERTICULITE

Alteia, Camomila, Confrei, Inhame-bravo.

DOR

Alecrim, Alface-brava, Cimicífuga-preta, Guaiaco, Lúpulo, Noveleiro, Piscídia, Salgueiro-preto, Solidéu, Valeriana.

DOR DE CABEÇA

Alecrim, Arruda, Betônica, Camomila, Erva-de-são-joão, Hortelã-pimenta, Lúpulo, Manjerona, Matricária, Primavera, Solidéu, Valeriana, Visco-branco.

DOR DE DENTE

Cravo-da-índia.

DOR DE GARGANTA

Agrimônia, Alho, Argentina, Árvore-da-cera, Bálsamo-de-gileade, Camomila, Carvalho-vermelho, Equinácea, Fitolaca, Gengibre, Hidraste, Mirra, Pimenta-de-caiena, Tomilho, Vara-dourada.

DOR DE OUVIDO (VER TAMBÉM "INFECÇÃO")

Anêmona, Umbigo-de-vênus, Verbasco.

DORES DE PARTO (FALSAS)

Agripalma, Alface-brava, Cimicífuga-preta, Ginseng-azul, Inhame-bravo, Noveleiro, Valeriana.

DOR OVARIANA

Anêmona, Erva-de-são-joão, Inhame-bravo, Passiflora, Piscídia, Solidéu, Valeriana.

ECZEMA

Amor-perfeito, Aparine, Azeda-crespa, Bálsamo-de-gileade, Bardana, Confrei, Dulcamara, Escrofulária, Hidraste, Íris, Morrião-dos-passarinhos, Salsaparrilha, Trevo-dos-prados, Urtiga, Uva-do-óregon, Violeta.

ENJOO DE VIAGEM (CINETOSE)

Galanga, Hortelã-pimenta, Marroio-negro.

ENXAQUECA

Hortelã-pimenta, Losna, Matricária, Noz-de-cola, Piscídia, Solidéu, Visco-branco.

EPILEPSIA

Hissopo, Passiflora, Solidéu, Valeriana.

ESPINHAS

Alho, Aparine, Equinácea, Escrofulária, Fitolaca, Íris.

ESTRESSE

Alface-brava, Anêmona, Aveia, Betônica, Borragem, Camomila, Damiana, Erva-cidreira, Erva-de-são-joão, Losna, Lúpulo, Passiflora, Primavera, Solidéu, Tília, Valeriana, Visco-branco.

FEBRE

Angélica, Borragem, Camomila, Carlina-comum, Erva daninha de borboleta (raiz), Eupatório, Gatária, Gengibre, Hortelã-pimenta, Mostarda, Pimenta-de-caiena, Quina-vermelha, Raiz-forte, Verbena.

FEBRE DO FENO

Alho, Éfedra, Eufrásia, Hidraste, Hortelã-pimenta, Sabugueiro.

FEBRE GLANDULAR

Alho, Equinácea, Eucalipto, Fitolaca, Índigo-selvagem, Losna, Mirra.

FERIDAS

Alho, Alquemila, Alteia, Betônica-palustre, Calêndula, Camomila, Carlina-comum, Cavalinha, Confrei, Erva-de-são-joão, Feno-grego, Hidraste, Morrião-dos-passarinhos, Pilosela-das-boticas, Prunela, Sabugueiro, Sálvia, Tanchagem, Tormentilha.

FIBROSITE

Alecrim, Erva-de-santiago, Erva-de-são-joão, Gengibre, Gualtéria, Pimenta-de-caiena, Pinheiro-da-escócia, Raiz-forte.

FLATULÊNCIA

Abrótano, Alcaravia, Angélica, Anis, Artemísia, Cálamo-aromático, Calumba, Camomila, Canela, Cardamomo, Cardo-santo, Centáurea-menor, Coentro, Condurango, Cravo-da-índia, Erva-cidreira, Funcho, Galanga, Gatária, Genciana, Gengibre, Hortelã-pimenta, Losna, Manjerona, Pimenta-da-jamaica, Pimenta-de-caiena, Poejo, Raiz-forte, Salsa, Tomilho, Valeriana, Zimbro.

FLEBITE

Castanha-da-índia, Pilriteiro, tília, Visco-branco.

FRIEIRAS

Cavalinha, Freixo-espinhento, Gengibre, Mostarda, Pimenta-de-caiena.

FURÚNCULOS

Alho, Alteia, Anêmona, Aparine, Confrei, Equinácea, Escrofulária, Feno-grego, Fitolaca, Índigo-selvagem, Íris, Linhaça, Malva, Mirra, Morrião-dos-passarinhos, Tanchagem, Tussilagem.

Repertório

GASTRITE

Alcaçuz, Alteia, Cálamo-aromático, Camomila, Confrei, Filipêndula, Gerânio, Hidraste, Malva, Marmelo, Musgo-da-irlanda, Musgo-da-islândia, Olmo-americano, Pessegueiro (folhas).

GENGIVITE

Acácia-catechu, Alho, Alquemila, Argentina, Árvore-da--cera, Bistorta, Carvalho-vermelho, Equinácea, Erva--benta, Fitolaca, Hidraste, Índigo-selvagem, Mirra, Prunela, Ratânia, Sálvia, Tormentilha, Verbena.

GLÂNDULAS (INCHADAS)

Aparine, Calêndula, Equinácea, Fitolaca, Índigo-selvagem.

GRAVIDEZ (VÔMITO)

Falso-unicórnio (raiz), Filipêndula, Ginseng-azul, Hortelã-pimenta, Marroio-negro.

GRIPE (INFLUENZA)

Alho, Angélica, Capuchinha, Carlina-comum, Choupo--tremedor, Equinácea, Erva-cidreira, Erva daninha de borboleta (raiz), Eupatório, Gengibre, Hidraste, Hortelã--pimenta, Manjerona, Mil-folhas, Mirra, Mostarda, Pimenta-de-caiena, Raiz-forte, Sabugueiro, Tília.

HALITOSE

Endro, Funcho.

HEMORROIDAS

Alquemila, Argentina, Bistorta, Carvalho-vermelho, Castanha-da-índia, Celidônia-menor, *Chelone glabra*, Confrei, Gerânio, Hera-terrestre, Ratânia, Tanchagem, Tormentilha.

HERPES-ZÓSTER (COBREIRO)

Alface-brava, Erva-de-são-joão, Inhame-bravo, Linhaça, Lúpulo, Passiflora, Piscídia, Solidéu, Valeriana, Visco--branco.

HIPERSENSIBILIDADE

Éfedra.

ICTERÍCIA

Azeda-crespa, Centáurea-menor, *Chelone glabra*, Dente--de-leão, Dulcamara, Evônimo-da-américa, Hidraste, Inhame-bravo, *Leptandra virginica* (raiz), Uva-do-óregon, Uva-espim, Verbena.

INCONTINÊNCIA (URINÁRIA)

Agrimônia, Cavalinha, Éfedra.

INDIGESTÃO

Agrimônia, Alcaravia, Alecrim, Alétris (raiz), Alface--brava, Artemísia, Boldo-do-chile, Cálamo-aromático, Camomila, Canela, Cardamomo, Cardo-santo, Centáurea-menor, *Chelone glabra*, Condurango, Cravo-da-índia,

Endro, Erva-cidreira, Funcho, Galanga, Gatária, Genciana, Gengibre, Hortelã-pimenta, Inhame-bravo, Losna, Manjerona, Musgo-da-islândia, Pimenta-da-jamaica, Pimenta-de-caiena, Quássia, Sálvia, Tomilho, Valeriana.

INFECÇÃO

Alho, Aparine, Capuchinha, Equinácea, Feno-grego, Gengibre, Hidraste, Índigo-selvagem, Losna, Mirra, Pimenta-de-caiena, Tomilho.

INFECÇÃO FÚNGICA

Calêndula, Hidraste, Mirra, Quelidônia.

INSÔNIA

Alface-brava, Anêmona, Camomila, Lúpulo, Papoula-da-califórnia, Passiflora, Piscídia, Primavera, Solidéu, Tília, Valeriana.

LARINGITE

Acácia-catechu, Agrimônia, Alcaravia, Alquemila, Árvore-da-cera, Bálsamo-de-gileade, Bistorta, Camomila, Carvalho-vermelho, Equinácea, Feno-grego, Fitolaca, Hidraste, Índigo-selvagem, Malva, Mirra, Pimenta-de-caiena, Sálvia, Sanguinária-do-canadá, Tomilho, Tormentilha, Vara-dourada.

LEITE – ESTIMULAÇÃO (SEIO)

Alcaravia, Borragem, Cardo-mariano, Endro, Feno-grego, Funcho, Galega.

LEUCORREIA

Acácia-catechu, Alquemila, Árvore-da-cera, Bistorta, Capuchinha, Carvalho-vermelho, Erva-benta, Gerânio, Hera-terrestre, Hidraste, Índigo-selvagem, Lírio-do-bosque, Mirra, Tasneira, Uva-ursina.

LUMBAGO

Erva-de-santiago, Gualtéria, Mostarda, Pimenta-de-caiena.

MENOPAUSA

Agnocasto, Cimicífuga-preta, Erva-de-são-joão, Falso-unicórnio (raiz), Hidraste, Lírio-do-bosque, Tasneira.

MENSTRUAÇÃO (ATRASADA)

Abrótano, Agnocasto, Agripalma, Arruda, Artemísia, Calêndula, Falso-unicórnio (raiz), Ginseng-azul, Losna, Mil-folhas, Poejo, Salsa, Tanaceto, Tasneira, Tuia.

MENSTRUAÇÃO (DOLORIDA)

Agnocasto, Alcaravia, Alface-brava, Anêmona, Baga-de-perdiz, Calêndula, Cimicífuga-preta, Erva-de-são-joão, Falso-unicórnio (raiz), Ginseng-azul, Inhame-bravo, Noveleiro, Petasites híbrido, Piscídia, Solidéu, Valeriana, Viburno.

MENSTRUAÇÃO (EXCESSIVA)

Alquemila, Gerânio, Hidraste, Lírio-do-bosque, Pervinca.

Repertório

METRORRAGIA

Alquemila, Gerânio, Hidraste, Lírio-do-bosque, Pervinca.

NÁUSEA

Alteia, Camomila, Canela, Cravo-da-índia, Erva-benta, Filipêndula, Funcho, Galanga, Hortelã-pimenta, Marroio-negro, Pimenta-de-caiena.

NEVRALGIA

Alecrim, Anêmona, Betônica, Cimicífuga-preta, Erva-de-são-joão, Lúpulo, Passiflora, Piscídia, Solidéu, Valeriana, Visco-branco.

PALPITAÇÕES

Agripalma, Solidéu, Valeriana.

PERDA DE APETITE

Abrótano, Alcaravia, Artemísia, Cálamo-aromático, Calumba, Camomila, Cardamomo, Cardo-santo, Centáurea-menor, *Chelone glabra*, Choupo-tremedor, Condurango, Galanga, Genciana, Hidraste, Losna, Quássia, Tanaceto.

PRESSÃO ALTA

Alho, Erva-cidreira, Mil-folhas, Noveleiro, Pilriteiro, Tília, Viburno, Visco-branco.

PRESSÃO BAIXA

Giesta, Pilriteiro.

PRÓSTATA

Cardo-marítimo, Cavalinha, Damiana, Estigma de milho, Grama-de-ponta, Hidrângea, *Saw palmetto*.

PSORÍASE

Aparine, Azeda-crespa, Bálsamo-de-gileade, Bardana, Escrofulária, Íris, Linhaça, Morrião-dos-passarinhos, Salsaparrilha, Sassafrás, Trevo-dos-prados, Tuia, Uva-do-óregon.

QUEIMADURA DE SOL

Aloe vera, Calêndula, Erva-de-são-joão. Eufrásia.

QUEIMADURAS

Aloe vera, Calêndula, Camomila, Confrei, Erva-de-são-joão, Marmelo (semente), Morrião-dos-passarinhos, Pepino, Sabugueiro, Tanchagem.

RESFRIADO

Alho, Angélica, Árvore-da-cera, Equinácea, Erva-benta, Eufrásia, Feno-grego, Gatária, Gengibre, Hidraste, Hissopo, Hortelã-pimenta, Manjerona, Mil-folhas, Pimenta-de-caiena, Primavera, Sabugueiro, Tília, Vara-dourada.

RETENÇÃO DE LÍQUIDO

Aipo (semente), Alfavaca-de-cobra, Bétula, Buchu, Cardo-marítimo, Carlina-comum, Cavalinha, Cenoura, Colinsônia-canadense, Dente-de-leão, Estigma de milho, Eupatório-roxo (raiz), Giesta, Mil-folhas, Picão-preto, Salsa, Uva-ursina, Zimbro.

REUMATISMO

Aipo (semente), Alface-brava, Angélica, Arnica, Bardana, Bétula, Cavalinha, Cenoura, Choupo-tremedor, Cimicífuga-preta, Dente-de-leão, Dulcamara, Erva-de-santiago, Erva-de-são-joão, Eupatório-roxo (raiz), Filipêndula, Fitolaca, Freixo-espinhento, Funcho, Ginseng-azul, Grama-de-ponta, Guaiaco, Gualtéria, Inhame-bravo, Margarida, Mil-folhas, Mostarda, Pimenta-de-caiena, Pinheiro-da-escócia, Raiz-forte, Sabugueiro, Salsaparrilha, Sassafrás, Trevo-d'água, Tuia, Zimbro.

SANGRAMENTO NASAL (EPISTAXE)

Alquemila, Calêndula, Hamamélis, Tormentilha.

SÍNDROME/TENSÃO PRÉ-MENSTRUAL (TPM)

Agnocasto, Anêmona, Solidéu, Tília, Valeriana.

SINUSITE

Alho, Camomila, Eucalipto, Eufrásia, Fitolaca, Hidraste, Hortelã-pimenta, Índigo-selvagem, Mil-folhas, Mirra, Pinheiro-da-escócia, Sabugueiro, Tomilho, Vara-dourada.

TENSÃO

Agripalma, Alface-brava, Anêmona, Betônica, Damiana, Erva-cidreira, Erva-de-são-joão, Hortelã-pimenta, Lúpulo, Papoula-da-califórnia, Passiflora, Piscídia, Primavera, Solidéu, Tília, Valeriana, Verbena, Visco-branco.

TÔNICO HEPÁTICO

Alho, Azeda-crespa, Bardana, Centáurea-menor, *Chelone glabra*, Dente-de-leão, Evônimo-da-américa, Hidraste, Inhame-bravo, Íris, *Leptandra virginica* (raiz), Trevo-d'água, Uva-do-óregon.

TÔNICO PARA GRAVIDEZ

Baga-de-perdiz, Framboeseira (folhas).

TONSILITE (AMIGDALITE)

Alho, Aparine, Equinácea, Fitolaca, Hidraste, Índigo-selvagem, Mirra, Sálvia, Tomilho.

TOSSE

Alcaçuz, Alcaravia, Alface-brava, Alho, Alteia, Angélica, Anis, Bálsamo-de-gileade, Bálsamo-de-tolu, Carlina-comum, Confrei, Erva daninha de borboleta (raiz), Feno-grego, Funcho, Grindélia, Hera-terrestre, Hidraste, Hissopo, Ínula, Malva, Manjerona, Margarida, Marroio-branco, Mirra, Papoula-comum, Pilosela-das-boticas, Pinheiro-da-escócia, Primavera, Rorela Saponária, Sênega, Tanchagem, Tomilho, Tuia, Tussilagem, Verbasco, Violeta.

Repertório

TUMORES

Aparine, Confrei, Feno-grego, Quelidônia, Sabugueiro, Trevo-dos-prados, Tuia, Violeta.

ÚLCERAS (CUTÂNEAS)

Alteia, Calêndula, Confrei, Equinácea, Hidraste, Morrião-dos-passarinhos.

ÚLCERAS NA BOCA

Alquemila, Bistorta, Camomila, Carvalho-vermelho, Mirra, Sálvia.

ÚLCERAS (PÉPTICAS)

Alcaçuz, Alteia, Cálamo-aromático, Confrei, Filipêndula, Gerânio, Hidraste, Malva, Musgo-da-irlanda, Olmo-americano.

ÚLCERAS VARICOSAS

Alteia, Calêndula, Castanha-da-índia, Confrei, Hidraste.

VARIZES

Castanha-da-índia, Erva-de-são-joão, Hamamélis, Pilriteiro, Tília.

VERMES

Abóbora, Alho, Cosso, Losna, Pepino, Quássia, Romãzeira, Samambaia, Santônica, Tanaceto.

VERRUGAS

Quelidônia, Tuia.

VESÍCULA BILIAR – PROBLEMAS

Árvore-franja, Boldo, Calêndula, Cardo-mariano, *Chelone glabra*, Dente-de-leão, Evônimo-da-américa, Hidraste, Inhame-bravo, *Leptandra virginica* (raiz), Quelidônia, Trevo-d'água, Uva-espim, Verbena.

VÔMITO

Alecrim, Canela, Confrei, Cravo-da-índia, Falso-unicórnio (raiz), Filipêndula, Hortelã-pimenta, Marroio-negro, Musgo-da-islândia.

ZUMBIDO NO OUVIDO

Cimicífuga-preta, Hera-terrestre, Hidraste, Vara-dourada.

ÍNDICE REMISSIVO

Para facilitar consultas e pesquisas, as ervas são relacionadas tanto em sua nomenclatura vernácula como científica. Os números das páginas em negrito indicam as ervas, as doenças e outros tópicos importantes abordados em maior profundidade no texto.

Abdominal, dor 76, 8
Abóbora (*Cucurbita pepo*) 166, 201, 224, 233, 335, 383, 390, 381
Abortífero 141, 144, 340
Aborto 144, 146, 147
  ameaça de 147, 239, 295, 305, 330, 372
Abrótano (*Artemisia abrotanum*) 141, 143, 146, 166, 199, 200, 202, **233**, 283
Abscesso 63, 77, **78**, 243, 279, 288, 322, 332, 365
Acácia catechu (*Acacia catechu*) 199, **234**
Açafrão 146
Aceleração do batimento cardíaco 42
Acerola, fruto 65
Achillea millefolium (Mil-folhas) 18, 40, 44, 46, 62, 64, 118, 123, 124, 127, 129, 134, 136, 141, 142, 156, 157, 158, 159, 165, 166, 180, 199, 201, 202, 203, 205, 216, 228, 260, 272, 281, 284, 289, 292, 305, 307, 313, 315, **326**, 338, 349, 368

Acidez 79, 81, 126, 296, **326**
Ácido(s)
  benzoico 102, 187, 254
  cítrico 126, 187
  orgânicos 187, 247, 269, 285, 289, 274
  oxálico 126, 159
  salicílico 191
  úrico 129, 159
  valérico 330, 369, 371
Acne **114**, 115, 229, **381**
Acorus calamus (Cálamo-aromático) 74, 80, 85, 234, 238, **261**, 314
Açúcar no sangue/diabetes 28, 86, 134, 135, 137, 138, 147, 300, 317, 335
Acupuntura 27, 31
Adaptógeno 100, 182, 184
Addison, doença de 237
Adenoidite/Adenoide 247, **381**
Aditivos alimentares 48, 71, 86, 101, 102, 126, 157, 172, classificação 102

391

Adrenalina 132, 137, 138
Adstringente(s) 61, 63, 66, 67, 73, 74, 75, 82, 83, 84, 86, 111, 118, 142, 144, 150, 199, 218, 219, 234
urinários 156
Aesculus hippocastanum (Castanha-da-índia) 40, 46, 95, 96, 118, 205, **269**
Afrodisíaco 151, 235, 281, 306, 350
Afta 352, 364
Agathosma betulina (Buchu) 16, 155, 157, 158, 179, **260**
Agnocasto (*Vitex agnus-castus*) 107, 141, 142, 143, 144, 145, 146, 149, 202, **234-35**, 387, 389
Agrimônia (*Agrimonia eupatoria*) 67, 74, 83, 84, 95, 179, 199, 201, 203, 205, **235**, 238, 250, 271, 285, 304, 335, 358
Agripalma (*Leonurus cardiaca*) 93, 113, 141, 145, 146, 149, 200, 202, 203, 204, 205, **236**, 305, 319, 381, 384, 387, 388, 389
Agropyrum repens (Grama-de-ponta) 123, 142, 155, 157, 159, 244, 260, 281, 290, **307**, 368
AIDS 163, 181
Aipo (*Apium graveolens*) 16, 18, 123, 124, 127, 129, 155, 156, 179, 201, 203, 210, **236-37**, 275, 301, 308, 350, 363
Alantoína 118, 278, 279, 290, 342
Alcaçuz (*Glycyrrhiza glabra*) 53, 54, 55, 56, 57, 65, 67, 72, 73, 75, 77, 134, 138, 145, 146, 166, 167, 201, 202, 203, 204, 205, 209, 210, 223, **237-38**, 244, 269, 382, 383, 386, 389, 390
Alcaloide 25, 27, 89, 186, **195**
Alcaravia (*Carum carvi*) 73, 76, 148, 200, 201, 202, 210, 214, **238**, 246
Alchemilla vulgaris (Alquemila) 75, 142, 216, **243**
Álcool 37, 45, 48, 71, 78, 80, 81, 85, 106, 118, 126, 129, 135, 180, **188**
Alecrim (*Rosmarinus officinalis*) 79, 93, 103, 105, 107, 124, 128, 130, 164, 199, 200, 201, 202, 204, 210, 212, 215, **238-39**, 241
vinho de 212

Alergia 42-4, 65, 83, 105, 113, 210, 283
Alétris (*Aletris farinosa*) 147, 202, **239**
Alface 135
Alface-brava (*Lactuca virosa*) 53, 79, 151, 200, 203, 204, **240**
Alfafa 77
Alfavaca-de-cobra (*Parietaria diffusa*) 156, 158, 159, 200, 201, 203, **240-41**, 272, 277, 293, 294, 382, 389
Alfazema (*Lavandula officinalis*) 79, 83, 93, 103, 105, 107, 128, 164, 200, 204, 215, **241**, 286
Alho (*Allium sativum*) 43, 44, 45, 55, 56, 62, 63, 65, 66, 84, 112, 116, 117, 135, 142, 150, 151, 164, 166, 167, 178, 180, 184, 189, 199, 200, 201, 202, 203, 204, 205, 214, **241-42**
Allium sativum (Alho) 43, 44, 45, 55, 56, 62, 63, 65, 66, 84, 112, 116, 117, 135, 142, 150, 151, 164, 166, 167, 178, 180, 184, 189, 199, 200, 201, 202, 203, 204, 205, 214, **241-42**
Alma 97
Aloe vera 73, 111, 119, 192, 200, 203, 205, **242**
Alopática, medicina 25, 27, 92, 178, 187, 191, 192, 237
Alpinia officinarum (Galanga) 201, 202, **300**
Alquemila (*Alchemilla vulgaris*) 75, 142, 216, **243**
Altéia (*Althaea officinalis*) 11, 18, 47, 53, 55, 61, 65, 73, 76, 77, 80, 81, 82, 83, 84, 85, 88, 111, 113, 116, 142, 156, 159, 190, 199, 201, 202, 203, 204, 205, 215, 216, 218, 219, 237, **243-44**, 260, 261, 262, 273, 279, 304, 318, 322, 328, 332, 343, 381, 382, 383, 384, 385, 386, 388, 389, 390
Alterativo(s) 47, 67, 77, 82, 84, 102, 115, 116, **123**, 142, 143, 163, **171**, 177, 179, **199**, 183, 363, 364
Althaea officinalis (Altéia) 11, 18, 47, 53, 55, 61, 65, 73, 76, 77, 80, 81, 82, 83, 84, 85, 88, 111, 113, 116, 142, 156, 159, 190, 199, 201, 202, 203, 204, 205, 215, 216, 218, 219, 237, **243-44**, 260, 261, 262, 273, 279, 304, 318, 322, 328, 332, 343
Amamentação 238, 242, 259, 284, 296, 299

Amargo 62, 65, 71, **72**, 75, 103, 114, 115, 124, 136, 143, 151, 163, 168, 177, 179, 183, **195**, 198, 199, 214, 233, 235, 236, 237, 238, 239, 240, 243, 245, 247, 248, 250, 254, 256, 261, 262, 265, 267, 273, 275, 278, 279, 280, 285, 288, 292, 296, 299, 300, 301, 302, 304, 307, 309, 310, 312, 314, 315, 317, 320, 321, 322, 323, 326, 329, 330, 332, 336, 342, 343, 344, 348, 352, 357, 358, 361, 363, 365, 369, 371

Amêndoa, óleo de 128, 217, 220

Amenorreia **143**, 295, **381**

Amor-perfeito (*Viola tricolor*) 114, **244**

Analgésico 27, 77, 111, **124**, 127, 288, 336, 369

Anemia 83

Anêmona (*Anemone pulsatilla*) 41, 74, 93, 107, 112, 115, 116, 144, 145, 199, 200, 202, 204, 240, **244-45**, 253, 360, 381, 382, 384, 385, 387, 388, 389

Anemone pulsatilla (Anêmona) 41, 74, 93, 107, 112, 115, 116, 144, 145, 199, 200, 202, 204, 240, **244-45**, 253, 360

Anethum graveolens (Endro) 200, 201, 210, 277, **283-84**

Anfetamina 27

Anfótero 40, 52, **53**, 235, 295

Angélica (*Angelica archangelica*) 53, 55, 74, 123, 156, 164, 165, 201, 202, 203, 204, 205, **245-46**

Angina 40, 43, **338**

Angina pectoris 43, 338, 381

Anis (*Pimpinella anisum*) 18, 53, 55, 56, 57, 74, 79, 148, 164, 168, 200, 201, 203, 204, 205, 210, 212, **246**, 296, 299, 341

Anódino 105, 108, **199**, 240, 274, 301, 308, 334, 340, 343, 365

Anorexia **76**, 239, 267, 273, 331

 nervosa **76**, 245, 255, 273, 278, 343

Ansiedade 41, 42, 43, 44, 57, 71, 79, 84, 93, 94, **100-101**, 104, 136, 145, 150, 236, 239, 249, 255, 263, 276, 278, 281, 286, 288, 312, 313, 321, 340, 369, **381**

Anthemis nobilis (Camomila-romana) 18, 62, 64, 74, 76, 79, 83, 84, 85, 93, 104, 105, 106, 148, 166, 179, 189, 199, 200, 201, 202, 204, 205, 210, 216, 238, 245, **263-64**, 273, 286, 311, 314, 325, 352, 359

Antibiótico 51, 52, 54, 65, 78, 115, 151, 156, 157, **163**, 164

Anticatarral 63, 180, 198, **199**, 247, 257, 279, 291, 297, 310, 311, 313, 327, 337, 339, 349, 365, 366, 369

Antiespasmódico **74**, 76, 94, 101, 144, 147, 192, **200**, 236, 237, 238, 239, 240, 241, 245, 246, 249, 256, 261, 263, 275, 276, 283, 285, 286, 287, 292, 299, 301, 305, 307, 312, 314, 317, 320, 323, 330, 334, 336, 337, 341, 343, 344, 346, 347, 353, 358, 361, 363, 365, 369, 371, 372

Anti-helmíntico **73**, 164, **165**, 167, **200**, 233, 279, 295, 320, 335, 343, 344, 346, 354, 359, 361

Anti-inflamatório 83, 84, **123-24**, 127, 191, 193, 195, **200**, 237, 243, 244, 246, 247, 248, 257, 259, 261, 263, 268, 274, 288, 291, 296, 301, 304, 308, 314, 316, 322, 323, 325, 349, 357, 365, 369, 370, 372

Antilítico **156**, 159, **200**, 266, 272, 277, 293, 294, 310

Antimicrobiano 47, 55, 61, 62, 63, **74**, 77, 84, 108, 110, 111, **112**, 115, 116, 118, 150, 156, 157, 159, 163, **164**, 178, 180, 183, 184, 198, **200**, 218, 242, 254, 264, 284, 288, 307, 313, **327**, 361, 362

Antineoplásico **171**, 246, 363, 372

Antirreumático **123**, 129, 237, 244, 257, 281, 282, 288, 293, 296, 297, 305, 308, 314, 327, 351, 363, 374

Antisséptico urinário 237, 245, 272, 326, 369

Ânus 86

Aorta 45

Aparine (*Galium aparine*) 18, 47, 48, 55, 61, 62, 67, 78, 112, 113, 115, 116, 117, 134, 143, 150, 155, 163, 166, 171, 179, 180, 199, 201, 203, 205, 244, **246-47**, 252, 255, 291, 297, 299, 313, 351, 366

Apatia 96, 136

Apêndice 84

Apendicite **84**, 235, **238**

Apetite 72, 74, 75, **76**, 136, 238, 239, 245, 255, 261, 265, 267, 273, 274, 275, 277, 278, 299, 302, 311, 315, 343, **388**

Aphanes arvensis (Falsa-salsa) 156, 159, 200, 201, 240, 277, 293, **294**, 310

Apium graveolens (Aipo) 16, 18, 123, 124, 127, 129, 155, 156, 179, 201, 203, 210, **236-37**, 275, 301, 308, 350, 363

Apreensão 94, 95

Ar 50

Arctium lappa (Bardana) 18, 112, 113, 114, 123, 129, 134, 135, 143, 171, 199, 201, 203, 205, 223, 247, 252, **254-55**, 273, 289, 291, 299, 316, 351, 355, 366

Arctostaphylos uva-ursi (Uva-ursina) 123, 130, 142, 156, 157, 158, 159, 178, 179, 191, 199, 200, 202, 205, 256, 272, 284, 290, 307, 310, **368**

Argentina (*Potentilla anserina*) 61, **247-48**

Aristolochia serpentaria (Serpentária) 205, **357**

Armoracia rusticana (Raiz-forte) 77, 124, 202, 203, 204, **345**

Arnica (*Arnica montana*) 18, 46, 118, 130, 205, 216, **248**
  tintura de 118

Arruda (*Ruta graveolens*) 105, 134, 141, 143, 146, 199, 200, 202, 204, 205, **249**

Artemísia (*Artemisia vulgaris*) 134, 179, 199, 202, 205, 212, **250**, 354

Artemisia abrotanum (Abrótano) 141, 143, 146, 166, 199, 200, 202, **233**, 283

Artemisia absinthum (Losna) 18, 45, 72, 74, 76, 79, 87, 105, 106, 116, 123, 124, 134, 135, 136, 146, 163, 164, 166, 167, 199, 200, 202, 203, 204, 205, 212, **320-21**, 349, 359

Artemisia cina (Santônica) 165, **354**

Artéria 43, 45, 135, 338

Artérias coronárias 43

Artrite 16, 122, 124, **125**, 126, 128, 129, 130, 137, 237, 253, 257, 274, 275, 301, 308, 314, 323, 325, 339, 350, 351, 363, 374, **381**

Árvore-da-cera (*Myrica cerifera*) 76, 84, 199, 201, 202, 205, 238, **250**

Árvore-franja (*Chionanthus virginicus*) 73, 87, 88, 135, 199, 201, 203, **251**, 366, 367

Asclepias tuberosa (Erva daninha de borboleta) 53, 56, 165, 201, 203, 204, **286-87**, 315

Asma 27, **57**, 97, 102, 238, 242, 245, 270, 273, 283, 287, 305, 307, 308, 315, 319, 320, 334, 336, 337, 346, 347, 353, 357, 362, 365, 372, **382**
  infantil 57

Aspirina 27, 78, 123, 191, 296, 309, 350

Assimilação 70, 123, 332

Astrágalo (*Astragalus membranaceous*) 183, 215

Ateroma 44, 45

Ativação imunológica
  profunda 182
  superficial 182, **184**

Atonia 331

Autocura **29-30**, 60, 111, 170

Aveia (*Avena sativa*) 45, 54, 73, 93, 100, 103, 107, 108, 117, 135, 136, 143, 149, 151, 163, 179, 201, 204, 205, 219, 239, **251**, 252, 276, 281, 331, 360, 371

Avena sativa (Aveia) 45, 54, 73, 93, 100, 103, 107, 108, 117, 135, 136, 143, 149, 151, 163, 179, 201, 204, 205, 219, 239, **251**, 252, 276, 281, 331, 360, 371

Azeda-crespa (*Rumex crispus*) 18, 73, 86, 87, 112, 113, 117, 123, 125, 130, 134, 171, 180, 192, 199, 203, 205, 218, 247, **252-53**, 255, 289, 291, 316, 351, 355, 363, 366

Azia 79, 126, 296, **382**

B

Baço 367

Bactéria(s) 51, 53, 55, 63, 65, 84, 110, 112, 115, 157, 162, 164, 167, 242, 264, 284, 347
  altamente resistentes 51

Baga-de-perdiz (*Mitchella repens*) 141, 146, 148, 202, 204, 205, **253**

Bailey, Alice 20, 35, 49, 69, 91, 121, 131, 161

Ballota nigra (Marroio-negro) 106, 147, 148, 200, **324-25**, 330

Bálsamo-de-gileade (*Populus gileadensis*) 61, 67, 113, 202, 203, 204, 214, **253-54**

Bálsamo-de-tolu (*Myroxylon toluifera*) 187, 203, 204, **254**
Bálsamo-do-peru (*Myroxlon pereirae*) 187, 200, 203, 204
Banho **215**
Baptisia tinctoria (Índigo-selvagem) 61, 62, 63, 112, 115, 116, 117, 142, 150, 156, 164, 184, 199, 200, **313-14**, 369
Bardana (*Arctium lappa*) 18, 112, 113, 114, 123, 129, 134, 135, 143, 171, 199, 201, 203, 205, 223, 247, 252, **254-55**, 273, 289, 291, 299, 316, 351, 355, 366
Batimento cardíaco 40, 42, 44, 195
Bellis perennis (Margarida) 22, 52, 118, 194, 205, **322-23**
Benjoim 187, 202, 217
Berberis aquifolium (Uva-do-óregon) 88, 89, 112, 113, 114, 115, 123, 199, 201, 203, 258, **366-67**
Berberis vulgaris (Uva-espim) 72, 73, 75, 86, 87, 89, 147, 199, 201, 203, 251, 281, 317, 344, 366, **367**
Beterraba 180
Betônica (*Betonica officinalis*) 44, 93, 105, 106, 111, 201, 205, 216, **255**
Betônica-palustre (*Stachys palustris*) **256**
Bétula (*Betula pendula*) 155, **256**
Bexiga 154, 155, 156, 157, 160, 277, 347, 368
Bíblia 177
Bidens tripartita (Picão-preto) 142, 156, **336-37**
Bile 72, 73, 86, 87, 192, 199, 201, 203, 251, 252, 255, 266, 294, 302, 313, 324, 363, 367
Bioflavonoides 65, 118, 178, 193
Bioquímica **186-195**
Bistorta (*Polygonum bistorta*) 199, 205, **257**
Blefarite 291, 299
Boca 60, 67, 70, 71, 72, 74, **77-8**, 79, 191, 215
Bócio **137**, 257
Bodelha (*Fucus vesiculosus*) 123, 134, 136, 137, 199, 202, 204, **257**
Bohm, David 22
Boldo-do-chile (*Peumus boldus*) 73, 155, **258**
Bolsa 128

Bolsa-de-pastor (*Capsella Bursa-pastoris*) 84, 142, 202, 205, **258-59**
Borago officinalis (Borragem) 134, 138, 202, 203, **259-60**
Borragem (*Borago officinalis*) 134, 138, 202, 203, **259-60**
Brassica alba (Mostarda-branca) 56, **96**, 123, 124, 189, 201, 202, 204, 205, 318, **328**, 345
Brassica nigra (Mostarda-preta) 56, **96**, 123, 124, 189, 201, 202, 204, 205, 318, **328**, 345
Bronquiectasia 56
Brônquios 55, 56, 60, 189, 237, 279, 283, 324, 364
Bronquite 51, **55**, 237, 238, 242, 243, 244, 245, 246, 253, 264, 270, 273, 279, 283, 286, 287, 291, 296, 299, 301, 307, 310, 312, 315, 318, 319, 320, 322, 324, 328, 329, 336, 337, 339, 341, 342, 345, 346, 347, 353, 354, 357, 360, 362, 363, 365, 370, 372, **382**
Brucelose 127
Buchman, Dian D. 212
Buchu (*Agathosma betulina*) 16, 155, 157, 158, 179, **260**
Bursite **128**

C

Cacto (*Selenicereus grandiflorus*) 38, 40, 201, 205, **260**
Cãibra 99, **128**, 200, 298, 330, **382**
Cálamo-aromático (*Acorus calamus*) 74, 80, 85, 234, 238, **261**, 314
Cálcio 45, 159, 251, 315
Cálculos renais 156, **158-60**, 240, 243, 266, 272, 293, 310, 368, **382**
Calêndula (*Calendula officinalis*) 46, 47, 62, 67, 107, 111, 112, 114, 115, 116, 117, 118, 119, 166, 180, 184, 195, 200, 202, 203, 205, 216, 217, 247, **261-62**, 271
  compressa de 114
  unguento de 216
Calumba (*Jateorhiza palmata*) 86, 205, **262-63**
Calvície 239

Camomila-dos-alemães (*Matricaria chamomilla*) 18, 62, 64, 74, 76, 79, 83, 84, 85, 93, 104, 105, 106, 148, 166, 179, 189, 199, 200, 201, 202, 204, 205, 210, 216, 238, 245, **263-64**, 273, 286, 311, 314, 325, 352, 359

Camomila-romana (*Anthemis nobilis*) 18, 62, 64, 74, 76, 79, 83, 84, 85, 93, 104, 105, 106, 148, 166, 179, 189, 199, 200, 201, 202, 204, 205, 210, 216, 238, 245, **263-64**, 273, 286, 311, 314, 325, 352, 359

Câncer 51, 53, **169-74**, 372, 373

Canela (*Cinnamomum zeylanicum*) 77, 201, 202, 212, **264**

Capsella Bursa-pastoris (Bolsa-de-pastor) 84, 142, 202, 205, **258-59**

Capsicum minimum (Pimenta-de-caiena) 18, 40, 46, 47, 56, 72, 105, 124, 127, 165, 166, 199, 200, 201, 202, 203, 205, 215, 216, 219, 287, 292, 298, 302, 320, 326, 328, **338-39**, 345, 353

Capuchinha (*Tropaeolum majus*) 164, **264**

Caquexia 330

Carboidratos 44, **190**

Carbúnculos 318

Carcinógenos 170, 172

Cardamomo (*Elattaria cardamomum*) 74, 79, 83, 201, 202, **265**, 302, 356

Cardiovascular 37, 40, 41, 43, 45, 178, 281

Cardo-mariano (*Silybum marianum*) 193, **265-66**

Cardo-marítimo (*Eryngium maritimum*) 160, 200, 201, **266**, 382, 388, 389

Cardo-santo (*Cnicus benedictus*) 148, 202, 203, **267**

Carlina-comum (*Carlina vulgaris*) 205, **267-68**, 382

Carminativo(s) **73-4**, 79, 83, 86, 105, 114, **201**, 235, 245, 250, 261, 264, 265, 272, 278, 286, 300, 301, 303, 313, 339, 352, 359, 362

Carum carvi (Alcaravia) 73, 76, 148, 200, 201, 202, 210, 214, **238**, 246

Carvalho-vermelho (*Quercus robur*) 74, 76, 84, 150, 199, **268**, 383, 384, 386, 387, 390

Cáscara-sagrada (*Rhamnus purshiana*) 73, 75, 203, **268-69**

Caspa 255

Cassia angustifolia e *Cassia senna* (Sene) 18, 73, 86, 167, 192, 203, **356**, 359

Castanha-da-índia (*Aesculus hippocastanum*) 40, 46, 95, 96, 118, 205, **269**

Cataplasma 46, 47, 56, 116, 118, 210, **219**

Catarro 54, 55, 56, 57, **63-4**, 65, 166, 199, 237, 242, 243, 257, 263, 270, 280, 285, 287, 291, 297, 307, 310, 311, 312, 313, 315, 318, 320, 322, 323, 327, 333, 339, 342, 349, 364, 369, 372, **382**

nasal **63**, 64

Caulophyllum thalictroides (Ginseng-azul) 141, 142, 143, 147, 202, 204, 275, **305**

Cavalinha (*Equisetum arvense*) 111, 156, 157, 160, 179, 205, **269-70**, 310, 355, 358

Caxumba 297

Cebola-albarrã (*Urginea maritima*) 52, 195, 202, 203, 214, **270-71**

Celidônia-menor (*Ranunculus ficaria*) 74, 86, 199, 218, **271**, 309

Células
B 181
T 181, 184

Cenoura (*Daucus carrota*) 129, 135, 159, 200, 201, **272**

Centáurea-menor (*Centaurium erythraea*) 95, 103, 199, 203, 205, **273**

Centaurium erythraea (Centáurea-menor) 95, 103, 199, 203, 205, **273**

Cephaelis ipecacuanha (Ipecacuanha) 73, 202, **315-16**

Cera 63

Cérebro 45, 50, 62, 71, 72, 132, 189
entérico 70

Cerejeira-preta – casca (*Prunus serotina*) 53, 57, 199, 203, 204, 240, **273**, 362

Cetraria islandica (Musgo-da-islândia) 73, 199, 203, 204, 205, **329-30**

Chamaelirium luteum (Falso-unicórnio) 18, 30, 107, 141, 143, 144, 147, 150, 179, 202, 205, 233, 239, 249, **295**, 305, 372

Chardin, Teilhard de 21
Chelone glabra 73, 87, 88, 106, 199, 201, 202, 203, 205, 267, **274-75**, 281
Chionanthus virginicus (Árvore-franja) 73, 87, 88, 135, 199, 201, 203, **251**, 366, 367
Chondrus crispus (Musgo-da-irlanda) 73, 79, 111, 142, 147, 190, 199, 201, 203, 204, 205, **329**
Choque 110, 156
Choupo-tremedor (*Populus tremuloides*) 95, 123, 124, 200, **274-75**
Christopher, Dr. 113, 182, 214
Ciática 128, **130**, 382
Cílios 60
Cimicífuga-preta (*Cimicifuga racemosa*) 63, 93, 107, 123, 141, 144, 145, 146, 149, 200, 201, 202, 204, 205, **275**, 314, 350, 363
Cinchona succirubra (Quina-vermelha) 203, **344**
Cinnamomum zeylanicum (Canela) 77, 201, 202, 212, **264**
Cipripédio (*Cypripedium pubescens*) 94, 101, 103, 105, 199, 200, 204, 205, 241, 251, **276**, 371
Circulação 26, 28, 35, **40**, 46, **47**, 50, 51, 52, 112, 124, 127, 130, 204, 216, 223, 236, 249, 294, 298, 303, 328, 338, 353, **382**
  coronária 40
Cistite **157**, 235, 240, 244, 245, 247, 255, 256, 258, 260, 266, 268, 272, 274, 284, 290, 293, 307, 310, 317, 326, 360, 365, 368, 369, 374, **382**
Cnicus benedictus (Cardo-santo) 148, 202, 203, **267**
Cobra, picadas de 357
Coentro (*Coriandrum sativum*) 74, 200, 201, **277**
Cola vera (Noz-de-cola) 45, 94, 103, 107, 136, 199, 202, 204, 241, 267, 281, **331**, 355
Colagogos 72, 73, 114, **201**, 274, 281
Colecistite 317
Colesterol 37, 43, 45, 86, 242
Cólica(s) 74, 75, 76, 144, 145, 160, 167, 192, 237, 238, 239, 240, 242, 245, 246, 249, 256, 261, 266, 267, 272, 274, 275, 277, 284, 299, 301, 303, 305, 313, 314, 330, 334, 336, 338, 340, 345, 348, 350, 357, 369, 372, 374, **383**
  intestinal 238, 313, 336
  renais **160**
Colinsônia-canadense (*Collinsonia canadensis*) 156, 159, 160, 200, 201, **277**
Colite **84-5**, 234, 235, 243, 250, 253, 257, 279, 285, 311, 313, 321, 332, 335, 362, 363, **383**
Colite mucosa 234, 235, 250, 257, 285, 321
Cólon 84, 85, 97, 179, 180, 189, 192, 234, 363
Coma 135
Commiphora molmol (Mirra) 67, 74, 77, 78, 112, 116, 117, 164, 166, 184, 200, 205, 219, 234, 262, 313, **326-27**, 338
Compressa 46, 47, 56, 62, 114, 118, 129, 130, 164, 210, 212, **218-19**, 244, 245, 247, 248, 255, 256, 262, 264, 279, 291, 292, 299, 322, 342, 352, 362
Concussão 118
Condurango (*Marsdenia condurango*) 76, 205, **278**
Confrei (*Symphytum officinale*) 11, 18, 46, 47, 53, 55, 56, 57, 73, 76, 80, 81, 82, 83, 84, 111, 113, 114, 118, 179, 201, 202, 203, 204, 205, 215, 216, 218, 219, 237, 244, 250, 256, **278-79**, 304
Congestão **53-4**, 56, 63, 64, 66, 86, 87, 88, 124, 130, 252, 281, 287, 292, 294, 317, 367
Conjuntivite 61, 191, 291, 299, 311, **383**
Consciência 11, 14, 20, 21, 22, 23, 24, 25, 26, 29, 33, 38, 93, 98, 113, 118, 132, 146, 163, 177, 208, 222, 331
  planetária 23
Constipação 43, 46, **74-5**, 84, 86, 105, 125, 130, 156, 173, 218, 252, 269, 274, 289, 292, 294, 316, 317, 318, 323, 347, 348, 356, 366, **383**
Contracepção 143, 145, 195, 314
Contusões 111, 112, **118**, 235, 248, 262, 309, 349, **383**
Convalescença 78, 259, 332, 342
Convallaria majalis (Lírio-do-vale) 28, 38, 39, **40**, 42, 43, 135, 195, 202, 205, 305, **319**
Convulsões 334, 358, 371

Coqueluche **56**, 240, 242, 244, 246, 270, 273, 275, 283, 307, 315, 324, 332, 336, 337, 346, 347, 362, 363, 365, **383**
Coração 36, 37, **38-5**, 46, 51, 55, 57, 124, 195, 205
Coriandrum sativum (Coentro) 74, 200, 201, **277**
Corrida 31
Cortisona 193, 194, 259
Cosso (*Hagenia abyssinica*) 165, **279-80**
Cotonária (*Gnaphalium uliginosum*) **279-80**, 369
Cotovelo de tenista 128
Crataegus oxyacanthoides (Pilriteiro) 12, 16, 38, **40**, 42, 43, 44, 45, 46, 47, 57, 178, 202, 205, 210, 305, 319, 326, **337-38**, 361, 373
Cravo-da-índia (*Eugenia caryophyllata*) 77, 200, 201, 204, **280**
Crosta 113
Crupe 353
Cucumis sativa (Pepino) 216, **335**, 383, 390
Cucurbita pepo (Abóbora) 166, 201, 224, 233, 335, 383, 390, 381
Cumarina(s) **192**, 237, 263, 273, 337, 361, 363, 371
Cura 27-8
Cydonia oblonga (Marmelo) 73, 202, 204, 219, **323**
Cypripedium pubescens (Cipripédio) 94, 101, 103, 105, 199, 200, 204, 205, 241, 251, **276**, 371

D

Damiana (*Turnera aphrodisiaca*) 93, 103, 107, 136, 143, 151, 179, 204, 205, **280-81**, 331, 355
Daucus carrota (Cenoura) 129, 135, 159, 200, 201, **272**
Debilidade 45, 78, 82, 85, 93, 103, 107, 138, 160, 161, 239, 241, 251, 255, 262, 274, 306, 330, 331, 338, 339, 347, 360, **383**
  nervosa 93, 241, 251, 255, 331, 339
Decocção **210-11**
Dedaleira (*Digitalis purpurea*) 28, 38, 39, 178, 194, 195, 319
Deficiência 81, 82

mineral 137
Degeneração 107, 108, 177
Demulcentes 52, **53**, 55, 56, 65, 67, **73**, 76, 79, 81, **142**, **156**, **201**
  respiratórios 52, 55, 56
  urinários 142, **156**, 159
Dente-de-leão (*Taraxacum officinale*) 18, 40, 42, 46, 73, 86, 87, 88, 103, 113, 115, 123, 134, 145, 155, 158, 171, 179, 180, 199, 201, 202, 203, 205, 212, 237, 252, **281-82**, 317, 344
Dente(s) **77**, 216
  dor de 77, 280, **384**
  escova de 77
Dentifrício 77, 355
Depressão 65, 84, 93, **103**, 136, 145, 149, 150, 189, 237, 239, 241, 250, 251, 276, 281, 286, 288, 306, 321, 331, 358, 371, **383**
Dermatite 307
Desânimo e desespero 95, 96
Desconforto dispéptico 263, 339
Desintoxicação 86, 176, 177, **179-80**, 183, 316
Desnutrição 83
Diabetes melito **135**, 300
Diaforético(s) 40, 56, 64, 111, **164-65**, 166, 180, 183, 198, **201**, 216, 219
Diarreia 74, **75-6**, 84, 190, 191, 234, 238, 243, 247, 250, 256, 257, 259, 264, 267, 268, 274, 277, 282, 285, 290, 298, 304, 309, 310, 317, 323, 331, 332, 335, 342, 345, 358, 360, 362, 363, **383-84**
  infantil 75, 235, 257, 296, 301, **384**
Dieta 11, 26, **37**, 43, 44, 45, 46, 47, 48, 51, 54, 57, 63, 64, 65, 66, 71, 74, 77, 79, 80, 81, 82, 83, 84, 85, 86, **87**, 88, 92, 101, 102, 105, **106-07**, 115, 116, 117, 118, 125, 126, 129, 133, 135, 136, 137, 140, 144, 146, 147, 148, 151, 155, 156, 157, 159, 167, 168, 170, 173, 176

Digestão 65, 70, 71, 72, 74, 76, 105, 123, 189, 201, 212, 214, 239, 250, 255, 273, 274, 288, 299, 302, 311, 313, 315, 324, 326, 362, 363, 374

Dilatação dos vasos 204, 286, 326

Dioscorea villosa (Inhame-bravo) 27, 73, 76, 83, 84, 85, 87, 107, 123, 124, 127, 134, 138, 144, 149, 193, 199, 200, 201, 202, 203, 204, 205, 251, 261, **314**, 330

Dióxido de carbono 50

Disenteria 234, 250, 256, 257, 268, 282, 285, 304, 309, 315
    amebiana 315

Dismenorreia 143, **144**, 235, 245, 253, 313, 314, 330, 336, 340, 372

Dispepsia 79, 97, 238, 239, 261, 265, 267, 273, 274, 286, 300, 301, 302, 303, 313, 330, 338, 343, 352, 357, 359, 362, 369

Distúrbios
    neurológicos **104-08**, 275
    psicológicos **99-104**

Diurético **40**, 44, 46, 47, 64, 113, 114, 123, **124**, 129, 143, **155**, 156, 158, 159, 163, 164, 180, 183, 188, 192, 198, **201-02**, 235, 237, 240, 243, 244, 245, 246, 247, 251, 253, 254, 256, 258, 259, 260, 266, 267, 269, 270, 272, 277, 281, 282, 289, 290, 293, 294, 295, 299, 300, 304, 307, 308, 309, 310, 316, 319, 324, 326, 328, 331, 335, 336, 343, 345, 347, 348, 349, 350, 351, 354, 355, 360, 361, 363, 364, 365, 366, 368, 369, 370, 372, 374

Diverticulite **85-6**, 314, **384**

Doença celíaca 83

Doença de Crohn 83, 313

Dor
    de cabeça 44, 105, 239, 255, 341, **384**
    de ouvido 62, **384**
    muscular 239
    ovariana 245, **384**

Drosera rotundifolia (Rorela) 53, 56, 57, 270, 320, 337, **347**, 362

Dryopteris filix-mas (Samambaia) 147, 165, 167, **353**

Ducha 150, 151, 157, 215, **216**, 234, 250, 257, 268, 285, 304, 313, 318, 360, 368

Dulcamara (*Solanum dulcamara*) 52, **282-83**

Duodeno 71, 72, 81, 82, 86, 134, 201

E

Echinacea angustifolia (Equinácea) 18, 47, 48, 55, 61, 62, 63, 65, 67, 74, 77, 78, 82, 83, 84, 107, 108, 112, 115, 116, 117, 118, 134, 142, 143, 150, 156, 157, 159, 163, 164, 166, 171, 178, 180, 184, 199, 200, 205, 242, 245, 247, **248**, 313, 315, 316, 327, 369

Ecologia 12, 21, **25-6**, 27, 29, 30, 50
    terapêutica 30, 170

Ecossistema 23, 25, **26-7**

Eczema 57, 66, 102, 112, **113-14**, 244, 253, 255, 282, 289, 291, 299, 311, 316, 328, 354, 355, 363, 366, 372, **384**
    infantil 114, 363

Éfedra (*Ephedra sinica*) 53, 57, 66, **283**, 291, 320, 362

Efedrina 27, 283

Efetores 178

Elattaria cardamomum (Cardamomo) 74, 79, 83, 201, 202, **265**, 302, 356

Eleutherococcus senticosus (Ginseng-siberiano) 100, 179, 180, 184, **306-07**

Eliminação/Excreção 53, 54, 55, 56, 69, 71, 110, 115, 117, 122, 123, 124, 127, 129, 137, 155, 156, 159, 164, 171, 176, **179-80**, 195, 201

Emenagogo 39, **141**, 143, 144, 146, 198, **202**, 233, 236, 238, 242, 243, 249, 250, 253, 261, 262, 275, 295, 305, 308, 309, 324, 332, 340, 350, 359, 360

Emético **73**, **200**

Endro (*Anethum graveolens*) 200, 201, 210, 277, **283-84**

Enema 167, 268, 343, 346, 359

Enfisema 56, 315, 365

Enjoo
  de movimento 325
  de viagem 313, 384
  matinal **147-48**
Enterite **83**, 243, 323, 332
Entorse/torção **130**
Enurese 270, 362, 368
Enxágue bucal 67, 78
Enxaqueca **105-07**
Ephedra sinica (Éfedra) 53, 57, 66, **283**, 291, 320, 362
Epidemia 99, 162, 163, 181
Epilepsia 312, 358, **384**
Equilíbrio 23, 28, 29, 31, 62, 101, 102, 105, 107, 110, 122, 132, 133, 134, 137, 145, 146, 151, 154, 156, 166, 176, 235, 275, 283
Equinácea (*Echinacea angustifolia*) 18, 47, 48, 55, 61, 62, 63, 65, 67, 74, 77, 78, 82, 83, 84, 107, 108, 112, 115, 116, 117, 118, 134, 142, 143, 150, 156, 157, 159, 163, 164, 166, 171, 178, 180, 184, 199, 200, 205, 242, 245, 247, **248**, 313, 315, 316, 327, 369
Equisetum arvense (Cavalinha) 111, 156, 157, 160, 179, 205, **269-70**, 310, 355, 358
Erva-benta (*Geum urbanum*) 199, **285**
Erva-cidreira (*Melissa officinalis*) 41, 42, 79, 83, 105, 200, 201, 202, 203, 204, 205, 210, 215, **285-86**
Erva daninha de borboleta (*Asclepias tuberosa*) 53, 56, 165, 201, 203, 204, **286-87**, 315
Erva-de-santa-luzia (*Euphorbia pilulifera*) 53, 57, **287**, 308, 320, 346, 347, 357
Erva-de-santiago (*Senecio Jacobaea*) 123, 124, 199, **287-88**
Erva-de-são-joão (*Hypericum perforatum*) 94, 107, 108, 118, 119, 124, 127, 128, 149, 179, 199, 202, 204, 205, 220, **288**, 360
Ervas tônicas 178, 205
Eryngium maritimum (Cardo-marítimo) 160, 200, 201, **266**, 382, 388, 389
Escarlatina 166

Eschscholzia californica (Papoula-da-califórnia) 94, 104, **334**
Esclerose múltipla 105, **107-08**
Escorodônia (*Teucrium scorodonia*) **288-89**
Escrofulária (*Scrophularia nodosa*) 38, **40**, 112, 113, 114, 115, 193, 199, **289**, 299, 366
Esfíncter do piloro 81
Espasmo(s) 53, **56**, 57, 74, 76, 146, 200
Espinheiro-cerval (*Rhamnus cathartica*) 73, 192, 203, 205, **290**
Espiritualidade 22, 24, 32, 177
Esteroides 27, 86, 137, 138
Estigma de milho (*Zea mays*) 142, 156, 157, 159, 160, 179, 200, 201, 260, **290**
Estilíngia (*Stillingia sylvatica*) 199, **291**
Estilo de vida 11, 26, 32, 37, 41, 45, 51, 52, 57, 63, 65, 66, 71, 74, 79, 81, 82, 92, 113, 116, 122, 125, 133, 140, 146, 155, 168, 210
Estimulantes
  digestivos 250, 273
  nervinos **94**, 107, 108
  respiratórios **52**
Estômago 12, 60, 67, 69, 71, 73, 76, 77, **78-9**, 81, 82, 87, 99, 105, 134
  dor de 304, 344
Estomatite 234, 352
Estreptococo 347
Estresse 37-8, 41, 42, 43, 44, 45, 57, 65, 71, 75, 78, 79, 80, 81, 82, 83, 84, 87, 89, 93, 96, 99-100, 102, 103, 104, 105, 106-07, 113, 125, 126, 135, 137, 138, 147, 148, 151, 162, 163, 170, 173, 174, 179, 204, 241, 259, 276, 286, 341, 371, **385**
Estrogênio 142, 237, 275, 295, 321, 352
Eucalipto (*Eucalyptus globulus*) 55, 61, 64, 77, 112, 117, 164, 189, 200, 202, 203, 216, 385, 389
Eufrásia (*Euphrasia officinalis*) 61, 62, 63, 66, 199, 205, **291-92**
Eugenia caryophyllata (Cravo-da-índia) 77, 200, 201, 204, **280**

Eugenol 77, **191**, 285
Euonymus atropurpureus (Evônimo-da-américa) 73, 87, 88, 201, 203, 251, **294**
Eupatório (*Eupatorium perfoliatum*) 18, 56, 61, 64, 65, 111, 123, 124, 129, 165, 166, 198, 199, 201, 202, 203, 205, 216, **292**, 302, 312, 313, 326, 349
Eupatório-roxo (*Eupatorium purpureum*) 156, 159, 160, 200, 201, 205, 272, 277, **293**, 310
Eupatorium perfoliatum (Eupatório) 18, 56, 61, 64, 65, 111, 123, 124, 129, 165, 166, 198, 199, 201, 202, 203, 205, 216, **292**, 302, 312, 313, 326, 349
Eupatorium purpureum (Eupatório-roxo) 156, 159,160, 200, 201, 205, 272, 277, **293**, 310
Euphorbia pilulifera (Erva-de-santa-luzia) 53, 57, **287**, 308, 320, 346, 347, 357
Euphrasia officinalis (Eufrásia) 61, 62, 63, 66, 199, 205, **291-92**
Evacuante 73, 75, 125
Evolução 21, 22, 23, 25, 30, 153, 176
Evônimo-da-américa (*Euonymus atropurpureus*) 73, 87, 88, 201, 203, 251, **294**
Exaustão 37, 45, 57, 96, 138, 241, 251, 306, 347, 358
Excitação sexual 42
Exercício 25, 31, **37**, 43, 45, 46, 47, 51, 56, 75, **97-8**, 99, 113, 157, 174, 177
Expectoração 52, 53, 270, 279, 286, 315, 320, 324, 362, 364, 370

F

Fadiga 105, 339
Falsa-salsa (*Aphanes arvensis*) 156, 159, 200, 201, 240, 277, 293, **294**, 310
Falso-unicórnio (*Chamaelirium luteum*) 18, 30, 107, 141, 143, 144, 147, 150, 179, 202, 205, 233, 239, 249, **295**, 305, 372
Falta de sono *ver* Insônia

Faringite 67, 234, 257, 268, 313, 322, 327, 352, 353, 357, 362, 369
Farmacologia 27, 182, 186, 208
Febre 56, 64, 65, 66, 116, 158, 165, 166, 203, 245, 259, 274, 283, 285, 288, 292, 296, 313, 321, 326, 327, 328, 336, 337, 344, 345, 346, 349, 350, 355, 361, 371, **385**
Febre do feno **65-6**, 97, 283, 349, 385
Febrífugos 198
Feno-grego (*Trigonella foenum-graecum*) 148, 202, 204, 205, **296-97**
Fenol 164, 191
Ferguson, Marilyn 24
Ferida/Ferimento 71, 80, 111, 112, 116, 118, 164, 191, 205, 216, 217, 220
Ferida fria 116
Fibras 71, 74, 80, 81, 82, 85, 86
Fibrosite **128**, 288, 298, 303, **385**
Ficária *ver* Celidônia-menor
Fígado 71, 72, 75, 76, 85, **86-9**, 111, 112, 114, 125, 129, 134, 171, 179, 180, 193, 195, 203, 251, 258, 266, 274, 281, 287, 294, 299, 301, 316, 317, 323, 363, 366, 367
Filipêndula (*Filipendula ulmaria*) 11, 16, 18, 27, 74, 75, 76, 79, 80, 81, 83, 87, 105, 106, 123, 124, 127, 147, 148, 191, 199, 200, 201, 234, 237, 261, 267, 273, 279, 286, **296-97**, 301, 304, 308, 311, 325, 343, 352
Fissuras anais (*ver também* hemorroidas) 86, 257
Fístula 296
Fitolaca (*Phytolacca americana*) 47, 48, 55, 61, 62, 63, 67, 78, 115, 116, 117, 123, 124, 143, 146, 150, 166, 171, 199, 205, 247, **297**, 313, 369
Flatulência 79, 80, 86, 97, 238, 239, 245, 246, 261, 263, 265, 272, 277, 280, 284, 299, 300, 301, 302, 303, 339, 340, 350, **385**
Flavona **192**, 251, 265, 269, 283, 285, 300, 322, 324, 337, 374
Flebite **45-6**, 248, 269, **385**
Foeniculum vulgare (Funcho) 74, 75, 79, 148, 164, 200, 201, 203, 210, 214, 246, **299-300**, 356

Fogacho 149
Força vital 20, 28, 94, 172, 209
Fotofobia 106
Framboeseira (*Rubus idaeus*) 67, 85, 141, 146, 148, 179, 199, 202, 203, 205, 253, **298**
Fratura 279, 337
Freixo-espinhento (*Zanthoxylum americanum*) 46, 47, 116, 123, 124, 128, 201, 202, 203, 205, **298**
Frieira **47**, 270, 298, 303, 328, 338, 349, **385**
Frutose 190, 298
Fucus vesiculous (Bodelha) 123, 134, 136, 137, 199, 202, 204, **257**
Fumária (*Fumaria officinalis*) 112, 114, 199, 201, 203, 205, **299**
Fumo 37, 45, 51, 71, 80, 81
Funcho (*Foeniculum vulgare*) 74, 75, 79, 148, 164, 200, 201, 203, 210, 214, 246, **299-300**, 356
Furúnculos 63, **115**, 116, 243, 245, 284, 288, 296, 318, 322, 327, 332, 365, **385**

G

Gaia 14, **21-6**, 27, 29, 30, 33, 111, 181, 195
Galanga (*Alpinia officinarum*) 201, 202, **300**, 384, 385, 387, 388
Galega (*Galega officinalis*) 134, 135, 148, 203, **300-01**, 387
Galium aparine (Aparine) 18, 47, 48, 55, 61, 62, 67, 78, 112, 113, 115, 116, 117, 134, 143, 150, 155, 163, 166, 171, 179, 180, 199, 201, 203, 205, 244, **246-47**, 252, 255, 291, 297, 299, 313, 351, 366
Garganta 47, 53, **59-67**, 137, 150, 215
    dor/inflamação 235, 247, 250, 253, 263, 285, 296, 298, 303, 313, 332, 335, 342, 352, 362, **384**
Gargarejo 67, 213, 214, 234, 235, 238, 243, 247, 250, 257, 263, 268, 280, 285, 296, 298, 303, 333, 338, 342, 352, 357, 362, 369

Garra-do-diabo (*Harpagophytum procumbens*) 123, 124, 195, 200, **301**
Gastrite **79-80**, 237, 243, 261, 263, 296, 311, 322, 323, 329, 330, 332, 336, **386**
Gatária (*Nepeta cataria*) 165, 202, **301-02**
Gaultheria procumbens (Gualtéria) 123, 124, 191, **308-09**
Genciana (*Gentiana lutea*) 45, 72, 76, 79, 87, 95, 124, 163, 168, 179, 199, 200, 201, 202, 203, 205, **302**
Gengibre (*Zingiber officinale*) 40, 46, 47, 72, 74, 75, 76, 86, 123, 124, 128, 165, 201, 202, 204, 205, 212, 216, 261, 268, 292, 302, **303**, 314, 326, 328, 356
Gengivas 77
Gengivite **77**, 234, 247, 263, 264, 284, 285, 313, 327, 345, 352, **386**
Gentiana lutea (Genciana) 45, 72, 76, 79, 87, 95, 124, 163, 168, 179, 199, 200, 201, 202, 203, 205, **302**
Gerânio (*Geranium maculatum*) 74, 76, 81, 82, 84, 111, 142, 144, 150, 199, 205, 262, **304**, 315, 318, 335
Geraniol 188, 241, 285, 301
Geranium maculatum (Gerânio) 74, 76, 81, 82, 84, 111, 142, 144, 150, 199, 205, 262, **304**, 315, 318, 335
Gestação 146
Geum urbanum (Erva-benta) 199, **285**
Giesta (*Sarothamnus scoparius*) 38, 40, 42, 44, 45, 201, 205, **304-05**
Ginkgo 178
Ginseng-azul (*Caulophyllum thalictroides*) 141, 142, 143, 147, 202, 204, 275, **305**
Ginseng-coreano (*Panax ginseng*) 100, 179, 184, **306**
Ginseng-siberiano (*Eleutherococcus senticosus*) 100, 179, 180, 184, **306-07**
Glândula(s)
    febre glandular 166, 327, **385**
    gônada 157
    inchadas 247
    lacrimais 61
    linfáticas 47, 55, 67

pituitária 100, 132, 133, 235
próstata 140, 157, 266, 270, 307, 310, 355, **388**
suprarrenais 100, 135, **137-38**, 146, 179, 184, 237, 259
Glicerina, tintura de 127, 213
Glicose 134, 135, 137, 154, 190
Glicosídeo 39
cardíaco 270
Globo ocular 61
Glossite 352
Glucagon 134
Glúten 54, 79, 83, 108, 126
Glycyrrhiza glabra (Alcaçuz) 53, 54, 55, 56, 57, 65, 67, 72, 73, 75, 77, 134, 138, 145, 146, 166, 167, 201, 202, 203, 204, 205, 209, 210, 223, **237-38**, 244, 269, 382, 383, 386, 389, 390
Gnaphalium uliginosum (Cotonária) **279-80**, 369
Gordura(s) 37, 44, 45, 86, 87, 106, 108, 114, 115, 134, 210, 212, 217
insaturadas 37, 108
saturadas 37, 108
Gota 129
Grama-de-ponta (*Agropyrum repens*) 123, 142, 155, 157, 159, 244, 260, 281, 290, **307**, 368
Grânulo(s) 156, 158, 160, 200
urinários 156, 158, 160, 200, 277, 294
Gravidez 46, 140, 141, 143, 144, **146-48**, 158, **386**, 389
Grindélia (*Grindelia camporum*) 53, 57, 203, 205, 287, **307-08**, 315, 320, 346, 347, 357, 364
Gripe **65**, 76, 78, 162, 163, 165, 242, 245, 264, 286, 288, 289, 292, 301, 313, 328, 332, 345, 349, 350, 361, 369, 371, **386**
Guaiaco (*Guaiacum officinale*) 123, 124, 127, 171, 199, 201, **308**, 350
Guaiacum officinale (Guaiaco) 123, 124, 127, 171, 199, 201, **308**, 350
Gualtéria (*Gaultheria procumbens*) 123, 124, 191, **308-09**

H

Hagenia abyssinica (Cosso) 165, **279-80**
Halitose 284, **386**
Hamamélis (*Hamamelis virginiana*) 18, 46, 66, 77, 86, 111, 114, 115, 118, 130, 166, 199, 200, 205, 218, 248, 291, **309**, 311, 327
Harpagophytum procumbens (Garra-do-diabo) 123, 124, 195, 200, **301**
Hemorragia 144, 156, 191, 266, 267, 270, 279, 298, 304, 311, 318, 335, 337, 342, 345, 358, 366
Hemorroidas **86**, 218, 247, 257, 268, 269, 271, 274, 291, 304, 309, 310, 342, 345, 360, 362, **386**
Hepáticos **72-3**, 86, 87, 114, 155, 179, 281, 294, 316, 371, 389
Hera-terrestre (*Nepeta hederacea*) 105, 199, 202, 205, **310**, 349
Herbalismo holístico 20
Hérnia 279, 337
de hiato 279
Herpes simplex **116-17**
Herpes-zóster 107, **108**, **386**
Hidrângea (*Hidrangea arborescens*) 156, 157, 159, 160, 200, 205, 270, 272, 277, 293, 307, **310**, 355
Hidraste (*Hydrastis Canadensis*) 11, 47, 48, 61, 62, 63, 65, 66, 67, 72, 73, 79, 80, 81, 82, 84, 86, 87, 88, 89, 106, 111, 112, 114, 117, 118, 124, 134, 142, 146, 148, 149, 163, 166, 199, 201, 202, 203, 204, 205, 215, 216, 218, 219, 262, 274, 275, 291, **311-12**, 366
Hidropisia *ver* Retenção de líquido
Higiene 77, 116, 117, 163, 167, 168
Hiperacidez 296
Hiperatividade 52, 57, 73, **101-03**, 136, 137, 245
Hipersensibilidade 210, 291, **386**
Hipertensão **43-4**, 57, 305, 361
essencial 43
Hipnótico 104, **203**, 334

Hipoglicemia 135, 316
Hipotálamo 132, 133, 137
Hipotensivo 241, 245, 307, 326, 337, 369, 371
Hipotireoidismo **136**, 257
Hissopo (*Hyssopus officinalis*) 53, 55, 56, 61, 62, 94, 165, 199, 201, 203, 204, 205, 210, **312**, 332, 349
Histeria 312, 313, 334, 371
Hobbs, Christopher 182
Holograma 22
Homeostase 21, 26, **28-9**, 99, 132, 154, 177, 181
Hormônios 29, 70, 86, 114, 132-33, 134, 136, 137, 138, 145, 146, 149, 154, 193, 235, 275, 281, 295, 314, 318, 355
Hortelã-pimenta (*Mentha piperita*) 18, 61, 64, 65, 74, 77, 79, 94, 105, 124, 128, 148, 164, 165, 188, 189, 198, 199, 200, 201, 202, 203, 204, 210, 215, 220, 289, **312-13**, 326, 349
Humulus lupulus (Lúpulo) 41, 57, 73, 74, 79, 81, 83, 94, 104, 107, 148, 151, 195, 199, 203, 204, 215, 286, **321-22**, 334, 340, 343, 361, 369
Hydrastis Canadensis (Hidraste) 11, 47, 48, 61, 62, 63, 65, 66, 67, 72, 73, 79, 80, 81, 82, 84, 86, 87, 88, 89, 106, 111, 112, 114, 117, 118, 124, 134, 142, 146, 148, 149, 163, 166, 199, 201, 202, 203, 204, 205, 215, 216, 218, 219, 262, 274, 275, 291, **311-12**, 366
Hypericum perforatum (Erva-de-são-joão) 94, 107, 108, 118, 119, 124, 127, 128, 149, 179, 199, 202, 204, 205, 220, **288**, 360
Hyssopus officinalis (Hissopo) 53, 55, 56, 61, 62, 94, 165, 199, 201, 203, 204, 205, 210, **312**, 332, 349

I

Icterícia 74, **87-8**, 199, 251, 252, 274, 281, 282, 294, 317, 367, 371, **386**
Ileíte 83
Impetigo 66, **116**
Imunização 51

Inalação 55, 64, 65, 98, 105, 188
Incontinência urinária **160**, 235, 270, 358, 364, **386**
Indecisão 95, 96
Indigestão 70, **79**, 105, 235, 245, 247, 262, 263, 267, 278, 288, 321, 363, **386**
Índigo-selvagem (*Baptisia tinctoria*) 61, 62, 63, 112, 115, 116, 117, 142, 150, 156, 164, 184, 199, 200, **313-14**, 369
Infecção 47, 53, 54, 55, 56, 60, 61, 62, 63, 65, 75, 77, 78, 80, 84, 88, 107, 108, 110, 115, 116, 117, 118, **150-51**, 156, 157, 158, 159, 162, 163, 167, 178, 242, 262, 264, 273, 313, 344, 345, 355, 367, 368, **387**
   fúngica 117, **387**
   protozoária 367
   pulmonar 55, 273
   urinária 158, 345
   vaginal 150, 368
Infestações 73, 117, **161-68**, 184, 321, 335, 355, 359
Inflamação 46, 56, 61, 65, 67, 75, 79, 80, 83, 84, 85, 86, **88**, 118, 123, 124, 127, 128, 129, 134, 137, 157, 190, 191, 200, 218
Infusão **209-10**
   fria 81, 210, 273, 343
Inhame-bravo (*Dioscorea villosa*) 27, 73, 76, 83, 84, 85, 87, 107, 123, 124, 127, 134, 138, 144, 149, 193, 199, 200, 201, 202, 203, 204, 205, 251, 261, **314**, 330
Insetos, picadas de 222, 242
Insônia **104**, 240, 245, 263, 276, 321, 334, 339, 340, 341, 369, **387**
Insulina 71, 134, 138, 300
Intestino
   delgado 78, **81-3**
   grosso **84-6**
Ínula (*Inula helenium*) 53, 55, 56, 178, 199, 200, 202, 203, 204, 205, 268, 279, 310, **314-15**
Iodo 137
Iogurte 54, 65, 151, 157, 163

Ipecacuanha (*Cephaelis ipecacuanha*) 73, 202, **315-16**
Íris (*Iris versicolor*) 61, 62, 73, 78, 87, 112, 115, 123, 143, 171, 199, 201, 202, 203, 205, 291, 297, **316**

J

Jamelão (*Syzygium cumini*) 135, **316-17**
Jateorhiza palmata (Calumba) 86, 205, **262-63**
Jejum 172, 173, 233, 335, 346
Jejunite 83
Joelho de empregada doméstica 128
Juniperus communis (Zimbro) 123, 124, 142, 147, 156, 157, 200, 201, 202, 240, **373-74**

K

Kelp ver Bodelha
Kloss, Jethro 219
Koestler, Arthur 23
Krameria triandra (Ratânia/Kraméria) 66, **345**

L

Lactuca virosa (Alface-brava) 53, 79, 151, 200, 203, 204, **240**
Langerhans, Ilhotas de 134
Laringite **67**, 234, 235, 238, 243, 253, 257, 268, 280, 284, 291, 297, 313, 322, 327, 338, 352, 353, 357, 362, 369, **387**
Lavandula officinalis (Alfazema) 79, 83, 93, 103, 105, 107, 128, 164, 200, 204, 215, **241**, 286
Laxante **73**, 74, 75, 84, 164, 180, 200, 201, **203**, 218
Leite materno 57, 189, 242
Lentinus edodes (Cogumelo shiitake) 183
Leonurus cardiaca (Agripalma) 93, 113, 141, 145, 146, 149, 200, 202, 203, 204, 205, **236**, 305, 319, 381, 384, 387, 388, 389
Leptandra virginica 73, 87, 88, 201, 203, 205, **317**, 366, 367

Letargia 136
Leucemia 171
Leucócitos 164
Leucorreia 234, 250, 257, 268, 285, 298, 304, 313, 318, 360, **387**
Ligamentos 130, 219
Ligusticum wallichii 183
Limpeza 47, 48, 54, 61, 77, 87, 123, 126, 155, 289, 292, 299, 344
Língua, inflamação da 257, 352
Linhaça (*Linum usitatissimum*) 53, 55, 56, 201, 202, 203, 204, 205, 219, **317-18**
Linimento 107, 124, 127, 129, **219-20**, 241, 287, 298, 309
  de erva-de-são-joão 107
  de pimenta-de-caiena 219
Linum usitatissimum (Linhaça) 53, 55, 56, 201, 202, 203, 204, 205, 219, **317-18**
Líquido, retenção de 46, 143, 145, **158**, **389**
Lírio-do-bosque (*Trillium erectum*) 142, 144, 150, 202, 204, 205, 304, 311, **318**
Lírio-do-vale (*Convallaria majalis*) 28, 38, 39, **40**, 42, 43, 135, 195, 202, 205, 305, **319**
Lobária (*Lobaria pulmonaria*) 53, **319**
Lobélia (*Lobelia inflata*) 53, 55, 57, 62, 73, 74, 200, 202, 203, 204, 219, 220, 246, 287, 308, **320**, 324, 343, 346, 353, 362, 364, 370
Loção 46, 115, 116, 117, 188
Lombriga 167, 233, 242, 321, 343, 354, 359
Losna (*Artemisia absinthum*) 18, 45, 72, 74, 76, 79, 87, 105, 106, 116, 123, 124, 134, 135, 136, 146, 163, 164, 166, 167, 199, 200, 202, 203, 204, 205, 212, **320-21**, 349, 359
Lovelock, James 181
Lumbago **129-30**
Lúpulo (*Humulus lupulus*) 41, 57, 73, 74, 79, 81, 83, 94, 104, 107, 148, 151, 195, 199, 203, 204, 215, 286, **321-22**, 334, 340, 343, 361, 369

Índice Remissivo

Lycopus europaeus (Marroio-da-água) 38, 40, 42, 134, 135, 136, 199, 202, 204, 205, **324**

M

Má absorção 81, **83**
Má circulação 47
Ma Huang *ver* Éfedra (*Ephedra sinica*)
Malária 344, 367
Mal de Parkinson 334
Malignas, células 172, 173
Malva (*Malva sylvestris*) 55, 201, 202, 204, **322**
Margarida (*Bellis perennis*) 22, 52, 118, 194, 205, **322-23**
Marmelo (*Cydonia oblonga*) 73, 202, 204, 219, **323**
Marroio-branco (*Marrubium vulgare*) 53, 55, 56, 72, 195, 201, 203, 204, 222, 237, 238, 244, 245, 246, 254, 270, 310, 312, 315, 319, **323-24**, 325, 337, 343, 357, 365, 370
Marroio-da-água (*Lycopus europaeus*) 38, 40, 42, 134, 135, 136, 199, 202, 204, 205, **324**
Marroio-negro (*Ballota nigra*) 106, 147, 148, 200, **324-25**, 330
Marrubium vulgare (Marroio-branco) 53, 55, 56, 72, 195, 201, 203, 204, 222, 237, 238, 244, 245, 246, 254, 270, 310, 312, 315, 319, **323-24**, 325, 337, 343, 357, 365, 370
Marsdenia condurango (Condurango) 76, 205, **278**
Massagem 30, 31, 44
Mastite 297
Mastoidite **63**
Masturbação 151
Matricaria chamomilla (Camomila-dos-alemães) 18, 62, 64, 74, 76, 79, 83, 84, 85, 93, 104, 105, 106, 148, 166, 179, 189, 199, 200, 201, 202, 204, 205, 210, 216, 238, 245, **263-64**, 273, 286, 311, 314, 325, 352, 359
Matricária (*Tanacetum parthenium*) 106, **325-26**
Meditação 26, 30, 32, 33, 75, 97, 105, 222
Medo 12, 14, 42, 57, 71, 94, 95, 96, 99, 163
Medula oblonga 50

Meio ambiente 11, 12, 21, 51, 101, 169, 172, 174
Melancolia 96, 371
Melissa officinalis (Erva-cidreira) 41, 42, 79, 83, 105, 200, 201, 202, 203, 204, 205, 210, 215, **285-86**
Membranas mucosas 52, 53, 60, 61, 63, 65, 80, 81, 83, 142, 150, 159, 166, 191, 218
Meningite 163
Menopausa 42, 96, 107, 142, 143, **148-50**
Menorragia 143, **144**
Menstruação 97, 107, 117, 143, 144, 145
  dores 107, 144, 240, 243, 245, 253, 262, 275, 305, 325, 330, 336, **387**
Menstruais, problemas 105, 140, 236, 259, 335
Mentha piperita (Hortelã-pimenta) 18, 61, 64, 65, 74, 77, 79, 94, 105, 124, 128, 148, 164, 165, 188, 189, 198, 199, 200, 201, 202, 203, 204, 210, 215, 220, 289, **312-13**, 326, 349
Mentha pulegium (Poejo) 141, 144, 147, 165, 201, 202, 203, **340-41**
Mentol 188, 189
Menyanthes trifoliata (Trevo-d'água) 123, 127, 179, 195, 200, 203, 237, 275, 308, 350, **363**
Metabolismo 25, 86, 87, 111, 115, 122, 126, 132, 133, 136, 137, 172
Metrorragia 143, **144**
Mil-folhas (*Achillea millefolium*) 18, 40, 44, 46, 62, 64, 118, 123, 124, 127, 129, 134, 136, 141, 142, 156, 157, 158, 159, 165, 166, 180, 199, 201, 202, 203, 205, 216, 228, 260, 272, 281, 284, 289, 292, 305, 307, 313, 315, **326**, 338, 349, 368
Mirra (*Commiphora molmol*) 67, 74, 77, 78, 112, 116, 117, 164, 166, 184, 200, 205, 219, 234, 262, 313, **326-27**, 338
Misticismo 12, 22
Mitchella repens (Baga-de-perdiz) 141, 146, 148, 202, 204, 205, **253**
Moduladores hormonais 182, 184
Morrião-dos-passarinhos (*Stellaria media*) 18, 111, 112, 113, 114, 115, 193, 202, 205, 216, 254, 289, **327-28**

Morte 28, 45, 49, 173, 174
Mostarda-branca (*Brassica alba*) 56, 123, 124, 189, 201, 202, 204, 205, 318, **328**, 345
Mostarda-preta (*Brassica nigra*) 56, 123, 124, 189, 201, 202, 204, 205, 318, **328**, 345
Muco 52, 53, 54, 60, 63, 64, 65, 66, 150, 190, 203
Musgo-da-irlanda (*Chondrus crispus*) 73, 79, 111, 142, 147, 190, 199, 201, 203, 204, 205, **329**
Musgo-da-islândia (*Cetraria islandica*) 73, 199, 203, 204, 205, **329-30**
Myrica cerifera (Árvore-da-cera) 76, 84, 199, 201, 202, 205, 238, **250**
Myroxylon toluifera (Bálsamo-de-tolu) 187, 203, 204, **254**

N

Nariz 47, 53, **59-67**, 98, 150, 166, 189, 218
Nativos norte-americanos 27, 141
Náusea 84, 105, 106
Neoplasma 171
Nepeta cataria (Gatária) 165, 202, **301-02**
Nepeta hederacea (Hera-terrestre) 105, 199, 202, 205, **310**, 349
Nervinos 39, **41**, 45, 57, 76, 79, 80, 82, 93, 97, 100, 114, **143**, 144, 168, 183
Nervo vago 373
Nevralgia **107**, 130, **388**
Ninfomania 151
Nova Era 21, 99
Noveleiro (*Viburnum opulus*) 44, 94, 128, 143, 144, 145, 147, 160, 191, 200, 202, 204, 220, 245, 253, **330**, 369, 372
Noz-de-cola (*Cola vera*) 45, 94, 103, 107, 136, 199, 202, 204, 241, 267, 281, **331**, 355
Nutrição 26, 93, 108, 146, 163, 167, 172, 176, 182

O

Obesidade 46, 79, 135
Óleo essencial 220, 234, 235, 243, 245, 249, 256, 258, 259, 261, 265, 267, 273, 274, 277, 280, 283, 285, 286, 287, 288, 296, 311, 314, 319, 322, 323, 327, 332, 336, 338, 339, 341, 343, 345, 348, 350, 351, 353, 355, 357, 361, 363, 365, 369, 371, 372, 374
Óleos aromáticos 191-92, 220, **201**
Óleos voláteis 61, 64, 73, 94, 105, 148, 155, 164, **188-90**, 195, 201, 210, 211, 216, 223
Olhos 9, 47, **59-63**, 191, 263, 273, 291, 292, 299
   solução para lavar os 62, 299
Olmo-americano (*Ulmus fulva*) 73, 81, 82, 83, 85, 86, 111, 199, 201, 202, 204, 205, 215, 216, 218, 219, 244, 262, 318, **331-32**
Ópio 178, 240, 333, 334
Orégano (*Origanum vulgare*) 200, **332-33**
Órgãos sexuais 141
Origanum vulgare (Orégano) 200, **332-33**
Osteopatia 31, 122, 129
Ouvido médio 62, 63
Ouvidos **62-3**, 166, 313
Oxigênio 39, 43, 45, 50, 51, 128, 195
Oximel **214**
Oxiúros 167, 321

P

Palpitação 324
Panax ginseng (Ginseng-coreano) 100, 179, 184, **306**
Pâncreas
Pancreatite **134-35**
Papaia 135
Papaver rhoeas (Papoula-comum) 55, 205, **333**

Índice Remissivo

Papoula-comum (*Papaver rhoeas*) 55, 205, **333**
Papoula-da-califórnia (*Eschscholzia californica*) 94, 104, **334**
Paradigma, mudança de 24
Parasitas 165, **167-68**
Parede intestinal 71, 74, 75, 83
Parietaria diffusa (Alfavaca-de-cobra) 156, 158, 159, 200, 201, 203, **240-41**, 272, 277, 293, 294, 382, 389
Parto 133, 143, 146, **148**, 204, 236, 253, 275, 298, 305, 311, 372
    dores de, falsas 236, 305, 372, **384**
    trabalho de 133, 146, 148, 204, 253
Passiflora (*Passiflora incarnata*) 42, 94, 104, 106, 107, 108, 127, 151, 199, 203, 204, 205, 276, 321, **334-35**, 369
Pastilhas 55, 81, 212, **215**
Pé-de-atleta 117
Peito, inflamação 65
Pele 33, 40, 51, 56, 66, 70, 87, 97, 104, 107, 108, **109-19**, 124, 127, 130, 137, 164, 167, 179, 180, 191, 201, 202, 204, 210, 215, 216, 217, 218, 219
Penicilina 164
Pepino (*Cucumis sativa*) 216, **335**, 383, 390
Pequeno mal (*Petit mal*) 312
Percepção/consciência 13, 21, 22, 23, 24, 32, 60, 62, 63, 70, 100, 170, 171, 174
Peristalse 189, 190, 192, 201, 218
Peritonite 84
Pervinca (*Vinca major*) 84, 86, 142, 144, 150, 199, 205, 218, 318, **335**
Peso
    ganho de 136
    perda de 76, 83, 135, 136
Pessegueiro (*Prunus persica*) 200, **336**
Petasites híbrido (*Petasites hybridus*) **336**, 382
Petroselinum crispum (Salsa) 141, 202, 205, **350**, 385
Peumus boldus (Boldo-do-chile) 73, 155, **258**

Phytolacca americana (Fitolaca) 47, 48, 55, 61, 62, 63, 67, 78, 115, 116, 117, 123, 124, 143, 146, 150, 166, 171, 199, 205, 247, **297**, 313, 369
Picão-preto (*Bidens tripartita*) 142, 156, **336-37**
Picrasma excelsa (Quássia) **343**
Pielite **158**
Pielonefrite **158**
Pilosela-das-boticas (*Pilosella officinarum*) 55, 56, 57, 199, 203, 204, **337**
Pilriteiro (*Crataegus oxyacanthoides*) 12, 16, 38, **40**, 42, 43, 44, 45, 46, 47, 57, 178, 202, 205, 210, 305, 319, 326, **337-38**, 361, 373
Pílula 145, 150, **214-15**
    anticoncepcional **145**, 150, 235
Pimenta-da-jamaica (*Pimenta officinalis*) 135, **338**
Pimenta-de-caiena (*Capsicum minimum*) 18, 40, 46, 47, 56, 72, 105, 124, 127, 165, 166, 199, 200, 201, 202, 203, 205, 215, 216, 219, 287, 292, 298, 302, 320, 326, 328, **338-39**, 345, 353
Pimenta officinalis (Pimenta-da-jamaica) 135, **339**
Pimpinella anisum (Anis) 18, 53, 55, 56, 57, 74, 79, 148, 164, 168, 200, 201, 203, 204, 205, 210, 212, **246**, 296, 299, 341
Pinheiro-da-escócia (*Pinus sylvestris*) 64, 96, **339**
Pinus sylvestris (Pinheiro-da-escócia) 64, 96, **339**
Piolhos **117-8**, **168**, 246, 343, 355
Piorreia **77-8**
Piscídia-eritrina (*Piscidia erythrina*) 94, 104, 105, 106, 107, 108, 124, 127, 199, 203, 205, 276, 334, **340**
Placenta 146, 189
Plantago major (Tanchagem) 53, 118, 156, 190, 199, 200, 202, 203, 205, 216, 271, 349, **360**
Pleurisia **56**, 245, 259, 286, 318
Pneumococo 347
Pneumonia 56, 286
Poejo (*Mentha pulegium*) 141, 144, 147, 165, 201, 202, 203, **340-41**

Pólipos nasais **66**, 345, 353
Polissacarídeos 183, 190
Poluição 12, 101, 105, 222
Polygala senega (Sênega) 52, 55, 57, 73, 202, 203, 204, 205, **356-57**, 364
Polygonum bistorta (Bistorta) 199, 205, **257**
Populus gileadensis (Bálsamo-de-gileade) 61, 67, 113, 202, 203, 204, 214, **253-54**
Populus tremuloides (Choupo-tremedor) 95, 123, 124, 200, **274-75**
Potássio 40, 42, 137, 155
Potentilla anserina (Argentina) 61, **247-48**
Potentilla tormentilla (Tormentilha) 74, 86, 156, 199, 267, 352, **362**
Pressão
 alta **43-44**, 45, 66, 97, 113, 149
 baixa **45**, 147
Pressão sanguínea/arterial 40, 42, **43**, 44, **45**, 66, 97, 113, 137, 147, 149, 154, 193, 242, 249, 283, 286, 304, 306, 307, 326, 338, 361, 372, 373, **388**
Prevenção 13, **37-8**, 43, 45, **51-2, 71**, 129, 167, **175-84**, 192
Primavera (*Primula veris*) 52, 205, **341-42**
Prímula (*Oenothera biennis*) 108, 194
Primula veris (Primavera) 52, 205, **341-42**
Problemas auditivos 63
Problema(s) cardíaco(s) 36, 40, 42, 44, 270, 281
Produtos lácteos 44, 57, 108, 126
Progesterona 142, 235
Prostatite **157**, 260, 272, 290, 307
Prunela (*Prunella vulgaris*) 111, **342**
Prunus pérsica (Pessegueiro) 200, **336**
Prunus serotina (Cerejeira-preta – casca) 53, 57, 199, 203, 204, 240, **273**, 362
Psicossomático 97
Psicoterapia 30, 31, **32-3**, 76, 83, 106, 174
Psoríase **112-13**, **388**
Pulgas **168**

Pulmões 51, 52, 53, 54, 55, 67, 72, 110, 172, 179, 189, 190, 195
Pulmonária (*Pulmonaria officinalis*) 55, 199, 201, 203, 204, **342-43**
Punica granatum (Romãzeira) 166, 200, **346**
Purgativo 73, 75, 173
Purificadores linfáticos 77, 116, 163
Purinas 129
Pus 116

Q

Quássia (*Picrasma excelsa*) **343**
Queimaduras 112, 118, **119**, 128, 191, 217, 220, 242, 262, 288, 322, 323, **388**
Quercus robur (Carvalho-vermelho) 74, 76, 84, 150, 199, **268**, 383, 384, 386, 387, 390
Quimioterapia 27, 28, 29, 30, 172
Quina-vermelha (*Cinchona succirubra*) 203, **344**
Quiroprático 107

R

Raiz-forte (*Armoracia rusticana*) 77, 124, 202, 203, 204, **345**
Ranunculus ficaria (Celidônia-menor) 74, 86, 199, 218, **271**, 309
Rapé 345, 353
Ratânia/Kraméria (*Krameria triandra*) 66, **345**
Reação imunológica 65, 183
Regeneração 32
Reguladores 44, 53, 141, 178
 hormonais **141-43**
Relacionamento 21, 33, 81, 99, 125, 181
Relaxamento 38, 44, 57, 75, 83, 93, **97**

Índice Remissivo

Relaxante(s) 39, 40, 41, 52, 55, 72, **73-4**, 79, 83, 84, 88, 93, 94, 101, 102, 103, 104, 105, 107, 108, 130, 136, 143, 147, 151, 166, 204, 212
    nervinos 55, 79, 83, 84, 88, **93-4**, 101, 102, 104, 105, 107, 108, 130, 136, 147, 151, 166, 212
    respiratórios **52-3**
Remédios florais (Bach) 30, 33, **94**, **95-7**
Repolho 116, 135
    cataplasma com folhas de 116
Repolho-gambá (*Symplocarpus foetidus*) 200, **346**
Rescue Remedy **96**, 97
Resfriado 63, **64-5**, 117, 162, 242, 245, 250, 264, 274, 285, 288, 289, 301, 302, 312, 313, 327, 328, 332, 338, 341, 347, 349, 361, **388**
Respiração **50-7**, 60
Reto 70, 74, 86, 167, 191, 218
Reumatismo 121, 122, 123, 124, **125-28**, 129, 130, **389**
Rhamnus cathartica (Espinheiro-cerval) 73, 192, 203, 205, **290**
Rhamnus purshiana (Cáscara-sagrada) 73, 75, 203, **268-69**
Rheum palmatum (Ruibarbo) 72, 73, 75, 86, 125, 126, 159, 192, 199, 203, **348**
Rhus aromatica (Sumagre-aromático) 135, 160, **358**
Rinite 65
Rins 40, 44, 51, 87, 110, 111, 112, 114, 115, 124, 126, 129, 130, 134, 137, 154, 155, 156, 158, 159, 171, 173, 180, 299, 310, 323, 347, 368, 374
Romãzeira (*Punica granatum*) 166, 200, **346**
Rorela (*Drosera rotundifolia*) 53, 56, 57, 270, 320, 337, **347**, 362
Rosa-canina (*Rosa canina*) 65, 210, **347-48**
Rosmarinus officinalis (Alecrim) 79, 93, 103, 105, 107, 124, 128, 130, 164, 199, 200, 201, 202, 204, 210, 212, 215, **238-39**, 241
Rubefacientes 123, **124**, **204**
Rubus idaeus (Framboeseira) 67, 85, 141, 146, 148, 179, 199, 202, 203, 205, 253, **298**

Ruibarbo (*Rheum palmatum*) 72, 73, 75, 86, 125, 126, 159, 192, 199, 203, **348**
Rumex crispus (Azeda-crespa) 18, 73, 86, 87, 112, 113, 117, 123, 125, 130, 134, 171, 180, 192, 199, 203, 205, 218, 247, **252-53**, 255, 289, 291, 316, 351, 355, 363, 366
Ruta graveolens (Arruda) 79, 93, 103, 105, 107, 124, 128, 130, 164, 199, 200, 201, 202, 204, 210, 212, 215, **238-39**, 241

S

Sabugueiro (*Sambucus nigra*) 18, 61, 62, 63, 64, 65, 66, 105, 111, 118, 165, 199, 201, 202, 203, 204, 205, 210, 212, 215, 216, 289, 291, 292, 302, 312, 313, 326, **348-49**, 361
Sachês 209
Salgueiro-preto (*Salix nigra*) 18, 27, 106, 123, 124, 127, 205, 256, 274, **349-50**
Saliva 72, 77, 189, 205
Salix nigra (Salgueiro-preto) 18, 27, 106, 123, 124, 127, 205, 256, 274, **349-50**
Salsa (*Petroselinum crispum*) 141, 202, 205, **350**, 385
Salsaparrilha (*Smilax officinalis*) 112, 113, 123, 134, 143, 179, 199, 205, **351**
Sálvia (*Salvia officinalis*) 61, 67, 78, 147, 148, 199, 200, 201, 202, 203, 210, 254, **351-52**, 353
Samambaia (*Dryopteris filix-mas*) 147, 165, 167, **353**
Sambucus nigra (Sabugueiro) 18, 61, 62, 63, 64, 65, 66, 105, 111, 118, 165, 199, 201, 202, 203, 204, 205, 210, 212, 215, 216, 289, 291, 292, 302, 312, 313, 326, **348-49**, 361
Sangramento nasal **66**, 259, 366, **389**
Sangramento *ver* hemorragia
Sangue 35, 36, 37, 39, 40, 43, 44, 45, 46, 47, 50, 52, 87, 118, 124, 134, 135
Sanguinária-do-canadá (*Sanguinaria canadensis*) 53, 55, 57, 66, 199, 202, 203, 204, 205, 345, **353**, 357
Santônica (*Artemisia cina*) 165, **354**
Saponária (*Saponaria officinalis*) 52, **354**

Saponinas 183, **193-94**
Sarampo 166
Sarna **117**, **168**
Sarothamnus scoparius (Giesta) 38, 40, 42, 44, 45, 201, 205, **304-05**
Sassafrás (*Sassafras albidum*) 112, 164, 168, 199, **355**
Saw Palmetto (*Serenoa serrulata*) 151, 157, 179, 202, 205, **355**
Schisandra chinensis (Esquisandra ou bagas de Wu-Wei-Zi) 183
Scrophularia nodosa (Escrofulária) 38, **40**, 112, 113, 114, 115, 193, 199, **289**, 299, 366
Scutellaria lateriflora (Solidéu) 16, 18, 41, 42, 44, 45, 57, 65, 74, 76, 83, 84, 93, 94, 100, 101, 103, 105, 107, 113, 143, 145, 147, 150, 151, 166, 168, 179, 199, 200, 203, 204, 205, 239, 241, 251, 255, 276, 281, 324, 331, 341, **357-58**, 369, 371
Seios 47, 133, 145, 274, 296, 387
Seios da face, congestão 54
Selenicereus grandiflorus (Cacto) 38, 40, 201, 205, **260**
Sene (*Cassia angustifolia* e *Cassia senna*) 18, 73, 86, 167, 192, 203, **356**, 359
Senecio aureus (Tasneira) 107, 141, 149, 150, 249, **360**
Senecio Jacobaea (Erva-de-santiago) 123, 124, 199, **287-88**
Sênega (*Polygala senega*) 52, 55, 57, 73, 202, 203, 204, 205, **356-57**, 364
Septicemia 284
Serenoa serrulata (*Saw Palmetto*) 151, 157, 179, 202, 205, **355**
Serpentária (*Aristolochia serpentaria*) 205, **357**
Sexualidade 145, **151**
Shiitake, cogumelo (*Lentinus edodes*) 183
Shook, Dr. 167
Sialagogos **72**
Sílica 270
Silybum marianum (Cardo-mariano) 193, **265-66**
Simonton, Carl e Stephanie 173, 174
Sinergia 60, 70, 208
Sinusite **65**, 327, 339, 349, **389**

Sistema
   circulatório 16, 26, **35-48**, 51, 67, 97, 158, 193, 269, 286, 306, 338, 361
   de defesa 115, 157, 172, 173, 189
   digestório 16, 43, 51, 52, **69-89**, 97, 105, 106, 126, 143, 177, 180, 195, 199, 200, 201, 235, 249, 267, 269, 274, 277, 278, 280, 302, 332, 344, 356, 357
   endócrino 87, 126, 131, 133, 237
   glandular 97, **131-38**, 142, 149, 184, 237
   imunológico 173-74, 177, **180-84**
   linfático **47-8**, 55, 61, 63, 82, 115, 171, 180
   muscular 124
   musculoesquelético **121-30**
   nervoso 16, 42, 43, 44, 57, 70, 71, 89, **91-108**, 110, 130, 132, 133, 146, 183, 189, 204
   nervoso autônomo 71, 133, 320
   nervoso central 183, 189, 255, 320, 321, 325, 331, 358
   reprodutor 16, 129, **139-51**, 202
   respiratório **49-57**, 60, 63, 66, 97, 156, 180, 190, 203, 204
   urinário 16, 140, **153-60**, 178, 180, 189, 190, 191, 200
   venoso 40
Smilax officinalis (Salsaparrilha) 112, 113, 123, 134, 143, 179, 199, 205, **351**
Sódio 137
Solanum dulcamara (Dulcamara) 52, **282-83**
Solidago virgaurea (Vara-dourada) 61, 62, 63, 65, 156, 193, 199, 201, 280, 310, 323, 349, **369**
Solidão 91, 95
Solidéu (*Scutellaria lateriflora*) 16, 18, 41, 42, 44, 45, 57, 65, 74, 76, 83, 84, 93, 94, 100, 101, 103, 105, 107, 113, 143, 145, 147, 150, 151, 166, 168, 179, 199, 200, 203, 204, 205, 239, 241, 251, 255, 276, 281, 324, 331, 341, **357-58**, 369, 371
Sol, queimaduras de 112, 119, 220, 288
Somatopsíquico 97
Sono 102, 104, 127, 203, 205, 215

Stachys palustris (Betônica-palustre) **256**
Stellaria media (Morrião-dos-passarinhos) 18, 111, 112, 113, 114, 115, 193, 202, 205, 216, 254, 289, **327-28**
Stillingia sylvatica (Estilíngia) 199, **291**
Suco digestivo 87
Sumagre-aromático (*Rhus aromatica*) 135, 160, **358**
Sumagre-venenoso 307, 357
Supositório(s) 212, 215, **218**
Surdez **63**, 349
Symphytum officinale (Confrei) 11, 18, 46, 47, 53, 55, 56, 57, 73, 76, 80, 81, 82, 83, 84, 111, 113, 114, 118, 179, 201, 202, 203, 204, 205, 215, 216, 218, 219, 237, 244, 250, 256, **278-79**, 304
Symplocarpus foetidus (Repolho-gambá) 200, **346**
Syzygium cumini (Jamelão) 135, **316-17**

T

Tabaco 63
Tanaceto (*Tanacetum vulgare*) 105, 144, 147, 166, 168, 199, 200, 202, 204, 205, **359**
Tanacetum parthenium (Matricária) 106, **325-26**
Tanacetum vulgare (Tanaceto) 105, 144, 147, 166, 168, 199, 200, 202, 204, 205, **359**
Tanchagem (*Plantago major*) 53, 118, 156, 190, 199, 200, 202, 203, 205, 216, 271, 349, **360**
Taninos **191**
Taquicardia 236, 289, 373
   nervosa 42
Taraxacum officinale (Dente-de-leão) 18, 40, 42, 46, 73, 86, 87, 88, 103, 113, 115, 123, 134, 145, 155, 158, 171, 179, 180, 199, 201, 202, 203, 205, 212, 237, 252, **281-82**, 317, 344
Tasneira (*Senecio aureus*) 107, 141, 149, 150, 249, **360**
Tendões 128, 130
Tênia(s) 165, 167, 233, 279, 346, 353, 354

Tensão 38, 42, 44, 52, 57, 63, 70, 74, 79, 81, 82, 83, 93, 94, 98, 99, 101, 105, 106, 107, 136, 149, 151, 162, 189, 190, 204, **389**
   emocional 173, 276
   muscular 101, 105, 125, 330
   pré-menstrual **101**, **145**, 158, **389**
Terapeuta 12, 13, 20, 29, 53, 75, 101, 170, 172, 177, 179, 182
Terçol 61
Terra 13, 19, 21-5, 29, 30, 141, 153, 178
Testículos, dor nos 245
Teucrium scorodonia (Escorodônia) **288-89**
Thuja occidentalis (Tuia) 52, 66, 112, 113, 116, 117, 129, 147, 184, 200, 201, 203, **364**
Thymus vulgaris (Tomilho) 18, 53, 55, 56, 74, 105, 112, 130, 164, 165, 189, 191, 199, 200, 201, 202, 203, 204, 205, 210, **361-62**
Tília (*Tilia europea*) 40, 41, 42, 43, 44, 45, 57, 83, 84, 94, 101, 103, 104, 113, 151, 178, 180, 200, 201, 202, 210, 215, 216, 286, 326, 338, 341, **361**, 373
Tinha **117**, 242, 311, 344, 364
Tintura 17, 62, 77, 78, 81, 93, 107, 116, 117, 118, 124, 127, 130, 211, 212, 213, 217, 218, 220
   com álcool 211-12
Tireoide 97, **136-37**, 257
   hiperativa 137, 136
Tomilho (*Thymus vulgaris*) 18, 53, 55, 56, 74, 105, 112, 130, 164, 165, 189, 191, 199, 200, 201, 202, 203, 204, 205, 210, **361-62**
Tônico(s)
   cardíaco 236, 260
   da primavera 342, 347
   amargos 103, 124, 123, 134, 151, 177, 179, 183, 198, 199, 235, 261, 359, 367
   uterinos **141**, 143, 144, 145, 305, 318, 360
Tonsilite/Amigdalite **67**, 247, 268, 280, 284, 297, 313, 352, 362, **389**
Tontura 325

Tormentilha (*Potentilla tormentilla*) 74, 86, 156, 199, 267, 352, **362**
Tosse **54-5**, 97, 190, 195, 213, 237, 240, 243, 245, 246, 249, 253, 254, 270, 273, 279, 287, 299, 305, 310, 312, 315, 319, 323, 324, 332, 333, 337, 341, 342, 346, 354, 360, 362, 363, 364, 365, 370, 372, **389**
Toxinas 63, 82, 122, 124, 126, 127, 147, 155, 164, 201
Tranquilizante 93
Traqueíte 246
Trevo-d'água (*Menyanthes trifoliata*) 123, 127, 179, 195, 200, 203, 237, 275, 308, 350, **363**
Trevo-dos-prados (*Trifolium pratense*) 102, 104, 112, 113, 114, 115, 134, 171, 179, 199, 204, 205, 210, 244, 255, **363-64**
Trifolium pratense (Trevo-dos-prados) 102, 104, 112, 113, 114, 115, 134, 171, 179, 199, 204, 205, 210, 244, 255, **363-64**
Trigonella foenum-graecum (Feno-grego) 148, 202, 204, 205, **296-97**
Trigo-sarraceno (*Fagopyrum esculentum*) 40, 44, 46, 118, 178, 193
Trillium erectum (Lírio-do-bosque) 142, 144, 150, 202, 204, 205, 304, 311, **318**
Trombose **45-6**, 192, 326
Tropaeolum majus (Capuchinha) 164, **264**
Tuba auditiva 62
Tuberculose 315, 360
Túbulos 155
Tuia (*Thuja occidentalis*) 52, 66, 112, 113, 116, 117, 129, 147, 184, 200, 201, 203, **364**
Tumor 171, 172, 247, 296, 344, 349, **390**
Turnera aphrodisiaca (Damiana) 93, 103, 107, 136, 143, 151, 179, 204, 205, **280-81**, 331, 355
Tussilagem (*Tussilago farfara*) 18, 53, 54, 55, 56, 57, 178, 180, 190, 199, 201, 202, 203, 204, 205, 237, 244, 245, 246, 254, 270, 279, 310, 312, 315, 319, 324, 337, 341, 343, **365**, 370
Tussilago farfara (Tussilagem) 18, 53, 54, 55, 56, 57, 178, 180, 190, 199, 201, 202, 203, 204, 205, 237, 244, 245, 246, 254, 270, 279, 310, 312, 315, 319, 324, 337, 341, 343, **365**, 370

U

Ulceração vaginal 368
Úlcera(s)
  duodenal 82, 85
  estomacal 76, 322, 347
  gástrica **80-1**, 332
  orais 77, **78**
  péptica 97, 243, 304
  varicosas **47-8**, 279, 298, **390**
Ulmus fulva (Olmo-americano) 73, 81, 82, 83, 85, 86, 111, 199, 201, 202, 204, 205, 215, 216, 218, 219, 244, 262, 318, **331-32**
Umbigo-de-vênus (*Umbilicus rupestris*) 62, **365**
Umbilicus rupestris (Umbigo-de-vênus) 62, **365**
Unguento(s) 86, 112, 113, 114, 116, 118, 188, 212, **216-17**, 218
Uretra 156, 157, 160
Uretrite **157**, 243, 260, 266, 290, 293, 307, 369
Urginea maritima (Cebola-albarrã) 52, 195, 202, 203, 214, **270-71**
Urina 155-59
  micção, dolorida 244, 260, 294
Urtica dioica (Urtiga) 16, 18, 74, 112, 114, 123, 135, 136, 146, 163, 178, 179, 180, 187, 199, 204, 205, 244, 355, 363, **366**
Urticária 357
Urtiga (*Urtica dioica*) 16, 18, 74, 112, 114, 123, 135, 136, 146, 163, 178, 179, 180, 187, 199, 204, 205, 244, 355, 363, **366**
Útero 144, 146, 148, 191, 204, 253, 305, 311, 318, 326, 330, 340, 350, 352, 364, 372

Uva-do-óregon (*Berberis aquifolium*) 88, 89, 112, 113, 114, 115, 123, 199, 201, 203, 258, **366-67**
Uva-espim (*Berberis vulgaris*) 72, 73, 75, 86, 87, 89, 147, 199, 201, 203, 251, 281, 317, 344, 366, **367**
Uva-ursina (*Arctostaphylos uva-ursi*) 123, 130, 142, 156, 157, 158, 159, 178, 179, 191, 199, 200, 202, 205, 256, 272, 284, 290, 307, 310, **368**

V

Vacina 364
Vagina 140, 150, 189, 191, 216, 218
Valeriana (*Valeriana officinalis*) 18, 41, 42, 44, 57, 74, 76, 79, 80, 81, 83, 84, 88, 94, 101, 103, 104, 105, 106, 107, 108, 113, 124, 127, 136, 143, 145, 147, 150, 151, 160, 195, 198, 199, 200, 201, 202, 203, 204, 205, 215, 240, 241, 276, 321, 324, 330, 334, 340, 358, **368-69**
Vapor, inalação de 64, 65
Vara-dourada (*Solidago virgaurea*) 61, 62, 63, 65, 156, 193, 199, 201, 280, 310, 323, 349, **369**
Varicela 166
Varizes/Veias varicosas **46**, 47, 243, 269, 288, 298, 309, **390**
Vasos sanguíneos 36, 37, 40, 44, 46, 118, 178, 304, 326, 372
  periféricos 44, 372
Veias 46-7
Veneno 75, 179, 192, 195, 279
  envenenamento 39, 73, 315
Verbasco (*Verbascum thapsus*) 16, 53, 54, 55, 56, 62, 178, 180, 194, 199, 201, 202, 203, 204, 205, 311, 324, 337, 365, **370**
Verbascum thapsus (Verbasco) 16, 53, 54, 55, 56, 62, 178, 180, 194, 199, 201, 202, 203, 204, 205, 311, 324, 337, 365, **370**
Verbena (*Verbena officinalis*) 65, 73, 87, 93, **96**, 103, 107, 148, 164, 179, 199, 200, 202, 203, 204, 205, 210, **371**
Vermes 73, 167, 200, **390**
  intestinais 359

Vermífugos 353, 354
Verrugas **116**, 344, 364, 390
Vesícula biliar 71, 75, **86-8**, 89, 134, 135, 201, 252, 258, 262, 266, 277, 281, 294, 301, 324, 334, 344, 347, 363, 366, **390**
  cálculos **88**, 89, 134, 251, 274, 344, 354, 367
  inflamação **88**, 251, **274**, 317, 367, 371
Viburno (*Viburnum prunifolium*) 94, 144, 147, 200, 202, 204, 205, 330, 340, **371-72**
Viburnum opulus (Noveleiro) 44, 94, 128, 143, 144, 145, 147, 160, 191, 200, 202, 204, 220, 245, 253, **330**, 369, 372
Vida emocional 92, 177, 182
Vimblastina 171
Vinagre
  de maçã 213, 219
  tintura 211, **213**
Vinca major (Pervinca) 84, 86, 142, 144, 150, 199, 205, 218, 318, **335**
Vincristina 171
Vinho 106, **212-13**
Viola odorata (Violeta) 55, 134, 171, 194, **372**
Viola tricolor (Amor-perfeito) 114, **244**
Violeta (*Viola odorata*) 55, 134, 171, 194, **372**
Visco-branco (*Viscum album*) 40, 42, 43, 44, 45, 74, 94, 101, 107, 113, 171, 200, 203, 204, 205, 326, 338, 361, **372-73**
Viscum album (Visco-branco) 40, 42, 43, 44, 45, 74, 94, 101, 107, 113, 171, 200, 203, 204, 205, 326, 338, 361, **372-73**
Vitamina
  A 329
  B, complexo 46, 78, 100, 103, 107, 108, 163, 167
  C 64, 65, 66, 78, 100, 115, 116, 117, 118, 126, 151, 157, 163, 167, 193
  D 86
  E 116, 217
  K 86
  P 193

Vitex agnus-castus (Agnocasto) 107, 141, 142, 143, 144, 145, 146, 149, 202, **234-35**, 387, 389
Vômito 56, 74, 84, 105, 106, 200, 202, 386, **390**

X

Xarope **213**, 214, 254, 347, 348

Y

Yoga 31
Young, J. Z. 29

Z

Zanthoxylum americanum (Freixo-espinhento) 46, 47, 116, 123, 124, 128, 201, 202, 203, 205, **298**
Zea mays (Estigma de milho) 74, 200, 201, **277**
Zimbro (*Juniperus communis*) 123, 124, 142, 147, 156, 157, 200, 201, 202, 240, **373-74**
Zinco 365
Zingiber officinale (Gengibre) 40, 46, 47, 72, 74, 75, 76, 86, 123, 124, 128, 165, 201, 202, 204, 205, 212, 216, 261, 268, 292, 302, **303**, 314, 326, 328, 356
Zumbido/Tinido **63**, 310, 325

Índice Remissivo

Impresso por :

gráfica e editora

Tel.:11 2769-9056